Traité de Pathologie exotiqua

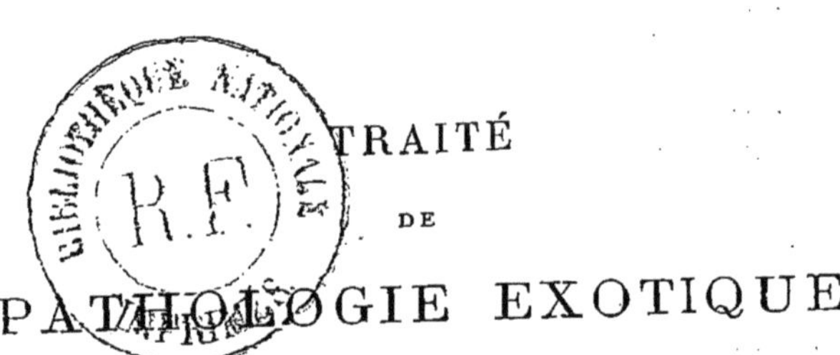

TRAITÉ
DE
PATHOLOGIE EXOTIQUE

III

DENGUE

FIÈVRE JAUNE, CHOLÉRA
MALADIE DU SOMMEIL

LISTE DES COLLABORATEURS

ANGIER .... Médecin-major des troupes coloniales.
BOYÉ .... Médecin-major des troupes coloniales.
CAMAIL .... Médecin principal des troupes coloniales.
CLARAC .... Médecin inspecteur des troupes coloniales, directeur de l'École d'Application du service de santé des troupes coloniales.
DUVIGNEAU ..... Médecin principal des troupes coloniales.
GAIDE .... Médecin-major des troupes coloniales.
GOUZIEN .... Médecin principal des troupes coloniales.
GRALL .... Médecin inspecteur général des troupes coloniales.
HEBRARD .... Médecin principal des troupes coloniales.
LASNET .... Médecin principal des troupes coloniales.
LEBŒUF .... Médecin-major des troupes coloniales.
LECOMTE .... Médecin major des troupes coloniales.
LEGER .... Médecin-major des troupes coloniales, directeur du laboratoire vaccinogène de Hanoï.
MARCHOUX ...... Médecin principal des troupes coloniales, chef de laboratoire à l'Institut Pasteur.
MARTIN .... Médecin-major des troupes coloniales.
MATHIS .... Médecin-major des troupes coloniales, directeur du laboratoire de bactériologie de Hanoï.
MÉTIN .... Médecin principal des troupes coloniales, professeur à l'École d'Application du service de santé des troupes coloniales.
REBOUL .... Médecin-major des troupes coloniales, professeur à l'École d'Application du service de santé des troupes coloniales.
RIGOLLET .... Médecin-major des troupes coloniales, professeur à l'Ecole d'Application du service de santé des troupes coloniales.
SIMOND .... Médecin principal des troupes coloniales, professeur à l'École d'Application du service de santé des troupes coloniales.
THIBAULT .... Médecin-major des troupes coloniales, professeur adjoint à l'Ecole d'Application du service de santé des troupes coloniales.
THIROUX .... Médecin-major des troupes coloniales, directeur du Laboratoire de Bactériologie de Saint-Louis (Sénégal).

DIVISION EN FASCICULES

Fasc. I. — **Paludisme** .... 12 fr.
Fasc. II. — **Parapaludisme et fièvres des pays chauds** ..... 10 fr.
Fasc. III. — **Dengue, Fièvre jaune, Choléra, Maladie du sommeil** .... 10 fr.
Fasc. IV. — **Maladies exotiques de l'Appareil digestif.**
Fasc. V. — **Intoxications et Empoisonnements** .... 10 fr.
Fasc. VI. — **Maladies parasitaires aux colonies.**
Fasc. VII. — **Maladies de la peau exotiques.**
Fasc. VIII. — **Maladies générales et maladies chirurgicales aux colonies.**

L'ouvrage complet coûtera environ 80 fr. — Chaque fascicule se vend séparément. — Chaque fascicule se vend également *cartonné*, avec un supplément de *1 fr. 50* par fascicule.

TRAITÉ DE PATHOLOGIE EXOTIQUE

CLINIQUE ET THÉRAPEUTIQUE

Publié en fascicules sous la direction de MM.

CH. GRALL
Médecin-Inspecteur général
du Service de santé des Troupes coloniales

A. CLARAC
Médecin Inspecteur
Directeur de l'École d'application
du Service de santé des Troupes coloniales

III

Dengue
Fièvre jaune, Choléra
Maladie du sommeil

PAR LES DOCTEURS

REBOUL CLARAC SIMOND MÉTIN
MARTIN LEBŒUF

Avec 62 Figures dans le texte

PARIS
LIBRAIRIE J.-B. BAILLIÈRE ET FILS
19, RUE HAUTEFEUILLE, 19

1912

TRAITÉ

DE

PATHOLOGIE EXOTIQUE

CLINIQUE ET THÉRAPEUTIQUE

Publié sous la direction de MM.

LE Dr **GRALL** ET LE Dr **CLARAC**

DENGUE

PAR LE Dr H. REBOUL

DÉFINITION. — La dengue est une maladie aiguë, infectieuse et épidémique, à évolution cyclique, caractérisée par des douleurs articulaires et musculaires violentes et par des éruptions polymorphes.

HISTORIQUE. — Les premières mentions de cette maladie datent de la fin du XVIIIe siècle, mais elle existait dans certaines régions tropicales bien avant d'avoir été considérée comme un type morbide cliniquement défini. En 1779, Gaberti, cité par Pruner, relate l'épidémie du Caire et des côtes d'Arabie ; la même année, un missionnaire français, Persin, la signale dans l'Inde, David Bryton, à Batavia (1779), puis Rush, à Philadelphie (1780). Quatre ans après, elle passe en Europe et Cristobal Cubillas, Nineto de Pintas donnent de bonnes descriptions de l'épidémie de Cadix et de Séville (1784-85).

Au commencement du XIXe siècle, les médecins anglais et américains observent la dengue dans l'Hindoustan, 1824 à 1826, aux Antilles et aux Etats-Unis, 1826-28, et leurs relations précisent les caractères de la maladie (Mellis, Mouat, Iwining, Cawel, Kennedy Cock, Waring, Hedman, Nicholson, etc.) :

De 1835 à 1845, elle se montre en Arabie, aux Indes, à la Louisiane, au Caire (Pruner, Walier Raleig, Goodeve).

Dans nos colonies, la dengue est observée au Sénégal en 1845 et en 1848, épidémies dont Philippeaux a dressé un tableau très complet. A partir de cette époque, les travaux des médecins de la marine et des colonies relatifs aux épidémies de dengue sont aussi nombreux que bien étudiés : Béranguier et Le Petit (Sénégal, 1855-56), Thvaly (Sénégal, 1865), Ballot (Martinique, 1850), Bronsmiche (Tahiti, 1846 et 1852), Davin et Barrat (La Réunion, 1851 et 1869), Martialis (Inde, 1872), Cotholendy et Miorcec (Réunion, 1873), Wauvray (Port-Saïd, 1871).

Aux Indes Néerlandaises la dengue sévit épidémiquement en 1872 et 1875 (Karssen).

En 1884, elle fait son apparition en Nouvelle-Calédonie, en 1888, en Asie Mineure et dans les Echelles du Levant. Elle visite à plusieurs reprises la Cochinchine française, particulièrement en 1901.

En résumé la dengue paraît localisée dans les régions tropicales ou subtropicales avec deux foyers principaux, l'un aux Indes, l'autre au centre-Amérique. Par poussées épidémiques, elle rayonne en suivant à peu près les courbes thermiques. Ses incursions en Europe sont rares et limitées à la zone méditerranéenne.

SYNONYMIE. — La synonymie de la dengue est d'une richesse exceptionnelle. Ses diverses dénominations lui furent données soit par les médecins qui pendant longtemps n'identifièrent pas la maladie, soit par le peuple impressionné par tel signe clinique. Elles ont trait aux principaux symptômes, à l'époque de l'épidémie, à l'issue de la maladie, à son début soudain : fièvre rhumatismale éruptive, fièvre articulaire exanthématique, scarlatine rhumatismale, arthrodynie (Cock). Trancazo, coup de barres (Ténériffe). Piedosa (Cadix), Stiffnecked, qui raidit le cou ; Brockingwing, brise-épaule, break-bouc, brise-os (Amérique et Angleterre). Polka-fever, Dandy-fever (Brésil). Exanthésis arthrosia, Rosalia Colorada, Girafa, Calentura roza (Espagne) ; fièvre épidémique anormale, fièvre des dattes (Egypte) d'après l'époque ordinaire de son apparition ; fièvre chinoise, fièvre de trois jours, Gaditana, Ruca (Espagne) à Buccket-Bouhou ou gémissement (Iles Sandwich) ; Knokkelkoorts, fièvre noueuse (Indes Néerlandaises), Mudah-Mariata (Madras), de Mudah, raideur, et Mariata, idole hindoue, Abura Kabah, ou mal au genou ; Aboudabous, ou père des massues (Arabie) ; Sakit-Ajampag ou rougeole, Sakit-demanabahroe ou fièvre nouvelle (Java) ; N'rogui, M'dogomonte (Sénégal).

Le nom de dengue donné par les Espagnols des colonies d'Amérique, probablement au commencement du XIXe siècle, correspond au mot anglais dandy (en espagnol, denguero). Cette dénomination a prévalu; les médecins français l'emploient uniquement depuis plus d'un demi-siècle; le Collège Royal des médecins de Londres l'inscrivit, en 1869, dans sa nomenclature nosologique et on peut la considérer comme universellement adoptée.

ÉPIDÉMIOLOGIE. — L'âge, le sexe, la race, les conditions sociales n'ont aucune influence sur la production de la dengue. Les enfants du premier âge peuvent en être atteints comme les vieillards. Les Européens comme les indigènes, Indiens, Chinois noirs ou métis, paient également leur tribut. Elle frappe les riches comme les pauvres et, selon le mot de Mahé, « il est peu de maladie aussi égalitaire ». L'immunité absolue dont jouirent les matelots noirs de *la Comète* pendant l'épidémie qui sévit sur les trois quarts de l'équipage européen (Souque, 1870) est une exception qui n'a plus été observée depuis et qui ne saurait infirmer la règle. La dengue présente partout les caractères d'une pandémie.

Les saisons par contre ont une importance capitale. La dengue, localisée dans ses foyers tropicaux ou sub-tropicaux, n'envahit les pays à climat tempéré que pendant la saison chaude, et disparaît aux approches de l'hiver. C'est pourquoi sa zone de rayonnement est limitée presque toujours aux terres basses, aux régions du littoral. Cependant de Brun, de Beyrouth, relatant l'épidémie de Syrie en 1888-1889, constate que la maladie s'étendit à certains villages du Liban situés à 1.000 et 1.200 mètres d'altitude.

C'est un fait unique qui paraît motivé par certaines influences climatériques locales et qui doit être considéré comme exceptionnel. En fait, la dengue n'aime pas les hauteurs.

La généralisation rapide de l'épidémie avait déjà frappé les premiers observateurs. Cuvillas, à Cadix, en 1784, insiste sur ce caractère qu'on ne retrouve à ce point dans aucune autre maladie. Thaly, à Gorée, en 1865, constate que tous les habitants de l'île furent atteints en quelques jours et que l'épidémie se propagea en rade à bord des bâtiments de passage arrivés indemnes. En 1884, à Nouméa, l'explosion fut si soudaine que la plupart des services publics furent désorganisés; le régiment d'infanterie de marine ne pouvait plus mettre en ligne une section; les navires de la division navale étaient hors d'état d'appareiller, leurs équipages étant presque en totalité indisponibles; l'hôpital, bondé, ne recevait que les malades les plus sérieusement atteints, les autres étaient soignés à domicile, à la caserne ou à bord.

La voie la plus fréquente de propagation est la voie de mer. La dengue peut d'ailleurs être transportée à grandes distances; le vapeur *le Havre*, parti de Nouméa, l'introduisit à Tahiti. Un seul cas peut suffire à créer un foyer épidémique; alors, tous les navires arrivant sur rade sont successivement atteints. La maladie peut emprunter la voie ferrée, comme elle le fit, par exemple, pour se répandre de Calcutta à travers le Bengale, et suivant nettement le rail; mais ce mode de propagation est peu fréquent, et les zones maritimes restent les plus menacées. L'épidémie dure généralement 5 à 6 mois. Elle ne disparaît pas brusquement, mais diminue peu à peu et se limite à des cas isolés. De petites poussées périodiques se produisent parfois suivant les conditions climatériques.

ETIOLOGIE. — Malgré les recherches récentes, l'étiologie de la dengue reste encore obscure. On l'a considérée longtemps comme une maladie contagieuse à un très haut degré. Une observation de Düring rapporte que cinq familles ayant reçu du linge lavé et repassé par une même blanchisseuse furent atteintes de la dengue en même temps, en cinq lieux différents avant les autres habitants. A bord du *Bruat*, en 1884, en rade de Nouméa, les premiers cas se produisirent parmi les canotiers qui assuraient plusieurs fois par jour les communications avec la terre. Seriven pendant les épidémies de 1826-28, Arnold, pendant celle de 1846, à la Havane, ont soutenu la non-contagiosité de la dengue en se basant sur le double fait : que l'épidémie se localisa à la ville et n'atteignit pas la campagne; que, parmi les premiers cas, aucune des personnes atteintes n'avait été en contact direct avec les lieux infestés. Norderman et la plupart des médecins des Indes Néerlandaises n'admettent pas non plus la contagiosité de la dengue.

Cette maladie est-elle transmissible aux animaux? D'après la croyance populaire, elle sévit en Amérique sur le bétail. L'épidémie de Cadix (1788) fut annoncée par une invasion de rats et de souris, ce qui, dit Le Dantec, la rapprocherait de la peste. Dans l'Inde, dit Martialis, des vaches, des chevaux ont été atteints; ils présentaient généralement une paralysie temporaire d'une ou de plusieurs jambes, puis guérissaient le 3ᵉ ou 4ᵉ jour, sans qu'il y ait eu de terminaison funeste.

Duchateau, dans l'épidémie du Sénégal, signale la coïncidence d'une grande mortalité sur les oiseaux et les poules. Quoi qu'il en soit, il est certain que les tentatives d'inoculation expérimentale sont restées sans résultats jusqu'ici.

Certains travaux récents tendent à établir que la dengue n'est pas contagieuse, mais que c'est une maladie infectieuse transmissible à l'homme par un agent intermédiaire comme la fièvre jaune et la malaria. H. Praham a cru découvrir dans le sang des malades la présence d'un pirosoma, dont il a décrit en 1903 la propagation et le mode d'inoculation par un moustique, le « culex fatigans ».

« L'hématozoaire de Gram, dit Salanoue-Ipin, n'a été retrouvé par aucun autre observateur, l'examen du sang ne révèle la présence d'aucun élément microbien, soit dans l'intérieur soit à la surface des hématies, et l'ensemencement reste toujours négatif. »

Ashburn et Craig, aux Philippines, ont pu pratiquer des inoculations d'homme à homme et se livrer à une série de recherches sur le sang des sujets atteints. Ils ont réussi à transmettre la maladie avec du sérum de malade filtré sur bougie, comme avec du sang non filtré.

Au point de vue de la composition du sang, leurs conclusions se résument ainsi : 1° on ne trouve dans le sang des malades aucun organisme visible ; on n'y distingue aucune bactérie, aucun protozoaire qui puisse être considéré comme l'agent pathogène ; 2° la dengue n'est pas accompagnée d'anémie ; le nombre de globules rouges reste normal, on ne constate aucune modification de forme ni de nombre des hématies ou des hématoblastes ; 3° la dengue est caractérisée par une leucopénie manifeste qui porte, dans la majorité des cas, sur les polynucléaires avec augmentation marquée des moyens et surtout des petits mononucléaires.

La même formule leucocytaire de la dengue a été notée par Nattan-Larrier et Bussière au cours d'une épidémie de dengue qui éclata à Binder-Bouchir en 1908. La multiplication des mononucléaires, concluent ces observateurs, semble rapprocher la dengue plutôt des affections dues aux protozoaires que de celles déterminées par les bactéries.

Quoi qu'il en soit, il est probable que l'agent pathogène de la dengue est un agent invisible et filtrant, analogue à celui qui détermine vraisemblablement les fièvres éruptives.

C'est l'hypothèse qu'il y a lieu, semble-t-il, de retenir jusqu'à ce que des expérimentations nouvelles aient apporté des documents plus formels pouvant permettre la solution de ce problème.

Quant au mode de transmission par le « culex fatigans », il semble qu'on doive l'admettre comme probable, bien que les expériences de H. Gram, puis de Ashburn et Craig, demandent à être complétées et confirmées.

Cette théorie est séduisante ; l'agent pathogène de la dengue, qui a tant d'analogie avec celui de la fièvre jaune, aurait le même mode de transmission, et pour que l'analogie fût plus complète, il resterait à démontrer que les Stegomyas qui abondent dans presque toutes les régions tropicales peuvent être également des agents de transmission de la maladie.

« On peut noter, dit Salanoue-Ipin, en faveur du rôle des moustiques, l'allure saisonnière de la dengue, correspondant aux époques de l'année les plus favorables à ces diptères et la prédilection de la maladie pour les régions basses et chaudes, où abondent toujours les culicides. En ce qui concerne plus spécialement le « culex fatigans », sa distribution géographique, telle qu'elle est actuellement connue, paraît identique à celle de la Dengue. » La soudaineté de l'invasion dont les auteurs rapportent tant d'exemples typiques, la rapidité de la propagation pourraient être invoquées à l'encontre de la propagation par le culex ; mais s'il est établi que le « germe virulent n'a pas besoin de subir un cycle évolutif dans l'organisme de l'insecte vecteur, si la transmission est purement mécanique, les faits épidémiologiques concorderont avec les résultats expérimentaux (Salanoue-Ipin).

En résumé, tout ce que l'on peut dire, en l'état actuel de nos connaissances, de l'étiologie de la dengue, c'est que son agent pathogène est d'ordre ultramicroscopique, qu'il semble appartenir, d'après la formule leucocytaire, au groupe des protozoaires, et qu'il est vraisemblablement transmis d'homme à homme par les culicides.

SYMPTOMATOLOGIE GÉNÉRALE. — La période d'incubation est indéterminée : « On la trouve parfois difficilement, dit Martialis, car il ne s'agit pas d'un jour ou deux, mais parfois de quelques heures. » Ashburn et Craig, d'après leurs inoculations à l'homme, l'ont fixée à deux jours et demi ou trois jours en moyenne. Elle est sûrement fort courte d'après les cas nombreux de propagation soudaine dans les milieux contaminés; maisons, navires, casernes. Tous les observateurs sont d'accord pour reconnaître la brusquerie de l'invasion, le plus souvent sans prodromes. Des soldats en faction, des personnes circulant dans la rue sont pris subitement de vives douleurs dans les jointures au point de se laisser tomber. Une dame agenouillée à l'église peut à peine se relever (Karssen). Dans une famille, dont plusieurs membres étaient atteints de dengue, quelqu'un qui jusqu'alors avait été épargné se moquait des autres et contrefaisait la démarche de ceux que les douleurs articulaires tourmentaient, est atteint au milieu de sa pantomime (Martialis). A Nouméa, en 1884, à bord du *Bruat* un officier bien portant prend son quart quand tout à coup, pendant qu'il causait avec le docteur sur la passerelle, il est pris de douleurs si violentes qu'on est obligé de l'aider à descendre dans sa cabine. Quelquefois, le début moins brusque est précédé d'une période de malaise, mais celle-ci est toujours fort courte.

La fièvre apparaît dès le début, sans frisson, mais avec une poussée de chaleur mordicante qui la rend subjectivement sensible. En même temps se montrent les douleurs articulaires ou périarticulaires dont la violence arrache parfois aux malades des cris involontaires. Les douleurs musculaires sont constantes, provoquant cette raideur d'attitude, cette marche sautillante si souvent notées. La céphalée est très vive et généralisée. On constate une éruption érythémateuse (rash initial) qui commence d'ordinaire par la face pour envahir progressivement le tronc et les membres, mais cette éruption est parfois limitée à certaines régions du thorax ou de l'abdomen.

Ce qui est constant, c'est l'injection conjonctivale, le larmoiement avec ou sans photophobie, l'état catarrhal des fosses nasales et des voies respiratoires supérieures. On a constaté, dans certains cas, de l'œdème des paupières et de la bouffissure de la face.

Les troubles gastro-intestinaux apparaissent dès le début de la maladie : langue fortement saburrale, nausées, vomissements même, douleur au creux épigastrique et surtout constipation opiniâtre.

La température, qui atteint d'emblée 39° à 40°, parfois 41°, ne tarde pas à tomber à la fin de la première période, qui dure de quelques heures à deux jours au plus. A ce moment, une rémission se produit qui ne va pas jusqu'à la défervescence. Les douleurs articulaires et musculaires persistent, mais sont moins aiguës; l'éruption initiale a disparu, l'état gastrique s'accentue avec une inappétence qui va souvent jusqu'à la phobie des aliments. Après l'excitation nerveuse et l'agitation du premier jour, le malade semble retrouver quelqu'apaisement. La température descend entre 37°5 et 38° ou 38°5, mais sans retomber à la normale. Il semble que la convalescence soit proche, mais vers le 5e ou 6e jour une brusque ascension thermique se produit, c'est la 3e période qui commence. Elle est marquée par une éruption (rash terminal) tantôt scarlatiniforme, le plus souvent rubéoliforme.

La fièvre est généralement moins forte qu'à la période initiale, les symptômes nerveux sont moins prononcés, les douleurs moins vives; l'état gastrique persiste. Au bout de 24 à 48 heures, la température tombe brusquement, l'éruption pâlit et s'efface, laissant après elle une desquamation peu marquée, les douleurs disparaissent et la maladie semble terminée. Sa durée totale a été de 5 à 7 jours, rarement 8 ou 9.

La dengue présente donc trois périodes distinctes, périodes de début, de rémittence et de déclin ou terminale.

Température. — La courbe, sans présenter de caractère pathognomonique, est régulière. Dans l'épidémie de Nouméa, nous l'avons toujours vue atteindre d'emblée 39°5 à 40°5. Il est rare que, pendant la 2e période, elle tombe au-dessous de la normale; dans ce cas, cette hypothermie s'accompagne d'une prostration extrême et peut faire pronostiquer une convalescence longue et pénible. Le plus souvent elle oscille entre 37°5 et 38°5; l'ascension thermique dans la période terminale est généralement moins élevée que celle du début. Les observations qui semblent contradictoires (Nogué, Alliot) ont trait à des pseudo-dengues ou à des dengues déformées par une association pathologique. Un des caractères de la maladie est de réveiller l'affection qui dort, de concentrer son action « loco dolenti ». Dès lors si la dengue sévit dans un milieu impaludé, on ne sera pas étonné de voir l'allure classique de cette pyrexie déformée par la coïncidence de poussées paludéennes. Un capitaine de l'Infanterie de Marine a été atteint d'hépatite aiguë pendant un précédent séjour dans une colonie africaine; il arrive à Nouméa en 1883, parfaitement guéri; l'année suivante, il paie son tribut à l'épidémie de dengue; l'hépatite reparaît immédiatement et son cas compte parmi les plus graves. Chez un autre officier, imprégné de paludisme, la dengue a provoqué des accès concomitants et ayant une tendance à l'allure pernicieuse. La chute de la température est presque toujours brusque; il est très rare que la défervescence se produise en lysis.

Rash initial. — Il suit de près le début de la fièvre. La plupart des auteurs anciens admettent qu'il n'est pas constant ; Martialis dit ne l'avoir constaté que dans la moitié des cas, et Charles, de Calcutta, dans les deux tiers. Il semble pourtant que l'éruption soit constante. Au début de l'épidémie de Nouméa, les phénomènes érythémateux initiaux passaient inaperçus et furent niés par la plupart des médecins ; mais quand le diagnostic épidémiologique fut bien établi et que l'attention des médecins fut appelée sur ce point, tous constatèrent son existence. Cette éruption est protéique, fugace, souvent limitée à des régions que couvrent les vêtements et qui échappent par conséquent à une observation superficielle. Chaque fois qu'on cherchera hâtivement le rash initial on le trouvera. La rougeur se présente par plaques diffuses, sans caractère spécial : c'est plutôt une congestion des capillaires dermiques, comme le dit Salanoue-Ipin, un érythème de la peau comparable à celui que produit un bain chaud, qu'une véritable éruption.

Chez les individus à peau brune ou noire, le symptôme passe souvent inaperçu, mais il n'en existe pas moins et peut être décelé par un examen attentif.

Pouls. — Varie entre 80 et 120 pulsations. Il est plein, régulier, non dicrote; il n'est pas en rapport avec l'état fébrile; peut-être faut-il en voir la cause dans ce fait que la dengue laisse l'endocarde, la myocarde et le péricarde indemnes, sauf localisations antérieures. Dans l'hypothermie de la convalescence le pouls est considérablement ralenti. Cozanet a constaté 50 pulsations à la minute dans la majorité des cas et quelquefois 44 à 46 pulsations seulement. L'asthénie nerveuse exceptionnellement marquée qui se produit à cette période est la cause de ce ralentissement de la circulation.

On a signalé des hémorragies secondaires, épistaxis, hémorragies gingivales et sous-conjonctivales, légères hémoptisies. Nous croyons que ce sont là des phénomènes éventuels qui sont limités à certains cas et restent en dehors du tableau clinique de la maladie.

Urines. — Elles sont généralement pâles, copieuses et sans caractère fébrile ; dans quelques cas exceptionnels on les a trouvées peu abondantes et colorées, caractères dus probablement à des causes étrangères. Il est rare qu'elles soient sédimentaires. Avec Charles et Martialis, on doit admettre que les urines de la dengue, à l'inverse des autres affections fébriles, rappellent celles de l'hystérie et sont d'autant plus abondantes que l'ébranlement nerveux est plus prononcé. L'albumine est rare, et, dans les cas où elle a été notée, passagère, sauf lésions rénales antérieures. Pendant la période de défervescence, on constate la présence de phosphates.

Douleurs. — Elles sont caractéristiques et constituent un élément très important de diagnostic. Elles ne ressemblent à aucune autre par leur soudaineté, par leur violence, par leur extension aux articulations et aux muscles. Ce symptôme avait frappé les premiers observateurs et l'on en retrouve la trace dans les noms qu'ils ont donnés à la maladie : brise-épaule, brise-os, arthrodynie, etc. Toutefois si elles ne manquent jamais, si elles ont toujours les mêmes localisations, leur intensité varie suivant les épidémies. Cozanet à Nouméa, en 1908, dit n'avoir jamais observé « ces douleurs articulaires violentes qui font crier les malades, qui les prennent brutalement, leur donnant une démarche de dandy ou les clouant sur place ».

Les douleurs articulaires de la dengue débutent par les petites articulations, mais elles envahissent souvent les grandes. Elles sont remarquables par une extrême mobilité et passent en quelques heures d'une articulation à l'autre (Karssen). On a noté que ces articulations étaient parfois rouges, tuméfiées, chaudes, et que la douleur s'exaspérait à la pression. Il faut admettre, plutôt avec Thaly, et Vauvray, que généralement les douleurs articulaires ne s'accompagnent d'aucun processus inflammatoire ; ce qui est plus conforme d'ailleurs à leur caractère erratique. Autour de l'article les insertions tendineuses constituent des points d'élections où la douleur s'exaspère. Les os eux-mêmes sont souvent le siège de douleurs aiguës et plus tenaces que les autres.

Les crampes, les contractures musculaires sont douloureuses au point d'interdire parfois tout mouvement, surtout dans les régions de la nuque, des lombes et de la jambe. *Le Cher* fit naufrage en Nouvelle-Calédonie, le 6 janvier 1885, alors qu'une épidémie de dengue sévissait à bord; malgré le danger de la situation, certains malades, qui se trouvaient dans l'impossibilité absolue de se déplacer, n'auraient pas pu se traîner jusqu'aux embarcations si on ne les y avait portés; encore, le transport, fait avec toutes les précautions possibles, leur arrachait-il des plaintes involontaires. Dans quelques cas les contractures douloureuses affectent les muscles pectoraux et produisent ainsi une véritable tétanie du thorax et une angoisse respiratoire excessivement pénible.

Tube digestif. — L'état saburral des voies digestives supérieures est très prononcé. La langue est hâtivement couverte d'un enduit épais, de couleur jaune sale; elle n'est pourtant ni sèche, ni rouge sur les bords; l'haleine est mauvaise. Le malade n'a de goût pour aucun aliment; par contre, il accepte avec plaisir les boissons fraîches et acidulées. Les nausées sont de règle tandis que les vomissements ne se produisent qu'exceptionnellement. La région épigastrique est douloureuse à la pression.

La constipation est remarquable non seulement par sa fréquence, mais encore par son opiniâtreté. Les purgatifs associés aux lavements n'amènent souvent qu'une petite quantité de matières, cybales, dures et collantes. L'atonie intestinale diminue les mouvements péristaltiques et la parésie des vaso-moteurs modifie la sécrétion glandulaire.

Rash terminal. — C'est, à proprement parler, la véritable éruption, plus constante, plus marquée que la première. D'après Reg et Thaly, elle peut manquer dans quelques cas. Cotholendy l'a toujours observée ; il en fut de même en Nouvelle-Calédonie. Malgré ces divergences, dues peut-être à des erreurs de diagnostic qui, en temps d'épidémie, ont fait observer et décrire comme fièvre dengue des maladies similaires, nous pensons que cette seconde éruption est un symptôme essentiel et caractéristique. Elle apparaît du 2e au 4e jour, dit Karssen ; d'ordinaire, c'est le 4e et même le 5e jour. La peau, d'abord sèche ou à peine moite, se couvre d'une sueur abondante, parfois profuse, mal odorante. A ce moment, l'exanthème se montre d'abord aux mains et aux membres supérieurs, puis au thorax et au cou, s'étendant parfois à l'abdomen et aux cuisses.

La durée de cette éruption est variable, de quelques heures à deux jours ; en règle générale, elle est plus marquée que le rash initial. « Elle prend un caractère scarlatiniforme, dit Salanoue-Ipin, mais les placards ne sont jamais ni aussi étendus, ni aussi foncés que dans la scarlatine. Cette observation paraît répondre à la réalité clinique; l'éruption terminale est une éruption scarlatineuse atténuée. La terminaison confirme d'ailleurs cette manière de voir, car, à la période de défervescence, se produisent, comme dans la scarlatine, des démangeaisons accompagnées d'une desquamation épidermique moins abondantes cependant. En résumé, l'éruption de la scarlatine et le rash terminal de la dengue ont les mêmes caractères cliniques, la même évolution, mais plus atténués dans la dengue.

On a cité des éruptions lichénoïdes, bulleuses (Fouque), vésico-pustuleuses. Ce sont vraisemblablement des exceptions, des déformations dues à des cas d'espèces sous l'influence de causes locales ou idiosyncrasiques. Il n'est pas douteux que, chez un malade préalablement porteur, par exemple, de lichen tropicus généralisé, et subitement atteint de dengue, l'éruption terminale ne doive affecter l'aspect lichénoïde. Vassal et Brochet, dans l'épidémie de *la Manche*, en 1907, signalent, comme particularité, l'absence d'éruption. Mais, d'après leurs observations, d'après l'immunité absolue des Annamites et des Européens ayant déjà eu la dengue à Madagascar, d'après la marche de la température dans les cas cités, on peut se demander si l'épidémie qui a sévi à bord de *la Manche* n'appartient pas plutôt à ces pseudo-dengues que Grall a si bien différenciées.

On ne peut qu'être impressionné par les différences que présentent les très nombreuses relations d'épidémies de dengue publiées depuis un siècle. Pourquoi la même maladie se serait-elle présentée avec des formes si protéïques? Il faut faire d'abord la part de l'insuffisance d'identification; en temps d'épidémie, des malades ne présentant guère que le syndrôme fébrile ont été classés parmi ceux atteints de dengue et les manifestations discordantes qu'ils ont présentées ont été considérées comme des variétés de la maladie régnante. En outre, il est un fait confirmé, par les statistiques, c'est que, pendant la période où la dengue sévit épidémiquement, les autres affections fébriles ne sont plus constatées; elles n'en existent pas moins, mais il se produit une association déformante qui altère le type clinique.

Convalescence. — Quand cesse la fièvre de retour après le rash terminé, la convalescence commence. Tous les anciens auteurs signalent la durée exceptionnellement longue de cette convalescence, sa disproportion avec la maladie aiguë, et la prédominance des symptômes d'asthénie nerveuse. La dengue ne produit pas une déglobulisation rapide, comme le fait souvent un accès paludéen pernicieux. Mais l'infection exerce une action dépressive particulièrement marquée sur le système nerveux périphérique et même central. Eréthisme de la sensibilité, paresse des nerfs moteurs, fatigue musculaire persistante, troubles des vasomoteurs; persistance d'un état gastrique mauvais, telle est la conséquence constante d'une maladie aiguë ayant duré à peine quelques jours.

Si le patient, par suite d'affections antérieures, porte un talon d'Achille, l'infection s'y localisera. Le constipé fera une crise de dyspepsie sévère ; l'hépatique verra se réveiller ses anciennes douleurs ; le rhumatisant renoncera à libérer ses articulations, le paludéen aura ses accès plus fréquents ; le névropathe est exposé à voir reparaître sa névrose. En général, l'organisme se défend mal contre l'infection de la dengue et met très longtemps à en triompher. Il n'existe peut-être pas de maladies aiguës dont la convalescence soit si longue et si pénible. La persistance de l'insomnie a été notée et confirme le retentissement sur l'état nerveux.

Cozanet a observé dans deux épidémies de dengue à Nouméa, en 1908 et 1910, des troubles psychiques pendant la convalescence. Ces observations n'ont pas encore été publiées, mais elles confirment certainement la doctrine d'une infection profonde, avec siège électif dans le système nerveux central et périphérique, capable de provoquer chez certains individus prédisposés des désordres psychiques, même des accès de manie ou de mélancolie. Lors du naufrage du *Cher* en Nouvelle-Calédonie, le 6 janvier 1884, en pleine épidémie de dengue, puisque plus du tiers de l'équipage était encore alité, il fut facile d'observer la possibilité de réaction des malades et des convalescents devant le danger commun. Ceux qui étaient en période d'état, en proie à la fièvre, aux douleurs musculaires et articulaires devaient rester dans leurs hamacs, incapables d'un effort, si on ne les avait pas aidés. Les convalescents au contraire firent preuve d'une ardeur égale à celle des bien portants, armant les embarcations, passant la nuit pieds nus, dans l'eau, sur les bancs de coraux ; mais quand le sauvetage fut terminé, la réaction se produisit, tous durent être dirigés sur l'hôpital de Nouméa et payèrent, par une longue invalidation, ce surmenage volontaire. Rapatriés par le transport *la Loire*, deux mois après, quelques-uns d'entre eux ne retrouvèrent la santé qu'à la fin de la traversée.

C'est le système nerveux qui est principalement atteint par l'infection ; il faut y voir la cause de la longueur exceptionnelle de la convalescence.

Rechutes, immunité. — Nous ne croyons pas à l'immunité de race. Le caractère pandémique de la dengue ressort nettement de toutes les observations. Une première atteinte confère-t-elle l'immunité ? Il est difficile d'être affirmatif tant que la doctrine n'est pas plus certaine en ce qui concerne l'agent pathogène. Cependant nous avons constaté des récidives très nettes en Nouvelle-Calédonie (1884). Cozanet, en 1910, cite trois cas dans lesquels, après une dengue classique de 7 à 8 jours, les malades eurent une dengue aussi très classique, mais plus intense encore que la première. Enfin un officier du *Kersaint* fut atteint, bien qu'il eût eu la dengue deux ans auparavant en Indo-Chine. En somme il y a lieu d'admettre, avec les anciens auteurs, que la dengue ne confère pas l'immunité, « qu'une première attaque ne met pas à l'abri d'une seconde, ni la seconde à l'abri d'une troisième » (Mahé). Le fait est d'ailleurs confirmé par les observations cliniques récentes bien que les récidives paraissent assez rares.

DIAGNOSTIC DIFFÉRENTIEL. — Facile en pleine période d'épidémie, il présente au contraire certaines difficultés pour les premiers cas. La coexistence de deux épidémies à forme clinique voisine, les manifestations endémiques surajoutées viennent souvent compliquer le problème.

1° Avec la fièvre jaune. — Si les deux maladies ont des affinités étiologiques non douteuses, si même elles présentent au début des analogies frappantes dans leurs évolutions cliniques, elles ne tardent pas à se différencier dans la suite avec une très grande netteté. La brusquerie du début, la rachialgie et l'épigastralgie intenses, la courte rémission entre deux paroxysmes fébriles) impriment en effet à ces deux affections une certaine communauté d'allures; mais l'ictère, les vomissements noirs, l'albuminurie prononcée, symptômes propres à la fièvre jaune, ne se trouvent jamais dans la dengue. D'autre part, l'éruption constante dans cette dernière affection ne présente pas les mêmes caractères quand elle existe dans la fièvre jaune. Il importe cependant de tenir compte de cette nouvelle similitude symptomatologique entre les deux affections. Salanoue-Ipin signale très justement que l'examen du sang peut être un élément de diagnostic précieux, car il révèle dans la dengue une leucopénie et une lymphocytose qu'on ne constate pas dans le typhus amaril. Il faut enfin tenir compte du pronostic très grave dans la fièvre jaune, très bénin dans la dengue, tout au moins au point de vue des conséquences immédiates; de sorte que l'issue des premiers cas est à elle seule caractéristique. La distribution géographique des deux affections peut, dans certains cas, constituer un élément de diagnostic, car si la dengue sévit dans toutes les localités ou la fièvre jaune est endémique, la réciproque n'est pas vraie.

2° Avec la fièvre récurrente. — Les trois stades de la période fébrile, invasion, rémission, fièvre de retour, l'état gastrique, la céphalalgie, les douleurs musculaires, l'agitation peuvent créer d'abord quelque confusion. Mais dans la fièvre récurrente la durée de chacune des trois périodes fébriles est plus longue, les éruptions, les douleurs articulaires manquent; de plus, elle ne présente pas le caractère épidémique de généralisation rapide si marquée dans la dengue. Enfin l'examen du sang fixera sur la nature de la maladie par la recherche des spirochætes d'Obermeier.

3° Avec les fièvres climatiques ou fausses dengues.—Grall, dans son étude des fièvres climatiques, a très nettement différencié ces fausses dengues des vraies. Le diagnostic entre deux affections également bénignes et n'exigeant pas un traitement spécial paraît, dit-il, présenter un moindre intérêt pour le médecin et le patient que lorsqu'il s'agit de la fièvre jaune par exemple, car l'erreur n'entraîne pas les mêmes inconvénients. Il est cependant utile de le faire ; les conséquences diffèrent au point de vue de la marche et de la durée de la convalescence; d'autre part, des relations de fièvres climatiques présentées comme des dengues vraies viennent obscurcir la physionomie clinique de cette dernière maladie et compliquer les recherches pathogéniques.

Dans la fièvre climatique, l'initial rash est inconstant, très fugace, réduit souvent à une simple rougeur de la face et du cou; il n'y a jamais de rash terminal. Les douleurs sont musculaires, sourdes, réveillées surtout par les mouvements ; elles n'existent que dans la première période. La dengue, au contraire, est une maladie éruptive. Les deux rashs sont constants et toujours observés quand il n'y a pas erreur de diagnostic ou insuffisance d'observation. Les douleurs sont articulaires ou péri-articulaires, très aiguës, spontanées, présentant des exaspérations bruyantes, persistant pendant toute la durée de la maladie, souvent au-delà, (Grall).

La marche de la fièvre dans la dengue est très caractéristique : poussée initiale courte, fièvre secondaire plus courte encore, et entre les deux, rémittence très nette, la température s'abaissant généralement jusqu'à la normale. Dans la fièvre climatique, la température reste élevée pendant les sept jours; la rémission n'est pas constante, et quand elle se produit, elle est peu marquée, s'abaissant rarement au-dessous de 38° (Grall) (1).

4° Avec le paludisme. — La confusion semble avoir été faite souvent, si l'on en croit les relations anciennes, surtout dans le début des épidémies. Le terrain d'élection de la dengue est la plupart du temps celui de l'endémie palustre. Les accès primaires ou de réimprégnation y étaient quotidiennement observés avant que l'épidémie se déclarât; ils ne vont certes pas disparaître par le fait d'un agent morbide surajouté. Dès lors, le diagnostic des premiers cas sera hésitant, les douleurs articulaires apparaîtront comme des symptômes exceptionnels; il en sera de même de l'éruption d'autant plus que le rash initial, fugace et limité parfois aux parties couvertes, pourra passer inaperçu. La présence même de l'hématozoaire dans le sang contribue à créer l'équivoque, la probabilité d'imprégnation antérieure ne permettant pas d'en tirer une preuve formelle de la non-existence de la dengue.

(1) GRALL, *Fièvres climatiques, in* fasc. II du Traité de Pathologie exotique.

En pays paludéens, et c'est souvent le cas, les associations sont fréquentes et entraînent une période de flottement.

Ajoutons que cette période dure peu. La généralisation rapide de la maladie, le caractère typique des douleurs et des éruptions ont bientôt déterminé la conviction de l'observateur. Le paludisme antérieur pourra influer sur la marche de la convalescence, mais il sera plus facile, dans la période d'état, de le différencier de la dengue que de la fièvre climatique par l'exemple.

5° Avec les autres fièvres éruptives. — La dengue semble n'avoir de commun avec elles que l'état fébrile et l'éruption. Encore la marche de la température est-elle nettement dissemblable ; il en est de même du caractère des éruptions. Quant aux autres symptômes, ils ne peuvent guère être confondus. La brusquerie de l'attaque, l'intensité et la localisation des douleurs, le type fébrile, l'absence de l'exanthème bucco-pharyngé de la rougeole, de l'angine pathognomonique de la scarlatine permettront facilement de différencier la dengue et ces deux maladies. Si la variole peut d'avantage être confondue au début, « l'évolution ultérieure et la nature de l'éruption lèveront facilement les doutes » (Salanoue-Ipin).

6° Avec l'influenza. — Comme la dengue, cette maladie se répand et se généralise avec une singulière rapidité. Cette similitude d'allures épidémiques a pu faire penser à la dengue lors des premières manifestations de l'influenza. Nature des douleurs, qui sont plutôt musculaires qu'articulaires et affectent volontiers la forme erratique, absence d'éruption proprement dite, irrégularité de la température qui ne présente pas de rémittence franche, prédominance des symptômes thoraciques ou abdominaux, tels sont les signes principaux qui permettront de différencier l'influenza. Il convient d'ajouter que cette affection se montre aux saisons les plus fraîches de l'année, celles, par conséquent, où, les moustiques étant peu nombreux, l'éclosion de la dengue devient improbable.

7° Avec le rhumatisme articulaire aigu. — Le caractère commun est la localisation douloureuse dans les articulations ; mais cette douleur elle-même diffère de caractère, car, beaucoup plus aiguë dans la dengue, elle entraîne cependant une moindre tuméfaction. Les autres signes permettront facilement de faire le diagnostic différentiel.

8° Avec la fièvre méditerranéenne. — On aurait confondu la dengue avec la fièvre méditerranéenne. Pareille erreur n'a pu se faire qu'à une époque où cette dernière était imparfaitement connue, sans parler de la présence du mélitensis constatée dans le sang, de la séroréaction, la courbe thermométrique a un type ondulatoire qui lui est propre ; la fièvre n'est jamais bruyante, comme dans la dengue, les éruptions n'existent pas, les douleurs articulaires sont moins vives et apparaissent plus tardivement; enfin la longueur de la maladie suffirait à elle seule pour caractériser la fièvre méditerranéenne.

Le diagnostic différentiel de la dengue a été certainement très difficile à une certaine époque par le fait de la confusion qui régnait encore dans le classement des maladies fébriles des pays chauds. Aussi les relations des anciennes épidémies, si bien observées au point de vue clinique, paraissent parfois contradictoires parce qu'elles ont réuni sous une même rubrique des manifestations d'entités morbides différentes. Il semble qu'on doive rapporter à ces erreurs d'observation l'absence ou la déformation de tel ou tel symptôme dans certaines épidémies. Un autre fait, dont on est frappé en compulsant les statistiques, c'est que, sur les navires, dans les régiments, dans les localités où la dengue sévit, toute mention d'une autre affection fébrile disparaît pendant la période épidémique. Au Sénégal, le paludisme paraît temporairement supprimé; en Nouvelle-Calédonie, en 1884, à bord du *Cher*, à bord du *Bruat* comme à l'hôpital de Nouméa, on ne constatait plus que des cas de dengue en dehors des affections chirurgicales. Pourtant il est hors de doute que la pathologie du pays n'est pas modifiée à ce point que les maladies habituelles, paludisme, rhumatisme, bronchite, etc., ne cessent pas de se manifester; mais il y a superposition, d'où modification de l'allure clinique. Les observations peuvent désormais se faire sur des données plus précises par l'examen bactériologique du sang, en permettant d'éliminer les maladies dont l'agent pathogène est connu, d'autre part le type clinique de la dengue apparaît actuellement bien mieux précisé.

PRONOSTIC, COMPLICATIONS. — « La dengue, a dit de Brun, est extrêmement bénigne. » C'est l'opinion de la plupart des auteurs et, d'une façon générale, elle doit être acceptée. Dans l'épidémie observée à Nouméa en 1884, le pronostic fut toujours favorable; si la presque totalité de la population, tant civile que militaire, fut frappée, il ne se produisit pas de décès. Cozanet dit que le nombre de cas fut de 682; c'est peut-être le chiffre des hospitalisations, mais le total général fut bien plus élevé, car la division navale comme les troupes avaient l'ordre de n'hospitaliser que les malades les plus graves pour éviter l'encombrement et laisser la place à ceux qui ne pouvaient pas être soignés au Corps et au personnel civil.

D'après Mahé, quatre épidémies sur douze, malgré des milliers de malades, ne donnèrent aucune mortalité et, dans sept autres, on ne constate que peu de victimes. Thaly, à Gorée (Sénégal), n'a qu'un décès sur plus de mille malades; il n'y en aurait eu aucun à la Réunion sur 450 cas, mais, par contre, à Aden, on en aurait constaté cinq pour 450 malades.

Martialis, à Pondichéry, n'a pas de décès sur plus de 300 cas ; mais il relate que les Anglais dans l'Inde ont eu une mortalité de 37 sur 8069, soit moins de 0,50 pour 100. Dans les épidémies de 1908 et 1910 en Nouvelle-Calédonie, sur un total de 472 malades, il ne se produisit aucun décès. Par contre, Vassal et Brochet signalent une mortalité de 2,12 pour 100 à bord de *la Manche*, en Indo-Chine. Bien que les auteurs ajoutent « qu'il ne soit pas possible de faire intervenir des facteurs étrangers à la maladie », nous croyons que cette léthalité est anormale et ne doit pas être considérée comme la conséquence directe de la dengue, d'autant plus que les deux observations relatées concernent des sujets de 34 et 31 ans, dans la force de l'âge, et que le décès s'est produit au 5e jour dans les deux cas, sans que la moindre rémittence fébrile ait été marquée. Le dernier malade présente au 5e jour des températures de 42°7 et 43°. La nécropsie et l'examen bactériologique du sang n'ont pas été faits ; peut-être ces décès ont-ils été provoqués par une de ces associations signalées plus haut. et non par la dengue seule. En admettant qu'au cours d'une épidémie de dengue un paludéen, pendant qu'il paie son tribut, peut en même temps être atteint d'un accès pernicieux, nous sommes amenés à conclure que le pronostic ne cesse d'être bénin que par l'intervention d'éléments surajoutés. Martialis, Cazamian, Ashburn et Craig, Nogué ont cité, à titre exceptionnel il est vrai, des formes cardiaques, avec angoisse, dyspnée, tendance à la syncope ; Vassal et Brochet notent dans les cas mortels l'altération du myocarde se traduisant par des mouvements du cœur affaiblis et accélérés, l'augmentation de la matité cardiaque et, chez l'un des malades, par du souffle systolique à la pointe. Ils ont aussi constaté des troubles bulbaires retentissant sur le cœur par les pneumogastriques. Il n'est pas illogique de supposer qu'il s'est agi dans ces cas de porteurs de tares anciennes réveillées par la maladie intercurrente.

De la masse des observations, il faut conclure avec Cotholendy « que la dengue n'occasionne la mort que dans des circonstances exceptionnelles et aux deux extrémités de la vie ». Ces circonstances exceptionnelles sont les affections préexistantes ou concomitantes, qui localisent et exaspèrent l'infection aiguë et aggravent ainsi un pronostic qui, sans elles, resterait bénin.

Quant à l'enfance et à la vieillesse, elles sont sans nul doute plus menacées, soit que la force de résistance soit moindre, ou que l'intégrité de la défense ait été diminuée. Les complications chez l'enfant se produisent généralement pendant la période d'état (convulsions), tandis que, chez le vieillard, on les constate surtout pendant la convalescence (complications cérébrales ou pulmonaires).

A l'inverse de la fièvre jaune plus sévère pour les nouveaux arrivés que pour les sujets acclimatés, quelque affaiblis soient-ils par leur séjour, la dengue réserve ses rigueurs aux valétudinaires, à ceux qui offrent une moindre résistance. Thaly cite le cas d'une sœur de l'hôpital de Gorée, qui succomba seule au cours de l'épidémie de 1865. Elle avait déjà fait un long séjour au Sénégal. Dès le début de la maladie il y eut une excitation anormale ; des accidents typhoïdes se déclarèrent au 8e jour et à partir du 12e commença l'adynamie avec des périodes de coma ; la mort survint le 21e jour. Bien que cette observation ait été faite en pleine épidémie de dengue, il ne semble pas que la mort doive être attribuée uniquement à cette affection ; de pareils faits ne sauraient infirmer la bénignité du pronostic.

L'action élective de la maladie sur le « loco dolenti » chez les sujets déjà atteints d'une autre affection n'est pas contestable, et la dengue dans ce cas joue un rôle aggravant et peut devenir dangereuse.

TRAITEMENT. — Le traitement de la dengue a son histoire, qui suit celle de la maladie, car il fut longtemps symptomatique; il l'est du reste encore bien qu'il se soit précisé en se simplifiant sous l'influence des conceptions nouvelles de pathologie générale.

Les émissions sanguines employées par Twining, Nouat, Cawel et les médecins anglais donnèrent de mauvais résultats et eux-mêmes durent y renoncer. Il en fut de même à Cadix, en 1874, dans l'épidémie relatée par Cristobal Cubillas ; un siècle plus tard, en 1867, Joggio, de Ténériffe, déclarait désastreux l'emploi des saignées. L'émétique fut en faveur; son action dépressive sur le système nerveux central l'a fait écarter dans le traitement d'une maladie dont la convalescence est tellement déprimante. Les bains chauds (Christie), les bains froids, les applications de glace ont été employés contre l'hypothermie et l'agitation. Charles prescrivait la belladone et les liniments calmants contre les douleurs. Le suc de ciguë, le colchique, l'acide phosphorique, l'iodure de potassium ont été essayés sans grand résultat. L'antipyrine a l'inconvénient de diminuer les urines et de provoquer des éruptions secondaires. Aucun médicament ne doit être considéré comme spécifique de cette maladie. Elle a un cycle déterminé ; il faut se contenter d'aider la défense de l'organisme sans prétendre enrayer l'évolution, qui est en quelque sorte inévitable.

Pour combattre l'état gastro-intestinal, nous avons vu employer systématiquement l'ipéca à dose vomitive en Nouvelle-Calédonie ; il déprime et fatigue beaucoup le malade ; on doit lui préférer les purgatifs doux, en particulier l'huile de ricin à petites doses,

10 à 15 gr., répétées tant que dure la période de constipation opiniâtre qui est de règle. On pourra donner ensuite des laxatifs salins (crème de tartre, sulfate de soude, sels de magnésie) toujours dissous dans une grande quantité de liquide: 250 à 500 gr.

Contre les phénomènes nerveux, agitation, douleur, insomnie, les bromures, le sulfonal, le trional seront préférés à l'opium et à la morphine qui ralentissent les éliminations. Les applications locales de liniments calmants, opiacés, chloroformés, laudanisés, sont parfois efficaces, au point de vue de la douleur, mais n'ont aucune influence sur la marche de la maladie.

Dans le cas de complications cardiaques, les injections de caféïne, d'huile camphrée sont utiles, mais l'intervention devra être prudente et limitée aux indications cliniques formelles.

La quinine, souvent prescrite par les médecins anglais de l'Inde comme par les médecins français, n'a aucune action antithermique ou spécifique. Elle est sans objet pendant la période d'état à moins que le malade ait déjà subi l'imprégnation paludéenne, auquel cas il sera prudent de l'administrer pour éviter une manifestation associée. Dans la convalescence, au contraire, elle peut être d'un grand secours, associée aux préparations de quinquina, comme tonique du système nerveux.

En résumé, pendant la période fébrile, la thérapeutique doit surtout être expectante, se borner aux évacuants, aux laxatifs, aux boissons rafraîchissantes, en surveillant les symptômes qui pourraient exiger une médication plus active, mais en se gardant de diminuer la fonction rénale et toutes les éliminations. Les accidents cardiaques et l'éréthisme nerveux, surtout chez les enfants sujets aux convulsions, devront faire l'objet d'une surveillance constante.

Au début, le régime sera purement hydrique, boissons abondantes, limonades, eau de seltz, il restera liquide jusqu'à la fin de la période fébrile. Le lait est généralement mal toléré à cause de l'état saburral très prononcé des voies digestives supérieures; il sera donné en petite quantité et coupé d'eau de Vals ou de Vichy. Le bouillon froid ou chaud est facilement accepté, ainsi que le café et le thé. Dès que la convalescence s'établit, il importe de pousser l'alimentation suivant la tolérance gastrique et de donner sans tarder les potages, les œufs, le jus de viande, les confitures. A cette période, on se trouvera bien d'administrer les toniques, phosphates, kola, arsénic, quinquina, etc. Même quand il ne paraît y avoir aucune complication apparente, il est prudent d'imposer une période de repos, d'éloigner le convalescent de ses occupations habituelles, de recommander la vie au grand air, le sommeil prolongé, les repos réguliers. Un changement d'air sera particulièrement efficace pour hâter le retour de la santé. Dans la dengue, c'est surtout pour les convalescents que les soins ont une importance capitale, sous peine de les voir se traîner pendant de longs mois, exposés à toutes les complications, et rester dans un état de grande réceptivité vis-à-vis des autres maladies. L'observation de l'équipage du *Cher* déjà relatée est typique à cet égard.

PROPHYLAXIE. — Aucune mesure d'isolement ou de désinfection n'a paru susceptible jusqu'ici d'arrêter le développement de la dengue. Même quand l'épidémie vient par mer, il ne semble pas que l'éloignement du navire suffise à protéger la terre à moins que cet éloignement ne puisse être immédiat et à grande distance. Quand l'épidémie sévit à terre, la rade ne reste pas longtemps indemne, malgré la suppression des communications. Thaly rapporte qu'à Gorée les bâtiments de passage étaient atteints, quelque courte que fût leur escale.

La généralisation rapide de la maladie, généralisation qui semble due à l'abondance de culex fatigans dans le pays rend illusoire toute défense contre l'introduction par voie de terre. D'autre part, une fois l'épidémie installée dans une localité, les précautions individuelles sont impuissantes à enrayer sa marche.

Nous pensons, avec Salanoue-Ipin, que la prophylaxie de la dengue dans l'avenir devra être envisagée comme celle de la fièvre jaune et du paludisme. Elle devra être réalisée par la destruction méthodique et aussi complète que possible des culicides. Même si le résultat de cette lutte contre le moustique n'est que partiel, si on ne réussit qu'à en diminuer le nombre, il n'en sera pas moins très appréciable le jour où la dengue fera son apparition, car la marche de l'épidémie en sera retardée et la défense individuelle deviendra plus facile. Celle-ci consistera dans la protection individuelle par les procédés usuels, contre les piqûres des culex.

En ce qui concerne les mesures quarantenaires, il ne nous paraît pas qu'il soit possible de laisser communiquer un bateau infecté de dengue quand la terre est indemne. On devra l'isoler dans un mouillage éloigné du port et des navires. Les malades seront débarqués dans un Lazaret et placés dans un local muni de protection en toile métallique. L'eau de la cale et des caisses sera épuisée et le bateau désinfecté par la sulfuration. Si ces conditions sont minutieusement réalisées, la libre pratique pourra être accordée dès le cinquième jour qui suivra les opérations de désinfection, puisqu'on peut admettre que la période d'incubation ne dure pas davantage.

Nous pensons, avec Vassal et Brochet, qu'une telle réglementation est désirable et nous concluons avec eux que « si toute quarantaine est un préjudice économique, les pertes occasionnées par la désorganisation et le chômage de collectivités prises de dengue même la plus bénigne sont autrement importantes ».

FIÈVRE JAUNE

PAR

LE Dr CLARAC ET **LE Dr SIMOND**

Médecin Inspecteur des troupes coloniales, Directeur de l'Ecole d'application du service de santé des troupes coloniales.

Médecin principal des troupes coloniales, professeur à l'Ecole d'application du service de santé des troupes coloniales, chargé de cours à l'Ecole de médecine de Marseille.

I. — HISTORIQUE ET GÉOGRAPHIE MÉDICALE

PAR A. CLARAC

HISTORIQUE. — L'histoire de la fièvre jaune commence avec la découverte du nouveau monde. Les compagnons de Christophe Colomb furent les premiers Européens victimes de la maladie. Il importe peu de savoir s'ils furent atteints lors du premier voyage de l'illustre navigateur (1493) (Cornillac-Héréra) (1), ou en 1495 seulement (Finlay, Berenger-Féraud) (2).

Ce qu'il faut retenir des patientes recherches des historiens et des intéressantes discussions qui en résultèrent, c'est qu'avant l'arrivée des Européens le typhus amaril existait dans le golfe du Mexique, qu'il faisait des ravages dans les Antilles grandes et petites et tout le long des côtes du Mexique. La maladie régnait avec une très grande intensité surtout dans les régions où fut construite la ville de Vera-Cruz. Sur cette partie du littoral, elle était constamment entretenue par les populations venues de l'intérieur pour remplacer celles que décimait le fléau.

C'est de ces grands foyers d'origine que le typhus amaril a été disséminé sur les différentes parties du globe où il a formé les foyers d'endémicité existant actuellement. Il y a régné presque sans interruption et jusqu'à nos jours avec des oscillations variables, touchant son extension et son endémicité (Bérenger-Féraud).

Les Européens furent donc les grands disséminateurs du fléau dans l'Amérique du Sud, sur le littoral du golfe du Darien (1509) où il existait peut-être de tout temps, au Brésil probablement dès

(1) Cornillac, Etude sur la fièvre jaune à la Martinique.
(2) Bérenger-Féraud, Traité de la fièvre jaune.

1640, certainement en 1686; au Pérou en 1647 et plus sûrement en 1713; dans les Guyanes, qui furent contaminées beaucoup plus tard : la Guyane hollandaise en 1740; la Guyane française en 1763 ou seulement en 1802, d'après Orgéas (1).

A partir du XVIIe siècle, l'Amérique du Nord commença à être contaminée un peu de tous les côtés à la fois, Boston 1691; Philadelphie 1695; Charleston 1699; New-York 1702..., etc. Pendant les différentes épidémies constatées sur la côte orientale, la maladie ne resta pas toujours sur le littoral, mais fit de fréquentes incursions même assez loin dans l'intérieur, en suivant les rives des fleuves. On commença de bonne heure à signaler des épidémies sur les côtes de la Floride, foyers originels probablement. De la Nouvelle-Orléans le typhus amaril gagna à différentes reprises le bassin du Mississipi, manifestant sa présence jusqu'à Memphis, très loin par conséquent dans l'intérieur.

La côte occidentale semble avoir été touchée beaucoup plus tard.

En résumé, les invasions, dans l'Amérique du Nord, en dehors de la zone d'endémicité, furent constantes et se multiplièrent avec le peuplement de cette partie du continent, l'augmentation et la facilité des communications. New-York eut à subir plus de vingt épidémies.

Un examen, même superficiel, des faits contredit absolument l'opinion émise à une certaine époque d'après laquelle le typhus amaril aurait été importé d'Afrique. La vérité est que le fléau fit des victimes dans cette partie de l'ancien continent dès que s'établirent les premières communications entre l'Amérique et l'Afrique. Il est signalé aux îles du Cap Vert en 1510, dans le golfe du Benin en 1520, aux Canaries en 1539, il s'y est manifesté probablement plus tôt. C'est vraisemblablement à cette époque que la maladie commença à sévir au Sénégal et dans la Gambie, mais on ne l'y signale historiquement qu'à partir de 1763. En 1779, les Français qui venaient occuper le Sénégal furent absolument décimés.

Quelques tentatives de colonisation qui se firent dans le courant du XVIIIe siècle, et notamment celle de l'île de Boulam, furent marquées par de véritables désastres, 1793.

L'Europe reçut très souvent la visite du typhus amaril, et ses manifestations furent tellement fréquentes en Espagne, à certaines époques, que l'on peut se demander s'il ne s'agissait pas le plus souvent de simples réveils de la maladie plutôt que d'épidémies déterminées par de nouvelles importations. Il semble en effet qu'à Cadix, par exemple, où le fléau fit sa première appari-

(1) Pathologie des races humaines et problème de la colonisation. Doin, 1886.

tion en 1701, il y soit resté à l'état endémique de 1730 à 1830, faisant près de 80.000 victimes (Marchoux et Simond) (1). Cependant il est probable que l'apport constant de nouveaux éléments d'infection contribua dans une large mesure à entretenir ou tout au moins à renforcer cette endémicité.

Le typhus amaril a visité presque toutes les grandes villes de la Péninsule, Vigo, Le Ferrol, le port des Passages, Barcelone, Séville, Malaga, Madrid, il a gagné les îles Baléares, déterminant à plusieurs reprises de très graves épidémies.

Le Portugal fut plusieurs fois cruellement atteint. Lisbonne, Porto furent contaminées, et dans cette dernière ville la maladie se serait manifestée pendant dix années consécutives (1850 à 1860).

Elle fut constatée à Marseille, Bordeaux, dans les lazarets ou en ville, à Rochefort, à Saint-Nazaire, 1861 et 1908. L'étude qui fut faite de l'épidémie de Saint-Nazaire par Mélier reste une des pages les plus intéressantes de l'histoire de la fièvre jaune. Elle se manifeste à maintes reprises en Angleterre, à l'île de Wigth 1845, à Southampton 1852, Falmouth 1862, Londres, Swansea 1850 et 1865 (Bérenger-Féraud). La maladie n'a pas formé dans ces localités de foyer épidémique proprement dit. Furent seules atteintes les personnes exposées directement à la contagion.

A Livourne, en 1804, 2.000 personnes furent atteintes de typhus amaril, 711 succombèrent ; constaté à Gênes et à Trieste, il n'y a pas formé de foyer épidémique.

Bérenger-Féraud, à qui nous devons une étude aussi complète que possible du typhus amaril, divise son histoire en huit périodes qui marquent autant d'étapes dans l'étude de la maladie. En la suivant dans son évolution, dans la marche des épidémies, et plus récemment dans son mode de transmission, les observateurs arrivèrent à la bien connaître cliniquement et à fixer les règles qui doivent présider à sa prophylaxie.

Nous croyons devoir réduire le nombre des périodes un peu arbitrairement établi par Bérenger-Féraud.

1re période. — La maladie n'est pas bien délimitée ; elle est souvent confondue avec la peste (1493-1634). — Pour la première fois elle sévit sur les Européens, à leur arrivée dans le nouveau monde, et se transmet avec les caractères qu'elle présenta ultérieurement. On la désigne sous le nom de « contagion ».

2e période (1635 à 1708). — La maladie est mieux connue dans sa marche. On l'a appelée « coup de barre » ; et aussi « mal de Siam », parce que l'on crut, alors, qu'elle avait été transportée à la Martinique par la navire *Oriflamme*, venant du Siam. A

(1) Etudes sur la fièvre jaune. (*Annales de l'Institut Pasteur*, 1903 à 1906.)

ce moment cependant elle faisait des ravages dans toute la mer des Antilles. On reconnaît nettement son caractère contagieux.

3e période (1709-1790). — Cette période marque les premiers essais de quarantaines, qui sont appliquées avec plus ou moins de régularité. Elles produisent parfois d'heureux résultats. A la Martinique, par exemple, la fièvre jaune devint si rare qu'on a pu croire qu'elle y avait fait complètement défaut de 1707 à 1723 (Cornillac). Elle est le plus souvent appelée « vomito ».

4e période (1791-1815). — Les grandes guerres de la République et de l'Empire contribuèrent nécessairement à propager le fléau. On se battit presque continuellement dans la mer des Antilles, d'où un relâchement forcé des quarantaines, des communications plus fréquentes.

On la désigne surtout sous le nom de « fièvre ictérode ».

5e période (1816-1857). — Cette période, pendant laquelle les quarantaines sont appliquées d'une façon un peu aveugle et exagérée, voit naître d'interminables discussions sur le point de savoir si la fièvre jaune est ou non contagieuse. Les doctrines opposées sont défendues de part et d'autre avec une bonne foi et une habileté égales. Ces discussions contribuèrent le plus souvent à obscurcir la question, mais elles eurent cependant pour résultat, tout en donnant raison aux contagionnistes, d'atténuer le régime des quarantaines, en basant leur durée sur les données fournies par l'observation.

6e période (1858-1883). — Pendant cette période les quarantaines sont appliquées « avec des améliorations justifiées par l'expérience ». On commença à étudier la question de remplacement du coefficient de temps, par celui de la désinfection (Bérenger-Féraud).

Nous arrivons enfin à l'ère actuelle : application des doctrines microbiennes — expériences tendant à la découverte des différents procédés de vaccinations, jusqu'ici inefficaces. Enfin et surtout découverte ou plutôt confirmation du rôle prépondérant que joue le moustique, Stegomya fasciata, dans la transmission du typhus amaril ; et comme conséquence de cette découverte, prophylaxie raisonnée et efficace, révision complète des règles quarantenaires qui doivent viser surtout l'homme infecté et l'insecte transporteur.

DISTRIBUTION GÉOGRAPHIQUE. — Au point de vue de la distribution géographique, il importe peu que le typhus amaril ait eu son foyer d'origine en Amérique, ce qui est absolument démontré ; ce qu'il faut retenir, au point de vue pratique, c'est qu'à la suite d'importations successives et d'épidémies plus ou moins prolongées, il s'est formé sur d'autres points du globe un certain nombre de foyers secondaires si l'on veut, foyers amariligènes tout aussi redoutables cependant que les foyers primitifs.

Ces foyers amariligènes se trouvent tout à fait sur le littoral. La maladie ne se manifeste dans l'intérieur des terres que consécutivement à des importations que l'on peut souvent saisir sur le fait. Les grands fleuves sont les chemins que suivent ces importations.

Cependant, certaines épidémies soudanaises se sont manifestées sans qu'il ait été possible d'expliquer leur développement que par le réchauffement de l'endémicité créé par les épidémies antérieures ou la revivification de germes anciens.

Comme résultante des faits historiques et des constatations actuelles, nous déterminerons de la façon suivante les différentes zones amariligènes.

1° *Zones de grande endémicité,* dans lesquelles nous comprenons les régions où le typhus amaril manifeste constamment sa présence par des cas mortels se produisant, soit endémiquement soit épidémiquement, pendant toute l'année. Dans ces régions, la maladie subirait même des éclipses qui sont certainement plus apparentes que réelles.

A. La côte du Mexique et les grandes Antilles. Bérenger-Féraud circonscrit cette zone dans un triangle formé à la base par la côte s'étendant entre le Rio-Grande del Norte sur le littoral du Mexique (26° au 27 lat. nord) et le cap Garcias de Dios dans le Honduras (15° de lat. nord). A notre avis cette base doit être prolongée jusqu'à Colon dans l'isthme de Panama.

Les côtés de ce triangle sont indiqués par deux lignes allant des extrémités de la base pour se rencontrer à l'extrémité la plus orientale de l'île de Saint-Domingue (régions d'endémicité originelle).

B. Les différents centres amariligènes du Brésil : du Para à Rio-de-Janeiro (*régions de grande endémicité, par suite d'importations successives*). Ces deux zones peuvent être considérées comme des zones d'endémicité permanente.

2° *Zones de moyenne et de petite endémicité,* dans lesquelles le typhus subit des éclipses tout au moins apparentes parfois pendant plusieurs années ; années pendant lesquelles on ne constate aucun cas mortel, ou même aucun cas nettement avéré. Dans ces zones, la maladie semble parfois naître spontanément, accusant sa présence par des épidémies plus ou moins graves qui ne sont pas expliquables par l'importation.

A. Les petites Antilles, la côte sud de l'Amérique du Nord, la côte nord de l'Amérique du Sud, du golfe de Darien à l'Orénoque (*régions d'endémicité originelle*).

B. Les Guyanes, la côte occidentale d'Afrique de l'embouchure du Sénégal à Saint-Paul de Loanda (10e de lat. sud). *Régions d'endémicité par importation.*

En raison des éclipses apparentes ou réelles très fréquentes et souvent très prolongées que la fièvre jaune subit dans ces régions, on serait tenté de les qualifier de régions d'endémicité non permanente, car ce sont en réalité des foyers d'endémo-épidémicité dans lesquels il semble que le germe perd pendant de longues années toutes ses propriétés virulentes.

Cependant, il y aurait peut-être lieu de faire une exception pour la région de Kayes, le long de la voie ferrée du Sénégal au Niger, où il semble s'être établi, depuis plusieurs années, un petit foyer d'endémicité absolument permanente. Ce foyer constitue un danger continuel pour les centres côtiers du Sénégal.

De plus, dans ces zones de grande, de moyenne ou de petite endémicité, il est arrivé fréquemment que la maladie, qui semblait en quelque sorte sommeiller, a été brutalement réveillée par l'apport de l'extérieur d'éléments nouveaux qui ont augmenté la virulence du germe, pour créer un état épidémique qui n'existait pas.

Ce sont les faits de ce genre, beaucoup plus fréquents dans les zones de petite endémicité que dans les autres qui ont donné naissance aux assertions les plus contradictoires et ont amené quelques auteurs à soutenir par exemple que le typhus amaril n'était pas endémique à la Havane, ni même au Mexique !

Nous ne pensons pas qu'il soit bien utile de discuter ces opinions fort habilement défendues du reste et basées sur des faits présentant une certaine vraisemblance, mais desquelles il faudrait conclure, si elles étaient vraies, que le typhus amaril n'a pris naissance nulle part.

Les éclipses apparentes ou réelles de la maladie donnent un certain semblant de vérité à ces opinions contradictoires.

Presque tous les auteurs considèrent actuellement la fièvre dite bilieuse inflammatoire comme une forme très atténuée du typhus amaril. Cette doctrine permet d'expliquer bien des faits d'éclipse apparente de la maladie.

Cette question si importante à élucider sera longuement traitée ailleurs.

3° Enfin, *les zones où la maladie n'est pas endémique*, mais a régné épidémiquement à la suite d'importations.

La côte est de l'Amérique du nord, de la Floride à Boston. La côte occidentale de l'Amérique du Sud, de l'Amérique centrale et de l'Amérique du Nord jusqu'à San-Francisco.

En Europe, les îles Baléares, Livourne, Gênes, etc.

Nous verrons plus loin que cette distribution géographique de

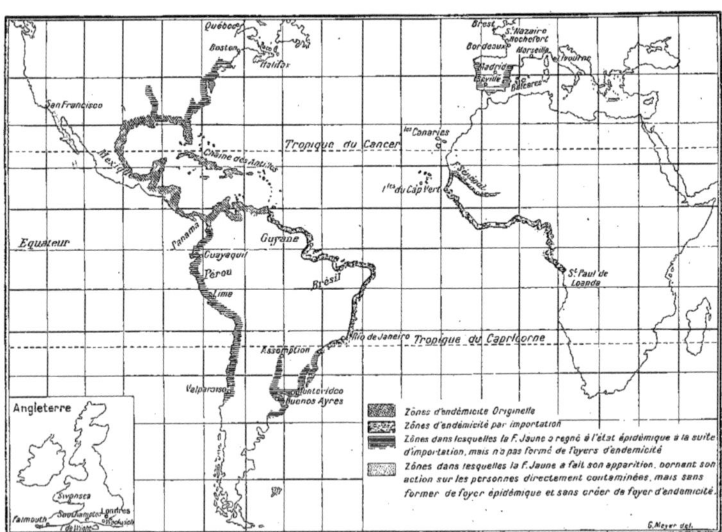

Fig. 1. — Distribution géographique de la fièvre jaune.

la maladie ne comprend, sauf quelques exceptions, que des pays où le Stegomya fasciata existe et pullule.

En plus des régions que nous venons d'indiquer, il convient de signaler certaines localités de l'Amérique et de l'Europe, où le typhus amaril s'est manifesté sous la forme de cas isolés, plus ou moins nombreux, entre lesquels il a été possible d'établir une filiation bien nette, sans que la maladie ait formé de foyer épidémique proprement dit : c'est ainsi que les faits se sont passés. En France, au Lazaret de Marseille, Rochefort, Saint-Nazaire; en Angleterre : Plymouth, Swansea....

Enfin il existe un certain nombre de pays jusqu'ici indemnes de fièvre jaune, mais qui doivent être considérés comme exposés à la contamination.

Anciennement on comprenait dans la zone exposée tous les pays où la moyenne de la température dans la saison chaude est au-dessus de 25°.

Il n'en serait plus de même avec la doctrine actuelle de la transmission de la fièvre jaune. Doctrine ainsi formulée : la contagion, le virus, c'est le microbe de la fièvre jaune, inconnu jusqu'à présent. L'infection, le miasme pour employer le terme ancien, c'est le moustique qui transporte la contagion, d'homme à homme (Chantemesse).

Dans ces conditions ne seraient exposés aux épidémies que les pays où existe le Stegomya fasciata, et la maladie ne peut se fixer à l'état épidémique que dans ceux où la température ne descend jamais au-dessous de 14°, mortelle pour le stegomya. Dans les pays où le stegomya n'existe pas, on peut bien constater des cas de fièvre jaune du fait de l'arrivée de navires recelant des amariliques et des stégomya, mais dans ce cas ne sont contaminés que ceux qui ont des rapports immédiats ou de très proche voisinage avec le navire.

Ces déductions, conséquence de la doctrine actuellement classique, doctrine qui sera longuement exposée et discutée plus loin, sont quelquefois en contradiction avec les faits — sans toutefois être absolument infirmées par eux.

C'est ainsi que la fièvre jaune a sévi à l'état épidémique dans des régions où le stegomya n'a pas encore été découvert, mais où il pourrait exister, en raison des conditions atmosphériques (Chili, Pérou). Lors de l'épidémie de fièvre jaune de Saint-Nazaire, la maladie a été constatée à 7 k. du port chez un médecin qui avait donné des soins à un amarilique; et il s'agit bien d'un cas de fièvre jaune, quoi qu'en puissent penser quelques auteurs.

II. — EPIDÉMIOLOGIE ET PROPHYLAXIE DE LA FIÈVRE JAUNE

PAR P.-L. SIMOND

I. — THÉORIES ET RECHERCHES CONCERNANT LA FIÈVRE JAUNE, ANTÉRIEURES A 1900.

Opinions anciennes. — Il serait oiseux d'exposer ici toutes les opinions qui, jusqu'à la fin du XIXe siècle, ont été émises touchant la nature et l'étiologie du typhus amaril. On doit rappeler cependant les hypothèses principales qui, dans le passé, ont trouvé crédit parmi les médecins aux prises avec cette maladie et sur lesquelles ceux-ci ont édifié la défense.

Chervin confondait la fièvre jaune avec les manifestations du paludisme. On s'explique par là qu'il se soit fait le défenseur d'une théorie qui attribue la maladie à l'imprégnation de l'organisme par un agent mystérieux émané du sol, le miasme, et qu'il dénie à cette maladie tout caractère contagieux.

Dutrouleau, plus observateur que théoricien, enregistre l'incertitude des connaissances sur la nature du mal. Il affirme, en se basant sur des faits, que la fièvre jaune dans les pays d'origine procède d'une infection du milieu extérieur, infection qui, de ce milieu, passe dans un organisme humain et peut ensuite se transmettre de cet organisme à d'autres. Il admet la transmissibilité comme un fait, sans s'égarer dans des hypothèses explicatives.

Un certain nombre d'auteurs ont vu dans la fièvre jaune l'effet d'un empoisonnement par des émanations particulières que dégageraient, dans les pays chauds, les matières organiques en décomposition. Corre a été le champion français de cette théorie. Réfractaire aux découvertes pastoriennes et hanté par l'idée qu'il existe « un principe typhogène fondamental, substance chimique qui, suivant des conditions moléculaires différentes, peut engendrer toute espèce de typhus », Corre combat avec des arguments plus ingénieux que scientifiques la théorie bactérienne. L'opinion préconçue met ici en défaut son esprit d'observation.

Recherche d'un microbe. — Il était naturel qu'après les travaux de Pasteur sur le charbon un mouvement se dessinât en faveur d'une théorie parasitaire de la fièvre jaune. Nombreux furent dès lors les chercheurs du microbe amaril.

Les résultats ne répondirent ni au nombre des investigateurs ni à l'importance de leurs efforts. Ce n'est pas que leurs recherches fussent stériles, puisque chacun rencontrait un microbe spécifique particulier, sinon plusieurs. Moisissures, levûres, bactéries, protozoaires, ont été tour à tour incriminées de renfermer l'agent de la maladie. Cependant, aucun des germes prétendus spécifiques ne résiste à un contrôle rigoureusement scientifique.

Nous ne rappellerons que pour mémoire les microbes décrits par Domingos Freire (Cryptococcus xantogenicus), Carmone y Valle (Peronospora lutea), Lacerda (Cogumella). L'insuffisance des connaissances techniques a conduit ces auteurs à des résultats qui paraissent aujourd'hui puérils. Le Dantec, Rangé, Gibier, Sternberg, Havelburg ont également signalé des microbes spéciaux qui ne sont nullement responsables du typhus amaril. Enfin, en 1897, Sanarelli annonçait avoir isolé l'agent de la maladie. Cet agent présumé était un cocco-bacille assez voisin du bacille coli et plus encore, d'après Reed et Carrol, du Hog Cholera. Il se distingue toutefois de ces microbes par divers caractères.

Le microbe de Sanarelli produit une toxine très active capable de tuer, à petite dose, les animaux et l'homme lui-même, d'après les expériences de l'auteur. Sanarelli affirme que les lésions déterminées par cette intoxication sont celles de la fièvre jaune, et s'est appuyé principalement sur ce fait pour soutenir que son bacille est réellement l'agent spécifique.

Cet auteur a tenté de fournir une autre preuve de cette spécificité. Il a immunisé des chevaux au moyen de cultures de ce cocco-bacille et a obtenu ainsi un sérum actif contre l'infection expérimentale des animaux par le microbe. Si le microbe est bien l'agent de la fièvre jaune, le sérum doit être actif contre la maladie. Sanarelli a fait, au Brésil en particulier, de nombreuses expériences de ce traitement sérothérapique qui lui aurait donné, dit-il, une belle proportion de succès. Malheureusement ses affirmations n'ont pas été confirmées par les médecins qui ont suivi ses opérations.

Sanarelli a prétendu qu'on rencontrait le bacille très fréquemment dans le sang des malades. Il n'est pas d'accord en cela avec les savants qui ont essayé de vérifier ses affirmations. C'est ainsi que Reed, Carrol, Agramonte et Lazear, en 1900, l'ont vainement cherché dans le sang de 21 malades à diverses périodes de la maladie. Ils n'ont pas réussi non plus à l'isoler du sang ou des organes après la mort dans onze cas (1).

Une de leurs expériences suffit à elle seule à infirmer la théorie de Sanarelli : si, après avoir retiré à un malade du sang virulent, on fait avec une partie de ce sang des ensemencements et qu'on injecte l'autre partie à un sujet sensible, on constate que la fièvre jaune est conférée à ce dernier alors que les ensemen-

(1) Reed, Carrol, Agramonte et Lazear. The etiology of Yellow fever (*Philadelphia Med. Journ.*, oct. 27, 1900).

cements, faits avec le même sang, ne développent jamais de culture du microbe de Sanarelli.

Nombre d'autres expérimentateurs, parmi lesquels F. G. Novy, Wasdin et Geddings, Marchoux et Simond, ayant cherché à vérifier les assertions de Sanarelli, ont acquis la certitude que le *Bacillus ictéroïdes* n'avait rien à voir avec la fièvre jaune. Déjà ce microbe prétendu spécifique, le dernier en date, est tombé dans l'oubli, de même que le sérum de Sanarelli.

II. — ÉTAT DE NOS CONNAISSANCES CONCERNANT LE MICROBE DE LA FIÈVRE JAUNE

Jusqu'à ce jour, aucun microbe n'a été isolé auquel on puisse attribuer avec certitude la cause de la fièvre jaune. Ce n'est point à dire que nos connaissances relativement à la nature du typhus amaril n'aient pas progressé et qu'on soit encore dans le doute au sujet de l'existence d'un microbe amaril.

Recherches de Reed, Carrol et Agramonte sur la virulence du sang des malades. — Bien que ce microbe n'ait été ni isolé en culture ni aperçu dans le champ du microscope, on a la certitude qu'il existe. La preuve en a été faite pour la première fois par Reed, Carrol et Agramonte à la Havane, en 1900. Ces expérimentateurs ont montré que, si l'on retire à un malade atteint de fièvre jaune depuis moins de quatre jours 1 centimètre cube de sang et qu'on l'injecte sous la peau d'un individu sain, on confère ainsi la fièvre jaune à ce dernier. A son tour, celui-ci peut fournir du sang virulent, qui, injecté à un second sujet sain, le rendra malade de la même façon. Cette expérience, ainsi que l'ont montré Marchoux et Simond, réussit avec 1/10 de cc. de sang aussi bien qu'avec 1 cc. Probablement réussirait-elle aussi avec 1/20 ou 1/100 de cent. cube de sang.

Or nous savons que seul un germe figuré, inoculé à un individu, est capable de se multiplier dans l'organisme au point que le même phénomène de transmission de la maladie, par inoculation d'une dose minime de sang, puisse être reproduit en série indéfiniment.

Les tentatives pour mettre ce microbe en évidence ont été nombreuses : ni au moyen des plus puissants objectifs du microscope ordinaire, ni au moyen du dispositif dit ultra-microscope, il n'a été possible de le reconnaître dans les tissus ou liquides de l'organisme en période de virulence.

Etude, par la mission Reed et par la mission Pasteur, des propriétés du virus amaril. — Reed, Carrol et Agramonte à La Havane, Marchoux et Simond au Brésil ont multiplié les essais de culture. Ces derniers ont essayé tour à tour les procédés aérobies et anaérobies, avec les milieux les plus variés. En aucun cas ils n'ont obtenu le moindre trouble des milieux de culture liquide ni la moindre apparence d'une colonie sur les milieux solides.

Il en est donc du microbe du typhus amaril comme du microbe de la rage et de beaucoup d'autres : son existence est démontrée par la possibilité de transmettre, en série illimitée, la maladie à des organismes sensibles, par l'inoculation d'une parcelle de tissu ou de liquide virulent.

L'impossibilité d'isoler le microbe n'empêche pas d'étudier ses propriétés : les travaux de la mission américaine à Cuba, d'une part, de la mission française au Brésil, d'autre part, ont fait connaître un certain nombre de points de la biologie du germe amaril.

Expérience fondamentale de la mission américaine. — Après avoir constaté, comme nous le verrons plus loin, que les moustiques absorbent le virus amaril avec le sang du malade, Reed, Carrol et Agramonte ont recherché si ce sang, retiré au malade et inoculé directement à un individu sensible (1), transmet à celui-ci la maladie.

L'expérience fut pratiquée pour la première fois le 4 janvier 1901 à la Havane: un sujet américain reçut, en injection sous-cutanée, deux centim. cubes de sang retiré de la veine d'un amarillique au commencement du second jour de maladie. Quatre jours après, l'individu inoculé développait une attaque légère de fièvre jaune.

Répétée nombre de fois, cette expérience s'est montrée régulièrement positive. L'injection du sang ou du sérum retiré à un malade en période virulente a déterminé une atteinte amarille tantôt légère, tantôt grave. La dose de sérum injectée ne semble pas avoir une grande influence sur la gravité. En effet, la mission Pasteur au Brésil a déterminé des cas sévères avec l'injection de 1/10 de cent. cube de sérum seulement. Il était intéressant de rechercher si le microbe contenu dans le sang est tué par la chaleur, et à quelle température. Trois expériences furent faites à cet effet le 19 octobre 1901 avec le sang d'un même malade. Ce sang défibriné, après avoir été chauffé à 55° pendant 10 minutes, fut inoculé sous la peau de trois individus sensibles à la dose de un cc. et demi. Chez aucun des trois on ne put relever, à la suite de l'injection, nul symptôme de malaise.

Plus récemment la mission Pasteur a constaté qu'après un chauffage de 5 minutes seulement, à 55°, le sérum de malade pouvait perdre sa virulence.

Durée de la période pendant laquelle le microbe existe dans le sang circulant. — A quelle période de la maladie le microbe

(1) Par « individu sensible », nous entendons tout individu non immunisé par une première atteinte de fièvre jaune.

existe-t-il dans la circulation générale? Les expériences des missions américaine et française montrent que le succès de l'inoculation est constant lorsque le sang est retiré au malade le premier, le second ou le troisième jour de la maladie. Dans un cas, Reed Carrol et Agramonte auraient obtenu la transmission avec du sang recueilli au début du quatrième jour, mais ce cas est douteux d'après les auteurs : le sujet ayant reçu une première injection de sang virulent quelques jours auparavant, il n'est pas possible d'affirmer avec certitude laquelle des deux inoculations a été la cause de la maladie. En raison du grand intérêt pratique qui s'attache à connaître la durée de la période pendant laquelle le sang circulant contient le germe amaril, la mission Pasteur a multiplié les expériences en vue de déterminer cette durée. De cette étude il résulte que le virus n'existe plus dans le sang circulant à partir du 4e jour de la maladie. Est-ce à dire que le moment de cette disparition soit fixé d'une manière rigoureuse et mathématique. Nous ne pouvons l'admettre : de même que dans les cas légers cette disparition peut avoir lieu avant le troisième jour, de même, dans les cas sévères, la durée de la période virulente doit pouvoir empiéter sur le quatrième jour. Toutefois le nombre des expériences sur ce point est suffisant pour qu'on doive admettre qu'après le quatrième jour il ne reste pas de microbes en circulation. Il se produit très probablement dans la fièvre jaune un phénomène absolument comparable à celui que Metchnikoff a étudié pour le typhus récurrent : A un moment donné une phagocytose énergique débarrasse en quelques instants les humeurs de la totalité des germes infectieux qu'elles contiennent.

Résistance du virus dans le milieu extérieur. — La Mission Pasteur a recherché également si le virus se conserve dans le sang retiré des vaisseaux pendant une certaine durée. Elle a démontré expérimentalement qu'il n'y existe plus à l'état vivant après quarante-huit heures, lorsque le sang a subi le contact de l'air. Il est probable que sa disparition est effective au bout d'un délai moindre, mais ce délai minimum n'a pas été déterminé jusqu'à présent.

De cette expérience on doit tirer une conséquence extrêmement importante au point de vue de la prophylaxie de la fièvre jaune : c'est que le virus ne saurait exister en liberté dans le milieu extérieur, puisque, lorsqu'il est exposé dans ce milieu au contact de l'air, il périt rapidement.

Sensibilité du Chimpanzé au virus. — Il ne paraît pas que le virus amaril soit susceptible de se cultiver chez d'autres mammifères que l'homme. Cependant quelques expériences sur le Chimpanzé faites par Marchoux et Simond en 1905 et par

H. W. Thomas en 1907 semblent prouver que cette espèce de singe est sensible à la fièvre jaune. Toutefois, en raison de la difficulté du diagnostic de la maladie chez ces animaux, on ne peut affirmer avec certitude le résultat. Les expériences sur ce point ont donc besoin d'être confirmées.

Morphologie du microbe. — Les renseignements que l'on possède sur les dimensions du microbe amaril sont fort incomplètes. On sait cependant que ce microbe présente une très minime épaisseur. Reed Carrol et Agramonte ont en effet constaté les premiers qu'il traversait les filtres de porcelaine. Pour cette expérience, le sérum obtenu du sang d'un malade fut dilué à 50 o/o dans l'eau physiologique, puis filtré sur bougie Berkfeld. Une dose de trois centimètres cubes du liquide filtré représentant un centimètre cube et demi de sérum pur fut injectée sous la peau à un sujet sensible. Cet individu présenta au bout de quatre jours les symptômes de la fièvre jaune.

Postérieurement la Mission Pasteur, puis la deuxième commission du *Yellow fever Institute*, ont repris ces expériences. On a constaté que le virus amaril traverse non seulement la bougie Berkfeld, mais aussi la bougie Chamberland F et même la bougie Chamberland B. Il passe à travers la bougie F avec le sérum non dilué. Pour lui faire traverser la bougie B, il faut étendre le sérum de son volume d'eau physiologique.

Parenté probable du virus amaril avec les spirilles ou les protozoaires. — Comme on le voit par ce qui précède nous possédons un certain nombre de notions importantes concernant le microbe de la fièvre jaune. Et si ces données ne permettent pas encore soit de le classer avec précision dans une famille connue de microbes, soit d'en faire un type à part, du moins elles renseignent sur certaines particularités qui le rapprochent d'organismes déjà étudiés.

Voici un microbe qui ne pousse pas par les procédés et dans les milieux ordinaires, qui meurt rapidement à une température de 55°, qui ne résiste pas 48 heures dans le sang retiré des vaisseaux et laissé à la température ordinaire. Ce sont là des qualités qui se rencontrent généralement chez les microbes pathogènes de la classe des protozoaires et que manifestent aussi les spirilles. La place de ces derniers dans la nature n'est pas bien définie encore, cependant les recherches de Schaudinn et d'autres, plus récentes, rendent probable son rattachement à la classe des protozaires. En tous cas on doit écarter l'idée qu'il s'agit d'une bactérie vulgaire.

Ce microbe traverse les filtres les plus fins. C'est encore une propriété qui le rapproche des protozoaires ou des spirilles. On sait en effet que les microbes susceptibles de traverser les mailles des filtres de porcelaine sont, en particulier, des protozoaires flagellés ou des spirilles mobiles, la mobilité étant une des conditions qui empêche les microbes d'adhérer aux parois des canalicules du filtre. La crise qui fait disparaître brusquement le virus amaril de la circulation est un nouvel argument en faveur de la parenté de cet agent avec les spirilles. Nous savons en effet que dans la fièvre récurrente, dans la spirillose des poules, dans la tick-fever, maladies dues à des spirilles, ces microbes disparaissent du sang d'une façon soudaine. Le même phénomène paraît se passer dans la fièvre jaune. On pourrait encore trouver un rapprochement entre le microbe amaril et les spirilles dans le fait que ce microbe, comme le spirille de la syphilis et celui de la fièvre récurrente n'est pathogène que pour l'espèce humaine et peut-être pour quelques singes supérieurs. D'autre part nous verrons plus loin que le virus peut se cultiver chez un insecte, ce qui est aussi le cas pour certains spirilles, et pour de nombreux sporozoaires pathogènes.

Quelques médecins ont protesté contre l'affirmation des bactériologistes que l'agent de la fièvre jaune, bien qu'on ne puisse pas le voir par les moyens à notre disposition, était un microbe, c'est-à-dire un agent vivant. On pourrait tout aussi bien, disent-ils, soutenir qu'il s'agit d'un agent chimique, d'un poison tel qu'une toxine. Et ils invoquent le tétanos provoqué par l'injection à un animal d'une dose infinitésimale de toxine tétanique pour appuyer leur hypothèse.

Ces protestations ne sauraient ébranler l'opinion des savants familiarisés avec les faits de la microbiologie, opinion basée, nous l'avons dit, sur le fait de la multiplication du virus chez un nombre illimité d'organismes inoculés en série. Il n'existe aucun poison organique ou inorganique connu capable de se régénérer ainsi. L'expérience de la destruction du virus par le chauffage à 55° est un argument peut-être plus accessible à la majorité des médecins qui doutent de l'existence du microbe amaril ; parmi les microbes, en effet, un très grand nombre, surtout dans la classe des protozoaires, meurent à cette température. Au contraire, on ne connaît pas de toxine qui soit détruite par la chaleur au-dessous de 60°.

Importance des notions acquises. — Les notions, incomplètes il est vrai, que nous possédons sur le virus ne sont pas sans importance pour l'épidémiologie amarile. C'est là un résultat d'autant plus appréciable que, par suite de l'insensibilité à la fièvre jaune des animaux de laboratoire, on n'a pu expérimenter que sur l'homme.

Il est extrêmement désirable qu'on arrive à mettre en évidence ce microbe invisible. La découverte, par Schaudinn, du spirille de la syphilis qui, avant lui, avait échappé aux investigations des plus éminents bactériologistes, encourage à espérer ce résultat. Toutefois, c'est peut-être une illusion de penser que cette découverte hâterait beaucoup les progrès qui restent à accomplir, en ce qui concerne la fièvre jaune. De même qu'on manie le microbe de de la rage dans la substance cérébrale des animaux rabiques, de même on manie le microbe de la fièvre jaune avec le sang des malades. Il ne paraît donc pas absolument indispensable qu'on connaisse la forme de ce dernier pour en tirer parti au point de vue soit du traitement, soit de la prévention de la maladie.

Déjà, au point de vue de la prophylaxie, on est arrivé à des résultats qui dépassent les espérances.

III. — TRANSMISSION DE LA FIÈVRE JAUNE

Application de la méthode expérimentale à la recherche du procédé naturel de transmission. — Après avoir exposé ce que l'on sait de l'existence et des propriétés de l'agent de la fièvre jaune, nous devons étudier les procédés par lesquels s'opère, dans la nature, la transmission et la conservation de ce microbe.

Jusqu'en 1900, on a ignoré comment le virus amaril était introduit dans l'organisme humain. Les dissertations et les discussions sur la contagiosité ou l'infectiosité de la fièvre jaune ont, durant les XVIIIe et XIXe siècles, rempli des volumes sans apporter ni aucune clarté dans l'épidémiologie, ni aucune solution au problème étiologique. Il fallait pour le résoudre employer la méthode expérimentale. Son application a été tardive en raison de l'impossibilité d'utiliser un animal de laboratoire : l'homme seul pouvait, pour cette maladie, servir de sujet d'expérience.

Un concours de circonstances favorables naquit de la guerre hispano-américaine. Dans l'île de Cuba, devenue possession américaine, la fièvre jaune décimait les troupes et la population étrangère. Exempt des préjugés tenaces dans notre vieille Europe, doué d'un esprit de décision qui l'incite à ne pas marchander les moyens quand le but à atteindre en vaut la peine, le gouvernement américain résolut, en 1899, de débarrasser Cuba de son fléau séculaire. Grâce à l'initiative du gouverneur de l'île, le général Wood, une commission d'étude de la fièvre jaune fut instituée. Elle avait pour objet de vérifier les diverses hypothèses en cours sur l'étiologie et de rechercher expérimentalement la source réelle du virus. Cette commission, qui se composait des médecins militaires Walter Reed, James Carrol, A. Agramonte et J. W. Lazear, commença ses travaux le 25 juin 1900. Après quelques mois de travail elle annonçait, au congrès tenu à Indianopolis du 22 au 26 octobre, que l'agent de transmission de la fièvre jaune était un moustique le *Culex fasciatus*.

Précurseurs de la doctrine de la transmission par le moustique. — Ce n'était pas la première fois qu'il était question du rôle de ce moustique. Déjà en 1848 un médecin américain, le Dr Nott, avait supposé qu'un insecte pouvait servir d'intermédiaire pour la transmission de la maladie.

Quelques années plus tard, en 1853, le médecin français Daniel de Beauperthuis, officier de santé à la Guadeloupe, dénonçait le *Culex fasciatus* comme l'agent de la transmission. Enfin Carlos Finlay (1) médecin à la Havane établissait en 1881, par des observations très précises et en accumulant un grand nombre de faits à l'appui de sa théorie, le rôle du moustique déjà incriminé par Bauperthuis.

Finlay avait constaté que là où sévit la fièvre jaune ce culicide existe toujours, que la saison épidémique est toujours celle où il abonde, que là où la température ne permet pas la multiplication du moustique la fièvre jaune cesse d'exister.

Il y avait là un ensemble de faits précis bien digne d'attirer l'attention des épidémiologistes. D'où vient que la presque totalité des médecins, à cette époque, ont attaché à ces observations une importance médiocre ou même en ont complètement méconnu la valeur?

La raison en est d'abord que l'hypothèse de Finlay, déjà en opposition par sa simplicité avec les conceptions mystiques touchant les contages, l'infectieux, le miasme, contrariait en surplus une vieille croyance d'autant plus enracinée qu'elle manquait de preuves et constituait un simple article de foi. Cette croyance, c'était celle de la transmission du germe ou contage par les effets du malade. En second lieu, les esprits n'étaient nullement préparés alors à accepter le rôle des insectes dans la transmission des maladies infectieuses.

Enfin la doctrine de Finlay n'était alors qu'une hypothèse, hypothèse fondée, à la vérité, sur des faits bien observés, mais à laquelle manquait la démonstration expérimentale. Il devait appartenir à la commission américaine de lui donner cette sanction.

Expériences de Reed, Carrol, Agramonte et Lazear sur la transmission par les moustiques. — Cette commission, à ses débuts, se trouvait en présence de théories diverses concernant l'étiologie de la fièvre jaune. Il fallait les vérifier. Elle s'attacha tout d'abord à la recherche du microbe de Sanarelli dans le sang des amariliques et ne tarda pas à acquérir la certitude qu'aucune relation n'existait entre ce microbe et la maladie.

Son attention se tourna, dès lors, vers la théorie de Finlay. Cette théorie en effet frappait davantage les esprits depuis que

(1) *Annale de la Real Academia,* vol. XVIII, 1881, p. 148.

Ross en 1899 avait confirmé la vieille hypothèse de Laveran de l'évolution du microbe du paludisme chez le moustique. Ross avait établi que ce développement, dans le corps de l'insecte, exige un certain temps avant que le moustique devienne dangereux. Or, des observations faites en 1898 par le Dr H. R. Carter semblaient indiquer que l'agent de la fièvre jaune, comme celui du paludisme, n'était pas capable de transmettre la maladie avant qu'un délai déterminé se fût écoulé à partir du moment où cet agent avait eu l'occasion de s'infecter sur un malade.

Avec des œufs de l'espèce de culicide incriminée par Finlay, œufs qui leur furent remis par ce savant, Reed, Carrol, Agramonte et Lazear commencèrent un élevage de moustiques destinés aux expériences. Quelques moustiques issus de ces œufs furent identifiés par Howard. Ils appartenaient à l'espèce dénommée *Culex fasciatus* par Fabricius (1805), dont Théobald a fait récemment *Stegomyia fasciata* (1901).

Expériences de Columbia Barracks. — Les premières expériences furent effectuées sur l'homme en août 1900 par la commission américaine :

On faisait piquer des malades amarils par un certain nombre de moustiques provenant de l'élevage. Ces moustiques étaient ensuite conservés pendant une période variable de 2 à 12 jours avant de leur faire piquer les sujets sains auxquels on supposait pouvoir conférer ainsi la fièvre jaune.

Sur onze personnes qui se prêtèrent à une première série d'expériences, deux, dont le Dr Carrol, contractèrent la fièvre jaune. C'étaient celles qui avaient été piquées par des Stégomyias fasciatas infectés depuis douze jours.

Les expériences avaient été pratiquées à la Havane même dans un milieu amaril. Elles étaient par suite sujettes à critique. Ce fait frappa d'autant plus la commission qu'un de ses membres, Lazear, sans avoir subi de piqûre expérimentale, contracta la fièvre jaune et en mourut.

Expériences du camp Lazear. — Reed et ses collaborateurs songèrent alors à poursuivre leurs expériences dans des conditions inattaquables. A cet effet, ils s'établirent à une petite distance de la ville de Quemados sur un plateau. Leur camp reçut le nom de Camp Lazear.

Les nouvelles expériences, effectuées sur des sujets non immunisés, soumis au préalable à une quarantaine d'observation, confirmèrent les premiers résultats. Du 5 décembre 1900 au 7 février 1901, la commission observa quatorze nouveaux cas expérimentaux, dont quatre déterminés par l'inoculation directe de sang de malade et dix par des piqûres de Stégomyias infectés. Dans ces dix cas positifs, les moustiques employés avaient puisé l'infection sur des individus malades depuis un intervalle minimum de 12 jours.

Durée de l'incubation et de l'infection chez le Stégomyia fasciata. — Dès ces expériences, il était démontré que le moustique qui a piqué un malade ne possède le pouvoir infectant qu'après une incubation d'au moins douze jours. Il était démontré également qu'à partir du moment où ce pouvoir est acquis le moustique peut le conserver très longtemps. Certaines expériences furent positives avec des piqûres de moustiques infectés depuis 39 à 57 jours. On pouvait donc admettre qu'à partir du moment où il est infecté le Stégomyia demeure dangereux jusqu'à sa mort.

Expériences de contrôle. — La plupart des cas positifs avaient été déterminés en faisant piquer des sujets par des moustiques enfermés dans des tubes. Pour démontrer que le moustique était bien l'agent naturel de la transmission et que les maisons infectieuses n'étaient autres que des maisons contenant des Stégomyias infectés, l'expérience suivante fut réalisée : Dans une case en bois construite pour les expériences on pratiqua la désinfection complète du mobilier et de la literie. La case fut divisée en deux compartiments par une toile métallique. Dans l'un on introduisit des Stégomyias fasciatas qui avaient été contaminés sur des malades amariliques, puis un individu sensible y séjourna à plusieurs reprises, exposé aux piqûres de ces moustiques. Dans l'autre, qui ne renfermait aucun Stégomyia, on fit coucher pendant plusieurs nuits deux sujets sensibles. Ces derniers n'éprouvèrent aucune manifestation amarile. Au contraire le premier, celui exposé aux piqûres de moustiques, présenta une atteinte caractérisée.

Donc on ne pouvait douter qu'une habitation renfermant des Stégomyias infectés constituait de ce fait un foyer d'infection.

Expérience de transmission par les effets souillés. — En était-il de même d'une habitation contenant non des moustiques infectés, mais des effets ayant été en contact avec des malades?

Cette contre-épreuve fut réalisée dans une case à peu près semblable à la précédente, dont toutes les ouvertures étaient closes par de la toile métallique dans des conditions telles que les moustiques n'y pouvaient absolument pas pénétrer. Des vêtements et des draps de lit ayant servi à des malades, souillés par des vomissements noirs ou le sang des hémorragies, furent disposés dans la case et renouvelés journellement pendant le cours de l'expérience.

Dans cette case trois individus sensibles, le Dr Cook et ses deux assistants, passèrent vingt nuits au contact des effets souillés, en prenant toutes les mesures possibles pour favoriser la contagion si ces objets étaient réellement contagieux. Tous les trois demeurèrent en parfaite santé. On ne réussit pas davantage à obtenir un cas de transmission par les effets contaminés en renouvelant deux fois l'expérience avec d'autres sujets sensibles.

Cette expérience a donc été réalisée dans des conditions telles qu'elle eût dû entraîner la conviction chez tous les médecins. Cependant, telle est la force du préjugé qui attribue un rôle aux effets du malade dans la conservation et dans la transmission du virus, les conclusions sur ce point de la commission américaine n'ont pas été de suite acceptées.

Ce scepticisme a déterminé la mission Pasteur à renouveler l'expérience dans d'autres conditions. Cette fois, au lieu de transporter les effets de malades dans un local différent, on a fait coucher un sujet sensible dans la même chambre et dans le même lit où une autre personne avait contracté la maladie, en se bornant à empêcher l'accès de cette chambre aux moustiques. Le sujet qui s'est prêté à l'expérience a pris possession de la chambre et du lit le jour même où le malade avait été transféré à l'hôpital. Il a occupé ce lit pendant plusieurs jours et n'a rien éprouvé. L'expérience répétée à diverses reprises a toujours donné le même résultat négatif.

Des expériences de Reed, Carrol, Agramonte et Lazear, répétées et continuées par Guitteras à la Havane, Ribas à Sao Paulo, Marchoux et Simond à Rio-de-Janeiro il ressort :

1° Que le Stégomyia fasciata est l'agent vecteur de la fièvre jaune ainsi que l'avait avancé Finlay dès 1881 ;

2° Que le contact des malades ou des effets souillés par eux est incapable de communiquer la maladie.

Le Stégomyia ne peut se contaminer en absorbant des liquides excrétés par le malade. — Les partisans de la transmission par les objets souillés de sang, de vomissements ou de déjections ont élevé des objections dont la plus importante est celle-ci : « Si les objets, disent-ils, ne sont pas capables d'infecter directement l'homme, il n'est pas impossible que le moustique s'infecte à leur contact et qu'il puise là, aussi bien que dans le sang circulant du malade, le germe de la maladie. »

Par des observations concernant les mœurs des Stégomyias fasciatas et par des expériences directes, Marchoux et Simond ont fait justice de cette hypothèse. La question est jugée et il ne serait d'aucun intérêt de refaire ici la démonstration. Bornons-nous à rappeler que les excrétions accusées de contaminer les moustiques, vomissement noir, sang des hémorrhagies, melœna, n'existent presque jamais avant la période de la maladie où, d'après les expériences des auteurs, le microbe a disparu de la circulation générale. A cette période, le sang du malade a perdu la propriété de contaminer le moustique qui s'en nourrit, de

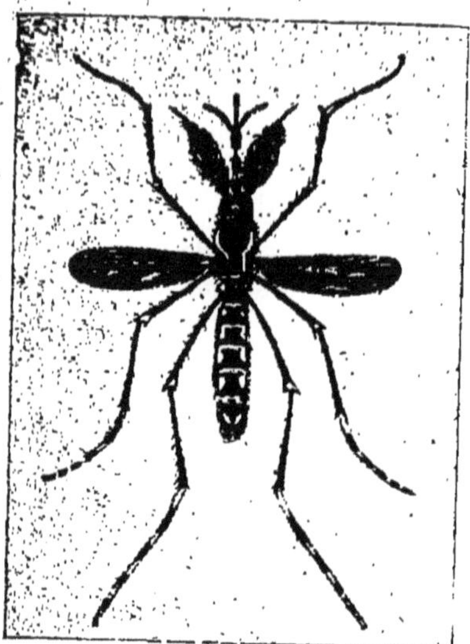

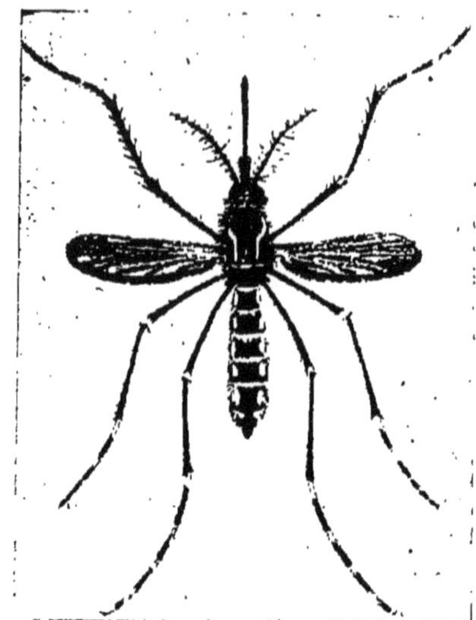

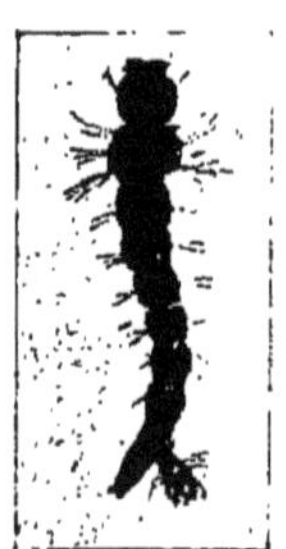

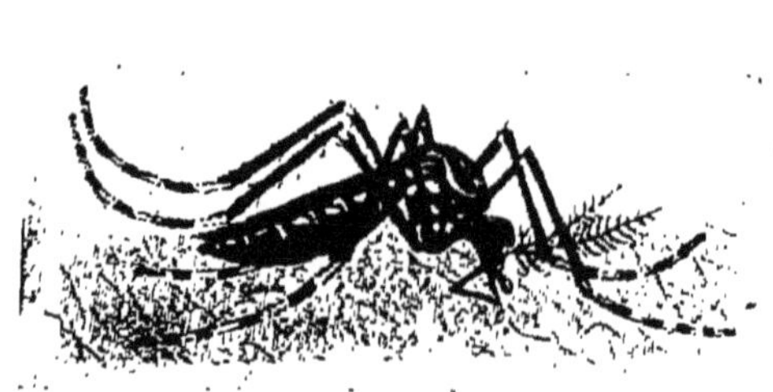

5

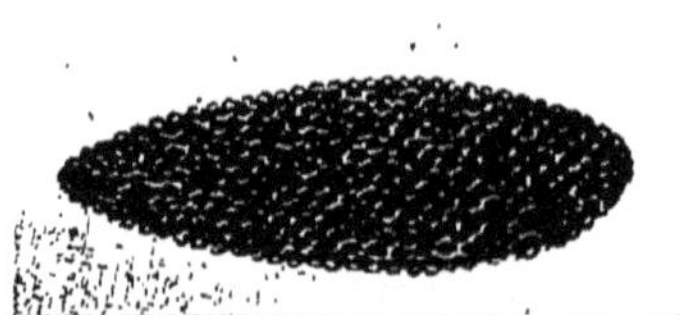

Fig. 2. — Stégomyia fasciata.

1. Stégomyia fasciata ♂
2. Stégomyia fasciata ♀.
3. Larve âgée de 8 jours.
4. Stégomyia fasciata ♀ en train de piquer.
5. Pupe.
6. Œuf.

même que celle de conférer la fièvre jaune à l'individu sensible auquel il est injecté.

Existe-t-il un mode de transmission, dans la nature, autre que celui par la piqûre du moustique? — Il est scientifiquement établi que le transport du virus, dans la nature, d'un malade à une personne saine n'a pas lieu directement, mais par l'intermédiaire du Stégomyia fasciata.

Existe-t-il en dehors de ce procédé quelque autre mode naturel de transmission? On a vu que la maladie est transmise à coup sûr à un sujet sensible en lui injectant une dose minime de sang retiré à un malade pendant les trois premiers jours de fièvre. Il est de toute évidence que ce mode de transmission est exclusivement artificiel, que c'est un moyen de laboratoire et qu'on ne saurait le rencontrer dans la nature comme cause de la propagation des cas.

On a songé naturellement à la possibilité de la transmission par d'autres espèces que le Stégomyia fasciata. La Commission américaine a expérimenté avec *Culex pungens*, Marchoux et Simond avec *Culex fatigans*, *Culex tœniorynchus*, *Culex confirmatus*, *Culex mimeticus*, *Anopheles albitarsis*, *Limatus Durhami*, *Trichoprosopon nivipes*, *Jantinosoma musica*, *Psorophora ciliata* et quelques autres espèces. Tous ces culicides se sont montrés incapables de transmettre la fièvre jaune.

En somme, les faits actuellement connus ne permettent de conserver aucune des hypothèses anciennes et ne justifient aucune hypothèse nouvelle en dehors de la doctrine, expérimentalement établie, de la transmission par le Stégomyia fasciata.

Il serait téméraire d'affirmer que la vérité tout entière est sûrement renfermée dans cette doctrine. Toutefois on verra que ce que nous connaissons du mécanisme de la propagation et de la conservation du virus, par passages alternatifs de l'organisme humain à celui du moustique, suffit à expliquer tous les faits.

IV. — BIOLOGIE DU STEGOMYIA FASCIATA

Le rôle du Stégomyia fasciata dans l'épidémiologie amarile est tellement prépondérant que, pour bien comprendre le mécanisme de l'endémie et de l'épidémie, il est indispensable d'étudier au préalable avec quelques détails la biologie et les mœurs de cette espèce de culicide.

Caractères du genre et de l'espèce. — Les Stégomyias sont de petits moustiques proches parents des Culex dont ils ont été séparés par Théobald. Ils diffèrent surtout de ce dernier genre par la forme des écailles qui recouvrent le sommet de la tête. Tandis que le Culex possède des écailles plates sur les côtés, des écailles fusiformes sur le milieu et des écailles fourchues sur l'occiput, le Stégomyia présente des écailles plates sur toute la surface occipitale et des écailles fourchues parmi les écailles plates vers l'occiput. En outre, il existe toujours des écailles plates semblables à celles de la tête, sur le lobe médian du scutellum chez le Stégomyia; au contraire les écailles du scutellum chez le Culex sont fusiformes ou courbes et étroites.

L'espèce *Stegomyia fasciata* a le corps brun foncé avec des stries argentées sur les pattes, l'abdomen et le thorax. Elle est facilement reconnaissable surtout au dessin de lyre à deux cordes que forment les zébrures du thorax. On distingue à première vue ce dessin de lyre, si l'on a soin d'examiner la partie antérieure presque verticale du thorax en dirigeant vers soi la tête de l'insecte tenu horizontalement à la hauteur de l'œil.

Distinction des sexes. — Le mâle se distingue de la femelle comme dans le genre Culex par ses antennes plumeuses et ses palpes maxillaires plus longs que la trompe. La femelle a les palpes maxillaires très courts et des antennes pileuses. La trompe du mâle est incapable de percer l'épiderme de l'homme; seule la femelle pique.

Evolution. — Des œufs, pondus isolément à la surface de l'eau sortent au bout de deux ou trois jours les jeunes larves. Ces larves sont peu difficiles sur le choix de la nourriture et point carnassières. Après 8 jours ou plus, suivant les conditions de température et d'alimentation, elles se métamorphosent en nymphes, puis en insectes parfaits.

Nécessité pour les femelles d'ingérer du sang. — Peu après la transformation en insecte ailé, l'accouplement a lieu. Il ne suffit pas toutefois que la femelle ait été fécondée pour qu'elle puisse produire sa ponte; une autre condition est indispensable pour le développement de ses œufs, c'est l'ingestion de sang. C'est seulement après qu'elle a piqué que les œufs commencent leur évolution. Si les femelles ne trouvaient pas l'occasion de piquer, elles resteraient stériles quoique fécondées et la perpétuation de l'espèce cesserait d'être assurée. La piqûre est, pour la femelle, un acte de haute importance ce qui explique que le besoin de piquer soit chez elle impérieux dès qu'elle est entrée dans la vie aérienne. De bonne heure elle poursuit l'homme avec acharnement et, quelle que soit l'heure, de jour ou de nuit, se jette sur lui pour le piquer. Dans cette première phase de son existence ailée, son ardeur à la piqûre est exaspérée par la chaleur, la lumière et l'état hygrométrique de l'air. Aussi manifeste-t-elle une surexcitation particulière durant les heures chaudes du jour.

Que la piqûre ait lieu après la fécondation ou qu'elle la précède de quelques heures, le sang ingéré suffit à assurer le développement des ovules.

Pontes multiples chez le Stegomyia. — Au bout de deux à quatre jours la femelle effectue sa ponte à la surface d'une nappe d'eau tranquille. Les œufs pondus isolément demeurent généralement groupés. Ils flottent d'abord grâce à une substance huileuse qui les lubréfie, mais si l'eau est agitée ils se laissent assez facilement mouiller et alors tombent au fond.

La première ponte est en général de 70 à 90 œufs, parfois davantage. Leur nombre paraît être en rapport avec la quantité de sang ingéré en même temps qu'avec la taille du moustique.

Chez beaucoup de culicides, la femelle meurt aussitôt après avoir accompli sa ponte ; par conséquent il y a une ponte unique. Le Stégomyia fasciata n'échappe pas complètement à cette règle et la femelle meurt parfois après sa première ponte, surtout si cette ponte est copieuse. Plus fréquemment elle survit. Dans ce cas elle pourra fournir plusieurs pontes.

Une fécondation nouvelle n'est point nécessaire dans la plupart des cas, mais une nouvelle piqûre est indispensable. C'est là un fait des plus intéressants. La multiplicité des pontes et le besoin de piquer à nouveau l'homme après chaque ponte explique comment l'insecte est appelé à jouer son rôle d'agent de transmission du virus amaril.

Eclosion des œufs. — Par des températures très favorables de 26 à 29 degrés, les œufs peuvent éclore au bout de 48 heures. D'autrefois ils mettent plus longtemps.

L'éclosion est en général retardée par une température inférieure à 25°. On observe en même temps une irrégularité plus ou moins grande dans ce phénomène ; certaines larves éclosent plus tôt, d'autres plus tard, nombre d'œufs n'arrivent pas à s'ouvrir. Par des températures inférieures à 20° les œufs peuvent se conserver huit à dix semaines et donner, lorsque la température s'élève de nouveau, une assez bonne proportion de larves. Néanmoins le refroidissement prolongé au-dessous de 10° leur est très défavorable. L'éclosion est également compromise si les œufs, par suite d'agitation de l'eau, sont immergés profondément. Hors de l'eau, les œufs peuvent se conserver pendant deux ou trois mois à la condition d'être plongés dans une atmosphère humide. Ils meurent beaucoup plus vite si l'air est sec.

Développement des larves. — Parmi les larves de moustique, celle du Stégomyia fasciata sont des moins exigeantes pour leur nourriture, aussi presque toutes les eaux leur conviennent-elles : eau de pluie, eau croupissante, eau souillée de matières fécales, de matières grasses ou d'ordures ménagères. La rapidité de leur développement est très notablement influencée par la température ambiante. Si cette eau est en moyenne comprise entre 27 et 30°, neuf jours suffisent pour qu'une larve atteigne le stade d'insecte parfait. En ce cas les diverses mues sont effectuées en sept jours et le stade de pupe dure environ deux jours. Par des températures plus basses le stade larvaire peut se prolonger de 20 à 60 jours ou davantage.

Respiration des larves. — La larve du moustique a une respiration aérienne et non aquatique. Elle ne peut vivre longtemps immergée. Lorsque le besoin de respirer se manifeste, elle monte à l'aide de mouvements ondulatoires de natation à la surface de l'eau qu'elle perce de l'extrémité fermée de son siphon respiratoire. Aussitôt, du fait de la tension superficielle de l'eau, les lamelles qui constituent les stigmates et sont maintenues accolées pendant l'immersion s'écartent. Non seulement l'orifice respiratoire demeure ainsi ouvert, mais, grâce encore à la tension superficielle qui exerce une traction sur le pourtour de cet orifice, la larve demeure suspendue dans une position inclinée, sans le moindre effort de sa part. Veut-elle redescendre ? Il lui suffit de contracter les muscles qui rapprochent les lamelles stigmatiques. Dès lors la tension superficielle cesse d'agir sur elles et la larve tombe lentement au fond de l'eau par son propre poids.

On comprend que cet appareil délicat qu'est le siphon ne puisse fonctionner si la tension superficielle de l'eau est diminuée. Pour obtenir un tel résultat, il suffit de verser sur l'eau une huile légère telle que le pétrole dont une minime quantité suffit pour couvrir une grande surface. Dans ces conditions, les larves meurent asphyxiées.

Métamorphose et dégagement de l'imago. — Après un intervalle variable relatif surtout à la température, écoulé depuis sa dernière mue, la larve se transforme en pupe. Ce stade dure 36 heures ou plus, suivant les circonstances. Ensuite a lieu la métamorphose en insecte parfait, qui s'accomplit à la surface de l'eau. La carapace chitineuse de la pupe se fend au milieu de la partie dorsale et l'imago, dont le développement s'est déjà achevé sous cette carapace, s'en dégage lentement. Le phénomène dure le temps nécessaire pour permettre une dessiccation suffisante de la surface du corps ainsi que le déplissement des ailes, palpes, pattes. Le moment est critique pour l'insecte, car il suffit d'un souffle de brise qui vienne rider l'eau avant qu'il ait pu libérer entièrement ses pattes pour faire chavirer notre moustique avec sa nacelle. C'est alors la noyade assurée.

S'il ne survient au contraire aucun incident fâcheux, le moustique au sortir de son étui se maintient quelques instants sur l'eau pendant que s'achève la dessiccation de ses ailes, puis il prend son vol. Au bout de quelques heures d'ébats dans l'atmosphère, il est apte aux deux fonctions capitales de son existence, l'accouplement et la nutrition.

Accouplement. — Presque toujours l'accouplement a lieu dans les premières 24 heures. Il s'opère surtout de jour. Nous avons vu des Stégomyias enfermés dans un bocal s'accoupler avec le plus d'ardeur en plein soleil pendant les heures chaudes de la matinée. Les mâles saisissent les femelles au vol, les embrassent étroitement de leurs pattes en leur faisant face et s'unissent à elles. L'acte dure à peine quelques secondes sans cesser de voler; parfois la femelle poursuivie se laisse choir sur le sol et l'accouplement a lieu au repos.

Alimentation. Moment des piqûres. — Les deux sexes n'ont pas la même façon de s'alimenter : le mâle, pourvu d'une trompe trop faible, est incapable de piquer l'homme ou les animaux, il se nourrit des sucs plus ou moins sucrés que lui fournissent les plantes, la sueur humaine l'attire et semble lui plaire particulièrement.

La femelle est susceptible de se nourrir des mêmes substances que le mâle et il est très facile de la conserver longtemps en captivité avec de la pâte sucrée pour toute alimentation. Mais dans la nature elle semble s'attacher à la recherche d'un seul aliment, le sang, et s'en nourrir exclusivement quand cela lui est possible. Le sang humain est celui qu'elle préfère. Douée d'un odorat exquis, elle a vite dépisté l'homme.

A peine fécondée et quelquefois même avant la fécondation, elle éprouve un besoin de piquer si violent, surtout aux heures chaudes du jour, qu'elle se précipite sur sa proie comme un projectile, perdant toute prudence et tout souci de conservation. De nuit elle est plus circonspecte; elle voltige longuement au voisinage du dormeur avant de se poser et, quand elle se pose, c'est avec une telle délicatesse qu'elle n'éveille aucune sensation en touchant la peau de sa victime.

On a cru longtemps que la femelle Stégomyia ne piquait que le jour. Les expériences de Marchoux et Simond montrent que c'est là une erreur. A la turbulence juvénile que cette femelle manifeste avant la maternité succèdent ensuite des allures plus paisibles. Désormais elle restera en repos presque toujours durant la journée, dissimulée dans les recoins sombres. C'est à la chute du jour ou dans la nuit que son appétit et son activité paraîtront se réveiller. Le moustique diurne devient alors un moustique nocturne. Ce changement des heures de la piqûre a pour l'épidémiologie une importance considérable. La transformation des mœurs de l'insecte à cet égard nous a paru être d'autant plus tranchée que la ponte a été plus abondante. C'est une raison de penser qu'elle résulte principalement de l'affaiblissement qu'entraîne l'acte de la ponte.

On ne doit pas, cependant, refuser à la femelle âgée et qui a pondu la possibilité de piquer de jour. En particulier, lorsqu'elle est à jeun de sang depuis plusieurs jours, elle pique fort bien à des heures diurnes. Le fait toutefois n'est pas habituel; il est même rare dans les circonstances normales de son existence.

Appareil piqueur et mécanisme de la piqûre. — L'appareil piqueur du moustique, ou trompe, est composé d'une gaine souple, disposée en gouttière, dont les bords s'accolent à la face supérieure à l'épipharynx de manière à former un tube, et de six lames cornées ou stylets renfermés dans la gaine. Cette gaine est le *labium* ou lèvre inférieure. Les six stylets sont le *labrum* ou lèvre supérieure soudé à l'épipharynx, les deux *mandibules* sortes de lancettes, les deux *maxilles* stylets délicats à sommet barbelé, enfin l'*hypopharynx*, qui représente un fin tube filiforme.

Quand le moustique va piquer, il prend une attitude affairée, relève ses palpes agités d'un tremblotement, tâte longuement la peau avec le bulbe du labium qui termine la trompe et, quand il a rencontré le point de son choix, il y enfonce doucement le faisceau des six stylets contenus dans le *labium*. Cette pièce seule ne pénètre pas dans la peau. Son extrémité demeure appliquée contre le faisceau des dards qu'elle soutient en même temps ; au fur et à mesure de leur introduction, la gaîne se recourbe en un arc qui se replie en son milieu en formant un angle de plus en plus aigu. Quand les stylets sont profondément enfoncés, la succion s'opère par un mécanisme auquel concourent l'œsophage et les sacs aériens. Le sang est absorbé le long d'un tube constitué par l'accolement du labrum et de l'hypopharynx. Le moustique conserve son attitude immobile et recueillie jusqu'à ce que l'abdomen, distendu par le sang, ne puisse en emmagasiner davantage; il retire alors son aiguillon et reprend lourdement son vol pour aller se poser dans un coin obscur où il pourra digérer sans être dérangé.

Durée de l'existence du Stegomyia fasciata. — La durée de la vie chez cette espèce varie selon le sexe, selon que l'insecte est captif ou en liberté, selon les pontes pour les femelles, et enfin suivant des conditions très variables qu'il rencontre dans le milieu extérieur. Nous avons conservé en captivité des mâles pendant 50 jours et des femelles pendant 106 jours. Ce sont là des limites rarement atteintes. Pour que des femelles présentent cette longévité, il est presque indispensable qu'elles soient mises dans l'impossibilité de pondre, soit par défaut de la fécondation, soit par défaut d'ingestion de sang. A l'état de liberté, la vie est généralement moins longue qu'en captivité. En nous basant sur des expériences qui ont consisté à observer des Stegomyias placés dans une pièce aménagée à leur intention où ils rencontraient, avec la facilité de piquer l'homme de jour et de nuit, les conditions de la vie normale, nous estimons que la durée de l'existence d'une femelle adulte libre dépasse rarement un mois.

Influence de la température sur le Stegomyia fasciata. — On a pu déjà se rendre compte que la température influe sur l'évolution du moustique. Cette espèce est essentiellement thermophile, elle exige, pour évoluer, subsister et se multiplier, des conditions de température étroitement définies. Marchoux et Simond ont montré que le Stégomyia n'accomplit normalement ses fonctions et ne se reproduit que dans une atmosphère dont la température moyenne n'est pas inférieure à 22° et dont la température *maxima* n'excède pas 36°. Sans doute il peut subsister, surtout en captivité quand il trouve sa nourriture à sa portée, à des températures inférieures à 22°. Toutefois à partir de 16 ou 17 degrés la femelle manifeste peu le désir de piquer. Entre 15 et 12, elle s'engourdit. Cessant alors de s'alimenter elle meurt bientôt.

Il n'en est pas de même de la larve qui supporte, plusieurs mois durant, des températures de 12° et résiste un certain temps dans des eaux très froides jusqu'à 5°. Pour qu'elle atteigne le stade adulte il faut toutefois que la température se relève fortement. La métamorphose en nymphe et imago ne saurait s'accomplir au-dessous de 22°.

La résistance au froid de la larve est la condition de la conservation de l'espèce, sous certains climats tropicaux, où la température subit un abaissement meurtrier pour le moustique adulte pendant une période de l'année.

On a vu plus haut que la température exerce également une action sur l'éclosion des œufs.

Influence de l'humidité. — L'état hygrométrique de l'air joue un rôle important à côté de la chaleur dans la biologie du Stegomyia fasciata. L'humidité lui est indispensable. Placé dans une atmosphère sèche il ne tarde pas à périr. On doit attribuer à cette cause la disparition de l'espèce pendant les périodes de grandes sécheresses en certaines régions tropicales. Marchoux a observé ce phénomène à Dakar.

Distribution géographique du Stegomyia fasciata. — Finlay avait établi que là où il y a fièvre jaune, toujours on rencontre le Stégomyia fasciata.

La réciproque n'est point vraie et un pays n'est pas fatalement visité par la maladie parce qu'il héberge cette espèce de moustique.

D'après les caractères que nous venons de lui attribuer on peut juger quel genre de climat lui convient. Il peut subsister d'une façon constante dans les pays chauds et humides dont la température moyenne est comprise entre 22° et 35°. Il semblerait

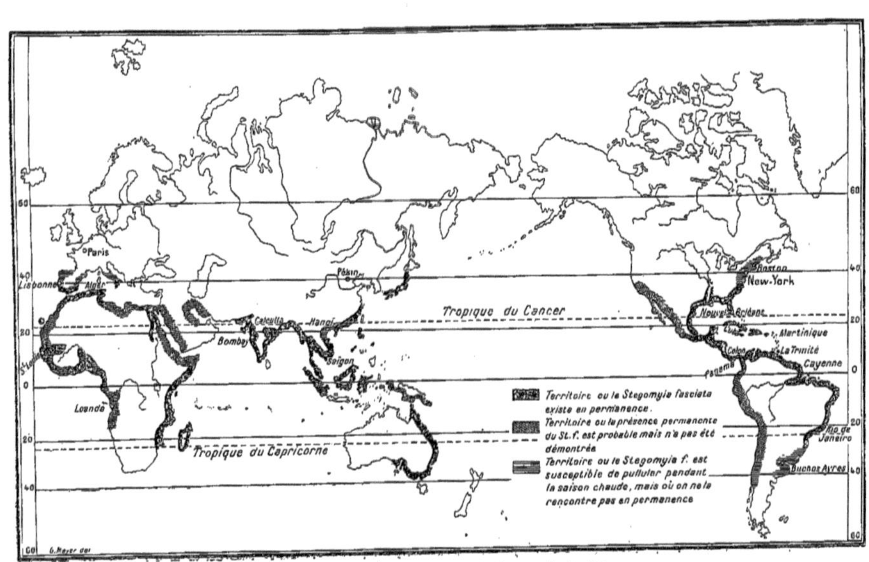

Fig. 3. — Distribution géographique du *Stegomyia fasciata*.

par suite que son aire doive être fort restreinte, car les régions voisines de l'équateur sont à peu près seules à remplir ces conditions.

Cependant le domaine du Stegomyia fasciata s'étend, d'après les recherches de Théobald, Howard, etc., du 40e parallèle sud au 40e parallèle nord. Il engloberait donc des territoires qui possèdent un hiver, et même souvent un hiver rigoureux. Cette apparente contradiction s'explique d'une manière très simple.

Tout d'abord, nous avons vu que, sous sa forme larvaire, le moustique résiste à une température basse voisine de 0° et que, dans ces conditions, cette larve peut subsister assez longtemps. Par conséquent l'espèce ne périra point dans un climat où, pendant une saison courte, le thermomètre descendra au-dessous de 20° pour donner des moyennes de 15°, 10° et même moins, à condition toutefois de ne pas s'approcher trop près de 0°. Il est certain que, dans ces conditions, tous les adultes périront, mais les larves subsistent attendant le premier retour de chaleur pour se transformer en insectes parfaits.

On peut trouver parfois des Stegomyias fasciata indigènes dans des régions où l'hiver est assez rigoureux pour faire périr les larves et même congeler l'eau, c'est le cas de l'Algérie, par exemple. Or voici ce qui se passe alors : dans ces climats transitionnels, intermédiaires aux climats chauds et aux climats tempérés, le froid ne sévit pas en général indistinctement dans toutes les localités. Certains points mieux situés, bien abrités contre les vents froids, sont épargnés. Il arrive ainsi que, si les moustiques périssent sur la plus grande étendue du territoire, ils se conservent dans quelques vallées privilégiées. Au retour des chaleurs, les insectes ailés se dispersent, gagnent de proche en proche et finissent par infester à nouveau tout le territoire, tant est grande leur faculté de multiplication. Ce fait d'ailleurs ne s'observe pas dans les seules régions à hiver bien tranché rigoureux, il se produit également dans la zone équatoriale. Dans cette zone, il existe de très nombreux territoires, ceux montagneux par exemple, où l'abaissement thermométrique de la saison fraîche suffit à supprimer totalement larves et moustiques adultes. Peu après le retour de la chaleur, le repeuplement s'accomplit. En étudiant l'apparition des Stegomyias en saison chaude au Brésil, nous avons vu que ce repeuplement marche progressivement de bas en haut au fur et à mesure que la température, dans les stations échelonnées aux différentes altitudes, devient favorable à l'évolution du Culicide.

Il faut d'ailleurs se convaincre de ce fait que les territoires où l'on voit des Stegomyias chaque année sont de plus en plus rares à mesure qu'on s'éloigne des tropiques. D'autre part, dans beaucoup d'entre eux il est manifeste que la race ne se conserve pas durant l'hiver. C'est par suite d'une réimportation, due en général aux navires, que l'espèce reparaît à peu près régulièrement chaque été. Pour Howard, le Stégomyia arriverait chaque année des Antilles, à New-York, apporté par les bateaux.

Il suffit de considérer cette facilité du transport du Stégomyia par mer pour comprendre que les ports, dans la zone intertropicale, soient presque sans exception infestés pendant la saison chaude, alors que beaucoup présentent un climat d'hiver qui ne convient point à l'espèce. On conçoit qu'il n'en soit pas de même à l'intérieur des terres et particulièrement dans les parties montagneuses. Très nombreuses sont les stations d'altitude où la moyenne des températures est tout le long de l'année hostile au Stégomyia, si bien qu'on ne peut jamais l'y rencontrer. Ces stations, comme Pétropolis ou Thérésopolis au Brésil, sont des forteresses inaccessibles à la fièvre jaune. D'autre part, là où la population est peu dense et les moyens de communication encore peu développés, le moustique éprouve quelque difficulté à se propager aux grandes distances.

Donc on peut dire que sur l'aire immense des terres comprises entre les 43es parallèles nord et sud, le Stégomyia fasciata est loin d'être universellement répandu. Ses gîtes y sont disséminés comme par îlots et d'immenses territoires en sont complètement exempts.

Il faut ajouter que les latitudes indiquées ne constituent pas des bornes absolues pour cette espèce. De même qu'en certains points ces parallèles ne sont pas atteints, en d'autres ils sont dépassés.

Il est intéressant de constater qu'un insecte essentiellement thermophile, incapable, au stade ailé, de supporter des températures relativement modérées, telles qu'on en rencontre à des altitudes de 800 mètres au voisinage du tropique, est néanmoins disséminé sur plus de la moitié du globe jusque dans des régions de la zone tempérée. La connaissance de ces faits permet d'expliquer le génie épidémique de la fièvre jaune et la distribution de ses foyers dans le monde.

V. — CONCORDANCE DES FAITS DE LA PROPAGATION NATURELLE AVEC LES DONNÉES EXPÉRIMENTALES ET LA BIOLOGIE DU STEGOMYIA FASCIATA.

Intervalle observé entre le premier cas humain importé dans une localité saine et le premier cas qui se produit dans cette localité. — Nous avons signalé déjà les remarquables observations faites par Carter à Orvood et Taylor en 1898. Carter avait pu relever exactement l'intervalle qui s'écoule entre l'introduction d'un malade amaril dans un hameau isolé, jusqu'alors indemne de fièvre jaune, et le premier cas qui suit cette introduction. Cet intervalle est régulièrement de deux à trois semaines. A partir de ce moment, la manifestation de nouveaux cas n'obéit plus à aucune règle de temps.

Le même fait se produit dans les villes, seulement l'observation en est difficile et peut laisser planer des doutes qui n'existent pas pour les faits relatés par Carter.

L'intervention du Stégomyia fasciata donne de ces faits l'explication la plus limpide. A partir du moment où un malade est entré dans une maison indemne, les Stégomyias présents vont s'attaquer à lui, le piquer et sucer son sang, ils seront contaminés si le malade n'a pas dépassé le troisième jour de maladie, mais nous savons qu'un moustique une fois contaminé ne devient infectant qu'après un laps de temps minimum de douze jours. Il s'ensuit qu'un premier cas, importé, ne sera suivi d'un second qu'après un intervalle représentant la durée de l'incubation chez le moustique plus celle de l'incubation chez l'homme, soit deux à trois semaines, ainsi que l'a observé Carter. D'autre part, à compter du jour où les moustiques sont devenus infectants, ils peuvent piquer, à des moments plus ou moins rapprochés, différents individus. Par suite, les cas successifs qui se produiront désormais ne sauraient plus être séparés par des intervalles réguliers.

Confirmation par les faits de Pétropolis, que la transmission s'opère ordinairement la nuit. — Dans les pays où la maladie est endémique, on a eu l'occasion de remarquer dès longtemps que la transmission n'a pas lieu pendant que le soleil est sur l'horizon. L'exemple connu de Pétropolis est à cet égard des plus saisissants.

Située sur les montagnes, à 45 kilom. de Rio-de-Janeiro, à une altitude de 800 mètres, cette ville possède un climat très tempéré et des plus constants. La moyenne des températures mensuelles oscille entre 20° dans les mois les plus chauds et 13° dans les mois les plus frais. Si pendant la saison chaude le thermomètre peut marquer 28° au milieu de la journée, il est tout à fait exceptionnel que, durant la nuit, il atteigne 20°. Les oscillations nocturnes dans les années moyennes sont comprises entre 8° et 19°.

Il s'ensuit qu'en dépit d'une humidité très accusée de l'atmosphère le Stégomyia fasciata ne se rencontre en aucune saison sur le plateau de Pétropolis.

Parallèlement la ville a toujours été, d'une manière absolue, exempte d'épidémies de fièvre jaune.

L'immunité dont elle jouit à cet égard a, dès longtemps, fait de Pétropolis le rendez-vous des riches étrangers qui cherchent à se mettre à l'abri de la maladie. Or ces étrangers, commerçants pour la plupart, devaient passer la journée à Rio-de-Janeiro pour leurs affaires. Ils y arrivaient à 9 heures du matin et en repartaient à 4 heures du soir.

Ce séjour diurne à Rio-de-Janeiro n'a jamais été l'occasion d'une atteinte de fièvre jaune parmi eux, même au cours des épidémies les plus meurtrières qui aient sévi sur la capitale du Brésil.

Cependant à maintes reprises la fièvre jaune a frappé quelques-uns de ces Européens installés à Pétropolis : dans tous les cas, l'individu atteint s'était exposé à la contagion nocturne, au cours d'un de ses récents voyages à Rio-de-Janeiro, en demeurant le soir dans le foyer amaril au lieu de remonter à Petropolis. Il avait donc contracté la maladie dans la soirée ou dans la nuit.

Ces cas de fièvre jaune contractés la nuit à Rio-de-Janeiro ont évolué à Pétropolis, ils y ont été traités soit dans les hôtels, soit à l'hôpital, soit à domicile. Jamais ils n'ont fait souche et l'on peut lire dans le rapport de la mission Pasteur cette phrase qui résume l'étude de la question : « *Les cas que l'on observe à Pétropolis sont tous des cas importés, la maladie ayant été contractée à Rio en général. De mémoire d'homme un individu habitant Pétropolis n'a jamais contracté la fièvre jaune s'il n'est pas sorti de cette localité pour fréquenter un foyer épidémique. La cohabitation avec des malades à Pétropolis n'a jamais suffi à transmettre la maladie.* »

On a vu que la femelle du Stégomyia, à partir du moment où elle a effectué une ponte, c'est-à-dire entre le 5e et le 10e jour de sa vie aérienne, cesse de piquer aux heures solaires.

Elle a donc déjà contracté des habitudes de piqûre nocturne quand elle acquiert le pouvoir infectieux, douze jours après une piqûre infectante. On s'explique dès lors les faits observés sur les habitants de Pétropolis : la fièvre jaune n'est contractée à Rio-de-Janeiro qu'à partir du coucher du soleil. Si des personnes piquées de nuit à Rio-de-Janeiro font leur fièvre jaune à Pétropolis, elles ne peuvent la transmettre autour d'eux parce que l'intermédiaire, le Stégomyia, ne s'y rencontre pas.

Relations entre l'extension de l'aire du Stégomyia fasciata à proximité d'un foyer et l'extension de la fièvre jaune. — De tous temps, dans les pays amarils, on a remarqué que la maladie sévissait de préférence sur les côtes. C'est en effet au voisinage de la mer que le Stégomyia est le plus constamment abondant. Néanmoins, on voit fréquemment les épidémies se propager à des localités de l'intérieur. Les observations de la mission Pasteur, à cet égard, montrent que la maladie gagne au fur et à mesure que le moustique progresse lui-même en s'éloignant du littoral. Elle le suit. Au Brésil et dans les autres régions où elle est endémique, c'est au cours des années très chaudes que la fièvre jaune se propage loin de la mer et atteint des altitudes inaccoutumées. C'est ainsi qu'en 1902-1903 elle a sévi, dans les Etats de Rio-de-Janeiro et de Sao-Paulo, sur des localités élevées de 630 mètres, où ses apparitions sont particulièrement rares.

Les recherches faites sur les causes de son extension ont démontré que la saison estivale 1902-1903 a été plus torride que de coutume. Grâce à cette circonstance extrêmement favorable, les Stégomyias fasciatas se sont multipliés d'une manière inusitée et ont gagné de proche en proche à des distances et à des altitudes où on ne les rencontre pas chaque année. C'est ainsi qu'ils pullulaient dans les localités de Ribeirao-Preto élevée de 635 mètres, de Saô-Simaô à 650 mètres, d'Aréal à 400 mètres. Des épidémies importantes ont coïncidé avec cette multiplication des Stégomyias dans ces localités rarement visitées par la fièvre jaune, alors que des localités voisines dépourvues de Stégomyias demeuraient indemnes. Ces faits ont été constatés par Ribas (1) dans l'Etat de Saô-Paulo et par Simond et Marchoux (2) dans celui de Rio-de-Janeiro.

Concordance entre les manifestations de la fièvre jaune et la distribution géographique du Stégomyia. — Il est constant que la fièvre jaune ne se manifeste que là où existe le Stégomyia fasciata. On peut se demander pourquoi ses manifestations ont des allures différentes suivant les régions, pourquoi, dans certaines villes tropicales, elle subsiste endémiquement avec des épidémies annuelles, tandis qu'ailleurs, dans les villes d'Espagne par exemple, elle se manifeste accidentellement et disparaît une fois l'épidémie terminée pour ne plus reparaître, si ce n'est à la suite d'une importation nouvelle.

Les conditions de l'existence du Stégomyia fasciata sous les différents climats, qui ont été déjà indiquées, donnent la clef des variations de l'épidémiologie amarile aux diverses latitudes. Nous devrons revenir sur ce point avec plus de détails en traitant des différentes catégories de foyers de fièvre jaune.

Enfin une dernière question se pose : Si la fièvre jaune n'existe pas là où le Stégomyia fasciata fait défaut, pourquoi n'existe-t-elle pas partout où cet insecte trouve des conditions favorables à sa multiplication et existe en permanence?

C'est sans doute que le virus n'a pas été apporté dans tous les territoires où le Stégomyia vit. Ce moustique se rencontre en Asie, en Australie et sur la côte orientale d'Afrique, régions où la

(1) Ribas, Prophylaxia da Febre amarella. Memoria apresentado ao 5° *Congresso Bras. de Med. e Cirurg.*, Rio-de-Janeiro, 1903.
(2) Marchoux et Simond, la Fièvre jaune (*Ann. de l'Inst. Pasteur*, nov. 1903).

fièvre jaune est encore inconnue. Il est à remarquer que les conditions de la navigation, jusqu'à l'époque actuelle, ne pouvaient guère favoriser le transport du virus sur le littoral de l'Océan Indien tandis que les relations incessantes, d'une rive à l'autre de l'Atlantique y ont multiplié des foyers. Le progrès constant des moyens de transport et le percement de l'isthme de Panama doivent faire prévoir, pour l'avenir, une extension plus grande du domaine de la fièvre jaune à moins que, comme nous nous plaisons à l'espérer, la généralisation de la prophylaxie moderne n'aboutisse à supprimer cette maladie du cadre nosologique.

VI. — ENDÉMICITÉ ET ÉPIDÉMICITÉ AMARILES

Foyers endémiques ou permanents et foyers accidentels ou temporaires. — Lorsqu'on jette un coup d'œil sur l'histoire du typhus amaril, on constate qu'il est installé depuis une antiquité reculée dans certaines régions tropicales. De là il rayonne et, à des intervalles très irréguliers, il se manifeste dans des localités à climat tempéré où il ne réussit pas à s'implanter. Importé dans ces localités il y détermine des épidémies plus ou moins graves, puis, après quelques mois, disparaît complètement.

Il y a donc pour cette maladie deux catégories de foyers : ceux où elle existe pour ainsi dire en permanence, *foyers endémiques*, et ceux où, à la suite d'une importation, elle sévit pendant une période relativement courte pour s'éteindre ensuite sur place définitivement. Ces derniers peuvent être appelés *foyers accidentels*.

FOYERS ENDÉMIQUES

Situation géographique des foyers. — Les foyers endémiques de typhus amaril sont situés en Afrique et en Amérique, sur les deux rives opposées de l'Océan Atlantique. Ils occupent à peu près exclusivement les îles et le littoral. On pourrait citer quelques localités éloignées des côtes où l'endémicité paraît établie, toutefois ce sont des cas exceptionnels. La zone d'endémicité amarile comprend donc, du côté américain, l'archipel des Antilles et une bande côtière étroite qui s'étend à peu près exactement du tropique du Cancer au tropique du Capricorne. Sur le littoral africain, cette zone a pour limites approximatives le 16e degré de latitude nord et le 10e degré de latitude sud. Entre les fleuves Sénégal et Niger, la bande s'élargit et pousse vers l'intérieur des prolongements dont la topographie n'a pu être établie jusqu'à présent. D'ailleurs la limite, vers l'intérieur des continents, des bandes littorales qui constituent les territoires endémiques africain et américain est très délicate à fixer.

Caractères des foyers endémiques. — Ce serait une erreur de croire que le terme d'endémique ou de permanent, appliqué à un foyer amaril, implique l'existence en toute saison de cas de fièvre jaune classiques, faciles à diagnostiquer. Il est établi depuis longtemps qu'un territoire peut être considéré comme endémique bien que la fièvre jaune, sous ses formes cliniquement diagnosticables, ne s'y manifeste qu'à des intervalles de plusieurs mois et parfois même de plusieurs années.

La Guyane française et la Martinique nous offrent de bons exemples de régions où l'endémicité du typhus amaril n'est pas contestable, bien que ses manifestations soit sporadiques, soit épidémiques, se succèdent à des intervalles parfois assez éloignés.

Dans d'autres foyers endémiques, au contraire, les manifestations de l'amarilisme sont extrêmement fréquentes. A Rio-de-Janeiro, par exemple, avant l'application de la prophylaxie moderne, la maladie sévissait épidémiquement chaque année pendant plusieurs mois et continuait de se manifester sporadiquement, en dehors de la saison épidémique annuelle.

Il importe donc de définir les caractères qui permettent de reconnaître l'endémicité de la fièvre jaune dans un territoire donné.

Le premier de ces caractères est l'apparition de cas amarils dans la région sans aucune importation d'un pays étranger. Dès 1886, les travaux de Rangé, Le Dantec, P. Guérin, ont mis en lumière ce caractère des manifestations amariles pour la Guyane française. Simond, Aubert et Noc ont établi que la Martinique présentait sous ce rapport les mêmes conditions (1).

En second lieu, dans un territoire endémique, les natifs sont très généralement réfractaires à la fièvre jaune grave. Lors des épidémies, ils fournissent une très petite proportion de décès qui contraste singulièrement avec la haute mortalité des éléments étrangers. Cette immunité des natifs est si bien établie qu'en certains pays les habitants ont pu comparer la fièvre jaune à un fidèle chien de garde qui se jette sur les étrangers et ne fait jamais de mal au personnel de la maison.

Un autre caractère qui a sa valeur est l'existence, dans les régions d'endémicité amarile, de fièvres continues bénignes étrangères au paludisme et au typhisme, qui peuvent présenter tous les degrés d'importance, depuis une simple indisposition comparable à un léger embarras gastrique jusqu'à une maladie grave, d'un pronostic inquiétant, qui toutefois ne tue jamais le

(1) Simond, Aubert et Noc, Contribution à l'étude de l'épidémiologie amarile (*Ann. de l'Institut Pasteur*, nov. 1909).

malade. Ces fièvres, dans leurs formes moyennes ou sévères, ont des symptômes communs avec la fièvre jaune, dont elles paraissent représenter le type atténué. On les en distingue dans certains pays sous le nom de « *fièvre inflammatoire* ».

Enfin, dans les mêmes régions, on constate la présence constante du Stégomyia fasciata. Il y existe en permanence, plus abondant durant la saison chaude, plus ou moins raréfié pendant la saison fraîche. A propos de ce caractère, qui constitue une condition essentielle de l'endémicité amarile, il est à noter que la réciproque n'est pas vraie : si le Stégomyia fasciata est nécessairement présent partout où il y a de la fièvre jaune, cette maladie n'existe point partout où l'on rencontre en permanence cette espèce de moustique.

De ce que nous avons dit à propos de la biologie des Stégomyias, on peut inférer que l'endémicité amarile est subordonnée à certaines conditions climatiques : elle ne saurait exister là où durant une saison de l'année la température moyenne journalière s'abaisse au-dessous de 22°, c'est-à-dire où le Stégomyia ne peut pas subsister.

Alternance des périodes d'épidémisme et de sporadisme dans les foyers endémiques. — On a vu que la fièvre jaune, dans un foyer endémique, affecte tantôt un caractère épidémique, tantôt un caractère sporadique. Il est nécessaire d'ajouter qu'il y a communément une alternance régulière entre ces deux modes de manifestation de la maladie.

Considérons un foyer endémique bien caractérisé, tel qu'a été Rio-de-Janeiro de 1850 à 1903. Nous voyons que durant cette longue période la fièvre jaune a sévi épidémiquement chaque année (à de rares exceptions près), pendant la saison chaude et humide de janvier à juillet. Presque chaque année également, des cas sporadiques ont été observés dans la période allant de juillet à décembre. Rey a dressé une statistique d'où il résulte que, durant 19 années (1851-1870), il s'est produit 7597 décès au cours des périodes épidémiques et 957 au cours des périodes sporadiques.

Dans des foyers moins importants, à la Havane et à la Martinique, par exemple, nous retrouvons cette alternance, épidémie en saison chaude et cas sporadiques en saison fraîche. Mais ici les épidémies ne sont pas toujours annuelles. Parfois, plusieurs années consécutives s'écoulent sans que la fièvre jaune se manifeste autrement que par des cas isolés. Encore ces cas sporadiques ne sont-ils pas signalés chaque année. Nous verrons plus loin qu'ils peuvent souvent échapper à l'observation. Il n'en est pas moins vrai que la saison chaude et humide (avril à décembre) est celle de la plus grande fréquence des cas. Bérenger-Féraud a relevé les décès mois par mois, dans ces foyers, pour une période de 50 ans. Nous trouvons pour la saison épidémique un total de 3346 décès, soit 7, 44 par mois, contre 448 décès pour la saison sporadique, soit 2,98 par mois.

L'alternance des périodes d'épidémie et des périodes de sporadisme est, d'après ce qui précède, sous la dépendance étroite des conditions climatiques.

Relation entre l'abondance des Stégomyias et le développement des épidémies — Avant de rechercher le lien qui, en région endémique, relie entre eux tous les cas amarils, nous devons noter un point qui a été mis en lumière particulièrement par les travaux des missions françaises au Brésil et à la Martinique, et par ceux de Gorgas à Panama : dans un foyer endémique, les épidémies importantes coïncident régulièrement avec une prolifération inusitée des Stégomyias.

Ce n'est pas à dire qu'on puisse renverser la proposition et admettre qu'une surabondance de ces moustiques entraîne fatalement une épidémie grave. On sait en effet que le développement d'une épidémie amarile est subordonné à certaines conditions indépendantes de celle que nous venons d'indiquer. Entre autres, la présence d'étrangers en proportion notable parmi la population du foyer est une condition *sine quâ non*. Mais on peut affirmer que, les autres conditions se trouvant réunies dans la région, une surabondance marquée des Stégomyias sera l'occasion d'une épidémie sévère.

Cette coïncidence des années de grandes épidémies avec les années de surmultiplication des moustiques a été dès longtemps remarquée par les créoles de la Martinique et de la Guyane française. Elle a frappé, avant Finlay, le médecin américain Nott et le médecin français Beauperthuis. Personnellement, nous l'avons enregistrée lors des épidémies de Cayenne en 1885-86, de Rio-de-Janeiro en 1902-1903, de Fort-de-France en 1908.

Depuis qu'on connaît le mécanisme de la propagation amarile, une telle coïncidence ne saurait plus être un sujet d'étonnement. Cependant, le parallélisme de la multiplication des moustiques et de l'évolution de l'épidémie mérite d'être étudié de près. Cette étude révèle que, tant que le nombre des Stégomyias demeure très modéré, la fièvre jaune ne se manifeste pas ou se manifeste seulement par des cas isolés. Si la proportion de ces culicides par rapport au nombre des habitants vient à s'élever d'une façon sensible et si elle atteint un point déterminé, aux cas sporadiques va succéder l'épidémie. Par contre, si une cause quelconque vient à raréfier les Stégomyias et que leur nombre s'abaisse progressivement, dès qu'il sera descendu au-dessous du point qui a marqué le début de l'épidémie, cette épidémie s'arrêtera spontanément. Nous devrons revenir sur cet intéressant phénomène dont les conséquences, au point de vue de la prophylaxie, sont des plus importantes.

Discontinuité dans les manifestations de l'amaralisme endémique. — L'état d'endémicité dans une région, avons-nous dit, n'est pas exclusif d'une discontinuité, au moins apparente, plus ou moins marquée des manifestations de la fièvre jaune. C'est là un fait qui surprend et semble, à première vue, incompatible avec la doctrine moderne de la propagation.

D'après cette doctrine, en effet, la maladie serait transmise par des moustiques de la seule espèce Stégomyia fasciata. Ces culicides ne pourraient s'infecter dans la nature que d'une seule manière, en puisant directement le virus dans le sang d'un malade. Leur vie aérienne est de courte durée, environ trente jours dans les conditions ordinaires et, au maximum, deux à trois mois s'ils rencontrent des conditions extrêmement favorables qui ne sont guère réalisées hors de l'élevage en captivité, dans un laboratoire. D'autre part le malade qui, après avoir reçu le virus d'un moustique infecté, constitue le réservoir où des moustiques sains viendront puiser le virus à leur tour, ne conserverait ce virus dans son organisme que pendant une très courte période, trois ou quatre jours à peine. Dans ces conditions, on devrait concevoir la conservation du virus comme une culture *in vivo*, culture fragile nécessitant des réensemencements très fréquents et dont la continuité, dans la nature, serait assurée exclusivement par les passages alternatifs du moustique à l'homme et de l'homme au moustique.

Comment concilier cette conception avec le fait que, dans une localité où elle est endémique, la fièvre jaune peut ne pas se manifester parmi la population durant des saisons et même des années entières? Comment admettre ces périodes de latence et le retour à intervalles éloignés des manifestations amariles sans importation de virus de l'extérieur?

Sans doute il y a là un paradoxe susceptible de provoquer des doutes sur l'exclusivisme de la propagation par le moustique. Aussi bien cette apparente contradiction a-t-elle empêché quelques bons esprits de renoncer à la théorie, déjà ancienne, de germes résistants répandus dans le milieu extérieur et capables de s'y conserver à la façon de bactéries saprophytes. Certains ne contestent pas la possibilité d'une transmission par le Stégomyia : les faits expérimentaux parlent en sa faveur trop éloquemment pour qu'il n'y ait pas quelque ridicule à la dénier. Mais ils ne croient pas devoir se contenter de ce moyen démontré et s'ingénient à multiplier les hypothèses, pour justifier leur conception complexe et indécise de la propagation amarile.

Nous croyons cependant qu'on peut trouver dans les faits la

solution de ce problème, solution qui s'harmonise entièrement avec le rôle du Stégomyia fasciata tel que l'ont révélé les expériences faites à Cuba et au Brésil. Le paradoxe à notre avis résulte de ce que certaines manifestations de la fièvre jaune sont méconnues et demeurent ignorées. Nous allons essayer de le démontrer.

Divergences des opinions médicales touchant la définition de l'atteinte amarile. — Il importe avant tout de fixer ce que l'on doit entendre par ces termes *manifestation amarile*, *atteinte de fièvre jaune*.

Dès longtemps les cliniciens ont caractérisé la fièvre jaune par trois symptômes cardinaux : l'ictère (d'où elle tire son nom), les hémorragies et les vomissements noirs. Les autres symptômes, douleurs des lombes et des cuisses au début, marche de la température avec sa chute constante du 3e au 4e jour, albuminurie, oligurie, se placent au deuxième plan. La réunion des trois principaux symptômes n'est pas exigée pour diagnostiquer un cas. On peut se contenter de deux ou même d'un seul, l'ictère, pourvu qu'il soit accompagné d'un ensemble de symptômes secondaires satisfaisant. Donc, quand on parle d'une *manifestation amarile*, on entend généralement un cas, mortel ou non, où l'on a pu enregistrer, en outre d'une fièvre à marche typique et de quelques autres symptômes accessoires concordants, l'ictère si remarquable de la 2e période. Il n'importe qu'il soit accompagné ou non, d'hémorragies et de vomissements noirs. Cependant, quand ces deux derniers symptômes font défaut, bien souvent on voit le clinicien hésiter à poser son diagnostic, surtout si d'autres cas plus complets n'ont pas précédé celui-ci dans la localité endémique. Nous sommes loin de condamner cette prudence que légitiment de nombreux et graves motifs, mais nous devons mettre en relief le fait que, dans les pays d'endémicité, tant que la fièvre jaune ne sévit pas *épidémiquement*, les médecins n'admettent comme manifestations amariles que des cas présentant les symptômes dits classiques avec un haut degré de gravité et, surtout, ceux qui ont une issue fatale.

Il n'en est plus ainsi dans les mêmes régions en période d'épidémie. En ce cas tous les médecins s'accordent à distinguer des degrés très divers à la maladie. Ils admettent que les plus légers sont exempts des trois symptômes essentiels et de la plupart des symptômes secondaires. L'opinion accréditée parmi eux, c'est qu'en temps d'épidémie tous les éléments de la population étrangère à la localité sont atteints, les uns d'une forme classique, les autres d'une forme abortive. Dans ce dernier cas, on est en présence d'une affection dépourvue de symptômes pathognomoniques, affection que l'on rapporte à la fièvre jaune soit parce qu'elle a des allures qui rappellent la première phase de celle-ci, soit parce que ces cas abortifs se multiplient d'une façon frappante et régulière pendant chaque épidémie amarile. Ce sont les formes abortive, fruste, synoque, etc., des auteurs.

S'agit-il vraiment là d'une forme atténuée de fièvre jaune ? En dépit de l'opposition que cette opinion rencontre chez nombre de nos collègues, nous ne pouvons en douter. Non seulement les auteurs ont, dès longtemps, signalé que les malades atteints de cette forme pouvaient transporter la fièvre jaune avec eux, mais les expériences de transmission par les moustiques ont nettement prouvé qu'un Stégomyia infecté sur un cas grave pouvait, par sa piqûre, une fois l'incubation terminée, transmettre une forme des plus bénignes, dépourvue de symptômes pathognomoniques et dont on ne peut affirmer la nature amarile que parce qu'elle résulte de la piqûre d'un moustique infecté.

C'est donc un fait avéré que la plupart des médecins considèrent comme des manifestations amariles des affections légères et n'ayant aucun caractère spécial, qui sont communes pendant la durée d'une épidémie. Hors des périodes épidémiques, si une affection de ce genre tombe sous leur observation, bien peu d'entre eux consentiront à diagnostiquer une fièvre jaune légère. Cela est si vrai qu'aux Antilles et à la Guyane pour ces cas légers, du moins pour ceux qui dépassent une simple indisposition et dont certains symptômes peuvent faire songer au typhus amaril, on a créé un nom spécial, la *fièvre inflammatoire*. Depuis que ce nom a été inventé, les médecins ont été divisés en deux camps : les uns identifient la fièvre inflammatoire à la fièvre jaune, les autres en font une maladie distincte. L'accord, actuellement, est loin d'être fait.

Identité de la fièvre jaune et de la fièvre inflammatoire. — Si le microbe de la fièvre jaune était connu, le différend concernant la nature de la fièvre inflammatoire serait vite tranché. Il est à croire que, si le même agent pathogène se rencontrait dans les deux affections, personne ne songerait plus à en faire des entités morbides distinctes. Faute de cette preuve simple, on est réduit à étudier tout un ensemble de faits épidémiologiques pour arrêter sa conviction. Et, tout d'abord, nous devons rechercher dans quelles conditions se manifeste la fièvre inflammatoire.

Lorsqu'on étudie l'histoire de la fièvre jaune dans les foyers endémiques, aux Antilles, par exemple, on voit que toujours les premiers cas mortels enregistrés dans une année ont été précédés par des cas de gravité moyenne et par des cas légers qui sont considérés, d'ordinaire, comme relevant de la fièvre inflammatoire.

Dans notre colonie de la Martinique, au siècle dernier, les choses se passaient généralement de la façon suivante : à une période où l'on croit la fièvre jaune complètement éteinte, des militaires ou des colons de race blanche récemment arrivés sont atteints en plus ou moins grand nombre par des maladies fébriles continues, légères, dont nous avons déjà parlé. Quelquefois elles sont mises par les médecins sur le compte du paludisme, plus fréquemment on porte le diagnostic de fièvre inflammatoire. S'il arrive que tous les cas guérissent, l'on considère cette absence de mortalité comme une preuve que la bouffée épidémique n'avait aucun rapport avec l'amarilisme. Fréquemment, à une série de ces cas légers succèdent un ou deux cas mortels. Si ces cas demeurent isolés, même auraient-ils présenté tous les symptômes typiques, rarement ils sont mis sur le compte de la fièvre jaune. S'ils se multiplient, ce diagnostic finit par l'emporter.

Il en est de même à la Guyane : c'est très généralement comme prélude d'une épidémie de fièvre jaune qu'on observe des épidémies de fièvre inflammatoire. Les cas dits inflammatoires se continuent jusqu'après l'épidémie de fièvre jaune, mais à partir du moment où celle-ci a été admise, on ne songe plus à établir de distinction entre les deux catégories de cas.

Si la fièvre inflammatoire se rencontre principalement comme une affection satellite des épidémies amariles qui les précède, les accompagne et les suit, on la retrouve cependant en dehors de ces épidémies. A la Guyane et aux Antilles, voici ce que nous observons à cet égard : en général des cas isolés ou des épidémies de fièvre inflammatoire sont mentionnés dans la saison de l'épidémie amarile, lorsque celle-ci fait défaut. Des cas inflammatoires isolés se manifestent également pendant la saison non épidémique, surtout dans les années où l'on constate en saison chaude des cas francs de fièvre jaune.

En somme, la fièvre inflammatoire remplace la fièvre jaune franche lorsque celle-ci fait défaut et, au point de vue épidémiologique, se comporte comme elle.

Les symptômes cliniques permettent-ils de distinguer la fièvre inflammatoire de la fièvre jaune ?

La réponse à cette question nous est facilitée par les partisans de la spécificité de cette affection. Les observations de fièvre inflammatoire, publiées par certains d'entre eux, sont en effet entièrement superposables à des observations de fièvre jaune dont l'authenticité n'est contestée par personne. Il n'y aurait donc qu'un critérium, la mortalité : la fièvre jaune tue, la fièvre inflammatoire ne tue pas. Mais, d'une part, personne ne conteste que la fièvre jaune n'est mortelle que pour une partie des cas. D'autre part, malheureusement pour la théorie, il est facile de se rendre compte, en parcourant les documents, que, hors des épidémies amariles, les médecins ont appliqué très souvent l'épithète d'inflammatoire parce que la maladie n'avait pas tué le malade, tout en signalant l'identité de la symptomatologie avec celle du typhus amaril et qu'en temps d'épidémie amarile ils ont renoncé à appeler *inflammatoires* des cas identiques à ceux qu'ils baptisaient ainsi quelques semaines auparavant.

Enfin, au point de vue de la symptomatologie clinique, il n'est pas possible de nier qu'il y a, pour les fièvres inflammatoires comme pour la fièvre jaune, des degrés d'atténuation des plus variés et que l'on peut se trouver en présence d'une affection atypique, à tel point légère que celui même qui en est atteint ne soit pas obligé d'interrompre ses occupations ordinaires. Nous avons déjà dit que ces formes bénignes sont attribuées sans hésitation à l'amarilisme au cours d'une épidémie. Elles ne manquent jamais d'accompagner, et en grand nombre, les cas inflammatoires. Elles peuvent aussi se manifester en leur absence. Régulièrement elles sont méconnues, quand il n'existe pas concurremment des cas francs de fièvre jaune.

Nous sommes ainsi amené à affirmer l'existence, dans les pays d'endémicité, d'une gamme de formes de la fièvre jaune allant de l'indisposition la plus légère à la manifestation franche caractérisée par le tracé thermométrique, l'ictère, le vomissement noir, l'hémorragie et l'issue fatale. Dans cette gamme, on peut trouver tous les degrés de la maladie qu'on a voulu isoler sous le vocable de fièvre inflammatoire.

On a tenté, il est vrai, de distinguer la fièvre inflammatoire de la fièvre jaune par deux caractères qui lui seraient propres et spéciaux : la fièvre inflammatoire, a-t-on dit, n'immunise pas contre la fièvre jaune, elle est en outre susceptible de récidiver.

Le premier de ces caractères est manifestement faux. Les Européens qui ont éprouvé une atteinte inflammatoire sont à l'abri de la fièvre jaune mortelle. C'est un fait connu sur lequel nous trouvons inutile d'insister. Il souffre des exceptions très rares, l'absolu n'existant pas en matière d'immunité. En ce qui concerne les récidives, elles se produisent en effet et nous les croyons même plus fréquentes qu'on ne le supposait jusqu'à ces dernières années. Il n'y a là rien qui sépare la fièvre inflammatoire de la fièvre jaune franche. Celle-ci est susceptible également de récidiver, nous en avons recueilli de nombreux exemples (1). Des recherches faites par divers auteurs et par nous-même à la Guyane, au Brésil et à la Martinique (2), il ressort qu'en règle générale l'atteinte amarile récidive avec d'autant plus de facilité et de fréquence que cette atteinte a été plus légère. Toutefois les atteintes, même légères, immunisent l'individu contre les atteintes graves

(1) MARCHOUX et SIMOND, Études sur la fièvre jaune.
(2) SIMOND, AUBERT et NOC, Épidémiologie amarile.

et le degré de l'immunité conférée est en raison directe du degré de gravité de l'atteinte immunisante. L'immunité est entretenue et consolidée par les récidives des manifestations légères, elle est d'autant plus susceptible de s'affaiblir et de disparaître que ces atteintes vaccinales sont plus éloignées et que les récidives ont été moins nombreuses.

En résumé, toute une série de faits concourent à imposer à l'esprit l'unité de la fièvre jaune et de la fièvre inflammatoire. Voici les principaux :

1° La fièvre jaune franche épidémique est ordinairement précédée par des bouffées de fièvre inflammatoire;

2° La symptomatologie des cas de fièvre inflammatoire considérés comme typiques ne diffère pas de la symptomatologie des cas légers ou moyens de fièvre jaune ;

3° Au cours de toute épidémie amarile, on observe des formes légères identiques à la fièvre inflammatoire ;

4° Au cours des épidémies de fièvre inflammatoire, très fréquemment on observe des cas isolés de fièvre jaune nettement caractérisée ;

5° En dehors des cas de fièvre inflammatoire présentant une certaine gravité, on observe, dans les foyers amarils endémiques, des manifestations atypiques susceptibles de se produire en tout temps et dont le caractère amaril n'est pas contesté lorsqu'on les observe pendant une épidémie ;

6° La récidive invoquée comme un caractère de la fièvre inflammatoire peut exister pour toutes les formes de la fièvre jaune. Très rare après une atteinte franche et grave, elle est d'autant plus commune que les atteintes ont été plus bénignes ;

7° Les atteintes amariles, même très bénignes, confèrent un certain degré d'immunité. Cette immunité est d'autant plus solide et durable que l'atteinte a été plus sévère;

8° L'expérimentation montre que l'inoculation, par le moustique, du virus provenant de cas amarils indiscutables peut déterminer des formes amariles identiques à la fièvre inflammatoire caractérisée ou même très légère.

Non-identité de la fièvre inflammatoire des Antilles avec les fièvres dites climatiques d'Asie. — Certains auteurs ont rapproché dès longtemps de la fièvre inflammatoire diverses maladies asiatiques, fièvres bilieuses, fièvres éruptives, pseudo-rougeole et pseudo-dengue, toutes maladies dites climatiques. L'identité admise par ces auteurs nous semble des plus discutables. Il est possible que des maladies similaires existent sur le littoral américain et qu'elles aient été parfois confondues avec la fièvre inflammatoire, c'est une question à élucider. Mais nous ne croyons pas de confusion possible entre ces maladies et la fièvre inflammatoire telle qu'elle a été observée et décrite par Burot, Bérenger-Féraud, Clarac, etc., et telle que nous l'avons observée nous-même. Dans les premières, par exemple, on n'observe pas l'ictère de la convalescence, si fréquent, d'après les auteurs, dans la fièvre inflammatoire. Ce caractère, par parenthèse, est un de ceux que, personnellement, nous invoquons en faveur de l'identité de la fièvre inflammatoire et de la fièvre jaune. Nous n'avons, d'autre part, jamais observé, dans les cas de fièvre dite inflammatoire, rien qui ressemble à l'éruption de la période secondaire que nous avons observée dans divers cas de la fièvre éruptive indo-chinoise désignée actuellement sous le nom de pseudo-dengue.

Rien ne montre mieux l'impuissance de la clinique à caractériser une maladie, quand elle est privée du secours de la bactériologie, que les divergences de vues concernant les rapports entre les affections dont nous venons de parler.

Au point de vue de leur étiologie, l'influence climatique nous a paru s'exercer, de même que pour la fièvre jaune franche, non sur l'homme, mais sur l'agent de transmission et peut-être sur la culture du virus dans l'organisme de cet agent. A notre avis, étant donné un insecte infecté porteur d'un virus actif, il suffit que cet insecte inocule le virus à l'homme sain pour que la maladie se manifeste chez ce dernier, indépendamment des conditions climatiques et de l'intensité de la chaleur.

Immunité des natifs vis-à-vis de la fièvre jaune. — C'est un fait indiscuté aujourd'hui que les adultes nés et ayant habité depuis leur enfance dans un pays endémique sont réfractaires, soit absolument, soit partiellement, à la fièvre jaune. D'autre part, il est établi que les enfants, dans les localités où la maladie est endémique, l'éprouvent sous une forme presque toujours très bénigne et d'un diagnostic difficile en raison du défaut de symptômes typiques.

Dans ces conditions, on est amené à se demander comment se traduit la fièvre jaune dans une localité où elle est endémique, si cette localité est peuplée exclusivement par des natifs, comme cela se rencontre communément dans nos colonies des Antilles. A plusieurs reprises, alors que la fièvre jaune sévissait sur tout le territoire, il nous a été possible d'observer des localités ainsi peuplées de créoles, peu éloignées de localités dont la population comprenait des créoles et des étrangers récemment arrivés dans le pays.

Nous avons indiqué comment se développe l'épidémie amarile dans le dernier cas, celui d'une population mixte : on observe d'abord des fièvres inflammatoires, puis des cas amarils nets parmi les éléments étrangers. Secondairement on constate sur les créoles des fièvres continues qui sont pour la plupart atypiques, dont quelques-unes cependant revêtent les caractères des cas dits inflammatoires. Enfin, très rarement, des atteintes de fièvre jaune classique se manifestent parmi ces natifs; les cas mortels sont particulièrement exceptionnels. D'une façon générale, les cas, mortels ou non, dont la symptomatologie amarile n'est pas discutable, se manifestent chez les créoles postérieurement à l'apparition de cas mortels chez l'élément étranger.

Si, à côté de ce foyer mixte en activité, une localité se trouve renfermer exclusivement des éléments créoles, on peut en même temps observer chez sa population, et en très grand nombre parfois, des atteintes de fièvre continue atypique. Parmi ces atteintes, quelques-unes rappellent la fièvre inflammatoire et, parfois, la fièvre jaune franche. Très rares sont les cas mortels.

Il s'ensuit que s'il n'existait pas dans le voisinage une épidémie plus sévère atteignant en particulier des adultes étrangers, presque jamais on ne soupçonnerait la nature amarile des atteintes, si généralement bénignes, de la localité exempte d'habitants étrangers. Et c'est en effet ce qui a lieu le plus souvent à la Martinique et à la Guyane, où les mélanges de population native et étrangère sont moins fréquents, en dehors des villes principales, que dans les foyers de la côte brésilienne.

Rôle des éléments étrangers de la population dans la manifestation des épidémies en territoire endémique. — L'observation de ces faits nous a conduits à considérer les épidémies de fièvre jaune franche en territoire d'endémicité comme indissolublement liées à la présence d'éléments de population étrangers. Si l'on supprime ces éléments, on supprime les épidémies sévères du même coup, mais on ne supprime pas pour cela la fièvre jaune. Dans la localité peuplée de natifs, les adultes et la plupart des adolescents sont immunisés contre la fièvre jaune. C'est donc le contingent infantile, les enfants en bas âge en particulier, qui offrent au virus le milieu de culture capable de l'entretenir et de le perpétuer, grâce à des passages alternatifs par le moustique. Cette culture se fait d'autant plus discrètement que les atteintes infantiles sont presque constamment atypiques et bénignes. La fréquence des récidives chez les adolescents et les adultes ainsi vaccinés par l'atteinte infantile, le caractère de bénignité que présentent ces récidives permettent d'admettre que cette partie de la population concourtaussi, pour une bonne part, à la conservation du virus. Par conséquent, dans une telle localité, la fièvre jaune est une maladie presque constamment bénigne ; si elle affecte un caractère sévère, ce sera à titre exceptionnel, soit sur des enfants lors de la première atteinte, soit sur des individus adultes qui ont perdu, en raison de leur constitution ou de circonstances particulières, l'immunité. Il semblera donc que le typhus amaril n'existe pas, alors qu'il est simplement discret. Pour qu'il se révèle, il faudra l'arrivée d'éléments étrangers et la coïncidence d'une saison favorable à la multiplication du Stégomyia.

La fièvre inflammatoire peut être considérée comme la forme normale de la fièvre jaune. — Si l'on admet que la forme normale de la maladie est celle qui s'observe le plus ordinairement dans les régions où elle existe en permanence, on peut dire que la fièvre inflammatoire, même dans ses manifestations atténuées, constitue la forme normale de la fièvre jaune.

Il y a là quelque chose de très comparable à ce qui se passe chez nous pour la rougeole. La forme normale de cette affection est la manifestation bénigne qui s'observe assez régulièrement dans la première enfance. Les formes graves et mortelles, assez communes chez les adolescents et les adultes qui n'ont pas subi une atteinte vaccinale infantile, sont considérées comme anormales. La fièvre typhoïde se comporte d'une manière analogue.

Relation entre le nombre des Stégomyias présents dans le foyer et le développement ou l'arrêt d'une épidémie. Point épidémique. — Le mécanisme de l'endémicité, tel qu'il ressort des observations sur la fièvre jaune des natifs en territoire endémique, s'harmonise entièrement avec les faits épidémiologiques et apporte aux plus obscurs d'entre eux une explication rationnelle.

Deux points cependant restent à éclaircir : si l'on admet avec nous que, dans un foyer endémique, le virus se cultive en permanence (sauf des interruptions de courte durée dont nous parlerons plus loin) par passage du Stégomyia à l'organisme humain, la fièvre jaune franche ne devrait-elle pas exister épidémiquement d'une façon permanente tant qu'il y a dans le foyer des organismes non immunisés? Au contraire, on voit s'écouler des périodes parfois longues sans épidémie, malgré la présence d'individus sensibles parmi la population et, d'autre part, les épidémies peuvent cesser spontanément, alors qu'il existe encore des individus sensibles et sans qu'il y ait disparition totale des moustiques vecteurs.

D'autre part, les épidémies de fièvre jaune franche parmi la population étrangère ne surviennent pas brutalement dans les foyers endémiques. Au début, avons-nous dit, l'on observe ordinairement des cas atypiques, des cas inflammatoires, puis des cas francs dont quelques-uns mortels et dès lors lors la mortalité s'élève rapidement. Quelle est la raison de cette période prémonitoire?

Ces faits trouvent leur explication dans l'abondance plus ou moins grande des Stégomyias présents dans le foyer et aussi, très probablement, dans les conditions encore mal précisées de l'exaltation du virus.

Partout où l'on a organisé la destruction du Stégomyia fasciata en vue de combattre une épidémie, on a constaté que la disparition complète de cette espèce n'était point nécessaire pour obtenir le résultat désiré. Il suffit que le nombre de ces moustiques soit diminué dans une certaine proportion pour que l'épidémie s'arrête. Si, pour fixer les idées, nous admettons par exemple qu'il existe dans la localité 500 Stégomyias par tête d'habitant au moment où l'épidémie est à son acmé, il suffira de ramener ce nombre au dixième ou au vingtième pour voir cette épidémie s'arrêter.

Gorgas donne de ce phénomène l'explication suivante :

Admettons que dans la localité il existe 100 Stégomyias par mètre carré ; si nous réduisons ce nombre à 50, les malades amarils existants seront piqués par un nombre de moustiques moindre et le nombre de moustiques infectés diminuera. Réduisons-le à 25, quelques moustiques pourront encore piquer des malades, toutefois la proportion de Stégomyias infectés sera encore très amoindrie. Cependant, s'il existe des individus sensibles parmi la population on pourra encore observer un petit nombre de cas. Continuons la guerre aux moustiques et ramenons-les à 15, puis enfin à 10 pour cent du nombre primitif. A ce moment il y a toutes les probabilités pour que, s'il existe des cas amarils, les malades ne soient pas piqués. En ce cas, plus de Stégomyias infectés et dès lors extinction brusque de l'épidémie. S'il est possible avec 10 moustiques par mètre carré que l'un d'eux s'infecte et contagionne un individu sensible dans la maison, il n'est pas probable que ce dernier malade puisse infecter un nouveau Stégomyia. Pour que la propagation amarile soit effective, un nombre déterminé de Stégomyias sont nécessaires. Ce nombre est, d'ordinaire, de beaucoup dépassé dans les localités amariles, aussi le travail de destruction des Stégomyias peut se poursuivre un certain temps sans amener de résultats manifestes. Mais que l'on arrive à ramener leur nombre à un chiffre inférieur à celui indispensable pour assurer la propagation épidémique et qu'on pourra appeler le « point épidémigène », l'épidémie s'arrête aussitôt. Et si le nombre de Stégomyias est ensuite maintenu au-dessous du point épidémigène, on aura beau introduire des sujets sensibles dans la localité, la fièvre jaune ne se répandra pas.

Nous sommes complètement d'accord avec Gorgas en ce qui concerne le « point épidémigène ». Nous avons constaté au Brésil et à la Martinique ce fait paradoxal de la cessation de l'épidémie par suite de la réduction du nombre des Stégomyias, alors qu'il en subsiste encore une notable quantité dans les habitations.

Toutefois nos observations ne permettent pas d'accepter comme suffisante l'explication de Gorgas.

Avec lui, nous reconnaissons que la destruction partielle des Stégomyias a pour effet la diminution des piqûres de sujets malades et, par suite, la réduction du nombre des moustiques infectés. Cependant, tant qu'il subsiste une petite proportion de ces derniers, on est exposé à la production d'un certain nombre de cas humains nouveaux et c'est ce que nous avons vu se produire soit à la Martinique, soit au Brésil. C'est, à ce qu'il nous paraît, une illusion de croire que ces nouveaux malades ne seront point piqués par des Stégomyias, lorsqu'ils sont traités à domicile et non protégés par des moustiquaires. Mais, par le fait de la raréfaction des moustiques infectés, les individus sensibles de la population seront exposés à être piqués non plus par de nombreux Stégomyias virulents, mais par un petit nombre, un seul dans la plupart des cas. Or, il résulte des expériences qu'une seule piqûre infectieuse ne suffit pas, dans la majorité des cas, pour déterminer un cas grave de fièvre jaune.

Relation du nombre des Stégomyias avec la gravité des cas. — Il se passe, lorsque le nombre des Stégomyias augmente dans une localité où la fièvre jaune est endémique, un phénomène qui caractérise le début des épidémies. A cette première période, les moustiques ne sont pas encore très nombreux, le nombre de ceux infectés sur des enfants ou des adultes créoles est trop restreint pour que chaque habitant soit exposé à des piqûres virulentes nombreuses. Il s'ensuit que les étrangers, inoculés par ces piqûres, manifestent des formes légères considérées comme une pseudo-fièvre jaune. Au fur et à mesure que la saison favorise la pullulation des Stégomyias et que les piqûres infectieuses sont plus nombreuses, les cas inflammatoires se multiplient et adoptent un caractère de gravité qui les rapproche davantage de la fièvre jaune franche. Survienne un cas mortel, et le diagnostic de fièvre jaune ne fera plus de doute pour le médecin.

Exaltation du virus. — L'abondance des Stégomyias serait donc en rapport non seulement avec le nombre, mais aussi avec la gravité des cas et avec la mortalité. Elle explique, au moins en partie, l'existence de la période prémonitoire que nous avons dit précéder les épidémies, période où la maladie est encore dépourvue de gravité. Un autre facteur que le nombre des piqûres infectieuses paraît intervenir ici, c'est l'exaltation du virus. Il est extrêmement probable que cette exaltation se produit par le passage à travers des organismes neufs. Le virus provenant de ces atteintes atypiques, bénignes, qui entretiennent l'état d'endémicité parmi la population créole, serait incapable, surtout à dose faible, de déterminer une maladie très grave chez un organisme adulte non immunisé. Par passages alternatifs de ces organismes neufs aux moustiques, sa virulence augmente et les cas deviennent graves. Une observation que nous avons faite à la Martinique est en faveur de cette exaltation : c'est qu'à partir du moment où la maladie est devenue très sévère pour les étrangers, elle se montre moins bénigne pour les créoles et détermine parmi eux des cas typiques, quelquefois même des cas mortels. Un autre fait nous frappe également, c'est qu'en territoire endémique l'épidémie débute chez les étrangers par des cas inflammatoires. Si, au contraire, une épidémie se manifeste dans une localité éloignée de la zone amarile, à la suite d'importation de Stégomyias infectés provenant d'un foyer en pleine activité, les premiers cas sont graves et la période prémonitoire de l'épidémie est supprimée.

Il n'est pas possible de fixer la valeur relative de chacun des deux facteurs, exaltation de la virulence et abondance des moustiques ; quoi qu'il en soit, de leur concours et des conditions suivant lesquelles ils se combinent dépendent la gravité des cas, le développement et l'arrêt de l'épidémie.

Discontinuité de l'état endémique dans les localités de la zone d'endémicité amarile. — Pour la clarté de l'exposition, nous avons considéré l'endémicité amarile comme un état permanent et ininterrompu, tout au moins durant une longue série d'années, d'un territoire ou d'une localité. Cette continuité n'est pas forcément absolue dans la zone amarile. Rappelons qu'un caractère attribué à cette zone est d'héberger en toute saison le Stégomyia fasciata adulte. Or, ce qui est vrai si l'on considère un vaste territoire de cette zone ne l'est plus toujours quand on envisage une localité en particulier. Dans le district de Santos du Brésil, par exemple, nous pourrons en toute saison de l'année rencontrer des Stégomyias fasciatas adultes, à condition de les chercher en divers points de ce territoire.

Mais si nous bornons notre recherche au périmètre de la commune de Santos, il est parfaitement possible que cette recherche soit vaine à un moment donné, que, dans le cours de dix années consécutives, par exemple, il se rencontre des périodes de quelques semaines de durée pendant lesquelles il n'existe pas de Stégomyias adultes dans ce périmètre. On se rappelle en effet que ce moustique est des plus sensible aux accidents climatiques, qu'un abaissement médiocre de la température peut déterminer la mort des adultes et arrêter pour un certain temps l'évolution des larves. Les hautes températures et la sécheresse peuvent produire sur cette espèce les mêmes effets désastreux. Il n'est pas rare qu'en divers points de la zone d'indémicité amarile il se produise, à titre accidentel, des conditions météorologiques susceptibles d'amener la disparition totale des Stégomyias ailés. Toutefois, ces conditions ne se réalisent que localement et très passagèrement, de telle sorte que le repeuplement de la localité en moustiques est toujours assuré à bref délai, soit par l'importation des insectes d'une localité voisine, soit par l'évolution sur place de larves qui n'ont pas péri. Quoi qu'il en soit, un accident de ce genre a pour conséquence de supprimer tous les Stégomyias porteurs de virus et, par conséquent, l'état endémique pour un certain temps. La durée de cette absence du germe amaril dans un territoire peut être plus ou moins longue suivant de multiples circonstances. Supposons, par exemple, qu'un abaissement de température inusité ait amené la mort des Stégomyias adultes sur toute l'étendue d'une île des Antilles. Quand même au bout de peu de jours les larves auraient repeuplé l'île de Stégomyias ailés, il faudra l'importation, par un navire, de personnes ou d'insectes infectés pour renouer la chaîne des passages de virus du moustique à l'homme. L'interruption peut fort bien durer des mois, peut-être dépasser une année. En raison cependant du mouvement incessant des bateaux et de l'existence à peu près constante de Stégomyias infectés sur les îles voisines, nous ne croyons pas que cette interruption puisse jamais se prolonger très longtemps. On en a une preuve dans le fait que les épidémies, dans tout l'archipel des Antilles, n'atteignent jamais sévèrement la population native. Si l'état endémique venait à disparaître, pour une période de vingt ou trente années, d'un de ces foyers, la première épidémie qui surviendrait ensuite décimerait les jeunes générations d'adultes créoles dans la même proportion que les étrangers, faute d'immunité acquise dans l'enfance.

A l'appui de cette manière de voir, on peut citer des faits observés au Brésil et qu'il est intéressant de placer en regard de ce qui se passe aux Antilles.

On sait que la zone brésilienne d'endémicité amarile est très étroite au voisinage du tropique. Dès qu'on abandonne le littoral pour s'avancer dans l'intérieur, on rencontre un climat d'altitude défavorable au Stégomyia fasciata, et partant à la fièvre jaune. Entre la région où ce moustique cesse d'exister et la côte où il pullule toute l'année durant, se trouve une bande de territoire, de forme très irrégulière, dont les conditions météorologiques, fort variables d'une saison à l'autre, tantôt permettent une multiplication intense du Stégomyia, tantôt gênent sa reproduction au point qu'il disparaît entièrement pendant plusieurs mois consécutifs.

Dans ces conditions l'état endémique ne saurait se maintenir d'une façon permanente dans les localités situées dans la bande intermédiaire. Suivant les cas, on voit la fièvre jaune s'installer à l'état endémique, pour une période de quelques années, dans une localité, puis s'éteindre complètement pendant de longues périodes, jusqu'à une importation nouvelle particulièrement à redouter dans les années où le Stégomyia pullule de façon inusitée. Quand la période de non-endémicité a été très prolongée, une importation du virus détermine parmi les natifs une épidémie meurtrière, de tous points comparable aux épidémies qui ont frappé la population des villes du sud de l'Europe ou des Etats-Unis ou de toute autre région où l'endémicité n'existe pas.

Tel fut le cas pour la ville de Campinas, dans la province de Sao Paulo en 1889.

D'autres localités, où l'état endémique a été supprimé pendant une courte période seulement, peuvent éprouver des épidémies graves mais non point aussi meurtrières, attendu qu'une bonne partie de la population a été immunisée avant la suppression de l'état endémique. C'est ainsi qu'à Saô Simâo, Ribeirâo Preto et Aréal, en 1902, des épidémies assez graves se sont manifestées; toutefois, comme une partie des habitants étaient réfractaires, la mortalité a été dix ou vingt fois moindre qu'à Campinas en 1889. Dans ces diverses localités, la population se compose de natifs à de rares exceptions près.

Il ne faut donc pas s'attendre à rencontrer en permanence le germe de la fièvre jaune et toutes les conditions nécessaires à l'évolution d'une épidémie, dans chacune des localités que leur histoire pathologique permet de classer comme foyers d'endémicité. Ceux auxquels la biologie du Stégomyia fasciata est familière n'auront aucune peine à admettre que la continuité ou la discontinuité de l'état endémique, dans un lieu donné, est en rapport direct avec les conditions météorologiques que la région offre à cette espèce. Si ces conditions lui sont constamment favorables, il y a continuité; si le climat comporte des saisons mieux tranchées, l'état endémique est discontinu. La facilité avec laquelle le Stégomyia se transporte d'un point à un autre par mer et par terre explique que, dans la plupart des cas, ces éclipses du virus amaril dans une localité ne soient pas de durée suffisante pour amener la perte de l'état réfractaire chez la majeure partie de la population.

Une expérience réalisée au Brésil par la mission Pasteur a permis d'avancer que le virus amaril puisé chez l'homme par le Stégomyia femelle pourrait passer dans les œufs et se transmettre héréditairement à la génération suivante, comme cela existe pour certains virus transmis par des tiques (Piroplasmose). Les savants qui ont répété cette expérience dans les mêmes conditions n'ont pu réussir à transmettre la maladie par ce procédé. Cet échec nous oblige à formuler quelques réserves sur le résultat de l'expérience primitive.

En la rapportant, Marchoux et Simond ont indiqué que, fortuitement et en dépit de toutes les précautions prises, le sujet aurait pu être piqué par un Stégomyia virulent libre dans l'atmosphère, attendu qu'à Rio-de-Janeiro, où avait lieu l'expérience, existaient probablement des malades amarils à cette période. Les auteurs ne se sont pas arrêtés à cette hypothèse en raison des garanties dont ils s'étaient entourés. Il n'en reste pas moins vrai que, pour entraîner une certitude absolue, il serait nécessaire qu'une semblable expérience donnât un résultat identique dans une localité éloignée de tout foyer endémique.

Il ressort d'autre part des études de la mission Pasteur que, si le passage héréditaire du virus amaril chez le Stégomyia fasciata est une réalité, son importance est minime au point de vue épidémiologique.

La discontinuité de l'endémicité, autrement dit la disparition momentanée des insectes vecteurs de virus, permet d'expliquer certains phénomènes qui se présentent dans les territoires amarils, entre autres l'irrégularité des manifestations bénignes de caractère inflammatoire suivant les années. Parfois, il est impossible d'en dépister aucune pendant toute une année durant, puis, l'année suivante, elles se produisent avec une fréquence inusitée et de véritables bouffées épidémiques, avec ou sans cas typiques, se succèdent dans la population infantile créole. Assurément, s'il se produit une disparition des insectes virulents pendant une série de mois, le contingent des enfants non vaccinés s'accroît et, lorsque des moustiques infectés entreront de nouveau en scène, ils rencontreront un nombre plus important d'organismes sensibles.

RÉSUMÉ DES FAITS DE L'ENDÉMICITÉ

D'après les données que nous avons développées dans ce chapitre, on peut résumer de la façon suivante les phénomènes de l'amarilisme endémique.

L'endémicité est le résultat de la présence permanente, sauf des interruptions de courte durée, de Stégomyias fasciatas virulents dans le territoire.

Les habitants autochtones sont exposés durant toute leur existence aux piqûres infectieuses et les subissent fréquemment. Ils sont partiellement ou complètement vaccinés par la première inoculation qu'ils éprouvent dès l'enfance. A cette période de la vie, la réaction est très généralement légère et peut passer inaperçue. Cette vaccination met l'individu à l'abri pour longtemps des atteintes amariles graves, mais non des récidives bénignes, qui consolident et prolongent l'immunité. La fréquence de ces récidives et des atteintes infantiles atypiques assurent l'entretien constant d'un contingent de moustiques infectés. Il faut des circonstances météorologiques exceptionnelles pour rompre la chaîne des passages et, quand le fait se produit, cette chaîne en général se resoude assez vite, grâce à l'apport de Stégomyias infectés provenant de territoires voisins.

L'importance des manifestations chez les créoles, comme gravité et comme nombre, est en rapport avec l'abondance des Stégomyias dans la localité; toutefois, en raison de l'immunité antérieurement acquise, les atteintes chez l'adulte ne revêtent pas d'ordinaire le caractère d'une fièvre jaune grave dans des localités peuplées exclusivement de créoles.

Les manifestations qui atteignent les étrangers sont variables, suivant que les nouveaux venus sont peu ou très nombreux et suivant que la saison est ou non favorable à la multiplication des Stégomyias.

L'introduction dans une localité endémique d'un très petit nombre d'étrangers sensibles donne rarement lieu à des cas mortels si, avant leur arrivée, le virus n'a pas été exalté par des passages à travers des organismes humains neufs et si les moustiques n'abondent pas. Au contraire, l'introduction d'éléments étrangers nombreux sera fréquemment suivie d'une épidémie grave. L'épidémie attend, pour éclater, une multiplication très notable des Stégomyias.

Elle débute par des cas inflammatoires, puis viennent les cas à symptomatologie classique, très souvent mortels.

Postérieurement aux premières manifestations sévères atteignant les étrangers, des cas graves pourront être observés chez les natifs. Il semble que chez certains l'immunité soit insuffisante pour résister à un virus exalté par les passages à travers des organismes adultes neufs.

Si, par des moyens artificiels ou par les circonstances météorologiques, le nombre des Stégomyias s'abaisse au-dessous d'une certaine proportion, l'épidémie s'arrête. On n'observe plus que des cas isolés et la gravité des atteintes diminue.

Un retour épidémique ne devient possible qu'à la saison qui ramènera l'abondance des Stégomyias et à la condition d'un nouvel apport d'étrangers non immunisés. Hors de ces conditions, l'amarilisme demeure réduit aux manifestations bénignes qui entretiennent l'état endémique.

VII. — MANIFESTATIONS DE LA FIÈVRE JAUNE HORS DES TERRITOIRES D'ENDÉMICITÉ

Foyers accidentels. — La caractéristique des foyers endémiques c'est que les manifestations sporadiques ou épidémiques de la fièvre jaune sont entretenues, d'une façon permanente ou presque permanente, dans le foyer. Elles affectent des degrés très divers de gravité si bien qu'elles ne sont pas toujours apparentes. On observe alors des périodes de latence suivies de manifestations amariles *dont l'origine ne peut être attribuée à une réimportation du germe.*

Au contraire, les foyers accidentels sont ceux où les manifestations amariles s'observent pendant des périodes en général courtes, à la suite desquelles le virus disparaît entièrement de la région. La maladie ne saurait donc reparaître dans cette région sans importation nouvelle de virus, c'est-à-dire de moustiques ou de personnes infectées.

Lorsqu'on étudie l'histoire des manifestations amariles hors des territoires de l'endémicité, on constate que ces manifestations peuvent être divisées en deux groupes, dont l'un comprend des épidémies véritables, d'une durée de plusieurs mois et d'une sévérité marquée, l'autre des épidémies avortées ou mieux des commencements d'épidémie dont l'évolution s'est arrêtée dès les premiers cas.

Au point de vue géographique, ces manifestations ne sont pas moins distinctes, elles s'observent sous des latitudes différentes. Celles du premier groupe ont pour limites dans chaque hémisphère, du côté de l'Equateur, le parallèle où s'arrête la zone endémique, du côté du pôle, la ligne qui marque la frontière des domaines du Stégomyia fasciata. Cette dernière ligne suit d'une manière irrégulière les quarante-troisièmes parallèles Nord et Sud. Les manifestations du second groupe, celui des épidémies avortées, ont été observées au-delà des quarante-troisièmes parallèles, jusqu'au voisinage du 52e degré de latitude nord.

Il y a donc lieu de considérer deux catégories de foyers accidentels, les uns situés dans les pays à Stégomyias, les autres situés hors des territoires où ces moustiques se rencontrent. On pourrait les appeler pseudo-foyers accidentels.

Le caractère endémique ou accidentel d'un foyer dépend exclusivement des conditions dans lesquelles subsiste et se multiplie le Stégomyia fasciata dans la région, et l'on peut formuler de la manière suivante les conditions qui donnent leur caractère à chaque espèce de foyer :

1° Toute localité où le Stégomyia fasciata se multiplie en toute saison de l'année peut devenir un foyer endémique;

2° Toute localité où le Stégomyia fasciata n'existe sous forme d'insecte parfait que pendant une partie de l'année peut devenir un foyer accidentel vrai;

3° Toute localité où le Stégomyia fasciata ne se rencontre jamais en liberté, où il est capable de subsister pendant quelques jours dans l'atmosphère, mais non de se reproduire à l'état de liberté, peut devenir un pseudo-foyer accidentel.

A préciser ainsi les conditions indispensables à la formation, sur un territoire donné, d'un foyer accidentel ou endémique, on peut se rendre compte que les limites précédemment indiquées pour chaque espèce de foyer sont plus théoriques que réelles. La variété des climats pour des régions situées sur un même parallèle, un tropique par exemple, crée dans chacune de ces régions des conditions particulières favorables au développement tantôt d'un foyer endémique, tantôt d'un foyer accidentel, tantôt d'un pseudo-foyer accidentel. Donc, géographiquement, les territoires qui conviennent à chaque sorte de foyer se pénètrent de la façon la plus capricieuse et leurs limites sont des lignes sinueuses, très accidentées, ne coïncidant que très accidentellement avec des parallèles.

Bien mieux, comme les conditions climatiques changent d'une année à une autre, certains territoires peuvent à un moment donné cesser de convenir à un foyer de l'un ou l'autre ordre, par la seule influence des circonstances météorologiques sur la multiplication du Stégomyia fasciata.

Manifestations amariles dans un foyer accidentel vrai. — Pour qu'un foyer accidentel de fièvre jaune se développe, il faut, avons-nous dit, une importation de virus dans la localité qui offre les conditions requises de présence saisonnière de Stégomyias. L'importation se fait tantôt par l'homme, plus souvent par le moustique.

Dans le premier cas, c'est en général une personne non encore malade, mais simplement en période d'incubation, qui s'introduit dans la localité et y éprouve la fièvre jaune très peu de temps après son arrivée. Ou bien c'est une personne ayant déjà manifesté les symptômes mais n'ayant pas dépassé le troisième jour de la maladie. Dans l'un et l'autre cas quelques Stégomyias fasciatas indigènes de la localité s'infectent en pompant du sang virulent chez ce premier malade. Au bout de douze jours ils sont devenus virulents et leurs piqûres déterminent les premiers cas dans la population locale. Un intervalle de 16 à 22 jours s'écoule entre l'arrivée du cas importé et le développement des premiers cas locaux. Le nombre de ceux-ci est d'abord discret, mais, chacun constituant une nouvelle source d'infection pour les moustiques, en quelques semaines une épidémie est réalisée. Elle se prolonge tant qu'il subsiste en abondance des Stégomyias ailés et des sujets sensibles. L'arrivée de la saison froide amène, avec la disparition des moustiques ailés, celle de l'épidémie. Au retour des chaleurs l'année suivante on verra reparaître les Stégomyias adultes, mais non la fièvre jaune. Elle ne reviendra point jusqu'à une importation nouvelle.

L'importation du virus ne saurait être suivie d'effet qu'à la saison des moustiques, c'est-à-dire en saison chaude. L'épidémie évolue exclusivement au cours de cette saison et cesse avec elle. Très exceptionnellement, lorsque la saison froide n'est pas assez rigoureuse pour faire périr tous les Stégomyias ailés, des cas sporadiques plus ou moins atténués peuvent entretenir la culture du virus comme en foyer endémique et l'épidémie fera un retour offensif à la saison chaude nouvelle. Des faits de ce genre ont été observés en Espagne où les hivers parfois sont exceptionnellement doux. Dans les villes des Etats-Unis telles que New-York, où la rigueur de l'hiver ne permet jamais au Stégomyia de subsister à cette saison, les épidémies ne peuvent dépasser la durée d'un été. En règle générale, hors des territoires d'endémicité, l'importation de personnes ou de moustiques infectés est inoffensive en saison froide.

Les épidémies, dans un foyer accidentel, affectent des caractères un peu particuliers : elles frappent, pour ainsi dire sans exception, toute la population, elles déterminent une haute mortalité, elles atteignent les habitants de la localité quelles que soient leur race et leur couleur. C'est qu'en effet le virus ne trouve plus ici une majorité de la population vaccinée, comme dans les milieux endémiques. Tous les habitants sont sensibles à l'inoculation et il est exceptionnel qu'un certain nombre d'entre eux puissent échapper aux piqûres de moustiques virulents.

Un autre caractère qui différencie ces épidémies de celles qui surviennent en territoire endémique, c'est qu'elles débutent généralement par des atteintes de fièvre jaune franche. Cela tient exclusivement, croyons-nous, à ce que le virus importé est toujours un virus exalté. Qu'il y ait importation par l'homme ou par le moustique, le germe provient toujours d'un territoire où règne une épidémie, où les Stégomyias sont très abondants et où le virus a déjà subi des passages nombreux par des organismes neufs. Il n'en est pas moins vrai qu'à côté des cas francs très nombreux, on observe, au cours de l'épidémie, toute la gamme des formes légères, en particulier sur la population infantile.

Manifestations amariles dans un pseudo-foyer accidentel.— La sensibilité du Stégomyia fasciata aux abaissements de température est telle que, là où la température nocturne est habituellement inférieure à 18 ou 20 degrés, il est incapable de subsister et de se reproduire.

Cependant il existe dans la zone tempérée des régions où, sans offrir à ce moustique les conditions favorables à sa multiplication, la température atmosphérique estivale lui permet de vivre en liberté pendant quelques jours ou quelques semaines. Si un navire apporte dans cette région, en saison chaude, des Stégomyias infectés, à partir du moment où ces moustiques seront libres dans l'atmosphère jusqu'à leur mort ils seront capables d'inoculer la fièvre jaune aux habitants de la localité.

Toutefois, vu le défaut de Stégomyias indigènes, les malades ne serviront pas d'intermédiaires pour infecter d'autres moustiques et une épidémie sera incapable d'évoluer. Il n'y aura d'autres malades que les individus piqués par le petit nombre des moustiques importés. Ce que l'on observera, ce sera une bouffée de cas incapables de faire souche. L'épidémie avorte quand elle semble à peine à son début.

Nombreuses sont les alertes causées dans les régions inhospitalières au Stégomyia fasciata par la mise en liberté de quelques moustiques de cette espèce, porteurs de virus amaril, importés d'un foyer endémique ou d'un foyer accidentel vrai. En ce qui concerne la France, ces alertes se sont produites dans la plupart de nos ports. Trois d'entre elles méritent une mention, ce sont celles qui ont mis en émoi Marseille en 1821, et Saint-Nazaire en 1861 et en 1908.

1° Pseudo-épidémie de Marseille en 1821. — Le voilier *Nicolino*, en 1821, apporta la maladie au lazaret du Frioul. Ce navire avait quitté, le 26 août 1821, Malaga, où régnait une épidémie amarile et où il avait eu lui-même des cas à bord, durant l'escale. Un nouveau cas se produisit en cours de route le 1er septembre. A l'arrivée à Marseille, le 7 septembre, le malade fut hospitalisé au Lazaret et le brick mis en quarantaine dans le bassin du Frioul, au milieu d'autres navires retenus en observation pour des motifs étrangers à la fièvre jaune.

Quatre jours après la mise en quarantaine (11 septembre), un nouveau cas se manifestait à bord du *Nicolino*. Le même jour les deux navires entre lesquels il était mouillé présentaient, l'un deux cas et l'autre un cas. Du 11 septembre au 2 octobre on enregistre 24 cas, dont 2 sur le *Nicolino*, 1 chez un ouvrier occupé sur un ponton et 21 sur six navires mouillés non loin du *Nicolino*.

La bouffée épidémique s'éteignit d'elle-même.

2° Pseudo-épidémie de Saint-Nazaire en 1861. — Le voilier *Anne-Marie* arrivait à Saint-Nazaire le 27 juillet 1861. Il avait chargé du sucre à La Havane et présenté des cas de fièvre jaune en cours de traversée. Toutefois, 17 jours s'étant écoulés entre le dernier cas à bord et l'arrivée à Saint-Nazaire, on lui accorda la libre pratique. Cinq jours après, le 1er août, des cas se manifestaient sur des ouvriers employés à bord de l'*Anne-Marie*, puis sur des matelots de navires ancrés à son voisinage, sur un tailleur de pierre qui travaillait à terre à peu de distance, etc. Du 1er au 31 août, 30 cas se produisirent, dont 18 sur des personnes ayant séjourné à bord de *l'Anne-Marie*, 3 sur des personnes travaillant en habitant à terre à proximité, 8 sur des bateaux amarrés au voisinage et 1 (demeuré douteux), sur un médecin domicilié à 6 kilomètres de Saint-Nazaire.

Après un mois exactement, la série des cas était terminée à Saint-Nazaire. Par contre, *l'Arequipa*, un des navires voisins de *l'Anne-Marie*, ayant quitté Saint-Nazaire le 1er août, présenta une épidémie de bord qui, ayant débuté le 4 août, se prolongea jusqu'à l'arrivée à la Guyane, le 20 septembre, après avoir déterminé 8 cas.

3o Pseudo-épidémie de Saint-Nazaire en 1908. — Un paquebot de la Compagnie Transatlantique, *la France*, quittait la Martinique, où sévissait la fièvre jaune, le 11 septembre 1908, après y avoir pris du charbon, des marchandises et des passagers. Il arrive à Saint-Nazaire, le 24 septembre, avec un bon état sanitaire à bord. En vertu des règlements sanitaires en vigueur, la libre pratique lui est aussitôt accordée. Deux jours plus tard, un garçon de chambre du navire tombe malade. Ce cas de typhus amaril est suivi de 10 autres dont le dernier est enregistré à la date du 8 octobre. Parmi ces onze cas, neuf atteignent des hommes de l'équipage logés à bord, un frappe un journalier qui est venu travailler sur le navire, le dernier est celui du cuisinier d'un bateau amarré à proximité du *la France*. Quatre cas se terminent par la guérison et sept par la mort.

On ne saurait douter actuellement que ces bouffées épidémiques aient résulté des piqûres de Stégomyias infectés apportés par les navires de localités contaminées. Dans la dernière de ces épidémies avortées, celle de Saint-Nazaire en 1908, la seule où on les ait cherchés, Chantemesse a pu retrouver des échantillons des moustiques vecteurs de virus à bord du navire *la France*. Soit à Marseille, soit à Saint-Nazaire, les Stégomyias mis en liberté à l'ouverture des cales du bateau qui les contenait se sont répandus dans les locaux habités de ce bateau ou du voisinage et y ont vécu pendant quelques semaines. Les conditions de la température, pendant cette période, leur ont permis de faire quelques victimes, mais non de se multiplier. Les manifestations amariles ont disparu avec eux. Il est facile de calculer que la durée de l'existence des Stégomyias importés par *le Nicolino* à Marseille a été d'au moins 21 jours (du 8 au 28 septembre 1821), en rade du Frioul; ceux importés à Saint-Nazaire en 1861 par *l'Anne-Marie* ont vécu dans cette rade du 27 juillet au 28 ou au 29 août, pendant 33 à 34 jours. Ceux du *la France* provenant de la Martinique en 1908 ont vécu dans le même port pendant un minimum de 10 jours. Il semble y avoir eu corrélation entre la durée de la vie des moustiques et les conditions probables de température, étant données les dates. C'est là encore une confirmation de l'exactitude de notre interprétation des faits.

Les manifestations dont nous venons de citer des exemples ont toujours pour théâtre un port. C'est en effet seulement par des navires que les Stégomyias infectés peuvent être amenés d'un foyer épidémique dans les régions privées de Stégomyias. Or, il est difficile à ces insectes de se transporter très loin du navire. La distance maximum observée est de 6 kilomètres dans le cas du Dr Chaillou, près de Saint-Nazaire, en 1861. Encore l'authenticité de ce cas est-elle contestée.

Comme on le voit, en dehors des territoires où se multiplie le Stégomyia fasciata, la fièvre jaune ne peut se manifester que si des moustiques infectés de cette espèce sont importés; toutefois ces manifestations sont isolées, limitées au port d'arrivée des bateaux infectieux et incapables de revêtir l'allure d'une épidémie véritable. Pour qu'elle se produise, il est indispensable que la température ne demeure pas inférieure à 16 degrés environ, limite de l'aptitude du Stégomyia fasciata à piquer lorsqu'il est libre dans l'atmosphère.

VIII. — CONDITIONS DE LA PROPAGATION DE LA FIÈVRE JAUNE PAR TERRE ET PAR MER

La propagation de la fièvre jaune s'effectue tantôt par voie terrestre, tantôt par voie maritime. Dans les deux cas, elle est liée au transport de l'un des agents que l'on sait constituer, dans la nature, les seuls réservoirs de virus, l'homme et le Stégomyia fasciata.

Il importe, si l'on veut se rendre compte exactement des conditions qui permettent à ces agents de propager la maladie, d'être fixé sur la durée possible de l'incubation, dans leur organisme, du virus amaril. Cette notion est également d'un intérêt primordial pour la prophylaxie.

Incubation chez le moustique. — En ce qui concerne le moustique, on a vu plus haut que le pouvoir infectant ne se manifeste pas chez lui avant qu'il se soit écoulé un intervalle minimum de douze jours depuis l'absorption du virus. Parfois cette durée est insuffisante et l'incubation demande quelques jours de plus. Il semble que les conditions de température exercent une action sur la culture du virus dans l'organisme de l'insecte et que, suivant ces conditions, le pouvoir infectant puisse tantôt être retardé dans son apparition, tantôt disparaître momentanément au cours de la vie du moustique. Quoi qu'il en soit de ces variations, on doit, dans la pratique, considérer le Stégomyia comme dangereux à partir du 12e jour qui suit la piqûre sur le malade, jusqu'à la mort de ce moustique.

Durée de l'incubation chez l'homme. — L'incubation chez l'homme peut varier dans des limites assez étendues. Cela résulte des observations ainsi que des expériences faites avec les moustiques. Sur 26 inoculations expérimentales de fièvre jaune par piqûre de moustiques infectés, 18 fois l'incubation a duré trois jours et quelques heures. La durée minima observée parmi les 8 cas restants a été de 70 heures. La durée maxima de 146 heures.

L'observation, d'une façon générale, concorde avec l'expérimentation. Carter, qui a recherché la durée d'incubation pour 12 cas, en se plaçant dans des conditions particulièrement favorables, a obtenu les chiffres suivants :

pour 2 cas l'incubation a duré 3 jours.
— 6 cas — 3 jours et quelques heures.
— 2 cas — 4 jours.
— 1 cas — 4 jours et 12 heures.
— 1 cas — 5 jours et 18 heures.

Marchoux et Simond ont également constaté que la durée de l'incubation est le plus souvent comprise entre trois et cinq jours. Toutefois, dans un cas observé directement par eux, la maladie s'est manifestée au commencement du 10e jour. Il s'agissait d'un jeune français domestique à Rio-de-Janeiro dans une maison où la fièvre jaune causait des décès. Pour éviter la maladie, il vint avec son maître à Pétropolis. Le 9e jour après son arrivée dans cette ville exempte de fièvre jaune et de Stégomyias, il éprouvait une atteinte mortelle. L'incubation dans ce cas a duré plus de 9 jours. Il faut toutefois considérer ce fait comme des plus exceptionnels.

On doit donc admettre que dans la plupart des cas la durée de l'incubation chez l'homme est comprise entre 72 et 96 heures, qu'elle n'est jamais inférieure à 48 heures, qu'elle peut atteindre rarement six à sept jours et très exceptionnellement dix jours. Il s'agit, bien entendu, de l'incubation dans l'infection naturelle par piqûre du moustique et non de celle qui suit l'injection expérimentale, de sang virulent (1). Celle-ci a généralement une durée plus courte.

Propagation par voie terrestre. — Le moustique joue un rôle prépondérant, dans la propagation à petite distance et dans la dissémination à l'intérieur d'une ville. Non seulement il est capable de se transporter spontanément d'une maison à une maison voi-

(1) Marchoud et Simond (*Ann. de l'Institut Pasteur*, 1904) rapportent un cas où l'incubation aurait duré 13 jours. Dans ce cas, pour lequel il y a lieu d'ailleurs de faire quelques réserves, le sujet avait reçu des injections de sérum virulent. Il ne s'agit donc point là d'une expérience de transmission naturelle par le moustique.

sine, de franchir au vol des espaces de quelques centaines de mètres, mais aussi il peut être porté par le vent à plusieurs kilomètres de l'habitation où il a piqué un malade. A la Martinique, en 1908, la fièvre jaune s'est propagée de Fort-de-France à certaines localités, en suivant les routes qui relient celles-ci au chef-lieu. Ces routes sont bordées d'habitations rurales très proches les unes des autres et, après étude de la question, nous avons pu rapporter la progression de la maladie tout le long de ces routes aux déplacements fréquents des moustiques qui passent d'une habitation à l'autre. Dans l'intérieur d'une ville, c'est encore aux déplacements des Stégomyias infectés qu'est due à peu près exclusivement la dissémination. A titre exceptionnel l'homme peut se trouver en cause dans cette propagation de proche en proche.

Lorsqu'il s'agit du transport par terre à grande distance, c'est au contraire presque toujours l'homme qui est responsable et c'est pendant la période d'incubation qu'il est surtout dangereux à ce point de vue. Nous avons dit que l'incubation chez l'homme dure de deux à sept jours et quelquefois davantage. Pendant cette période le futur malade conserve toutes les apparences de la santé et peut se déplacer. Qu'il se rende alors d'un foyer dans une localité saine et tombe malade une fois arrivé, il va infecter quelques Stégomyias de la localité. Ceux-ci se chargeront de distribuer le virus aux habitants. Parfois au lieu d'un sujet en incubation, c'est un malade amaril qui, amené dans la localité saine, y introduit le virus. Si ce malade n'a pas dépassé le 3e jour de la maladie, il ne manquera pas d'infecter des Stégomyias qui, après deux ou trois semaines, multiplieront les cas dans le voisinage.

Propagation par voie maritime. — En ce qui concerne la propagation par voie maritime, elle relève tantôt du transport du moustique, tantôt du transport de l'homme contaminés. Dans un grand nombre de cas les deux facteurs sont réunis.

On peut citer des faits nombreux de navires qui ont propagé la fièvre jaune en apportant des Stégomyias contaminés dans une localité indemne. Celui du paquebot *la France*, qui apporta la maladie par ce moyen à Saint-Nazaire, en 1908, est particulièrement intéressant parce que la démonstration de la présence des Stégomyias à bord a été faite.

Cette propagation par le transport de moustiques contaminés à l'exclusion de malades humains est certainement des plus commune dans les régions d'endémicité amarile. Elle est d'autant plus redoutable que rien ne trahit le danger à bord des navires en l'absence de malades. On peut bien y constater la présence des moustiques, mais dans ces contrées aucun navire n'est exempt de Stégomyias et il est impossible de se rendre compte que ces moustiques sont ou non infectés.

Parfois les moustiques font défaut à bord d'un navire dont l'arrivée dans un port indemne est l'occasion d'une épidémie. En ce cas il existe parmi l'équipage ou les passagers des personnes contaminées avant le départ du foyer qui éprouvent soit en cours de route soit à l'arrivée une atteinte amarile. Cette transmission par l'homme seul n'est possible que pour de courtes traversées.

Quand il s'agit de la propagation à longue distance nécessitant des traversées de plusieurs semaines, on peut, comme à Saint-Nazaire en 1908, retrouver comme cause unique des Stégomyias infectés qui ont fait le voyage *incognito*. Mais le plus généralement, on voit intervenir conjointement l'homme et le moustique. Les choses se passent de la façon suivante : un navire ayant relâché dans un foyer amaril y embarque des Stégomyias infectés, parfois aussi des passagers en incubation de fièvre jaune. Une petite épidémie se déclare à bord au bout de quelques jours par suite des piqûres de moustiques virulents, et cette épidémie se continue jusqu'à l'arrivée, grâce à la multiplication des Stégomyias dans les dépôts d'eau. Que ce navire, parvenu à destination, soit ou non mis en quarantaine, du moment où il s'est approché de terre les Stégomyias infectés qu'il contient se trouvent en mesure de contaminer soit le lazaret, soit les navires mouillés au voisinage, soit la ville elle-même. Si, comme en Espagne, par exemple, ou dans certaines parties du littoral des Etats-Unis, le port présente des conditions favorables à la multiplication de l'espèce Stégomyia fasciata, il ne tarde pas à subir une épidémie. L'histoire de la fièvre jaune fourmille d'exemples de ce genre.

La contamination des navires en relâche dans un port où sévit la fièvre jaune a divers moyens de s'effectuer. Tantôt ce sont des hommes de l'équipage qui, ayant passé la nuit à terre, ont contracté la maladie et la transmettent ensuite aux moustiques hôtes du bateau, tantôt c'est le vent qui pousse à bord des Stégomyias infectés. Un cas fréquent est celui où, le navire étant mouillé près de terre ou amarré à quai, les moustiques s'y rendent spontanément attirés par les lumières, la nuit.

IX. — RÈGLES GÉNÉRALES DE LA PROPHYLAXIE

Les mesures prophylactiques doivent viser le malade et le moustique qui sont les réservoirs de virus. — La connaissance exacte que l'on possède aujourd'hui du mécanisme et des agents de la propagation amarile permet de fixer avec certitude les règles de la prophylaxie.

Le principe qui doit servir de guide, pour l'établissement de cette prophylaxie, est qu'il existe dans la nature deux seuls réservoirs de virus, le malade amarilique et le *Stégomyia fasciata*. C'est donc à supprimer ces deux sources de la maladie que devra s'attacher le service sanitaire. Le moustique ne pouvant se contaminer que sur l'homme malade et l'homme ne pouvant être contaminé que par le moustique, la suppression d'un seul des deux agents suffirait pour arrêter toute transmission. Dans la pratique il est impossible de faire disparaître tous les moustiques ou de mettre à l'abri des moustiques tous les individus malades. C'est en prenant des mesures simultanément vis-à-vis des malades et vis-à-vis des Stégomyias qu'on réussit le mieux à prévenir ou à enrayer les épidémies.

Mesures concernant les malades. — Le malade amarilique n'est point dangereux par son contact, mais seulement par la possibilité de fournir du virus au moustique. Par conséquent, il suffit de le placer d'une manière absolue à l'abri des moustiques pour qu'il demeure entièrement inoffensif. La chose paraît à première vue des plus simple, elle présente néanmoins une grave difficulté. Le virus, ainsi qu'il résulte des recherches de Marchoux et Simond, n'existe pas dans le sang circulant pendant la période d'incubation, mais il paraît s'y rencontrer dès le début de la réaction fébrile, tout au commencement de la maladie. Il serait donc nécessaire de mettre dès ce moment l'amarilique à l'abri des piqûres des Stégomyias; très rarement, cette condition peut être réalisée. Mais en matière de prophylaxie on doit utiliser pour le mieux les moyens dont on dispose sans prétendre tirer de chacun d'eux des résultats absolus. Leur application méthodique et persévérante finit par suppléer à leurs imperfections.

Pratique de l'isolement des malades. — Pour que la pratique de l'isolement des malades (isolement, ici, veut dire mise à l'abri des piqûres de moustiques) produise tout l'effet qu'on en peut espérer, il faut d'abord exercer une étroite surveillance sur la population au point de vue des manifestations morbides de toute nature qui peuvent se produire. Toute manifestation fébrile chez un habitant doit être signalée au médecin sanitaire dès le début. Celui-ci en détermine la cause et, toutes les fois qu'il y a probabilité de fièvre jaune ou que le diagnostic d'une autre affection ne peut être rigoureusement établi, il doit immédiatement isoler le malade.

L'isolement peut être pratiqué soit à domicile, soit à l'hôpital. Dans les deux cas, il consiste à enfermer le malade dans un local dont l'accès est rendu impossible aux moustiques au moyen de toiles grillagées, métalliques ou non. Une chambre quelconque peut être transformée en local d'isolement en adaptant à toutes les ouvertures les grillages nécessaires. Le procédé le plus prati-

... même dans les hôpitaux, consiste à employer pour chaque malade une cabine grillagée démontable ou non. Cette cabine doit

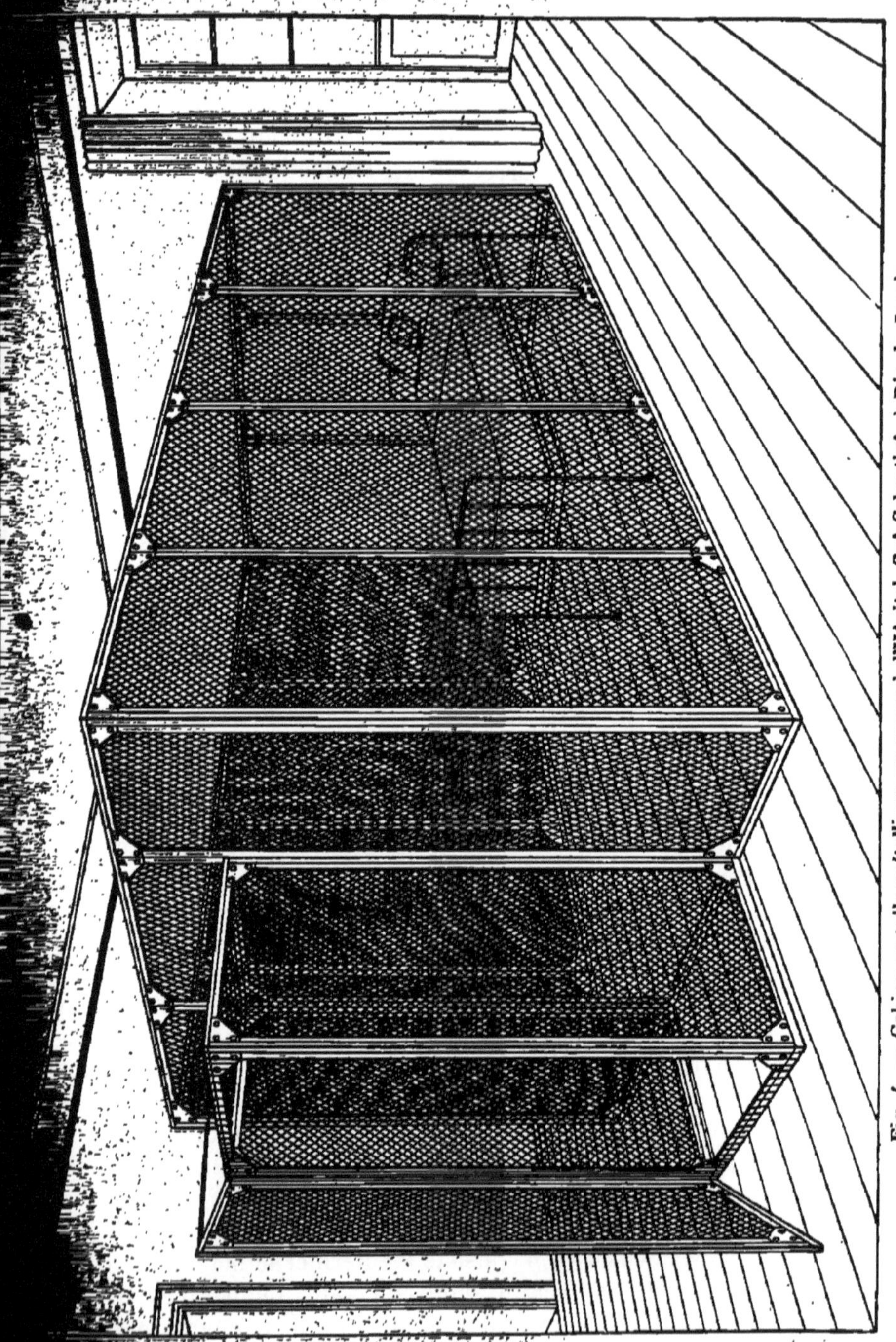

Fig. 4. — Cabine en toile métallique en usage à l'Hôpital Saõ Sebastiaõ, à Rio de Janeiro.

... assez spacieuse pour contenir le lit, la table de nuit, une ... permettre que deux personnes puissent s'y tenir à côté du malade. Un tambour à deux portes permet d'y accéder tout en offrant les garanties voulues contre l'introduction des moustiques. Le plafond ne doit guère dépasser deux mètres de hauteur de façon que, si un moustique pénètre accidentellement dans la cabine, on puisse facilement l'apercevoir, le poursuivre et s'en emparer.

Nous avons eu l'occasion d'utiliser des cabines de ce genre, les unes en toile métallique, les autres en tissu végétal, tulle ou toile dite à moustiquaire. Nous donnons nettement la préférence à ces dernières. La cabine en toile métallique coûte très cher, le grillage s'oxyde et se détériore rapidement sous les climats chauds et humides, les déchirures accidentelles qui peuvent se produire sont difficiles à réparer. Au contraire, les tissus à moustiquaire résistent très bien dans les régions tropicales, leur prix est peu élevé, les accrocs peuvent être immédiatement réparés. A l'occasion de l'épidémie de 1908 à la Martinique, nous avons fait construire des cabines formées d'une charpente légère démontable, en bois, avec les parois en tulle et le plafond en toile ordinaire de façon à arrêter les poussières. Ces appareils légers, peu encombrants, facilement transportables, susceptibles d'être montés et installés en une demi-heure dans une pièce quelconque, nous ont rendu les meilleurs services.

Une localité susceptible de subir des épidémies amariles doit être toujours amplement pourvue de cabines de ce genre.

A défaut de cabines, on peut employer la simple moustiquaire. Bien qu'elle n'offre pas les mêmes garanties et les mêmes commodités, la moustiquaire constitue un mode très appréciable de protection contre les piqûres de moustiques à la condition d'être bien faite : une bonne moustiquaire doit avoir la forme d'un sac, c'est-à-dire ne pas présenter d'ouvertures latérales. Le fond tendu au-dessus du lit doit avoir les mêmes dimensions que le lit; les bords doivent tomber plus bas que le matelas, sous lequel ils seront soigneusement repliés.

Il est réglementaire aujourd'hui dans les hôpitaux et les lazarets de nos colonies des Antilles de réserver aux amariliques des salles dont toutes les ouvertures sont fermées par des grillages. Cette précaution est des plus heureuse, mais elle ne saurait dispenser de l'usage, pour chaque malade qui y est en traitement, d'une cabine ou d'une moustiquaire. Il est, en effet, presque impossible, en dépit d'un tambour d'entrée et des plus minutieuses précautions, d'éviter la pénétration de quelques Stégomyias dans une salle vaste où un personnel nombreux entre et sort constamment. Tout en conservant la protection collective il est donc nécessaire d'y ajouter un appareil de protection individuelle pour chaque malade.

… l'isolement des malades. — Etant donné que la … du virus dans le sang circulant ne dépasse guère trois

Fig. 5. — Cabine-moustiquaire de la Mission Simond.

… admettre que l'isolement du malade n'est plus néces- … du cinquième jour de la maladie. Il est préférable toutefois de continuer à le protéger jusqu'à la fin contre les moustiques, tant en raison de l'incommodité de leurs piqûres que pour éviter des interprétations fâcheuses de la part du personnel subalterne ou des personnes ignorantes des conditions de la contagion amarile.

Inutilité des mesures concernant les convalescents ou les cadavres. — Contrairement aux idées qui ont régné en médecine jusqu'au xxe siècle, le convalescent de fièvre jaune ne fait courir aucun danger à son entourage. Le virus a disparu de son organisme, il n'est donc plus une source d'infection pour les Stégomyias qui viendraient à le piquer.

De même, le cadavre est inoffensif. Si la mort est survenue avant le 4e jour, on peut penser que des moustiques qui le piqueraient aussitôt après le décès puiseraient encore le virus dans ses humeurs, mais au bout de quelques heures ce virus, d'après ce que nous savons de sa fragilité, ne peut éviter de périr. Quand la mort survient au quatrième ou après le quatrième jour, ce qui est le cas ordinaire, l'organisme est déjà dépourvu de sa virulence.

Le cadavre amarilique est donc incapable de répandre dans le milieu extérieur des germes de la maladie. Par suite aucune mesure de désinfection de ce cadavre n'est utile au point de vue de la transmission de la fièvre jaune, ni avant l'ensevelissement ni au moment d'une exhumation. La législation qui régit encore cette question n'a plus de raison d'être, depuis que l'on est fixé sur le mode de propagation du typhus amaril.

Mesures concernant les Stégomyias fasciatas. — Le meilleur moyen d'arrêter la fièvre jaune consisterait à supprimer radicalement le Stégomyia fasciata dans le foyer. Cette suppression absolue ne saurait pas plus être réalisée que l'isolement absolu de tous les malades pendant la durée exacte où ils sont dangereux. Ce que l'on peut faire, c'est de réduire le nombre de ces culicides dans des proportions telles qu'ils ne peuvent plus entretenir l'épidémie. Les mesures qui permettent d'assurer ce résultat sont de deux ordres, les unes s'adressent aux moustiques adultes, les autres aux larves.

Destruction des moustiques adultes. — A l'état parfait, le moustique est particulièrement difficile à atteindre. Cependant les mœurs du Stégomyia fasciata rendent plus facile la destruction de cette espèce que de toute autre, au stade ailé. Les Stégomyias en effet se tiennent de préférence dans les maisons. Les femelles qui sont seules en cause dans la fièvre jaune, après qu'elles ont dépassé la première semaine d'existence aérienne, ne quittent guère l'intérieur des habitations si ce n'est lorsqu'elles n'y trouvent pas de réservoir d'eau pour leur ponte et sont obligées de chercher au dehors l'endroit propice. Dans ces conditions.

il est possible, après avoir fermé soigneusement les issues des pièces qui les renferment, de procéder ensuite à leur extermination. Divers procédés sont utilisés pour ce résultat : la chasse au moyen de petits filets de gaze, les pièges de Blin, enfin et surtout les fumigations.

Au premier rang des gaz asphyxiants qu'on peut employer figure l'acide sulfureux. Il présente l'avantage d'agir vite. Deux à trois heures d'exposition du moustique dans une atmosphère contenant 15 o/o d'acide sulfureux ou de gaz Clayton le tue à coup sûr. Malheureusement, beaucoup d'objets mobiliers sont détériorés par ce gaz qui attaque en particulier les métaux et les couleurs. Il est très peu d'habitations où son usage ne présente pas des inconvénients graves. Nous avons tenté de le remplacer par le formol produit dans des appareils à trioxyméthylène. Ce procédé ne nous a donné que de mauvais résultats. Après une exposition de six heures et plus dans une atmosphère saturée, on retrouve presque toujours des insectes vivants.

Certaines fumées, celle de pyrèthre et de tabac, peuvent remplacer l'acide sulfureux. Il faut faire brûler au minimum 5 grammes de poudre de pyrèthre par mètre cube dans le local pour obtenir l'asphyxie des moustiques au bout d'une heure. Cette asphyxie n'est pas toujours mortelle, surtout si l'on emploie une quantité de pyrèthre trop faible ou si la pyrèthre n'est pas de très bonne qualité. En ce cas les Stégomyias sortent bientôt de la stupeur où ils sont plongés et reprennent leur vol. Il est donc nécessaire d'arrêter la fumigation au bout d'une heure après que tous les moustiques sont tombés sur le sol, de balayer ce sol et de brûler les balayures qui contiennent des moustiques morts ou stupéfiés.

Les feuilles de tabac produisent un très bon résultat à la dose de 8 à 10 gr. par mètre cube. En général la mort des moustiques est assurée au bout d'une heure avec la dose de 10 grammes si le tabac est de bonne qualité.

On fait brûler ces substances sur des réchauds à charbon disposés dans la pièce dont on a au préalable assuré la fermeture. Les préparatifs de l'opération, obturation des portes et fenêtres, allumage des réchauds, doivent se faire sans fracas de manière à ne pas effaroucher et faire fuir les Stégomyias que l'on veut détruire.

Les difficultés et le prix élevé de la destruction des moustiques adultes empêchent de la poursuivre systématiquement dans toutes les maisons. On devra réserver cette mesure pour les habitations où il s'est manifesté récemment des cas de fièvre jaune. Eu égard à leurs mœurs casanières, il y a beaucoup de chances pour que les Stégomyias qui ont piqué un malade depuis un jour ou deux soient demeurés dans sa chambre ou tout au moins dans les pièces voisines. On peut donc espérer d'atteindre par les fumigations sinon tous, du moins une bonne partie de ceux qui se sont ainsi infectés et font courir du danger à la population.

Destruction des larves. — C'est à l'état larvaire qu'il est surtout facile d'atteindre le Stégomyia et de l'exterminer. Pour mener à bien une campagne antilarvaire on doit employer concurremment deux sortes de moyens : d'une part, il faut assécher ou supprimer tous les dépôts d'eau dormante et les réservoirs inutiles qui avoisinent les habitations : mares permanentes ou accidentelles formées par les eaux pluviales, bassins d'agrément, bassins de lavage ou d'arrosage inutilisés, vases décoratifs, caisses, jarres ou tonneaux, boîtes diverses, tessons de bouteille, gouttières, qui sont susceptibles d'emmagasiner l'eau de pluie. D'autre part, il faut détruire les larves qui se rencontrent soit dans ces dépôts d'eau extérieurs, soit à l'intérieur des maisons dans les ustensiles destinés à conserver l'eau pour les besoins du ménage ou de la toilette.

Les larves de Stégomyias fasciatas sont peu délicates, elles vivent fort bien dans des eaux souillées de matières fécales ou de débris alimentaires. Elles affectionnent les dépôts d'eau de pluie au fond desquels sont accumulés des détritus végétaux ou de la vase. Elles se complaisent dans les récipients où elles peuvent vivre à l'abri d'une grande lumière, jarres profondes, gargoulettes, citernes, etc., mais se développent également bien dans les récipients bien éclairés. Ceux du moindre volume leur suffisent; une boîte à conserves, un fond de bouteille contenant quelques centimètres cubes d'eau peuvent renfermer des centaines de larves. C'est dire que la chasse aux larves constitue une opération minutieuse qui demande à être poursuivie avec méthode et avec soin.

Si l'on vide sur le sol le contenu d'un récipient contenant des larves, celles qui demeurent à sec périront bientôt; mais au moment où l'on a ébranlé le récipient, la plupart des larves se sont précipitées dans le fond et y demeurent attachées à la paroi sans être entraînées avec l'eau. La petite quantité d'eau qui reste adhérente au fond du vase suffit à leur conserver la vie pendant quelques jours en attendant que, pour une cause quelconque, le récipient soit à nouveau rempli. Le lavage et le rinçage des récipients sont donc nécessaires.

Sauf pour les récipients contenant l'eau destinée aux usages domestiques, on peut utiliser pour détruire les larves des substances qui les asphyxient ou les empoisonnent. Le pétrole est le produit le plus employé à cet effet. Il suffit d'en répandre, sur les dépôts d'eau, une quantité correspondant à 150 grammes par mètre carré de surface pour faire périr les larves en les empêchant de respirer.

On peut également tuer les larves en additionnant l'eau d'acide sulfurique (2 gr. par litre) ou d'acide citrique, ou d'ammoniaque dans les mêmes proportions, ou d'eau de mer (50 o/o) ou d'eau de savon. Ces divers moyens peuvent avoir leur utilisation dans quelques cas spéciaux. Le pétrolage demeure le procédé de choix pour sa facilité d'application, son prix modique et le succès de son emploi.

X. — PROPHYLAXIE DÉFENSIVE ET PRÉVENTIVE

Nous venons d'exposer les règles générales de la prophylaxie. Leur application peut varier, offrir des difficultés plus ou moins grandes, nécessiter une organisation différente, suivant qu'il s'agit de faire de la prophylaxie défensive dans un foyer épidémique en activité, ou de la prophylaxie préventive dans une ville actuellement exempte d'épidémie, mais menacée par ses relations avec un foyer, ou située en territoire endémique. Les règles de la prophylaxie doivent aussi varier, suivant que l'on opère dans une région hospitalière aux Stégomyias ou sous un climat qui ne leur permet pas de se multiplier.

Organisation du service de prophylaxie défensive. — Là où il s'agit de combattre une épidémie en activité, il importe que le médecin chargé de la direction du service dispose d'un personnel nombreux, bien dressé, de moyens matériels et de crédits très larges. Le succès dépend de la rapidité et de la généralité de l'action, c'est-à-dire que soit pour la recherche des cas, soit pour la surveillance et l'installation des malades, soit pour la destruction des moustiques, il faut pouvoir agir immédiatement partout où surgit la nécessité et faire plus que ce qui paraît nécessaire. L'économie réalisée par l'arrêt promptement obtenu d'une épidémie compense et bien au-delà le supplément momentané de frais qu'il entraîne. C'est en procédant ainsi qu'on a pu réaliser à la Havane en 1901, à Rio-de-Janeiro en 1904, à Panama, Colon, Fort-de-France dans ces dernières années, la suppression des épidémies.

L'organisation du service dans ces différentes campagnes a été régulièrement la suivante, sauf quelques variations de détail.

Personnel dirigeant.— Il comprend : 1° un médecin-directeur, ayant l'initiative et la responsabilité des mesures, l'autorité complète sur tout le personnel et l'ordonnancement des dépenses;

2° Un nombre de médecins chefs de services ou de sections, proportionné à l'importance de la localité à protéger;

3° Des employés non médecins chargés des services spéciaux : un ingénieur qui dirige les travaux concernant la voirie, les eaux, les égoûts, un économe chef de la comptabilité.

Personnel subalterne. — Ce personnel se compose de gardes municipaux, de chefs d'équipes et de manœuvres exercés d'une manière spéciale aux diverses catégories d'opérations qu'ils sont appelés à effectuer.

Pour lutter fructueusement contre une épidémie en cours, on doit disposer d'un personnel comprenant environ 100 hommes par 29.000 habitants. De multiples circonstances peuvent faire varier cette proportion.

Répartition du personnel en sections. — Le personnel doit être réparti en plusieurs sections ayant chacune un service spécial à assurer. Chaque section comprend un nombre d'équipes proportionné aux nécessités du service qui lui incombe. Suivant les cas, l'équipe est constituée par deux, trois ou quatre manœuvres sous les ordres d'un chef d'équipe.

En général la répartition en trois sections s'impose : Une première section est chargée de la recherche des malades, de leur transport à l'hôpital ou de leur isolement en cabine ou sous moustiquaire à domicile, de leur surveillance, enfin de la destruction des moustiques adultes dans les maisons contaminées.

Une deuxième section est chargée de la destruction des larves de moustiques dans toutes les habitations suspectes ou non de la localité. Les équipes opèrent d'une façon systématique, en se conformant à des règlements édictés pour permettre l'accomplissement du service sanitaire, la visite des domiciles privés et des établissements publics. Elles détruisent les larves rencontrées à l'intérieur ou à l'extérieur des maisons et surveillent l'exécution des prescriptions sanitaires imposées aux habitants. Les visites doivent être renouvelées à plusieurs reprises dans chaque maison au cours de l'épidémie, et d'autant plus fréquemment que les habitants manifesteront moins de zèle à suppléer les équipes pour la destruction des larves.

La troisième section a pour objet l'assainissement de la voirie, des jardins publics, des cimetières et de la banlieue. Elle exerce la surveillance des bassins, lavoirs, abreuvoirs, canaux, caniveaux, égouts, ruisseaux, mares et dépôts d'eau de toute nature existant hors des habitations. Elle doit assurer l'écoulement régulier des eaux courantes, la vidange périodique des bassins et lavoirs, l'assèchement des mares, flaques et de tous les dépôts d'eau inutiles, le faucardage là où il est nécessaire, le comblement des fossés, bas-fonds, trous et cavités de toute sorte où des eaux peuvent se collecter et demeurer stagnantes.

En outre de ces sections principales, on peut être amené à en organiser d'autres, par exemple pour la destruction systématique des Stégomyias adultes dans les domiciles non contaminés, les bâtiments publics, les égouts, etc., quand cette mesure est jugée nécessaire, ou encore pour l'assainissement et la surveillance des bateaux, barques et chalands dans un port. Dans certaines localités, on devra confier à une section spéciale la visite des gouttières qui, ailleurs, peut être effectuée par la section de destruction des larves.

En somme le service de prophylaxie défensive devra être organisé non d'après un plan préconçu et invariable, mais en tenant compte de toutes les conditions que présente la localité, importance, ressources, mode de construction, mœurs des habitants, topographie, climat, etc., etc. La seule chose invariable, c'est le double objectif que ce service doit réaliser de la façon la plus parfaite possible, suppression des Stégomyias fasciatas et protection des malades contre leurs piqûres.

Organisation du service de prophylaxie préventive. — Dans certaines villes situées en territoire endémique, les épidémies amariles sont fréquentes. Ces épidémies menacent également les villes plus ou moins rapprochées des foyers endémiques, dans lesquelles les Stégomyias pullulent durant la saison estivale. Il est donc nécessaire d'organiser dans ces localités un service permanent de prophylaxie préventive, grâce auquel la fièvre jaune ne puisse rencontrer, à aucun moment, des conditions lui permettant d'évoluer.

Ce service doit fonctionner dans des conditions analogues à celui dont il vient d'être parlé. Le but principal qu'il se propose est le même, détruire les Stégomyias et surveiller les cas amarils sporadiques pour empêcher qu'ils ne propagent l'infection aux culicides. Toutefois les conditions sont changées. Il ne s'agit plus d'obtenir dans un délai très bref une réduction voisine de zéro du contingent des moustiques tant adultes que larves, d'appliquer des mesures de surveillance et de protection à un grand nombre de personnes malades, mais de poursuivre avec ordre et méthode une lutte permanente contre les moustiques et la protection de la population vis-à-vis de leurs piqûres.

Dès lors, le service de destruction des moustiques peut fonctionner dans des conditions économiques, avec un personnel extrêmement réduit. La surveillance des cas sporadiques peut être exercée, avec le concours des médecins praticiens de la localité, par un seul médecin sanitaire.

Mesures diverses dont l'étude et la réalisation incombent au service de prophylaxie préventive. — Le service prophylactique permanent ne saurait borner son activité à ces deux catégories de mesures. C'est en effet pendant que la fièvre jaune est absente qu'il convient d'étudier et de réaliser les conditions d'hygiène générale qui peuvent concourir à écarter la maladie de la localité. C'est aussi pendant ces périodes de tranquillité qu'on peut effectuer les grands travaux d'assainissement. On doit enfin mettre à profit ces périodes pour instruire la population et réformer les habitudes qui favorisent le développement des épidémies.

En tête des questions importantes à étudier au point de vue de l'hygiène générale se place celle de l'alimentation en eau de la localité.

Dans la plupart des pays à fièvre jaune, la saison pluvieuse est de longue durée. Les captations d'eau qui alimentent les diverses localités sont le plus souvent insuffisantes pour permettre un débit normal au robinet, dans chaque maison. Par suite les habitants ont recours à des approvisionnements supplémentaires fournis par l'eau de pluie. A cet effet ils disposent sous les gouttières, autour ou à l'intérieur de l'habitation, des récipients (jarres en grès, réservoirs en tôle de fer et surtout barriques défoncées à une extrémité), qui se remplissent à chaque pluie et constituent une réserve d'eau parfois très importante. Souvent cette alimentation en eau est la seule dans une localité, par défaut de sources, de puits ou de fontaines, mais il est des pays, petites et grandes Antilles, littoral du Mexique, de Panama, du Vénézuela, des Guyanes et d'autres régions, où, quels que soient le mode et l'importance de la distribution d'eau amenée d'une captation dans la ville, l'usage des récipients à eau de pluie est partout généralisé.

Ces récipients à eau de pluie constituent autant d'élevages de moustiques, de Stégomyias en particulier. Ils jouent un rôle de toute première importance dans la genèse et le développement des épidémies amariles. C'est dire quel intérêt s'attache à leur suppression. Pour les supprimer toutefois il ne suffit pas d'une loi ou d'un décret. L'eau est un élément essentiel de l'existence, aussi, pour déterminer une population à renoncer à ses moyens habituels d'approvisionnement, faut-il remplacer ces réservoirs particuliers par une distribution présentant au moins les mêmes avantages. C'est-à-dire qu'il faut que chaque localité soit approvisionnée abondamment d'eau courante de bonne qualité et que cette eau soit distribuée à domicile, au robinet et largement. Trois cents litres d'eau par habitant et par jour sont un minimum dans une ville coloniale.

Parmi les systèmes adoptés pour la distribution d'eau à domicile dans les villes des tropiques, celui de la caisse à eau est d'un usage assez fréquent. Il présente des inconvénients nombreux, perte de fraîcheur de l'eau qui séjourne dans la caisse, dépôt de vase dans le fond, nettoyage difficile. Enfin et surtout la caisse à eau, tout comme les tonneaux, est un nid à Stégomyias.

Comme on le voit, les questions d'adduction et de distribution d'eau se placent au premier rang des préoccupations du service prophylactique.

Si les mœurs sont à réformer en ce qui concerne l'alimentation en eau, elles le sont également en ce qui concerne la protection individuelle vis-à-vis des moustiques. La connaissance du danger des piqûres au point de vue du paludisme, de la filariose, de la fièvre jaune, date d'hier. On ne peut donc s'étonner de l'indifférence, à l'égard de ces piqûres, des populations qui vivent dans les régions où pullulent les espèces dangereuses. Il appartient au service prophylactique de prendre l'initiative de toutes les mesures capables de modifier cet état d'esprit : instruction des populations, vulgarisation des moyens de protection, mise en œuvre de ces moyens dans les établissements publics, hôpitaux, écoles, collèges, casernes.

Enfin l'étude de tous les grands travaux à exécuter pour l'assèchement des mares et étangs, pour l'écoulement dans des conditions satisfaisantes des eaux de pluie, d'égoût, de ruisseaux et de rivières, l'étude des modifications à apporter à la construction et à l'organisation des maisons et édifices publics pour faciliter leur assaissinement, l'étude des réformes à introduire dans les règlements sanitaires locaux, dans l'organisation des hôpitaux et des lazarets, sont du ressort du service de prophylaxie préventive.

La tâche qui incombe au chef du service de prophylaxie amarile est lourde et complexe. Elle exige des connaissances spéciales, un esprit d'organisation et d'initiative, enfin certaines qualités de caractère. Les exemples de Rio-de-Janeiro, de la Havane, de Panama, témoignent que le succès est assuré lorsque la direction du service est entre les mains d'un chef qualifié pour cette tâche.

Prophylaxie dans les régions ou le Stégomyia fasciata n'existe pas dans la nature. — Les règles de prophylaxie défensive et préventives que nous venons de développer s'appliquent exclusivement aux localités où le Stégomyia fasciata se rencontre et se multiplie soit en permanence, soit pendant une partie de l'année seulement. On n'a pas à se préoccuper d'une prophylaxie amarile là où ce moustique est absent. Cependant on a vu maintes fois des cas de fièvre jaune se manifester dans des ports de régions où le moustique spécifique est inconnu. C'est que les moustiques infectés avaient été apportés par un navire. Mis en liberté, ils ont pu vivre pendant quelques semaines et provoquer par leurs piqûres un petit nombre de cas.

Pour éviter ces bouffées épidémiques, il suffit de soumettre les bateaux suspects à des mesures spéciales. Nous les indiquerons plus loin, à propos de la protection sanitaire qui vise l'importation de la fièvre jaune par les navires.

XI. — PROPHYLAXIE MARITIME ET POLICE SANITAIRE

L'arrivée, dans un port sain mais habité par le Stégomyia fasciata, d'un navire en provenance d'un foyer actif de fièvre jaune est, on le sait, le mode le plus ordinaire d'introduction de la maladie. Les exemples en sont trop nombreux pour qu'il soit besoin d'y insister. Par conséquent tout port de mer situé en pays à Stégomyias, qu'il soit inclus ou non dans la zone d'endémicité amarile doit, tant qu'il est exempt de fièvre jaune, se protéger contre son importation par les navires.

Deux ordres de mesures permettent de réaliser cette protection :

1° Les mesures prophylactiques permanentes exposées dans le précédent chapitre, qui ont pour objet de raréfier dans la localité le moustique agent de transmission et de protéger les habitants contre ses piqûres;

2° Les mesures préventives concernant le navire à l'arrivée et les passagers de ce navire.

Désharmonie des règlements en vigueur en 1911 avec nos connaissances sur la propagation. — Les règlements sanitaires actuellement en vigueur classent les navires à l'arrivée en indemnes, suspects et infectés.

D'après le règlement du 4 janvier 1896 appliqué en France, est classé comme : 1° indemne, le navire venant d'une circonscription contaminée qui n'a eu ni décès ni cas de maladie à bord;

2° Suspect, le navire qui a eu un ou plusieurs cas à bord, à la condition qu'aucun de ces cas ne se soit manifesté depuis moins de 12 jours;

3° *Infecté*, celui qui a présenté des cas depuis moins de 12 jours.

Le règlement, pourtant récent, de police sanitaire aux colonies du 16 décembre 1909 établit la même classification, sauf qu'il fixe à 18 jours au lieu de 12 jours le délai suivant lequel les navires sont dits suspects ou infectés.

Ces définitions ne sont plus en harmonie avec nos connaissances sur la transmission de la fièvre jaune. Nous savons aujourd'hui qu'une seule condition est nécessaire et suffisante pour qu'un navire soit infecté : *la présence sur ce navire de Stégomyias fasciatas porteurs de virus*. Nous savons que ces moustiques peuvent vivre à bord dans les soutes, les cales, les cabines, pendant une durée d'environ 30 jours et même s'y multiplier quelquefois. Nous savons aussi que des cas de fièvre jaune qui évoluent à bord ne sont pas fatalement le résultat de l'infection du bateau. Ils peuvent être dus à des piqûres éprouvées à terre avant l'embarquement. Pour que ces cas infectent le navire en cours de route, il est de toute nécessité que ce navire contienne des Stégomyias. Hors de cette condition le voisinage et le contact du malade ne feront courir aucun danger soit aux passagers, soit à l'équipage. Si au contraire il existe à bord des moustiques de l'espèce désignée, ceux de ces insectes qui auront réussi à piquer le malade deviendront des agents de transmission et le navire demeurera infecté tant qu'ils ne seront pas détruits.

On ne saurait donc se rapporter, pour la protection de la fièvre jaune, aux règlements en vigueur en France et aux colonies, ni se contenter de leur application.

Conduite à tenir vis-à-vis des navires. — Si l'on tient compte de la durée, à l'état libre, de la vie du Stégomyia fasciata adulte, durée que nous croyons pouvoir évaluer, d'après des expériences personnelles, à un maximum de 30 à 35 jours dépassé seulement dans des cas exceptionnels, on est amené à considérer que tout navire qui a touché dans un port contaminé depuis moins de 30 à 35 jours est suspect. Ce n'est qu'après avoir acquis la certitude de l'absence de Stégomyias à bord et à la condition qu'il ne transporte pas une cargaison de sucre, nourriture favorite de ce moustique, qu'il peut être déclaré indemne. On pourrait donc définir ainsi le navire indemne : *Celui qui, ayant touché depuis plus de trente jours un port contaminé, n'a présenté aucun cas de fièvre jaune après le départ de ce port, ne renferme pas de sucre dans sa cargaison et est exempt de moustiques d'après la déclaration formelle du capitaine.*

On doit considérer comme suspect : *tout navire qui a quitté le port contaminé depuis moins de trente jours, qu'il ait ou non présenté des cas en cours de route.*

Les navires qui se trouvent dans ce cas doivent être retenus au lazaret ou en rade et soumis à une enquête sérieuse en vue de déterminer s'ils sont ou non infectés de fièvre jaune. L'enquête fait connaître :

1° Si le navire a fait ses opérations en rade ou à quai, dans le port contaminé (renseignement auquel, d'ailleurs, on doit accorder une faible importance) ;

2° Si la cargaison comprend du sucre, des fruits verts ou des plantes vertes. C'est là un point très important, car une cargaison de sucre est la condition la plus favorable à la conservation du Stégomyia dans les cales. La présence de feuillage ou de fruits verts tels que les bananes ont un intérêt parce que les moustiques recherchent parfois la verdure, mais ne constitue pas un danger comparable au transport du sucre ;

3° S'il y a eu pendant la traversée des cas de fièvre jaune confirmés ou probables ;

4° S'il existe à bord des Stégomyias fasciatas. C'est là la question la plus importante. Pour l'élucider il ne suffit pas de l'interrogatoire des officiers du bord, il faut encore que le médecin arraisonneur pratique lui-même la recherche des moustiques dans les locaux du navire.

Lorsque le navire a présenté des cas amarils, ou si pendant la traversée on a observé des Stégomyias à bord, l'enquête devra être très rigoureuse et pourra exiger une mise en observation de 24 heures en vue de la recherche minutieuse de ces moustiques.

On reconnaît enfin comme infecté : *le navire qui, ayant ou non présenté des cas en cours de traversée, est reconnu renfermer des Stegomyias f. à l'arrivée.*

Le navire infecté sera maintenu isolé en rade, loin de terre et loin des autres navires, jusqu'après avoir subi une désinfection ayant pour but de détruire les moustiques qu'il renferme. Pendant la durée de cet isolement, les cales et locaux où la présence de moustiques est certaine ou probable devront demeurer fermées. Les passagers seront débarqués avant de procéder à la désinfection.

Pratique de la désinfection dirigée contre les Stégomyias. — Comment doit-on pratiquer la désinfection du navire reconnu infecté de la fièvre jaune?

Tout d'abord nous tenons à affirmer une fois de plus l'inutilité de la désinfection, par l'étuvage ou par les liquides antiseptiques, des linges, literie et autres objets ayant ou non servi à des malades amariliques, désinfection qui figure encore aux deux règlements mentionnés plus haut. L'unique cause de l'infection du navire est la présence de Stégomyias virulents ; l'unique moyen d'assainissement de ce navire est l'anéantissement de tous les moustiques qu'il renferme. L'autorité sanitaire n'a pas d'autre objectif à poursuivre.

Pour le réaliser, les procédés sont peu nombreux. Ils se résument à faire arriver dans les locaux où sont réfugiés les moustiques des gaz capables de les asphyxier. Le plus recommandable et le plus usité est la sulfuration par l'appareil Clayton. Il faut pousser l'opération jusqu'à ce que l'atmosphère contienne 15 à 20 o/o de gaz sulfureux et laisser agir le gaz durant quatre à six heures. On peut, en certaines circonstances, employer la pyrèthre ou le tabac dans les conditions indiquées précédemment.

Contrairement à ce qui est conseillé pour les navires infectés de peste, on doit éviter rigoureusement ici de décharger au préalable les marchandises. Ce déchargement et l'ouverture des cales pendant son exécution auraient pour effet de chasser au dehors tous les Stégomyias qu'on se propose précisément de détruire. Pour la réussite il importe d'éviter tout ce qui peut effrayer les moustiques et d'assurer une fermeture aussi parfaite que possible des locaux qui les renferment. La fumigation demande à être exécutée avec le plus grand soin et en y consacrant tout le temps nécessaire.

Une fois la désinfection terminée, il est utile de procéder à une ventilation énergique de tout le navire et de vérifier avec soin si les moustiques ont été détruits. L'emploi de témoins dans les locaux à fumiger fournit à cet égard des renseignements précieux.

Dès la fin des opérations, le navire peut être autorisé à se rapprocher de terre et du quai et il est admis à la libre pratique.

A partir de son arrivée en rade, un navire infecté de fièvre jaune ne devra être maintenu en quarantaine que pendant trois jours au maximum.

Mesures concernant les passagers d'un navire infecté. — Un des points les plus importants et qui constitue un véritable progrès en ce qui concerne les pratiques anciennes, c'est que la quarantaine du navire ne touche pas les passagers bien portants.

Dès l'arrivée du bateau infecté, les malades s'il en existe devront être isolés au lazaret dans des locaux parfaitement protégés contre l'accès des moustiques. Dès la convalescence, ils seront libres de quitter le lazaret et exemptés de toute surveillance.

Les passagers sains seront autorisés à débarquer de suite, mais ils seront soumis à une surveillance sanitaire très étroite et vus matin et soir par un médecin pendant une durée de quelques jours. Le règlement du 16 décembre 1909 fixe cette durée à six jours, ce qui est très logique, attendu que ces passagers peuvent avoir été piqués à bord, la veille du débarquement, et que l'incubation dépasse tout à fait exceptionnellement une durée de sept jours. Cependant il sera nécessaire que, pendant une seconde période de six jours, la surveillance médicale soit remplacée par une surveillance de police, afin qu'un médecin soit prévenu et puisse isoler de suite tout passager qui serait tardivement atteint de fièvre jaune.

Dans certaines colonies, au Sénégal par exemple, les navires qui font escale après avoir touché un port contaminé ne sont autorisés à débarquer ni des passagers ni des marchandises, ils peuvent seulement les embarquer. Cette rigueur vis-à-vis des navires qui sont simplement suspects n'a plus de raison d'être; on doit s'en départir dans l'intérêt même de la colonie, sous la condition d'appliquer étroitement aux navires et aux passagers des règles fondées sur les principes que nous venons d'exposer.

Mesures à appliquer aux navires et aux passagers dans les ports où ne vit pas le Stegomyia fasciata. — Les prescriptions sanitaires qui précèdent s'appliquent aux ports de la zone habitée par les Stégomyias. Elles doivent subir des modifications dans les ports situés au delà des 43e degrés de latitude nord et de latitude sud qui limitent cette zone. De nombreux exemples ont montré que, dans les ports exempts de Stégomyias, en saison d'été particulièrement, les Stégomyias infectés apportés dans les cales d'un navire peuvent survivre pendant quelques semaines et déterminer des bouffées épidémiques de fièvre jaune, bouffées bien vite éteintes spontanément, en même temps que meurent les insectes qui les ont produites.

Pour éviter ces bouffées amariles qui peuvent présenter une certaine gravité, les mêmes prescriptions sanitaires doivent être appliquées, à l'arrivée, aux navires provenant de régions infectées. S'ils renferment des Stégomyias ils doivent subir les fumigations désinfectantes dans les mêmes conditions indiquées plus haut avant de recevoir la libre pratique.

Quant aux passagers, ils peuvent être débarqués dès l'arrivée et libérés de toute surveillance sanitaire puisque, s'ils manifestent la fièvre jaune dans une localité dépourvue de moustiques spécifiques, la transmission de leur maladie sera rendue impossible.

La seule précaution à prendre consiste à opérer le débarquement de ces passagers loin de terre et dans des conditions telles que des Stégomyias fasciatas ne puissent quitter le navire avec eux. En particulier les bagages ne pourront leur être délivrés qu'après la fumigation du navire.

RÉSULTATS DE LA PROPHYLAXIE MODERNE

La doctrine que nous venons d'exposer de l'épidémiologie amarile a reçu une éclatante confirmation du fait de la mise en pratique à Cuba, au Brésil, à Panama et à la Martinique, de la prophylaxie qui en découle. Dans chacun de ces pays, la fièvre jaune à été jugulée par une organisation sanitaire permanente qui poursuit systématiquement la destruction du moustique vecteur de la maladie. Cette organisation, on peut l'affirmer, est le nœud de la prophylaxie amarile. Là où elle fonctionne d'une façon systématique et méthodique, on peut considérer que très vite toute autre mesure devient superflue. C'est ainsi qu'à Colon, depuis quatre années, les navires n'ont plus rien à redouter de la fréquentation du port et, réciproquement, l'introduction de malades dans la ville ne saurait avoir de conséquences fâcheuses, étant donnée la suppression presque complète des Stégomyias. Il en est de même dans les ports du Brésil et, depuis deux ans, à la Martinique.

Le résultat le plus saisissant qu'on puisse citer est celui obtenu à Rio-de-Janeiro par Oswald Cruz. Dans ce foyer peuplé de 850.000 habitants, fréquenté annuellement par des milliers de navires, abritant en toute saison une population flottante de plus de 100.000 personnes non immunisées contre la fièvre jaune, cette maladie causait annuellement depuis le milieu du dernier siècle un nombre moyen de décès supérieur à 1200. L'institution de la prophylaxie moderne date de 1903. Dès l'année suivante, le chiffre des décès amarils tombait à 48. En 1908, il ne dépassait pas quatre. Pour 1909 et 1910, il a été réduit à zéro.

Il n'est plus déraisonnable aujourd'hui de prévoir pour un avenir prochain la disparition de la fièvre jaune de la surface du globe.

PROPHYLAXIE DES GROUPES MILITAIRES

Importance de l'application des mesures de prophylaxie aux troupes. — Dans les colonies accessibles à la fièvre jaune, l'élément militaire est, de toute la population, celui qui paie régulièrement le plus lourd tribut aux épidémies amariles. Les garnisons de ces colonies comprennent, d'une part, des militaires de race blanche venus d'Europe pour accomplir un court séjour et qui constituent un contingent particulièrement sensible au typhus amaril; d'autre part, des créoles noirs, métis ou blancs, pour la plupart immunisés, mais susceptibles d'éprouver des récidives plus ou moins bénignes. Ces deux contingents sont, en général, mélangés et vivent dans les mêmes casernements, situés presque toujours dans l'intérieur ou à proximité des localités les plus populeuses et les plus exposées aux épidémies.

Les autorités sanitaires doivent veiller avec une sollicitude spéciale à l'organisation et à l'application rigoureuse des mesures prophylactiques parmi ces troupes. Non seulement il s'agit de préserver des hommes qui se trouvent temporairement exposés à la fièvre jaune pour le service de leur pays, mais aussi on ne doit pas perdre de vue que ces organismes neufs constituent l'élément le plus important de l'exaltation du virus et de l'aggravation de l'épidémie.

Emplacement des casernes. — Pour des raisons multiples, et en particulier pour des raisons sanitaires, les casernes doivent être situées en dehors des villes coloniales. Il n'est pas nécessaire qu'elles en soient éloignées lorsque l'éloignement n'a pas pour effet de leur procurer des conditions sanitaires et un climat particulièrement avantageux, mais elles doivent tout au moins occuper hors du périmètre urbain des emplacements de choix, surélevés si cela est possible, bien ventilés, bien drainés, avec l'écoulement des eaux assuré dans des conditions parfaites. Toutes les conditions particulières d'hygiène relatives à l'éloignement des moustiques doivent y être réalisées.

Camps d'altitude.— Certaines colonies possèdent des stations d'altitude qui ont été mises à profit au point de vue de la prophylaxie amarile relative aux troupes, en temps d'épidémie, Balata et Colson à la Martinique, Camp Jacob à la Guadeloupe. Ces stations ont une altitude insuffisante pour mettre les hommes complètement à l'abri de la maladie; le Stégomyia fasciata peut en effet, durant les mois chauds, y subsister et s'y multiplier. Il est à considérer toutefois que la période qui lui convient est peu prolongée, que sa multiplication est moins intense que dans les régions basses et que sa destruction en est beaucoup facilitée.

Aussi, bien qu'on ait vu souvent des cas amarils isolés se manifester chez les militaires évacués dans ces camps, on doit reconnaître qu'ils ont rendu les plus grands services au cours des épidémies. Nous estimons qu'on peut en obtenir encore de plus complets en transformant le mode de leur utilisation. Jusqu'à présent ces camps d'altitude ont servi de lieu d'évacuation en période d'épidémie, le casernement normal de la garnison demeurant au chef-lieu. Il serait au contraire logique de faire des stations d'altitude, là où elles existent, le séjour ordinaire des troupes, tout au moins des troupes européennes.

Dans les régions basses, on conserverait des casernements suffisants pour loger à l'ordinaire un contingent déterminé de militaires créoles et, lorsqu'une nécessité l'exigerait, la totalité de la garnison.

Il va sans dire que des moyens de communication faciles et rapides devraient être établis entre les camps d'altitude et les villes, de façon non seulement à maintenir le contact journalier entre les portions casernées en ville et celles des hauteurs, mais aussi à permettre aux militaires de tout grade de descendre en ville, d'y passer la journée et de remonter le soir, soit pour le service, soit pour un motif quelconque.

A la condition de ne pas perdre de vue que des mesures contre les Stégomyias doivent être appliquées dans les casernements même quand ils sont situés sur des hauteurs, l'organisation que nous préconisons pour les cantonnements militaires des colonies des Antilles en particulier est appelé à soustraire complètement les militaires européens à la contagion amarile, en même temps qu'elle aura le plus heureux effet sur la santé générale de la troupe.

Protection des dortoirs. — Le principe de la prophylaxie soit préventive soit défensive, à la caserne, consiste à supprimer les moustiques virulents. Toute caserne coloniale comporte des réfectoires, des salles où les hommes peuvent se tenir dans la journée et des dortoirs. Ceux-ci ne doivent être ouverts aux hommes que pour le couchage le soir, ou pour la sieste quand elle est autorisée. Les repas ont lieu alors que le soleil est sur l'horizon ; il est donc inutile de protéger les réfectoires contre l'accès des Stégomyias, s'ils ne sont fréquentés que pendant le jour. Tous les locaux où les hommes peuvent séjourner à partir du coucher du soleil doivent être fermés aux moustiques. Pour les dortoirs en particulier, cette protection contre le Stégomyia fasciata doit être absolue. Elle nécessite :

1° L'installation à chaque entrée d'un tambour muni de deux portes à fermeture automatique. Ce tambour aura les parois en toile ou en tissu à moustiquaire ;

2° L'obturation de chaque fenêtre par du tissu à moustiquaire ;

3° La protection de chaque lit au moyen d'une moustiquaire confectionnée et adaptée de telle sorte qu'elle ne laisse aucun accès ouvert aux moustiques.

Nous avons fait l'expérience qu'il suffit, dans un casernement, de prescriptions faites par des officiers conscients de l'importance de ces mesures et d'une surveillance exercée par des sous-officiers instruits et zélés pour que, très rapidement, l'habitude soit prise par les hommes d'observer les mesures destinées à les protéger et de respecter les appareils en tissu fragile qui doivent assurer ce résultat. Nous le répétons, le tissu ou gaze à moustiquaire de bonne qualité est préférable à la toile métallique comme durée et comme économie.

Destruction des moustiques aux abords du casernement.— Un des moyens de raréfier les Stégomyias dans les locaux occupés consiste à les empêcher de pulluler aux alentours de la caserne. A cet effet on exercera une surveillance active sur les gouttières, égouts, caniveaux, ruisseaux et toutes les voies d'écoulement des eaux pluviales et ménagères de façon à supprimer et à empêcher tout dépôt d'eau stagnante. Un service spécial chargé de cette surveillance et de la destruction des larves devra fonctionner journellement. Le personnel chargé de ce service comprendra une équipe de deux ou trois hommes sous la conduite d'un sous-officier.

Rappelons que, contrairement à des usages anciens, les arbres ne doivent pas être très rapprochés des bâtiments. Les abords des casernes ne doivent pas être embroussaillés, mais en pelouses, avec l'herbe maintenue très courte par des faucardages fréquents.

Nécessité de donner une instruction sanitaire au soldat.— En même temps qu'on prescrit aux hommes des mesures prophylactiques, on doit les instruire du but et de la raison de ces mesures. Le soldat n'est nullement réfractaire à la pratique de l'hygiène, à condition qu'il comprenne pourquoi on lui impose des obligations parfois gênantes. Sous des dehors gouailleurs et indifférents il est, dans la majorité des cas, soucieux de sa santé et prêt à suivre à cet égard les bons exemples quand ils lui sont donnés par les officiers et sous-officiers. Le médecin qui a de l'ascendant sur les hommes, du tact et du savoir faire, tient dans sa main l'hygiène de sa troupe.

En période d'épidémie. les permissions de la soirée ou de la nuit devront être supprimées. On exigera que les hommes se tiennent dans des locaux protégés, à partir du coucher du soleil.

Dispersion des troupes. — Dans les colonies dépourvues de stations d'altitude, comme la Guyane ou le Sénégal, on a pratiqué maintes fois la dispersion des troupes à titre de moyen de défense contre la fièvre jaune. Cette pratique a donné des résultats variables tantôt très bons, quelquefois insuffisants.

Elle présente l'avantage d'éloigner du foyer les individus les plus sensibles. Chaque petit campement, isolé en pleine campagne ou situé près d'habitations exemptes jusque-là de fièvre jaune, a des chances d'échapper à la contagion. Cependant la maladie peut être introduite dans un groupe et un premier malade devient une source de virus. Nous avons vu, pendant l'épidémie de Cayenne de 1885, un groupe ainsi isolé à Bourda, qui fut décimé par la fièvre jaune.

La dispersion telle qu'on la pratiquait jadis n'est plus de mise aujourd'hui. Comme des baraquements improvisés à la hâte ne sauraient être rendus inaccessibles aux moustiques, la protection assurée par la dispersion est des plus aléatoire. C'est une affaire de chance. En outre de son insécurité, le procédé est dispendieux en même temps que fertile en désagréments pour les troupes condamnées à une installation de fortune pendant des mois, privées de distractions et d'occupations et presque toujours mal nourries par suite des difficultés du ravitaillement.

Le seul et le véritable procédé à employer pour préserver nos soldats de la fièvre jaune en territoire endémique consiste à leur faire occuper, en permanence, des casernements protégés contre les moustiques et situés soit dans les hauteurs, soit simplement en dehors des villes, en exigeant la stricte observation des règles que nous avons indiquées. Lorsqu'une épidémie éclate il est certainement préférable d'éloigner les troupes du foyer principal, mais ce n'est qu'à la condition de pouvoir les loger dans des locaux protégés et, comme il s'agit d'un séjour de plusieurs mois, répondant aux autres conditions hygiéniques de situation et d'installation.

Prophylaxie collective et individuelle dans les gendarmeries. — Tout ce que nous avons dit touchant la protection du casernement, et, en particulier, des dortoirs, s'applique aux locaux occupés par la gendarmerie dans les divers centres d'une colonie. De toutes les armes, la gendarmerie est celle que la fièvre jaune a le moins épargnée jusqu'ici. Les nécessités du service rendaient en effet difficilement applicables aux gendarmes les mesures qui,seules,permettaient autrefois de diminuer le danger et de limiter les décès parmi les autres troupes, exode dans les hauteurs ou dispersion loin des foyers. Même quand ces mesures leur étaient appliquées, ce ne pouvait être que d'une manière incomplète : Appelés à circuler pour les besoins du service sur toute l'étendue du territoire, les gendarmes ne pouvaient rallier chaque soir le campement, et ceux qui se trouvaient obligés de passer la nuit dans un foyer y contractaient souvent la maladie.

L'application rigoureuse de la prophylaxie moderne aux casernes de gendarmerie,et l'exécution stricte par chaque gendarme des prescriptions de la prophylaxie individuelle consistant à ne jamais s'exposer aux piqûres de moustiques après la chute du jour, suffiront désormais à les préserver de la fièvre jaune, sans les obliger ni à abandonner leur cantonnement ordinaire, ni à cesser leur service.

Il est d'autant plus facile d'obtenir dans cette arme l'application des mesures prophylactiques qu'on a affaire à des hommes particulièrement soucieux du devoir et de la discipline, instruits et d'âge mûr. C'est à eux du reste qu'incombera fréquemment la direction du service prophylactique de la localité où ils sont cantonnés et c'est une raison de plus pour les disposer à prêcher d'exemple. Ayant requis leur coopération à la Martinique, en 1908-1909, pour assurer la prophylaxie amarile dans le bourgs éloignés du chef-lieu et atteints par l'épidémie, nous avons pu nous rendre compte de la valeur de leur concours et de l'importance des services qu'on peut attendre d'eux en semblable occurrence.

Notons enfin, à propos des gendarmeries des colonies à fièvre jaune que, situées pour la plupart dans des localités dont la population est exclusivement créole, elles nécessitent une vigilance d'autant plus grande au point de vue de la prophylaxie. On a vu en effet que les atteintes amariles parmi la population créole sont le plus souvent atypiques. Par suite, la fièvre jaune peut exister dans une localité sans attirer l'attention. En ce cas, le moindre relâchement dans la protection des gendarmes, seuls éléments européens de l'endroit, peut les exposer à contracter la maladie dont l'existence est jusqu'alors ignorée de tous.

III. — ÉTUDE CLINIQUE

PAR A. CLARAC

PRODROMES

La période d'incubation étant celle pendant laquelle le virus reste latent et comme *couvé* dans l'organisme, sans manifester en rien sa présence, les prodromes doivent être considérés, contrairement à l'étymologie du mot, comme les premières manifestations du typhus amaril, manifestations toujours affaiblies, variables et comme telles faisant ordinairement défaut ou mieux passant inaperçues. Le plus souvent, en effet, la maladie débute brusquement et d'une façon bruyante, surprenant le sujet au milieu d'une santé parfaite en apparence.

Les prodromes ne se manifesteraient que dans un cinquième des cas à peu près, d'après Dutroulau. Deux ou trois jours avant le début proprement dit de la maladie, le sujet éprouve des symptômes qui éveillent toujours l'attention, en temps d'épidémie : il accuse un sentiment de froid, des douleurs généralisées, vagues, de la fatigue musculaire excessive, en même temps qu'un sentiment de gêne et de pesanteur à l'estomac. Il bâille d'une façon continuelle, dort mal, le sommeil est souvent troublé par des cauchemars. Dégoûté de tous les aliments, dans bien des cas il n'a de l'appétence que pour le café, le thé, et surtout les spiritueux. En trois occasions Cuervo (1) aurait observé une abondante sécrétion d'urines claires.

En présence de ces manifestations, le sujet, pris d'un sentiment de crainte, se raidit, veut se persuader à lui-même et persuader à son entourage qu'il est en parfaite santé ; il entend ne rien changer à sa vie, vaquer à ses occupations jusqu'au moment où se déroulent tous les symptômes de la maladie confirmée.

Il s'agit en somme de manifestations que l'on constate dans toutes les grandes infections, surtout en temps d'épidémie, et qui n'ont rien de spécial au typhus amaril.

SYMPTOMES ET ÉVOLUTION

L'évolution d'un cas grave de fièvre jaune peut se résumer ainsi : il s'agit, si l'on veut, d'un homme âgé de 20 à 30 ans, vigoureux, d'un tempérament plutôt sanguin, débarqué depuis peu dans un foyer de fièvre jaune. Sans souci des règles les plus élé-

(1) *Loc. cit.*

mentaires de l'hygiène, il a fait quelques excès, marché ou travaillé au soleil. Ces imprudences, qu'il faut éviter de commettre, plus particulièrement, en temps d'épidémie, ne peuvent avoir bien entendu qu'une influence tout à fait secondaire sur l'éclosion de la maladie.

Après quelques jours, pendant lesquels il s'est senti mal en train, ou même sans avoir rien éprouvé d'anormal, il est pris brusquement, le plus souvent au milieu de la nuit, de frissons violents, de céphalalgie intense, de douleurs lombaires intolérables, s'irradiant parfois dans le ventre et surtout aux membres inférieurs. Il éprouve des nausées. Tout son organisme est brutalement bouleversé.

Le médecin appelé à le voir après quelques heures constate les symptômes suivants : visage animé, souvent vultueux; yeux brillants, humides, conjonctives fortement injectées. Les pupilles sont un peu dilatées; photophobie légère.

Si, à ces symptômes, on ajoute un certain degré d'angine, ce qui n'est pas rare, le tableau est assez celui que présente le début d'une fièvre éruptive, et de fait la fièvre jaune au début a été souvent confondue avec cette catégorie d'affection.

Le pouls est plein, tendu, à 120°, avec une température de 39° à 40°. Les frissons ont cessé, mais la céphalalgie a augmenté et est devenue intolérable.

La respiration, un peu précipitée, est parfois quelque peu irrégulière.

La langue, épaisse et blanche, est « concentrée », un peu rouge sur les bords. Les gencives sont recouvertes d'un liseré d'un blanc nacré.

Le malade a des nausées, souvent même des vomissements de glaires ou de matières alimentaires, avec une douleur légère au creux épigastrique. Il existe de la constipation. Les urines, normales comme quantité, accusent parfois un très léger nuage d'albumine.

Le lendemain, c'est-à-dire au 3e jour de la maladie, après une nuit généralement agitée, avec un peu de subdélire, l'aspect général du malade a quelque peu changé. Il accuse un calme relatif. Les douleurs, moins vives, sont même dissipées en partie.

L'aspect vultueux de la face s'est un peu modifié. Elle présente une teinte acajou clair et la pression du doigt laisse sur la joue une empreinte subictérique plus ou moins accentuée; un examen attentif permet même de constater une teinte analogue au niveau des commissures labiales. Le rouge des conjonctives a une certaine tendance à virer au jaune.

Alors que le pouls assez dépressible oscille entre 75 et 80, la température, avec une tendance manifeste à la chute, est dans le voisinage de 38,5, plutôt au-dessous.

La langue et les gencives ont commencé à se sécher. Le liseré nacré en se dégradant découvre des gencives rouges, sèches, un peu gonflées. Les vomissements sont devenus plus fréquents, plus pénibles. La douleur épigastrique, plus vive, exaspérée par la pression, s'accompagne souvent d'une sensation de brûlure à l'œsophage.

La soif est très vive. L'haleine est forte. Il existe de la diarrhée, qui n'est souvent que la continuation de l'effet des purgatifs prescrits.

Les urines, moins abondantes, ne présentent aucune couleur caractéristique, mais elles sont franchement albumineuses.

Pendant les deux jours suivants (4e et 5e jours), les nuits sont plus agitées, le délire presque continu. Le médecin constate le plus souvent une teinte ictérique accusée à la face, aux conjonctives, très apparente aussi sur le reste du corps.

Le malade, absolument déprimé, se plaint de partout, les mouvements sont pénibles et douloureux, le moindre bruit lui est insupportable. Le pouls est mou, dépressible entre 60 et 70. La température oscille entre 38 et 39, la peau est sèche.

Les gencives, les lèvres et la langue, très rouges, sont sèches, fendillées et saignantes.

La douleur épigastrique s'est encore exaspérée, la moindre pression provoque des plaintes et la main perçoit des battements profonds.

Les vomissements ne s'arrêtent plus et fatiguent horriblement le malade, qui ne peut plus rien tolérer.

Dès le quatrième jour, en examinant avec soin les matières vomies, le médecin y constate, surnageant dans la masse liquide ou fixés aux parois du vase, de petits flocons noirâtres dont l'abondance a augmenté rapidement, de telle sorte que la matière des vomissements laissée au repos se présente sous l'aspect d'un liquide d'un brun sale, recouvrant une couche plus ou moins épaisse de matière pulvérulente noire.

Les urines, foncées, très troubles et beaucoup plus rares, se prennent en masse sous l'influence de la chaleur.

A ce moment, au 6e jour, la maladie est arrivée à sa période la plus critique.

Le médecin est bien en présence d'un cas grave, et cependant susceptible de guérir.

Le malade est toujours profondément déprimé. Le délire est moins accusé, l'agitation moins vive.

L'ictère est généralisé, certains points de la peau présentent des taches pétéchiales peu confluentes, la peau du scrotum a perdu son épiderme, le derme à nu est saignant.

Le pouls lent oscille entre 55 et 65. La température varie de 38 à 38° 5; la peau est moins sèche.

Les lèvres et la langue, toujours sèches et fendillées, laissent suinter des gouttes de sang. Il y a parfois de l'épistaxis.

Toujours de l'épigastralgie, mais moins de vomissements noirs. Il y a de la diarrhée ; des matières noires sont mélangées aux selles.Les urines, très rares, sont toujours très albumineuses.

Du 7e au 8e jour, les symptômes sont restés les mêmes; à ce moment le malade est en quelque sorte au faîte du mur,s'il penche du bon côté, les symptômes ont une tendance à s'atténuer. Au 8e jour la température tombe au-dessous de 38°. Les symptômes continuent à s'amender. Le malade, toujours très abattu,ne délire plus.

Les douleurs ont à peu près disparu. L'ictère est toujours très marqué, mais la langue et les lèvres sont moins sèches. Il n'y a plus de vomissements. Les urines, augmentées de quantité, sont très troubles, épaisses, un peu bilieuses, mais beaucoup moins albumineuses.

Pendant les jours suivants, la convalescence s'affirme, mais elle sera longue et devra être surveillée de très près.

Il s'en faut que la maladie évolue toujours avec la régularité et présente tout l'ensemble des symptômes que nous venons d'exposer et qui sont ceux d'un cas maniable, mais très grave.

C'est ainsi que dans le cas suivant, qui fut assez rapidement mortel sans être foudroyant, les symptômes ne se déroulèrent pas de la même façon : J.-B. H..., mousse, âgé de 16 ans, à peine arrivé à Saint-Pierre (Martinique), n'est envoyé à l'hôpital que 48 heures après le début de la maladie, début marqué par du frisson, de la courbature, de la céphalalgie, face vultueuse, yeux injectés, vomissements. A l'entrée à l'hôpital,c'est-à-dire au troisième jour : frissons prolongés, faiblesse extrême état soporeux, céphalalgie et rachialgie intolérables, battements du tronc cœliaque, langue très rouge, nausées, injection du pharynx. T. 40° : P. 130. T. du soir, 40°6. Pouls 120, petit, très précipité, urines très albumineuses, subdélire.

Quatrième jour. Délire pendant toute la nuit. Le malade pousse des cris incessants en portant les mains à la tête. Un vomissement de matière noire, selles copieuses, hémorragie par les piqûres de sangsues appliquées au début. T. 40°. Pouls 130. Respiration profonde. Yeux et face fortement injectés. Teinte subictérique des téguments.

Epigastralgie et céphalalgie très fortes, arrachant des cris au malade. Efforts incessants de vomissements, rejet de matière noire. Peu d'urines, très albumineuses. Température de l'après-midi 39°9. Pouls 135. Dans la soirée, soubresauts des tendons, suppression des urines.

Cinquième jour : Délire continu. T. 38°9. Pouls 130. Tendance très grande aux hémorragies ; la moindre érosion de la peau provoque un écoulement de sang très difficile à arrêter. Ictère généralisé. Respiration très difficile, véritable tirage. La teinte ictérique s'accentue à vue d'œil, avec plaques ecchymotiques, vomissements noirs par fusées, convulsions de la face d'abord, puis généralisées, et réveillées par la plus légère excitation sensorielle ; tremblements de tout le corps. La température dépasse 41° ; il est impossible de compter le pouls. Sueurs profuses, mort à la fin du cinquième jour.

Périodes. Degrés. — Les symptômes du typhus amaril affectent, dans leur intensité et leur association, des modifications très variables qui ont amené les auteurs à partager l'évolution de la maladie en un certain nombre de périodes et à lui attribuer des formes différentes selon que tel ou tel symptôme domine la scène, avec des degrés de plus ou moins grande gravité.

En ce qui touche les périodes il ne nous paraît pas qu'il soit ni utile, ni conforme à la réalité des faits de les multiplier.

Il nous semble, et c'est l'avis de beaucoup de cliniciens, qu'il y a lieu de n'envisager que deux périodes dans l'évolution d'un cas de typhus amaril.

La première marque en quelque sorte la prise de possession de l'organisme par l'élément infectieux, c'est la période dite inflammatoire, de réaction générale, sans localisation morbide saisissable (Jaccoud) (1). C'est la période virulente ou de pullulation et de diffusion du microbe.

La deuxième est caractérisée par l'évolution des symptômes dont le début se retrouve dans la première. Pendant cette période toxhémique, l'affinité élective du virus s'est manifestée sur les différents organes, la maladie a revêtu nettement son individualité.

Ces deux phases de la maladie sont assez différentes ; il y a plus, l'expérimentation a démontré que, pendant la deuxième phase, le poison ou a disparu du sang ou a perdu toute sa virulence, qui était à son maximum pendant la première. Cette constatation, a, comme nous le verrons, une très grande importance puisqu'il en résulte que si la maladie n'a rien perdu de sa gravité, au contraire, le malade, lui, cesse d'être dangereux.

Ces deux périodes sont théoriquement séparées par un stade de rémission dont cliniquement on a fait une période dite d'état ou de transition.

(1) Jaccoud, Pathologie interne.

A ce moment, le médecin inexpérimenté, quelquefois, et le malade, toujours, acquièrent une sécurité trompeuse. Alors on voit certains malades demander à se lever, marcher, vouloir manger et « le nom vulgaire de *mieux de la mort*, qui a été donné à cette phase de transition, ne trouve que trop souvent sa justification (Dutroulau) (1).

Tantôt violents et brutaux, les symptômes se succèdent et s'aggravent, les événements se précipitent, en quelque sorte sans transition, sans donner au médecin le temps de se retourner; le malade est en quelque sorte foudroyé, en même temps que le diagnostic se confirme.

Tantôt, au contraire, les symptômes se développent, presque dans les délais prévus et classiquement dans l'ordre que nous avons indiqué, évoluant vers la guérison ou la terminaison fatale.

Dans d'autres cas on assiste à une ébauche plus ou moins caractérisée du typhus amaril, avec des symptômes souvent complets, mais tous considérablement atténués, si légers parfois qu'il ne s'agit plus que d'une simple indisposition, que l'endémicité ou l'épidémie régnante permettent seules de considérer comme étant de nature amarile.

Les auteurs ont été aussi conduits, comme nous l'avons dit, à établir des classifications en degrés et même en formes selon la prédominance d'un ou de plusieurs symptômes.

En ce qui touche le degré, les cas pourraient se classer en cas atténués, cas moyens, cas graves et cas foudroyants. Il ne s'agit pas de formes réelles, mais d'évolutions distinctes, suivant la réceptivité du sujet, sa résistance et aussi le degré de virulence du microbe.

Toutes ces classifications sont-elles vraiment utiles, sont-elles même justifiées ? En ce qui touche les degrés, il est facile cliniquement d'en concevoir toute l'échelle. Quant aux formes qu'elle nécessite de décrire, un peu arbitrairement, selon les idées de l'auteur, une forme gastrique, hémorrhagique, typhoïde..., etc., répondant à la prédominance d'un symptôme ou d'un autre.

C'est au lit du malade, sans s'embarrasser de classifications plus ou moins logiques, que le clinicien devra, pour chaque cas, envisager les degrés de gravité et même la forme si vraiment il tient à une étiquette. Aussi nous ne voyons aucun intérêt à rééditer ici toutes ces classifications.

D'autre part, il nous paraît indispensable d'envisager chacun des symptômes en particulier, car, c'est par leur connaissance approfondie que le clinicien sera en mesure de se faire une idée

(1) Maladies des Européens dans les pays chauds.

très nette du typhus amaril, d'en apprécier le degré de gravité, d'en suivre la marche et d'appliquer une thérapeutique utile.

C'est en connaissant tous ces symptômes, sous leurs différents aspects, avec toutes leurs nuances qu'il pourra dépister la maladie, la baptiser surtout au début des épidémies, alors qu'il est utile et urgent d'appliquer les mesures de prophylaxie qu'elle comporte.

Durée. — La durée de l'évolution, jusqu'à l'établissement de la convalescence, est naturellement très variable en raison de la gravité des cas et des facteurs nombreux qui interviennent. On comprend qu'il n'est guère possible, en dépit de toutes les statistiques, de produire des chiffres fermes. Cependant on peut tirer de l'observation quelques indications générales.

La fièvre jaune légère ne dure guère que trois ou quatre jours; les formes foudroyantes peuvent se solutionner en quarante-huit heures ou trois jours au plus, et encore il arrive souvent, en recherchant bien à quel moment la maladie a débuté, qu'elle n'a pas évolué aussi vite que l'on serait tenté de le croire. Quant aux formes moyennes ou même graves, elles se jugent entre sept et dix jours environ. Tel est le résultat de notre observation personnelle, concordant du reste avec celle de la majorité des auteurs.

Nous ne parlons pas de la durée de l'évolution des formes dites typhoïdes, formes qui résultent le plus souvent, pour ne pas dire toujours, d'une association microbienne, bacille d'Eberth ou tout autre bacille paratyphique venant compliquer la maladie principale.

Il va sans dire que, dans l'évolution, nous n'envisageons pas certaines complications susceptibles de faire traîner la maladie et de retarder la convalescence proprement dite.

Symptômes en particulier. — *1° Frisson.* — Le frisson n'a aucun caractère défini ; il est souvent peu marqué, de courte durée. Il est semblable à celui qui marque le début de toute infection. « Il peut se concentrer et se répéter pendant la période fébrile, ce qui est un caractère grave » (Dutroulau).

2° Température. — « Nous ne pouvons reconnaître à la fièvre jaune une courbe thermique nette et définie », écrit Corre. On arrive en effet à cette conclusion si l'on envisage les travaux si importants faits sur cette question. Les différents auteurs en tirent souvent des conclusions qui ne répondent pas toujours à la réalité des faits : pour les uns le type de la fièvre est absolument continu ; pour d'autres il est franchement rémittent ; pour ceux-ci c'est une fièvre à paroxysme unique, à paroxysmes multiples pour ceux-là.

Nous pensons cependant qu'il est possible de schématiser en

quelque sorte la courbe thermique du typhus amaril, de tirer des conclusions fermes d'observations, en apparence divergentes, mais certainement bien faites.

La diversité des opinions tient à ce fait que les auteurs dans leurs conclusions ne semblent avoir en vue que la seule action du virus, sans tenir un compte suffisant des différents facteurs qui interviennent pour imprimer des modifications à la courbe ther-

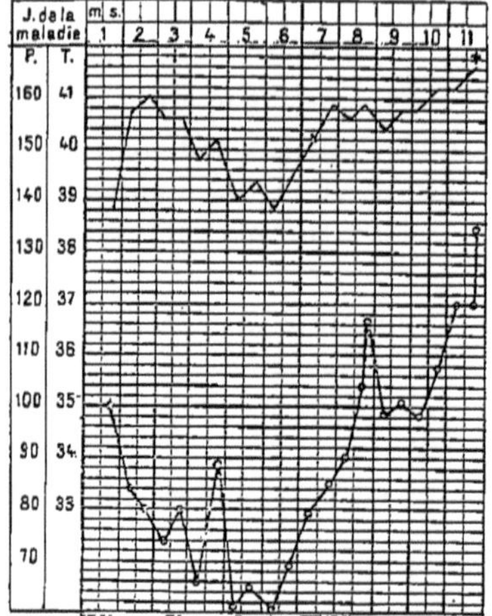

Fig. 6. — Cas de fièvre jaune mortelle. Primet. + — Température; o — o Pouls. Marche type. Jamais d'anurie complète, pas de vomissements noirs — mais matière noire dans l'estomac.

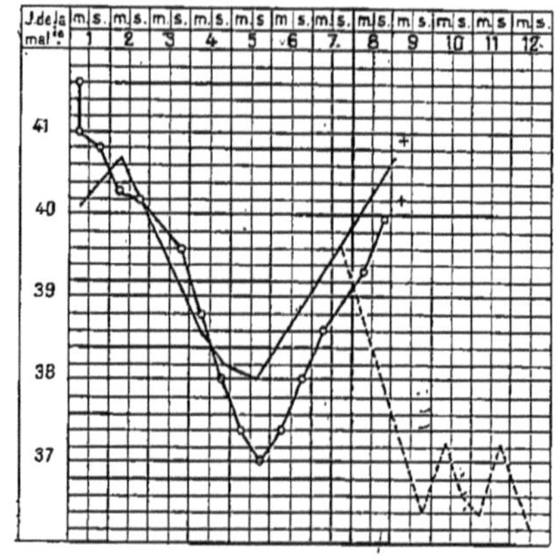

Fig. 7. — Courbe schématique de la température d'après les observations de Primet. — — cas mortels; - - - cas ayant guéri, et de Jones; o-o-o cas mortels.

mique; ces facteurs sont les réactions individuelles, les associations microbiennes à coup sûr très fréquentes, la diversité des prédominances morbides, les accidents urémiques et cholémiques plus ou moins marqués, les complications apparentes ou cachées, le moment même où sont prises les températures, et aussi la façon de les prendre..., etc.

C'est dans ces conditions que l'on est arrivé à décrire un type rémittent, typhoïde..., etc.

Faget (1) et Primet (2) sont, à notre avis, les auteurs qui ont le mieux jugé la question.

Pour Faget la température dans le typhus amaril est caractérisée par une période d'augment très rapide, excessivement courte, une période de déclin, sans rémission proprement dite : la fièvre est à accès unique. La température d'emblée élevée, le

(1) Monographie sur le type et la spécificité de la fièvre jaune. Nouvelle-Orléans, 1875.
(2) Etude sur la température de la fièvre jaune observée à la Guyane, thèse de Paris, 1879.

plus souvent par augmentation très brusque, dans 75 o/o des cas, atteint son fastigium dans les deux premiers jours. La ligne vespérale est plus élevée que celle du matin, et celle du matin plus élevée que celle de la veille. Puis survient une rémission de 1°5 dans 50 o/o des cas (Primet).

La température, qui était de 40° à 41°, oscille ensuite entre 39° et 38°5, dans les cas maniables. Elle revient ensuite à la normale et même au-dessous vers le huitième jour de la maladie.

Dans les cas légers, ou même de moyenne gravité, la température baisse régulièrement du troisième au cinquième jour. Le plus souvent, la mort survient en hypothermie, quelquefois en hyperthermie. Il nous est arrivé de constater de l'élévation de la température même après la mort, le cadavre restant très chaud pendant un temps assez long.

Voilà, pensons-nous, comment il convient d'envisager la marche de la température dans le typhus amaril, marche que très justement Jaccoud résume comme suit :

1° Maximum thermique très élevé et très précoce, quelques heures à un jour ;

2° Du 3e au 4e jour rémission plus ou moins marquée ;

3° Persistance de la fièvre dans tout le cours de la maladie.

Dans les formes dites typhoïdes..., etc., elle peut être très variable en raison des causes qui la gouvernent en dehors de l'action du virus amaril.

Les tracés que nous donnons fixeront encore mieux le lecteur sur cette question.

Pouls. — Tous les observateurs sont d'accord pour considérer la courbe fournie par l'étude du pouls comme absolument caractéristique dans la fièvre jaune, surtout quand elle est mise en parallèle avec la courbe thermique. Le défaut de corrélation entre ces deux courbes est un fait à peu près constant. Alors que la courbe thermique monte rapidement pour atteindre son fastigium dans les deux ou trois premiers jours de la maladie, le pouls dur et vibrant atteint d'emblée son maximum de fréquence, 90 à 120, toujours en rapport avec l'invasion et la violence de l'attaque, il commence à décroître immédiatement. Nous croyons devoir adopter complètement les conclusions de Corre tirées d'un très grand nombre d'observations.

« 1° Le pouls atteint d'emblée son maximum de fréquence ; ce maximum oscille entre 80-90 et 120 pulsations, le plus souvent il dépasse 100 ;

2° Il décroît aussitôt ;

3° La décroissance est surtout accusée au début du 2e jour ;

4° Il se ralentit, à partir du 3e jour et par une diminution de moins en moins grande des pulsations parfois, mais non toujours, plus accentuée, au déclin de la maladie; il aboutit au chiffre normal vers le 6e ou 7e jour;

5° Dans les cas heureux, le pouls tombe souvent au-dessous de la normale, 50 et 40, puis se relève au fur et à mesure que la convalescence s'affirme davantage;

6° Dans les cas mortels, à complète évolution, le pouls reprend une fréquence surnormale au-delà du 6e jour; dans les cas sidérants, il se maintient élevé, bien qu'il présente un ralentissement plus ou moins considérable après le 1er jour; plus rarement il tombe rapidement à 60 et au-dessous de ce chiffre.

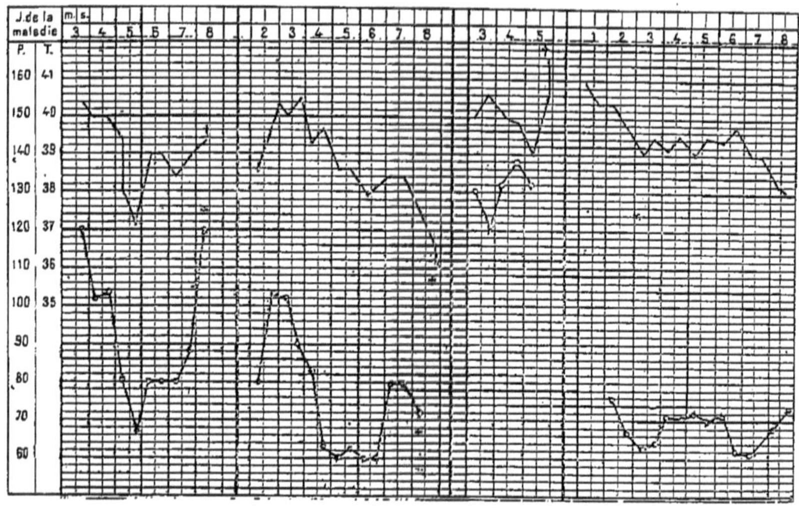

Fig. 8.

Cas mortel typique; — Température; o—o Pouls. (Clarac).

Cas mortel — mort en hypothermie; — Température; o—o Pouls (Clarac).

Cas presque foudroyant délire intense furieux; — Température; o—o Pouls. (Clarac).

Cas de moyenne gravité — Défervescence très franche. Début fièvre éruptive, éruption très confluente, épistaxis; — Température; o—o Pouls. (Clarac).

Un tracé, dont la courbe d'abord oblique se rapprocherait de plus en plus de l'horizontale, tantôt conservant cette direction d'une manière définitive, tantôt après avoir subi une légère ascension, représenterait bien l'allure typique du pouls dans la fièvre jaune (Corre).

En résumé, quand on considère les deux courbes, on constate qu'elles sont généralement parallèles, mais qu'il n'y a pas de corrélation, c'est-à-dire que le nombre des pulsations ne répond pas à l'élévation de la température.

Cette modalité du pouls caractéristique de l'affection qui nous occupe n'implique nullement une aggravation du pronostic.

L'irrégularité du pouls, signalée avec raison, par les auteurs, comme un symptôme grave, n'est, à ce point de vue, nullement spéciale à la fièvre jaune; une dépression excessive implique la même observation.

Respiration. — Elle ne présente rien de spécial à la maladie qui nous occupe. Les anomalies peuvent tenir à des causes nombreuses. Les mouvements respiratoires sont toujours plus fréquentes, même dans les cas qui guérissent et en rapport avec l'élévation de la température.

On conçoit que les complications broncho-pulmonaires assez fréquentes soient de nature à modifier le rythme de la respiration. Ces complications ne se présentent avec un certain caractère de gravité que dans les périodes ultimes; elles sont le plus souvent des phénomènes de toxhémie terminale, telle que l'urémie. C'est dans ce cas que l'on constate le type Cheyne Stokes plus ou moins modifié. Audain (1) signale l'intermittence du type Cheyne Stokes « à l'une des visites; on constate une respiration fréquente et régulière; à la visite suivante, le rythme de Cheyne Stokes ».

Le malade fait toujours des inspirations fréquentes accompagnées de soupirs et de plaintes. L'inspiration est même douloureuse, surtout quand l'appareil est en souffrance du fait de complications pulmonaires et qu'il y a des vomissements noirs. C'est avec raison que Dutroulau attache « une signification considérable à l'état de la respiration ». Cette importance est réelle au point de vue du pronostic, en ce sens que les modifications que nous avons signalées indiquent des altérations profondes et graves dans le fonctionnement des organes.

Les tracés suivants, dressés d'après les observations de Gama Lolo (2) schématisent assez bien la marche simultanée de la température, du pouls et de la respiration, dans les cas mortels et dans ceux qui guérissent. Cependant, dans les cas qui guérissent, il nous semble que la détente est généralement plus accusée qu'elle ne l'est dans ces courbes schématiques.

Facies, ictère, manifestations cutanées. — Quand on aborde un amarilique au début de la maladie, ce qui frappe surtout c'est son facies absolument typique, d'un rouge rappelant la teinte de l'acajou neuf un peu foncé, avec boursoufflement de la peau et injection des yeux. Ce facies arrête forcément l'attention, même quand on ne pense pas au typhus amaril. La face est d'autant plus vultueuse que le sujet est plus sanguin. Chez les sujets

(1) Pathologie intertropicale. Doctrine et clinique. Port-au-Prince, 1904.
(2) *Arch. de médecine navale*, Rey, t. XXVIII.

déjà anémiés, la coloration moins vive se traduit par une simple animation de la face.

Quand on suit attentivement la coloration du visage, on la voit en quelque sorte virer insensiblement à la teinte ictérique. Souvent dès le 3e jour, l'empreinte que laisse le doigt présente déjà cette teinte.

L'injection des yeux caractérise également le facies de l'amarilique : ils sont larmoyants, très brillants. L'intensité de l'injection est en rapport avec la gravité du cas et le tempérament du

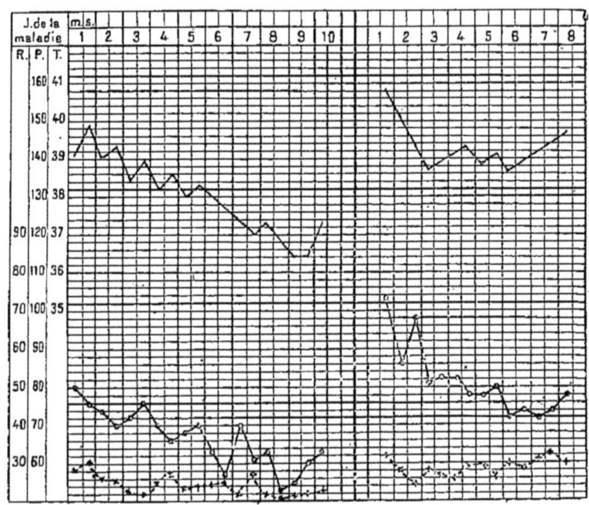

Fig. 9.

Gama-Lobo, cas qui guérissent; — Température ; o—o Pouls ; +++ Respiration ; | cas suivis de décès.

Gama-Lobo, cas mortels ; — Température ; o—o Pouls ; +++ Respiration ; | cas suivis de décès.

malade. Elle vire aussi au jaune ; c'est d'abord une « teinte minium », puis franchement jaune, qui se produit d'autant plus rapidement que le cas est plus grave.

Quand la maladie est plus avancée et le cas grave, les hémorragies sous-conjonctivales impriment au regard un aspect étrange.

On peut affirmer, avec Dutroulau, que l'ictère est le seul symptôme constant dans les cas confirmés. En dépouillant un très grand nombre d'observations personnelles et autres, nous avons retrouvé l'ictère plus ou moins accusé dans tous les cas, même légers.

Mais la teinte acajou du début est peut-être plus constante, ce qui a fait dire que la fièvre jaune était plutôt une fièvre rouge.

Dans les cas toujours très rares où l'ictère a fait défaut pendant la vie, il se produit après la mort; et c'est là une constatation très importante à retenir, car souvent, à cause de cet ictère *post mortem*, la maladie, méconnue au lit du malade, peut être diagnostiquée sur la table d'autopsie. Le fait s'est produit assez souvent, alors que l'ictère, très léger, à peine marqué, avait passé inaperçu pendant la vie.

Du syndrome ictère nous ne retenons ici que la teinte jaune de la peau, qu'elle soit jaune paille, ou jaune verdâtre, la jaunisse en un mot.

En énonçant ainsi cette manifestation clinique, nous ne préjugeons en rien de sa nature : d'origine biliaire, par hémolyse ou par toute autre cause. C'est là une question des plus obscures en ce qui touche la fièvre jaune, qui est le type des ictères infectieux (ictère grave) dont le microbe détermine, outre les autres lésions de la maladie, une dégénérescence aiguë du foie.

Les globules rouges sont-ils détruits directement dans le sang circulant? A première vue la biligénie par hémolyse semble probable, car on est tenté d'attribuer au microbe de la fièvre jaune un pouvoir hémolysant très accusé. Cependant, ne doit-on pas mettre en doute l'intensité de ce pouvoir hémolysant? puisque la caractéristique de l'ictère hémolytique est son retentissement sur la rate qui augmente ou diminue parallèlement à l'hémolyse, et l'urobilinurie, deux symptômes nettement accusés dans la fièvre hémoglobinurique, mais très rares dans le typhus amaril.

Pour Chauffard l'ictère est toujours un symptôme d'origine hépatique correspondant à la résorption dans le foie des pigments biliaires normaux ou modifiés. D'autre part, ne semble-t-il pas que le sang puisse sans l'intervention du foie engendrer des pigments biliaires (Quincke et Fossi).

Ce qui est certain, c'est que l'hyperbiligénie, l'engorgement biliaire, la dégénérescence anatomique du foie suffisent amplement à expliquer cette jaunisse.

Nous ne saurions donc trop insister sur ce fait que la fièvre jaune n'est pas une fièvre ictérique. La bile n'est pour rien dans les symptômes graves qui caractérisent cette affection. Au début de la maladie, les pigments biliaires ne se rencontrent qu'exceptionnellement dans le sang et dans les urines. Ils n'apparaissent généralement que dans le courant de la deuxième période, et souvent ils ne se montrent que comme symptôme ultime (Cunisset). Quant aux sels biliaires ils n'existent ni dans les vomissements, ni dans le sang, ni dans les urines. Dans le typhus amaril il existe plutôt de l'acholie que de la cholémie. D'autre part, l'apparition d'un ictère vrai, la présence des pigments biliaires dans les urines sont des indices du retour du foie à sa fonction physiologique et comme tels ils comportent un pronostic favorable. C'est l'ictère de la convalescence.

Quant à l'intensité de l'ictère, elle est très variable, allant de la teinte subictérique, jaune clair, jaune citron, jaune paille, à la teinte jaune foncé verdâtre et même noirâtre.

Suivant l'heureuse expression d'Audouard, la coloration jaune de la peau, dans le typhus amaril, présente parfois l'aspect d'une ecchymose généralisée. L'analogie est encore plus frappante, quand, en même temps que cette jaunisse, on constate sur différentes parties du corps, et particulièrement à la base du cou, la partie supérieure du thorax, le plan postérieur du tronc, la présence de plaques violacées dont la teinte en se dégradant se confond avec la teinte jaune généralisée. Ces pseudo-ecchymoses sont le fait de véritables suffusions sanguines, analogues à celles qui se produisent dans les manifestations hémolytiques graves ; il s'agit probablement d'une véritable biligénie locale de même nature que celle signalée au niveau des ecchymoses traumatiques par Quincke et Langhans.

Disons de suite que leur pronostic est toujours très fâcheux, car elles indiquent une très profonde altération du sang. Dans deux cas mortels nous avons vu cette teinte ecchymotique se montrer et s'accentuer sur tout le plan postérieur du corps, alors que les malades étaient restés constamment couchés sur le dos.

Dans les cas graves, la jaunisse est le symptôme qui dure le plus longtemps après la guérison. Elle persiste quelquefois pendant près d'un mois.

Les auteurs signalent encore des éruptions très variées : miliaires, taches rosées, exanthème scarlatiniforme, pétéchies..., etc.

Un de nos malades a présenté au deuxième jour un exanthème scarlatiniforme absolument typique, en même temps que de l'angine et tout l'ensemble des symptômes de la scarlatine.

« M. B..., magistrat, né à Besançon, arrivé à la Martinique depuis huit mois, est pris subitement de fièvre et de céphalalgie intolérable, dans la nuit du 7 au 8 août 1888.

Il consulte un médecin, qui constate un gonflement énorme des amygdales, accompagné d'une fièvre intense.

Le 9, appelé auprès de lui, nous constatons les symptômes suivants. T. 40°4. Pouls 120. Sur le tronc et les membres, éruption d'un exanthème scarlatiniforme très marqué. Facies très rouge ; conjonctives fortement injectées, yeux larmoyants. *Amygdales très tuméfiées et d'un rouge pointillé ;* arrière-gorge d'un rouge intense. Langue blanche, pas de vomissement, constipation, céphalalgie intolérable. Urines normales comme quantité, mais très albumineuses, délire léger. Bains de jambes sinapisés. Sulfate de quinine. Le 10, la température est restée très élevée, l'exanthème a disparu. Il ne saurait être plus question de scarlatine, diagnostic qui semblait s'imposer la veille et avait nécessité l'isolement du malade.

A la place de l'exanthème, il existe un piqueté hémorragique très confluent, surtout sur les parties déclives. Les amygdales ont notablement diminué de volume ; le pharynx est toujours très rouge et la déglutition excessivement douloureuse. Facies toujours vultueux. Yeux injectés, respiration précipitée, rachialgie, épigastralgie, nausées, puis vomissements de mucosités au milieu desquelles flottent des filaments noirâtres caractéristiques.

Le doute n'est plus permis; on est bien en présence d'un cas de typhus amaril bien caractérisé; la veille je n'avais nullement pensé à cette affection qui n'existait pas dans la localité. Ce fut le premier cas d'une épidémie assez sérieuse.

Dans la suite les symptômes se déroulèrent classiquement; le malade succombait le 14, au septième jour de la maladie.

Chez un autre malade ayant présenté tous les symptômes du typhus amaril grave, mais qui a guéri, on constatait au troisième jour de larges plaques d'urticaire faisant une forte saillie et accompagnées d'une cuisson très vive. Ces plaques, d'abord disséminées, se fusionnèrent rapidement, de telle sorte que tout le corps en était couvert. D'abord d'un rouge intense, elles virèrent rapidement au jaune.

En résumé l'infection amarilique est susceptible de donner naissance aux éruptions les plus variées.

C'est dans cet ordre de symptômes qu'il convient de classer les lésions scrotales allant de l'érythème et de la tuméfaction jusqu'à la gangrène généralement superficielle, sans qu'il soit permis de présenter ce symptôme comme spécial au typhus amaril. Ce sont là des lésions qui se retrouvent dans toutes les fièvres graves.

Parmi les manifestations cutanées, nous citerons encore les hémorragies (sueurs de sang), dont la description sera mieux placée avec les autres symptômes hémorragiques.

On a signalé encore des plaques gangreneuses sur différentes parties de la peau. Nous n'avons jamais eu l'occasion de les constater.

Appareil digestif. — Les lèvres, quelquefois un peu gonflées et rouges, ne présentent rien de bien particulier au début. Elles se sèchent au bout d'un certain temps, se fendillent et saignent dans les cas graves. Pariset cite des cas d'éruptions pustuleuses siégeant sur les lèvres; il s'agit probablement d'éruption herpétique.

La langue, tout d'abord étalée ou globuleuse, est toujours très blanche au centre et rouge sur les bords. Alors que dans les cas légers elle reste relativement humide, pendant la deuxième période, elle se sèche, se fendille et saigne dans les cas graves ou même de moyenne gravité. Nous l'avons trouvée rôtie et tremblotante comme dans la fièvre typhoïde. Dans certains cas elle apparaît absolument noire, surtout à la base; dans d'autres, elle est rouge, lisse, vernissée, d'une sensibilité si vive que le moindre mouvement est excessivement douloureux.

Les gencives sont, au début, recouvertes d'un liseré nacré qui se dégrade assez vite pour disparaître complètement au bout d'un certain temps, en laissant une muqueuse rouge, plus ou moins gonflée et souvent saignante.

L'arrière-gorge et les amygdales, très souvent gonflées et rouges, sont recouvertes d'un pointillé confluent correspondant à l'éruption cutanée concomitante. Comme nous l'avons dit, l'existence de cette angine a pu très souvent faire croire au début d'une fièvre éruptive.

Pariset (1) rapporte l'observation d'un malade chez lequel le symptôme principal fut une angine qu'accompagnaient tous les autres symptômes de la fièvre jaune, mais considérablement atténués. Grall, et c'est aussi notre opinion, considère l'angine comme un phénomène presque constant sur lequel on n'a pas assez insisté.

Enfin, en compulsant les feuilles cliniques des hôpitaux de la Martinique, nous avons fait la constatation suivante : le premier diagnostic porté, surtout au début des épidémies, est très souvent celui d'angine grave. Le premier cas observé à Dakar en 1900 fut envoyé à l'hôpital avec ce diagnostic.

L'haleine du malade, un peu forte au début, devient parfois d'une fétidité insupportable pour l'entourage. Le malade accuse souvent un sentiment d'amertume marqué.

La soif serait très vive, d'après quelques auteurs; Corre et surtout Dutroulau attachent une certaine importance à ce symptôme, alors que Pariset signale, comme une chose remarquable, que les malades, quel que soit l'état de la langue ou de la bouche, se plaignent rarement de la soif, et ne demandent presque jamais à boire. La vérité est que le sentiment de la soif est tantôt nul, tantôt très vif. On a vu des matelots se jeter à la mer parce qu'on leur refusait de l'eau. Belot (2) donne cette soif atroce comme un signe des plus graves.

Nous en dirons autant du sentiment de la faim, qui manque toujours. Ce sentiment persisterait cependant très impérieux dans certains cas, d'après Celsis (3), et cela chez des malades gravement atteints.

(1) Histoire médicale de la fièvre jaune en Espagne. Paris, 1821.
(2) La fièvre jaune à la Havane. Paris, 1865.
(3) Fièvre jaune ou vomito dans l'île de Cuba. Paris, 1880.

La dysphagie douloureuse est un symptôme fréquent dans les cas graves, et c'est souvent un des symptômes les plus pénibles. Certains de nos malades accusaient, au niveau du pharynx et surtout le long de l'œsophage, une grande difficulté à avaler, qu'accompagnait un sentiment de brûlure intolérable, surtout au passage des liquides.

Généralement, les auteurs insistent peu sur ce symptôme, qui pour Corre serait déterminé par du spasme ou de la paralysie de quelques-uns des muscles du voile du palais et du pharynx. A notre avis il est surtout la conséquence de la congestion du pharynx et de l'œsophage. Cet état congestif, parfois très marqué, est facile à constater sur le cadavre. Les altérations de la muqueuse sont profondes et vont souvent jusqu'à l'ulcération. Les mêmes lésions se rencontrent dans l'estomac, où elles provoquent si non l'ensemble, du moins une grande partie des symptômes que Le Dantec a fort heureusement caractérisés par le néologisme d'émétisme.

Dès le début, le malade accuse des nausées qu'accompagnent des éructations.

Ces symptômes vont en s'accentuant et persistent même après l'apparition des vomissements et dans leur intervalle.

Ces éructations « nausées sèches (ascos secos des Espagnols) » sont parfois très fréquentes ; les gaz semblent sortir avec difficulté en provoquant au moment de leur expulsion un sentiment de lacération de l'orifice du cardia (Pariset).

Les vomissements commencent à des époques très variables de la maladie, tantôt dès le début, tantôt plus tard ; dans le plus grand nombre des cas, ils apparaissent vers le troisième ou le quatrième jour. Il ne nous a pas semblé que leur précocité puisse être considérée comme un symptôme grave, comme le dit Dutroulau.

Le plus souvent les premiers vomissements sont constitués par les sécrétions ordinaires de l'estomac ou par les substances ingérées avant ou après le début de la maladie.

Sans être purement bilieux, ils sont quelquefois colorés en vert par la bile, sans jamais présenter cette teinte verte si accusée, qui caractérise les vomissements dans la fièvre bilieuse hémoglobinurique.

La fréquence des vomissements et leurs caractères sont souvent en rapport avec l'état pathologique de l'estomac avant la maladie; dans certains cas, particulièrement chez les sujets atteints de gastrite, les buveurs..., etc., les vomissements dominent tellement la scène que quelques auteurs ont cru devoir décrire une forme gastrique. Nous avons observé des malades qui vomissaient sans trêve ni repos dès le début de la maladie jusqu'à la mort.

Ces vomissements incoercibles sont accompagnés de douleurs intolérables. Il arrive que les matières vomies, même dans ces cas, ne présentent aucun caractère particulier. Dutroulau cite le cas d'un alcoolique qui fut pris, dès le 2e jour, de vomissements uniquement constitués par les substances ingérées et les sécrétions gastriques, alors qu'à l'autopsie l'estomac contenait plus de trois cents grammes de matière noire.

Certains malades n'accusent, dans les quatre ou cinq premiers jours, que des nausées et des éructations, et un sentiment douloureux de pesanteur stomacale, sans vomissements, puis ils vident brusquement leur estomac, en une seule fusée de matières noires, ou même sans effort par simple régurgitation. Enfin il arrive que l'estomac est trouvé absolument rempli de matière noire, alors que le malade n'avait jamais eu un seul vomissement pendant la vie.

Dans les cas graves, en examinant avec soin les matières, ce qu'il ne faut jamais manquer de faire, on y constate, vers le quatrième jour environ, la présence de petits flocons noirâtres, surnageant dans la masse du liquide ou restant adhérents aux parois du vase. Ce sont ces flocons que, par une comparaison très juste, on a appelé les *ailes de mouches;* ces flocons vont en augmentant avec plus ou moins d'abondance et le *vomito negro* est alors constitué.

Les auteurs se sont arrêtés peut-être plus qu'il ne convient à décrire différentes variétés de vomissements noirs, variétés qui tiennent à des causes secondaires et nullement à la nature même de ces vomissements.

Sans doute, en parcourant les observations, on trouve les nuances les plus variées : tantôt il s'agit d'un liquide noir comme de l'encre, ou mieux comme une infusion de café très concentrée ; tantôt les matières vomies se composent de deux parties, l'une ressemblant à l'infusion concentrée de thé vert, l'autre épaisse formée de flocons noirs qui déposent au fond du vase. On conçoit qu'entre les vomissements clairs avec quelques *ailes de mouches* et ces derniers il puisse exister des nuances très variées.

Il va sans dire qu'il ne saurait plus être question, aujourd'hui, de contester, comme l'ont fait quelques auteurs, la nature hématique des vomissements noirs.

Le vomito negro se produit sous l'influence d'un certain nombre de facteurs que Jones (1) résume ainsi : irritation directe de la muqueuse gastrique, congestion capillaire intense, suppression des fonctions du foie et des reins et par suite rétention dans le sang des produits excrémentiels, altération profonde du sang du

(1) Cunisset, Etude chimique de la fièvre jaune (*Arch. de méd. navale*, t. XXIX).

fait de ces troubles fonctionnels et de l'action directe du poison amaril.

Ces hémorragies sont en grande partie le fait de la circulation hépatique gravement entravée. On sait en effet que les hémorragies du tube intestinal sont fréquentes dans les affections du foie qui mettent obstacle à la circulation du système porte.

Quand ces hémorragies sont très abondantes, tellement abondantes que ce n'est plus de la matière noire, mais du sang pur que le malade rejette, il s'agit probablement d'une altération ulcéreuse d'origine toxique. En effet, il convient de rappeler que, Billeroth a observé, au cours des processus septiques généralisés des lésions de l'estomac et du duodénum absolument comparables à l'ulcus rotundum.

Dieulafoy attribue le vomito negro appendiculaire à une dégénération suraiguë de l'épithélium glandulaire, sous l'influence des toxines appendiculaires.

Le sang extravasé prend les caractères du vomito sous l'influence des sécrétions gastriques et il arrive, dans certains cas, toujours très graves, que, cette extravasation se faisant très rapidement, le sang n'a pas le temps de se modifier et est rejeté tel quel, vomissements rouges, ou bien prend une teinte brun marron, quand il a été simplement mélangé au contenu stomacal (Cunisset) (1).

Il ne nous paraît pas qu'il soit nécessaire d'insister sur la réaction alcaline ou acide des vomissements, cette réaction étant susceptible de varier, selon les circonstances et les matières mélangées. Nous en dirons autant de la composition de ces déjections.

Les selles, rares au début, quelquefois bilieuses, deviennent souvent fréquentes et liquides dans le cours de la maladie. Il nous a semblé que les selles bilieuses comportaient presque toujours un pronostic heureux.

Les selles noires, de même origine que le vomito, sont d'autant moins fréquentes que le vomito est plus abondant. Deux de nos malades succombèrent assez rapidement, sans avoir présenté ni vomissements ni selles noires. Mais à l'autopsie tout le tube intestinal, jusqu'à l'S iliaque, était rempli de matière noire.

Quant aux selles blanchâtres, de nature cholérique, que signale Dutroulau, elles doivent être assez rares, nous ne les avons jamais observées.

Quelquefois, les selles restent grisâtres et décolorées dans les premiers jours de la convalescence, ce qui indique que le foie n'a pas encore repris complètement sa fonction physiologique.

L'épigastralgie est un symptôme à peu près constant, se manifestant dès le début de la maladie. Parfois assez vive pour arracher des cris au patient, elle s'exaspère par la pression.

(1) *Arch. de Méd. navale*, t. XXI.

Dans les cas légers, elle cesse au moment de la rémission, mais dans ceux, même de moyenne gravité, elle se prolonge jusqu'à la fin, surtout quand il y a des vomissements noirs.

Souvent, en même temps que l'épigastralgie et surtout dans les dernières phases, on constate de la douleur dans la région ombilicale. C'est une sensation profonde et souvent aiguë qui persiste même pendant la convalescence. Il n'est pas rare de constater des douleurs diffuses et aiguës dans tout l'abdomen.

Dans certains cas, d'après Pariset, les douleurs abdominales seraient tellement vives que le malade est forcé, pour se soulager, de tenir les cuisses fléchies sur le bassin !

Comme dans toutes les affections où l'estomac est gravement atteint, le malade accuse un hoquet plus ou moins pénible. Ce hoquet, qui ne présente pas une très grande importance au début, assombrit considérablement le pronostic quand il persiste dans le courant de la maladie. Ce symptôme, alors très pénible, douloureux, s'accompagne de régurgitation, et fatigue énormément le patient.

D'une façon générale, il n'existe pas de **météorisme**. Nous retrouvons cependant dans nos observations des cas dans lesquels le ventre est resté ballonné pendant les dernières phases de la maladie, en même temps que nous constations des gargouillements dans la fosse iliaque droite. Ce sont les cas de ce genre qui sont étiquetés « à forme typhoïde » et dans lesquels certainement intervient le bacille d'Eberth ou tout autre bacille paratyphique. Ils sont toujours accompagnés de diarrhée.

Les battements épigastriques (commotion de l'estomac, Pariset, palpitations, Rochoux) sont signalés par tous les auteurs qui cependant ne semblent pas y attacher une bien grande importance, car ces battements sont rarement notés dans les observations. En fait, ils ne sont pas constants ; perceptibles à la vue et encore plus à la main, ils sont parfois très violents et se transmettent d'autant mieux à la paroi abdominale que l'estomac est moins vide.

La région du **foie** est souvent douloureuse, sans qu'il soit bien possible de faire la part de l'épigastralgie proprement dite ou de la sensibilité hépatique. La douleur provoquée par la pression correspond souvent au rebord des cartilages des 8e et 9e côtes droites, vers le fond de la vésicule biliaire et de la partie voisine du foie et de l'estomac.

Le foie conserve généralement ses limites ; du reste, il est assez difficile de constater les variations qu'il peut subir à ce point de vue, car souvent l'examen de la région est très difficile en raison du malaise et de la douleur qu'il provoque.

Généralement il n'est rien constaté du côté de la **rate**.

Appareil urinaire. — Le volume des urines diminue au début et dans le cours de la maladie. Cette diminution, souvent à peine sensible, dans les cas légers, relativement accentuée dans ceux de moyenne gravité et dans les cas graves, va jusqu'à la suppression complète dans les cas mortels.

Si, cependant, on peut affirmer que le cas est toujours très grave ou même mortel quand les urines sont très diminuées ou supprimées, il ne s'en suit pas que la réciproque soit toujours vraie. Avec tous ceux qui ont écrit sur la question, nous avons vu succomber des malades, sans qu'ils aient présenté aucune modification de quantité dans la sécrétion urinaire. Il arrive quelquefois que la quantité d'urine émise, égale à la normale depuis le début de la maladie, baisse brusquement dans les vingt-quatre heures qui précèdent la mort; dans d'autres cas, la sécrétion urinaire diminue très rapidement pour se supprimer totalement dès les premiers jours. Le cas est alors toujours mortel.

La quantité des urines émise devient normale et même exagérée dès le début de la convalescence. Lambert (1) a constaté des quantités moyennes de trois litres, nous avons fait la même constatation.

Alors que les urines demeurent limpides dans les cas légers et de moyenne gravité, elles se troublent très rapidement dans les cas graves.

Dans presque toutes nos observations personnelles, nous avons noté que les urines prennent en très peu de temps l'aspect des urines jumenteuses, et cela toutes les fois que le cas n'était pas absolument léger.

Les urines présentent dans le typhus amaril, les teintes les plus variées : jaune ambré, ambré foncé, orangée, ambré jaunâtre, ou brune..., etc.; ces dernières teintes sont signalées par Lambert dans les cas très graves ou mortels. Elles varient avec la nature des éléments qui prédominent dans l'urine.

La densité ne mérite pas de retenir longtemps l'attention : elle oscille entre 1010 et 1025 (cas légers) ; 1008 à 1029 (moyenne gravité); 1010 à 1030 (cas mortels) (Lambert). On ne peut vraiment tirer aucune conclusion intéressante de l'étude de la densité des urines.

Les urines sont toujours acides. Cunisset les aurait trouvées alcalines dans quelques cas, du fait de la présence de la bile.

La présence de l'albumine dans les urines des amariliques peut être considérée comme un fait constant, sans que, du reste, ce symptôme à peu près commun à toutes les maladies infectieuses puisse être donné comme pathognomonique.

(1) Thèse de Bordeaux (pour la maîtrise).

Il est préférable d'employer la chaleur pour déceler l'albumine. Nous avons toujours constaté l'albumine dès le deuxième jour, et en quantité plus ou moins grande selon la gravité des cas. D'après les observations faites à la Jamaïque par Donnet, l'albumine se manifesterait le plus souvent au troisième jour et elle augmente progressivement avec la marche et l'aggravation de la maladie.

Les quantités observées sont variables, oscillant entre deux et douze grammes par 1000 cc., quantité maxima constatée.

Une faible quantité d'albumine n'indique pas toujours, dit Cunisset, un pronostic favorable ; « la terminaison peut être fatale, le malade n'ayant présenté dans ses urines que des traces d'albumine, pendant tout le cours de la maladie; dans ce cas, les urines sont toujours très abondantes. » Il s'agit de cas tout à fait exceptionnels; pour notre part nous ne les avons jamais observés.

Il nous paraît sans intérêt de rechercher si les matières albuminoïdes contenues dans les urines sont constituées presque uniquement par de la mucine, alors que l'albumine proprement dite ne serait jamais abondante, même dans les cas graves (Lambert), car nous entendons rester sur le terrain clinique : l'examen des urines au lit du malade.

Si dans une urine amarile contenue dans un verre à expérience on verse quelques gouttes d'acide azotique, en ayant soin de les faire couler avec précaution sur les parois du récipient, on voit, le plus souvent, apparaître, à une certaine distance du fond, une *hostie* blanche flottant dans le liquide. Vidaillet, qui, le premier, a signalé cette particularité, l'a indiqué à tort comme pathognomonique de la fièvre jaune.

L'anneau de Vidaillet n'a plus aujourd'hui qu'un intérêt historique, après que l'on ait beaucoup discuté sur sa nature et sa valeur clinique. Il importe peu que cet anneau soit produit par des urates (Décoreis) ou des résines biliaires (Le Dantec), ou de la mucine ou d'autres corps (Lambert), cet anneau n'étant en rien spécial à la fièvre jaune puisqu'il se produit dans les urines de beaucoup d'autres manifestations fébriles.

C'est surtout dans les anciennes observations que l'on trouve signalée la présence du sang dans les urines des amariliques. Pariset déclare avoir constaté des urines entièrement sanguinolentes, ou même des urines complètement noires, « ces deux espèces, et surtout la dernière, étaient rares, et le liquide peu abondant quand il présentait ces particularités ». Nous n'avons eu qu'une seule fois l'occasion de constater de l'hématurie. Cette manifestation, très explicable pendant la période des hémorragies, n'en est pas moins exceptionnelle. Pellarin (1) s'étonne justement que

(1) PELLARIN. Considérations sur l'étude pathologique et anatomique de la fièvre jaune. *Arch. de méd., navale*, t. XIII.

les hématuries ne soient pas plus fréquentes, étant donnée la congestion intense des reins dans le typhus amaril.

Quant aux auteurs, assez peu nombreux du reste, qui signalent la fréquence de cette complication, il est probable qu'il s'agit d'erreurs de diagnostic. Pouppé-Desportes considère ce symptôme comme très grave.

Le dosage de *l'urée*, comme celui de l'albumine, présente un très grand intérêt. Cunisset a formulé à cet égard des conclusions nettes et pratiques : la quantité d'urée est toujours plus faible qu'à l'état normal, et elle l'est d'autant plus que l'atteinte est plus grave. Lorsque, dans la fièvre jaune, les reins sont profondément atteints, les courbes de l'urine et de l'urée sont parallèles, marchent vers un minimum et peuvent aboutir à zéro. La courbe de l'albumine, au contraire, monte sans cesse.

Il ne faut cependant pas perdre de vue que le « trouble de l'uropoièse est l'une des causes de la modalité grave de la fièvre jaune, mais n'est pas la cause unique » (Jaccoud). C'est ainsi, comme nous l'avons déjà dit, que, dans certains cas mortels, la proportion de l'urée et des urines ne subit qu'une diminution à peine appréciable, en même temps que l'albumine n'accuse sa présence que d'une façon peu sensible. En un mot la fièvre jaune peut tuer sans altération grave de l'appareil urinaire. Ce sont là des faits rares, sans doute, mais qu'il convient de retenir dans l'appréciation du pronostic.

La quantité d'acide urique ne présente qu'un intérêt tout à fait secondaire.

Lorsque les urines contiennent de l'albumine et des *pigments biliaires*, la chaleur détermine un coagulum plus ou moins coloré en jaune (Cunisset), mais le plus souvent les urines ne contiennent pas de pigments biliaires. La bile n'apparaît généralement dans les urines qu'à la fin de la maladie, dans les cas qui guérissent. En effet, cette constatation nous a toujours paru comporter un pronostic favorable, elle est logique puisqu'elle indique que le foie reprend ses fonctions, ou que ces fonctions ne sont pas complètement abolies.

Etant donnée l'altération à peu près constante du filtre rénal, on conçoit que l'examen microscopique des urines puisse y déceler la présence des différents éléments cellulaires, cellules épithéliales et pavimenteuses, cylindres granuleux..., etc. Cet examen permettra de juger, en connaissance de cause de l'importance des lésions rénales et éclairera d'autant le pronostic.

En ce qui touche le diagnostic, le clinicien trouvera, dans l'examen approfondi des urines, sinon un élément absolu, du moins un ensemble de faits qui, tout en éclairant ce diagnostic, permettront d'apprécier l'intensité de l'infection et de juger son action plus ou moins profonde sur le foie et sur le rein, ces deux forteresses de l'organisme.

Sang. — L'étude du sang dans le typhus amaril reste complètement à faire.

Le sang a bien été étudié au point de vue chimique, mais en outre que cette étude ne présente cliniquement qu'un intérêt secondaire, les résultats obtenus sont souvent contradictoires, en ce qui touche le point à notre avis le plus important, la présence de l'urée dans le sang.

D'après Cunisset, le sang des amariliques ne contiendrait que des quantités très faibles d'urée; cet auteur croit devoir en conclure que l'absence de l'urée serait due à une production moins grande ou nulle de ce principe, parce que le foie, agent principal de cette production, est profondément atteint dans sa structure et dans sa fonction. Dans les cas compliqués d'anurie, la mort surviendrait rapidement, non par défaut d'élimination de l'urée, mais parce que le sang n'arrive pas à se débarrasser des produits de désassimilation incomplète intermédiaires entre l'urée et les substances albuminoïdes. Il est, d'autre part, évident que les toxines accumulées dans le sang jouent un rôle important, si non le principal dans le dénouement fatal (1).

Les quantités d'urée trouvées dans le sang par Cunisset sont notablement inférieures à celles signalées par Décoreis. Alors que le premier de ces auteurs ne trouve dans le sang que 0 g. 17 à 0 gr. 51 pour 1000, le second a trouvé 2 gr. 80 à 2 gr. 10 p. 1000.

De pareilles contradictions nécessitent de nouvelles recherches. En tout cas, ce qui est certain, au point de vue clinique, c'est que nombre de sujets succombent en présentant des symptômes qui peuvent être très nettement rattachés à l'urémie.

Le sang ne contient pas de pigments biliaires, pendant la première période; ils n'apparaissent qu'à la fin et encore font-ils défaut dans nombre de cas. Les sels biliaires manquent également.

La coagulation du sang des amariliques semblerait se faire d'après certains auteurs d'une façon lente, plus lente que dans les autres affections. L'étude du coagulum, qui a beaucoup préoccupé autrefois les cliniciens, ne présente en réalité aucun intérêt.

Le sérum est plus ou moins coloré en rouge par l'hématine, d'après Cunisset.

En ce qui touche l'étude hématologique, on peut dire qu'elle n'est même pas ébauchée. Guitéras, contrairement à l'opinion de

(1) Fièvre jaune, *in* Fièvres tropicales. Diagnostic hématologique et clinique (Maloine, Paris, 1910).

Bezançon, soutient que le nombre des hématies dans le sang n'est pas diminué ! (Dalencour) (1).

Pour quelques auteurs il existerait, au début de la maladie, une hypoleucocytose marquée. Pour d'autres, il n'existerait aucune altération notable de la formule leucocytaire normale. Ce qui paraît peu probable.

Ce qui a été publié touchant cette question est plutôt déduit des connaissances que nous possédons de l'action des toxines sur l'organisme que de recherches cliniques ou de laboratoire.

Dalencour, qui essaie d'exposer la question hématologique, avoue lui-même n'avoir pas observé un seul cas de fièvre jaune depuis qu'il s'occupe de laboratoire.

C'est cependant là une question qui mérite d'arrêter l'attention des médecins coloniaux.

Hémorragies. — Par leur fréquence et la multiplicité des voies par lesquelles elles se produisent, les hémorragies constituent un des symptômes le plus grave en même temps que le plus fréquent du typhus amaril. Elles sont les résultantes des causes multiples : 1° l'altération rapide et profonde du sang sous la double influence des toxines et des produits excrémentiels non éliminés; 2° la stase déterminée dans la circulation capillaire par les troubles vaso-moteurs ; 3° des hématémèses parfois foudroyantes peuvent être attribuées à un certain degré d'hypotension portale. Il est en effet très logique d'admettre que le foie si profondément touché soit susceptible de réagir secondairement sur l'estomac en déterminant la pléthore portale (Rendu, Villaret); 4° l'amoindrissement de la résistance des parois capillaires du fait de la dégénérescence graisseuse qui atteint ces petits vaisseaux.

Nous ne reviendrons pas sur les hémorragies stomacales et intestinales déjà étudiées à propos des vomissements et des selles noires. C'est par un mécanisme identique que saignent les muqueuses vaginales et utérines, jusqu'à déterminer l'avortement, les muqueuses des conduits urinaires et de la vessie, en déterminant des hématuries qui, nous l'avons dit, sont très rares.

Parfois les muqueuses gingivales et linguales saignent sans qu'il existe de solution de continuité apparente, en provoquant une sputation sanguinolente en quelque sorte continue. L'hémorragie est nécessairement plus abondante quand ces muqueuses sont fendillées. De ce fait, la langue prend quelquefois, en totalité ou en partie, une teinte noirâtre, intéressant surtout la base et le centre de l'organe.

L'épistaxis est un symptôme très fréquent dans la fièvre jaune. Dans la première phase de la maladie, il s'agit d'un phénomène

(1) Thèse de Paris, 1908. Maladie du Foie.

de pléthore ; alors l'épistaxis s'arrête spontanément et soulage même le malade.

Pendant la deuxième phase, l'épistaxis est plus abondante, souvent très abondante, et comporte un pronostic moins bénin. Elle ne s'arrête que difficilement et souvent pour se reproduire en dépit de tous les moyens mis en œuvre.

Le sang coulant quelquefois jusque dans l'estomac est rejeté plus tard sous forme de vomissements noirs pouvant faire supposer une hémorragie gastrique qui n'existe pas. C'est là un fait qu'il ne faut pas perdre de vue, car le vomissement noir d'origine gastrique comporte un pronostic autrement sévère que l'épistaxis, dont la persistance et l'abondance ne constituent pas toujours un symptôme très grave.

En outre des différentes causes que nous avons déjà signalées, l'épistaxis est probablement aussi la conséquence de l'altération du foie. Il peut être ainsi rapproché des manifestations du même genre qui accompagnent la cirrhose de cet organe. Cette analogie nous a conduit à le combattre, souvent avec succès, en appliquant des pointes de feu sur la région hépatique.

Les hémorragies se produisent également du côté de la conjonctive ; dans certaines formes graves, la suffusion sanguine sous-conjonctivale est tellement abondante qu'elle masque complètement la sclérotique et que l'on « s'attend d'un moment à l'autre à voir éclater la tunique » (Pariset).

Quand, à ce symptôme, vient se joindre l'ecchymose des paupières, on peut se faire une idée de ce qu'est le masque du malade, avec une face d'un jaune d'ocre, des paupières d'un noir de plomb, des sclérotiques complètement rouges et des lèvres saignantes.

Certains auteurs signalent de véritables larmes de sang, que bien peu du reste semblent avoir constatées par eux-mêmes.

Gama Lobo (1) cite le cas d'un jeune homme qui, entré à l'hôpital pour se faire soigner d'un ulcère de la cornée, alors que cette affection marchait vers la guérison, fut atteint de fièvre jaune. Il se produisit au niveau de la conjonctive une hémorragie que rien ne put arrêter, jusqu'à la mort du malade.

Toutes les plaies cutanées, même les plus superficielles (piqûres de sangsues, scarifications, excoriations), les surfaces cutanées même simplement dépouillées de leur épiderme peuvent devenir la source d'hémorragies excessivement rebelles.

Les plaques violacées, les pétéchies doivent être considérées comme des manifestations hémorragiques sous-cutanées en relation très étroite avec l'évolution de l'ictère hématique.

(1) *Loc. cit., Arch. de méd. nav.*

Quelques auteurs signalent une véritable « sueur de sang » se produisant alors même que la peau est absolument intacte. Si réellement le fait a été constaté, il doit être singulièrement rare, car nous ne l'avons trouvé signalé dans aucune des très nombreuses observations que nous avons consultées.

Ces suffusions sanguines ne se font pas toujours à fleur de peau; dans certains cas, on a affaire à de véritables hémorragies interstitielles profondes, très abondantes, déformant les membres, décollant les muscles, et pouvant même provoquer de véritables phlegmons diffus.

Dutroulau a vu les deux membres inférieurs envahis en totalité, tout le maxillaire dénudé..., etc.

Ces hémorragies se manifestent par une douleur, des fourmillements, le gonflement, la tension, la teinte ardoisée..., etc. Presque tous les organes, et particulièrement les poumons, peuvent être le siège d'hémorragies plus ou moins abondantes.

En aucun cas, quoi qu'en pensent quelques rares auteurs, certaines hémorragies ne sauraient être considérées comme « le signe d'une crise favorable », la sortie du sang des vaisseaux indiquant toujours son altération et celle des organes en cause. Cependant, la gravité du pronostic ne se mesure pas toujours à l'abondance des hémorragies, mais plutôt à leur généralisation et à leur siège.

En réalité, comme le dit fort justement Dutroulau, l'hémorragie ne présente un caractère absolument funeste que sous la forme de vomissements noirs abondants et quand elle se fait de tous les côtés à la fois.

Troubles de la sensibilité. — Les manifestations de cet ordre sont excessivement variables dans le typhus amaril.

Les douleurs, par leur multiplicité et leur siège, constituent un ensemble de symptômes à peu près constants. La céphalalgie marque le début de la maladie : frontale, sus-orbitaire, sous-occipitale, elle peut être généralisée à toute la tête et est souvent exaspérée par la lumière. D'un pronostic d'autant plus grave qu'elle persiste davantage. Tantôt elle disparaît avec la première période, souvent elle persiste pendant toute la durée de la maladie et jusqu'à la période terminale, sous forme de céphalée, moins vive et moins brutale que la céphalalgie congestive du début, qui présente parfois une telle acuité qu'elle arrache des cris au malade.

Presque en même temps que la céphalalgie apparaissent les douleurs lombaires, justement comparées, par leur brusquerie et leur intensité, à celles que produirait un violent coup porté dans la région, « coup de barre ». Ces douleurs sont vraiment caractéristiques, car elles ne sont aussi intenses dans aucune autre affection. Le malade en souffre peut-être plus que de la céphalalgie. Le moindre mouvement les exaspère. Elles ne sont pas cependant sensiblement exagérées par la pression. Comme la céphalalgie elles s'atténuent souvent dans la deuxième phase de la maladie et parfois disparaissent complètement.

Ces douleurs sont, sans aucun doute, la résultante de facteurs nombreux. Elles sont provoquées en grande partie par la congestion des méninges spinales et peut-être aussi par l'épanchement sanguin que Parisel dit avoir constaté à la partie supérieure de la région lombaire, entre le corps des vertèbres et la dure mère. Dans ces cas d'épanchement, la douleur persisterait pendant tout le cours de la maladie.

Il ne faudrait pas confondre, étiologiquement, cette rachialgie avec les douleurs qui, évidemment, se fusionnent avec elle, mais mais qui, coïncidant avec l'anurie, sont déterminées par la congestion des reins; celles-là s'irradient le long des uretères, et se manifestent pendant la deuxième phase.

Nous n'insisterons pas de nouveau sur l'épigastralgie et les douleurs péri-ombilicales se propageant dans les flancs pour se confondre et se fusionner avec le coup de barre.

Au sujet de ces douleurs épigastriques et péri-ombilicales, Pariset pense que c'est à elles qu'il faut attribuer l'anxiété, l'agitation, et les cris qui échappent machinalement aux malades, alors que cependant ils ne peuvent arriver à localiser eux-mêmes le point de départ de leurs douleurs qui sont exaspérées par la pression. « Ces manifestations précèdent la formation du mélanhème et existent fréquemment sans lui » (Pariset).

Il convient de signaler la douleur ante-vésicale, notée par Seidl, médecin en chef de l'hôpital Sao-Sébastiano de Rio-de-Janeiro. Elle est provoquée par la pression suspubienne de la vessie. Seidl donne cette douleur comme comportant un pronostic très grave, surtout quand elle apparaît dès le 2e ou 3e jour de la maladie (signe de Seidl).

Souvent, afin d'atténuer les douleurs abdominales, le malade se tient couché en chien de fusil. Cette attitude lui est aussi commandée par les douleurs siégeant aux membres et dans les articulations. Ces manifestations rhumatoïdes s'exaspèrent par la pression et sont souvent assez intenses pour arracher des cris au patient. Elles provoquent un sentiment d'impatience qui porte le malade à jeter ses membres à droite et à gauche, à se découvrir, ce qui est d'un pronostic grave.

On comprend que, souffrant ainsi de partout, le patient soit dans un état d'agitation et d'insomnie perpétuel, se traduisant par un besoin incessant de se débarrasser de ses couvertures, de changer de position et même de lit.

Le plus léger bruit réveille ses souffrances et l'agite. Certains malades demandent à être couchés sur un matelas déposé à même le plancher.

Dans les hôpitaux des Antilles, les lits sont munis de sommiers élastiques ; dans ces conditions, l'ébranlement déterminé par le moindre mouvement et même par la marche du personnel de service incommodaient tellement les malades qu'ils réclamaient la suppression des sommiers et demandaient avec instance à être couchés par terre. Un de nos malades, gravement atteint, et qui a guéri, ne se trouvait soulagé que plongé dans l'eau, et restait plusieurs heures par jour dans un bain dont la température était toujours maintenue à 30°.

Dutroulau a observé dans quelques cas une hypéresthésie de la peau telle que le moindre contact, le moindre attouchement arrachait des cris au malade.

Certains poussent des cris continus ou intermittents, sans pouvoir déterminer ni le siège, ni la nature de leurs souffrances.

Les malades qui présentent cette hypersensibilité guérissent rarement, car ce symptôme caractérise généralement la période préagonique.

Pariset nous a laissé une description émouvante de la mort du docteur Mazet, son compagnon de mission à Barcelone. « Il était d'une de ces constitutions que l'on désigne sous la dénomination de névroso-bilieuse; il avait une imagination fort active, un jugement sain, l'esprit très cultivé, un courage à toute épreuve.

« Arrivé à Barcelone, le 9 octobre, il présente, dans la nuit du 12 au 13, les premiers symptômes de la fièvre jaune. Entre autres symptômes Pariset note : douleur vive à l'épigastre, flatuosité, urines abondantes, agitation, angoisses ; il se soulage l'estomac en pliant les jambes et les cuisses.

« Spasmes douloureux de la poitrine, pouls vif, élevé, souple ; chaleur à la peau, longs et profonds soupirs, gémissements, inquiétude, irritabilité, dans un grand état d'exaltation ; le plus léger bruit le fait tressaillir et l'importune.

« Dans l'après-midi, rachialgie des plus violentes lui arrachant des cris et des larmes ; il dit que, portant les lombes en avant, le rachis lui paraît néanmoins arqué en arrière, comme si toutes les fibres musculaires et les attaches tendineuses étaient violemment tiraillées...

« Pendant les jours suivants, la maladie suit son cours, les symptômes se déroulent de plus en plus alarmants, mais dans un calme relatif. Quand on presse l'abdomen du côté droit de l'ombilic, on fait jeter des cris au malade, il soutient néanmoins qu'il ne souffre pas. Le sixième jour il veut se lever et profite d'un moment d'absence des médecins ; mais à peine est-il sur un siège qu'une raideur générale, en quelque sorte tétanique, oblige à le porter au lit. Il ne se souvient pas de cet accident. Le délire augmente... Le huitième jour on note : hoquet d'une violence extrême qui paraît déchirer le malade; il pousse des cris horribles ; une heure après il vomit des matières de couleur chocolat, et se sent soulagé ; ensuite, idées vagues, disparates. Le délire augmente, le malade s'emporte violemment quand on refuse de lui donner du vin, hoquet affreux, le malade chante ensuite.

« Toute la matinée du neuvième jour se passe en mouvements automatiques; Mazet se lève et se recouche, frappe ses gardes, s'impatiente; le hoquet vient, les urines coulent, le pouls s'affaiblit, les mains deviennent froides. Le vomissement brunâtre est très fréquent.

« Le malade s'impatiente quand on le touche, et jette des cris perçants. Le pouls se relève, devient vif, dur, vibrant, la chaleur des mains reparaît. Il se lève encore une fois sans dire mot, reste longtemps les mains appuyées sur le lit et les pieds à terre, frappant du pied ses gardes : fatigué de cette position, il s'appuie ensuite sur le ventre jusqu'à ce qu'on le pose définitivement sur son lit.

« Au dixième jour, la poitrine s'embarrasse, le malade jette de de temps en temps des cris perçants et il expire à quatre heures du matin, excessivement jaune. »

L'insomnie est un symptôme pénible et fréquent dans le typhus amaril. Elle se prolonge pendant la convalescence.

Troubles cérébraux. — Ces manifestations assez fréquentes ont conduit certains auteurs à créer des formes spéciales de la maladie. Mais, comme nous l'avons déjà dit, ces classifications ne nous paraissent nullement utiles.

Tantôt c'est de la stupeur ou du coma; tantôt on constate au contraire de l'agitation et des mouvements désordonnés, allant jusqu'aux convulsions, des soubresauts des tendons, du tremblement général, du délire gai ou furieux, des hallucinations systématisées; souvent le malade se réveille et sort de ses hallucinations en poussant des cris; cette forme de délire se constate surtout chez les sujets alcooliques ou doués d'un tempérament nerveux.

En résumé, on peut constater dans le cours de la fièvre jaune toutes les manifestations cérébrales qui sont le cortège ordinaire des grands typhus, sans qu'aucune d'elles ne présente un caractère spécial. Une certaine catégorie de malades font montre d'une pusillanimité exagérée. Ils sont hantés depuis longtemps de la terreur de la maladie, terreur telle qu'ils ne s'adressent au médecin que quand ils ne peuvent faire autrement, tant ils redoutent son diagnostic. Une fois alités, leur terreur n'a fait que s'accentuer, ils se déclarent perdus sans appel et de fait ils se laissent aller sans la moindre réaction. D'autres malades, très courageux, très conscients de leur état, plutôt optimistes, ne se laissent nullement abattre et luttent avec la plus grande énergie. A côté de ces deux catégories de malades pessimistes ou optimistes plus qu'il ne convient, il n'est pas rare d'en rencontrer d'autres qui manifestent une indifférence complète de leur état, dont ils paraissent avoir une conception absolument erronée : ils sont jaunes, ils sont fébricitants, ils vomissent du sang et pourtant ne montrent aucune préoccupation (Corre). Ces malades paraissent cependant en pleine possession de leur intelligence. Chez d'autres, cette erreur présente le caractère d'un véritable délire se traduisant par des actes déterminés. Ils veulent se lever, s'habiller, vaquer à leurs occupations et, constatation remarquable, ils conservent jusqu'à la mort l'énergie musculaire nécessaire. Mélier (1) rapporte le cas du docteur Chaillou, qui, atteint de fièvre jaune, voulut reprendre son service, retourner auprès de ses malades. Il était au troisième jour de la maladie. Il dut cependant se recoucher aussitôt pour mourir. C'est souvent dans la période de rémission que l'on constate cet état d'esprit, ou cette forme de délire.

Ces faits sont de nature à tromper le médecin non prévenu.

A côté de ces cas on en constate d'autres dans lesquels la prostration, l'affaissement total de l'organisme sont poussés à un point tel que le malade reste dans une immobilité absolue, complètement inconscient de tout ce qui se passe autour de lui.

Associations. Complications. — Le typhus amaril peut, dans le cours de son évolution, être associé, comme toutes les autres maladies, à des infections secondaires et variées sans que pour cela on soit autorisé à présenter ces infections comme des complications spéciales à la maladie. Du reste, quand ces associations pathologiques interviennent, les symptômes du typhus amaril dominent tellement la scène qu'il faut, dans la majeure partie des cas, une singulière perspicacité pour établir le départ entre les deux infections concomitantes. Aussi l'on peut dire que ces associations ne présentent qu'une importance secondaire.

L'intervention du paludisme dans l'évolution du typhus amaril a présenté pour les anciens auteurs une importance telle que nombre d'entre eux, et non des moindres, ont considéré la fièvre jaune comme étant de nature paludéenne et ont décrit des formes intermittentes, remittentes, continues, etc... Les adversaires de cette doctrine, plus judicieux, mais tout aussi intransigeants que les premiers, n'ont pas peu contribué à embrouiller la ques-

(1) Relation de la fièvre jaune survenue à Saint-Nazaire en 1861. Paris, J.-B. Baillère et fils, 1863.

tion, en mettant au compte du paludisme nombre de cas de fièvres à vomissements noirs dans lesquels il faut vraiment une excessive bonne volonté pour voir autre chose que du typhus amaril. Du reste, ce mémorable débat est aujourd'hui absolument clos, il n'y a qu'une chose à en retenir, c'est que les paludéens peuvent fort bien être atteints de fièvre jaune, et qu'il peut arriver que le paludisme intercurrent modifie dans une certaine mesure la courbe thermométrique de l'affection principale, sans que l'on soit jamais autorisé à décrire, comme l'ont fait par exemple quelques cliniciens anglais, une « fièvre jaune malarienne ». L'affection que ces cliniciens ont observée et décrite ne semble être qu'une rémittente paludéenne bilieuse.

Il ne nous paraît pas, contrairement à l'opinion de Corre, que le paludisme doive être considéré comme la complication la plus fréquente de la fièvre jaune. Il nous a semblé plutôt que l'endémie palustre devenait moins aiguë, plus silencieuse, ses manifestations moins fréquentes pendant les épidémies de typhus amaril, probablement parce qu'elles sont masquées par cette dernière affection ou que les formes continues du paludisme, qui sont le lot des nouveaux venus, n'ont pas le temps de se manifester chez eux, exposés comme ils le sont à être immédiatement la proie de l'amarilisme.

En résumé, ce qu'il suffit pratiquement de ne pas perdre de vue, c'est que le typhus amaril peut être l'occasion du réveil d'accidents paludéens susceptibles de modifier la marche de la température et de lui imprimer des allures paroxystiques ou intermittentes, encore que ces modifications soient assez difficiles à démêler dans le cours de la maladie principale; elles deviennent plus évidentes pendant la convalescence.

Nous pensons que c'est à tort que l'on a considéré comme une complication du typhus amaril les symptômes *choléroïdes* constatés dans certains cas. Il s'agit probablement d'accès pernicieux relevant du paludisme.

L'*état typhoïde* ne doit pas non plus être décrit comme une complication de la fièvre jaune, dont il n'est qu'un symptôme plus ou moins accusé, selon l'intensité de l'infection et le mode de réaction du sujet ; c'est un mode d'évolution ou de terminaison de la toxhémie amarilienne. La maladie qui nous occupe est un typhus à allure particulière et à évolution rapide. Ce typhisme propre n'empêche pas, bien entendu, l'intervention du bacille d'Eberth et des intoxications déterminées par du paratyphisme ou dues à des colibacilloses. Dans ces cas, si le malade ne succombe pas, la température, au lieu de décroître régulièrement, continue à rester élevée, et l'on constate alors les symptômes d'un véritable typhus abdominal, remplaçant en quelque sorte la convalescence, et d'autant plus inquiétant que le patient est déjà profondément affaibli par le passage de l'infectieux amaril.

Il nous a été donné d'observer des cas de ce genre, alors que le typhus ébertien et le typhus amaril sévissaient en même temps. Un de nos malades, après avoir fait les frais d'une fièvre jaune grave accompagnée d'hémorragies et de vomissements noirs, a pu cependant résister aux atteintes d'une fièvre typhoïde intercurrente des mieux caractérisées, et se rétablir après une convalescence très pénible.

Un autre a présenté de l'endopéricardite en même temps que des symptômes non douteux de dothiénentérie.

Les *parotidites* ont été données comme une complication sérieuse de la fièvre jaune. Nous avons eu l'occasion de constater un cas de parotidite suppurée survenue pendant la convalescence.

Cette complication, dont la fréquence est variable avec les épidémies, ne nous semble être en rien spécial au typhus amaril. Elle correspond aux parotidites qui se manifestent dans toutes les grandes infections : fièvre typhoïde, fièvre pernicieuse, bilieuse hémoglobinurique, appendicite..., etc. L'infection peut venir par la voie sanguine ou être d'origine buccale, par le canal de Sténon. Ce dernier mode d'infection est rendu d'autant plus facile que la bouche de certains amariliques est un véritable foyer de putréfaction. D'autre part, les éléments glandulaires peuvent être le siège d'altérations provoquées par le passage des microbes spécifiques que charrie le sang.

Le gonflement des *ganglions lymphatiques* signalé plus particulièrement par Jaccoud est une manifestation assez rare, que personnellement nous n'avons jamais constatée.

Cette complication serait assez fréquente dans certaines épidémies. A Buenos-Ayres, en 1871, on a constaté chez les amariliques un grand nombre de ces adénites occupant principalement le cou et l'aisselle ; elles auraient été assez rares au pli du coude et encore plus à l'aine. Ces adénites aboutissent quelquefois à la suppuration (Jaccoud).

Les *ulcérations*, les *escharres* signalées sont le propre de toutes les infections, et elles se produisent d'autant plus facilement dans le typhus amaril que le tissu cellulaire est fréquemment le siège d'épanchements ou de suffusions hémorragiques et de décollements plus ou moins étendus.

Rechutes. — S'il faut entendre par rechute la réapparition des symptômes, alors que le malade est entré en convalescence, nous ne pensons pas que le typhus amaril soit susceptible de rechuter fréquentement ; nous n'avons jamais observé de rechute, et c'est en vain que nous les avons recherchées dans les observations cliniques très nombreuses que nous avons pu consulter dans les hôpitaux des colonies. Du reste, presque tous les auteurs sont assez peu affirmatifs. Nous avons bien trouvé des observations avec la mention « Rechute », sans que rien dans le texte ne justifiât cette mention. Dutroulau, qui est, à notre avis, le clinicien ayant le mieux observé la fièvre jaune, est muet sur les rechutes de la maladie. Cependant Jaccoud est assez affirmatif sur la possibilité des rechutes qui seraient même relativement communes à Rio-de-Janeiro. D'après cet auteur, ces rechutes seraient de véritables reversions séparées de la première atteinte par un intervalle de convalescence de huit à quinze jours. Elles n'ont été observées que lorsque la première attaque a été faible, elles sont parfois très graves, ramènent l'ictère, s'accompagnent d'hémorragies et des plus graves symptômes du typhus amaril. Dans quelques cas elles sont légères (Naegeli-Jaccoud).

Simond et Marchoux (1) signalent trois cas constatés à l'hôpital de Sao-Sebastiano. Dans les trois cas, une forme grave a succédé à une forme bénigne, la première est survenue 6 jours, la seconde et la troisième 10 jours après les premières manifestations. Chaque fois le retour de la santé avait été assez complet pour faire croire à la guérison.

Il semble résulter de ces faits que les rechutes, pour être en général excessivement rares, seraient relativement plus fréquentes à Rio-de-Janeiro qu'ailleurs. Nous parlons de rechutes bien constatées et ne laissant aucune place au doute, comme les cas dont Simond et Marchoux nous donnent la relation.

Sans doute on voit survenir quelquefois, dans le cours des convalescences mal conduites, à la suite d'écarts de régime, des troubles gastriques variés, ou consécutivement à des émotions des troubles nerveux, même graves, mais c'est, à notre avis, un peu abuser des mots que de présenter comme l'ont fait quelques auteurs ces manifestations comme des rechutes de la maladie. Ce sont là des manifestations pathologiques analogues à toutes celles qui peuvent survenir pendant la convalescence de toutes les maladies graves.

Convalescence. — Elle se produit franchement, sans crise, dans la majeure partie des cas; dans les cas graves, elle peut s'établir assez promptement, non cependant sans laisser subsister, pendant un certain temps, des troubles fonctionnels plus ou moins marqués. Dans bien des cas, ces troubles ne sont pas aussi profonds que pourraient le faire supposer les rudes assauts subis par les organes. Ce n'est pas, en effet, sans un certain étonnement que l'on voit le foie, les intestins et les reins surtout recou-

(1) Etudes sur la fièvre jaune. (*Ann. de l'Institut Pasteur,* février 1906, p. 42.)

vrer leurs fonctions physiologiques en un temps relativement court. Les douleurs épigastriques, si vives pendant la maladie, laissent souvent après elles un sentiment de pesanteur, une sorte de torpeur de l'estomac et même de l'intestin. Tout l'appareil digestif est plus fragile et reste un certain temps avant de reprendre complètement son équilibre normal.

Alors que chez quelques convalescents la peau recouvre assez rapidement sa teinte normale, chez d'autres, la couleur jaune persiste longtemps, accompagnée d'un état farineux du tégument.

La fonction rénale nous semble celle qui se rétablit le plus rapidement. Le pouls conserve longtemps sa lenteur, avec une certaine accélération périodique se reproduisant dans la soirée.

L'insomnie est souvent persistante et fatigue beaucoup les convalescents.

Dans les cas très graves, les forces ne reviennent que très lentement, les convalescents sont déprimés et leur état exige tous les ménagements.

C'est pendant la convalescence que l'on assiste au réveil du paludisme, ou d'affections intestinales diverses, diarrhées, dysenteries, rectites, que l'atteinte du typhus amaril a quelques fois contribué à aggraver. C'est encore à ce moment que l'on voit survenir des poussées interminables de furoncles. Toutes ces manifestations se produisent après les grandes infections et rien n'autorise à les considérer comme des complications spéciales à la convalescence de la maladie qui nous occupe.

Récidives. — Le typhus amaril est-il susceptible de récidiver à courte ou à longue échéance? Presque tous les auteurs répondent affirmativement.

En ce qui touche les récidives à courte échéance, il y a lieu de faire des réserves. Pour Dutroulau, qui, à ce point de vue, résume un peu toutes les opinions, une atteinte légère incomplète ne met nullement à l'abri de la récidive, même d'une année à l'autre.

Disons tout de suite qu'il s'agit de cas légers et incomplets sur lesquels il est souvent très difficile de porter un diagnostic ferme de typhus amaril, et il en sera ainsi tant que l'on n'aura pas trouvé le corps du délit, le microbe pathogène. Pendant les périodes épidémiques, presque toutes les manifestations fébriles sont étiquetées « fièvre jaune » ; et cela d'autant plus facilement que, sous l'influence des conditions météorologiques, qui favorisent le développement de l'épidémie, nombre d'individus, même parmi les acclimatés, présentent des accidents fébriles bilieux qui relèvent plus ou moins de l'infectieux amaril.

Cette réserve faite, nous pensons qu'une atteinte légère peut très bien ne pas conférer l'immunité, surtout à longue échéance.

Il est également un facteur important dont il faut tenir compte, c'est la gravité même de l'épidémie ; il semble qu'à certaines périodes l'élément infectieux atteint une virulence extraordinaire. Tous, acclimatés et non acclimatés, noirs et blancs, en sont plus ou moins incommodés, tous, pour me servir d'une expression vulgaire, sentent passer le fléau (1).

En ce qui touche les récidives complètes chez les sujets ayant déjà subi une atteinte grave de la maladie, les observations produites ne nous paraissent pas entraîner absolument la conviction. Dutroulau n'a pas vu un seul cas de récidive ; la seule observation qu'il donne est celle d'un matelot atteint de fièvre jaune, qui *prétendait* avoir déjà eu la maladie huit ans auparavant.

Nous avons vu succomber au cours d'une grave épidémie de typhus amaril un prêtre européen, vigoureux, très sanguin, habitant la Martinique depuis plus de vingt ans et qui avait traversé miraculeusement, disait-il, plusieurs épidémies de fièvre jaune sans en être nullement incommodé.

Pour Simond et Marchoux (2), il ne faut pas prendre au sens absolu cette affirmation que la fièvre jaune ne récidive pas. Une première atteinte confère une immunité réelle, mais souvent relative. Ces auteurs reproduisent à l'appui de cette opinion, le cas rapidement mortel survenu chez un Brésilien qui n'avait jamais quitté Rio où il servait au régiment des pompiers depuis plusieurs années. De ce que cet homme n'avait jamais quitté la capitale du Brésil, ils semblent devoir conclure qu'il avait déjà eu la fièvre jaune. C'est là sans doute, comme dans le cas que nous venons de citer, une probabilité, mais non une certitude.

Le fait suivant mérite cependant d'être retenu : Seidl, directeur de l'hôpital Sao-Sebastiano, a rapporté à Simond le cas d'un infirmier chez lequel il avait constaté une véritable idiosyncrasie. Cet homme a fini par succomber après avoir présenté trois atteintes de fièvre jaune.

Les membres de la mission de la fièvre jaune à la Martinique (1908) ont constaté qu'à Fort-de-France comme au Brésil les récidives des cas légers sont fréquentes et même d'une fréquence inattendue dans le foyer restreint qu'est Fort-de-France. Le milieu infantile serait celui où des récidives sont les plus communes et les plus faciles à observer. Du reste, à la Martinique comme au Brésil, ces récidives sont beaucoup plus fréquentes chez les enfants que chez les adultes. Nous devons ajouter que ces auteurs admettent comme un fait indiscutable l'identité de la fièvre jaune et de la fièvre inflammatoire.

(1) *Loc. cit.*
(2) Simond, Aubert, Noc, Contribution à l'Etude de l'épidémiologie amarile. (*Ann. de l'Institut Pasteur*, 1909.)

En ce qui touche notre expérience personnelle, nous n'avons jamais constaté de récidive chez des sujets ayant présenté une atteinte de fièvre jaune nettement confirmée. Presque tous ceux de nos camarades du corps de santé qui se sont trouvés, en même temps que nous, dans des foyers épidémiques de fièvre jaune ont été atteints, quelques-uns ont succombé, seuls ont été épargnés ceux qui, nombre d'années auparavant, avaient subi une atteinte avérée de la maladie.

En admettant la possibilité de récidives chez les sujets ayant subi une première atteinte grave de typhus amaril, il demeure acquis qu'elles ne peuvent se produire qu'après plusieurs années passées en dehors des pays ou des localités où sévit la maladie.

En résumé, il ressort de l'ensemble des faits qu'il est peu d'affections qui soient moins susceptibles de récidive que la fièvre jaune nettement confirmée.

Pour notre part, s'il était permis d'être absolument affirmatif en pareille matière, nous dirions que la fièvre jaune grave, ou même de moyenne gravité, ne récidive jamais.

Il nous paraît utile de reproduire ici les conclusions des auteurs cités plus haut, car elles tendent chaque jour à devenir classiques : « L'atteinte légère infantile ou l'atteinte bénigne de l'adulte confère à l'organisme l'immunité; cette immunité est relative. Rarement, elle suffit pour empêcher toute récidive dans la suite, mais elle manifeste son action, pendant toute l'existence, chez la plupart des individus, en les mettant à l'abri d'une atteinte mortelle.

« Si l'atteinte légère détermine un certain degré d'immunité, l'atteinte grave confère très généralement une immunité plus solide et plus durable. On peut dire que le degré de l'immunité est corrélatif de la gravité de l'atteinte.

« Les récidives continuent à entretenir l'immunité et à accroître la résistance aux atteintes graves. »

ANATOMIE PATHOLOGIQUE

L'anatomie pathologique du typhus amaril a été assez bien étudiée dès le début, et les auteurs n'ont dans la suite ajouté que fort peu de chose à cette étude.

Toutes les descriptions se ressemblent. Aussi nous ne pouvons que répéter ce que nous avons vu après tant d'autres.

Au début des épidémies, c'est souvent sur la table d'amphithéâtre, à la simple vue du cadavre, que le diagnostic méconnu ou hésitant se confirme.

L'ictère, quelquefois à peine esquissé pendant la vie, se dessine nettement après la mort, on voit en quelque sorte le cadavre jaunir à vue d'œil. Nous considérons la teinte jaune du cadavre comme tellement constante que nous pensons, avec Dutroulau, que l'on est en droit de révoquer le diagnostic de typhus amaril quand elle n'existe pas. Dans la majorité des cas, elle est plus marquée que pendant la vie, offrant, selon les sujets, toutes les gammes du jaune, qui vont se confondant avec les plaques brunes, ecchymosiques, particulièrement marquées au cou, aux paupières, sur le plan postérieur du corps, aux endroits sur lesquels il repose. Le scrotum apparaît rembruni, noirci, excorié..., etc.

Ces phénomènes *post mortem* ne sont le plus souvent que l'exagération de ce qui a été constaté pendant la vie. Il s'agit en réalité d'une véritable extravasation sanguine, plus ou moins apparente pendant la vie et continuée après la mort. Les piqûres de sangsues, les traces des ventouses scarifiées ou non présentent une teinte noirâtre très accusée.

Si l'on était hésitant sur le diagnostic, les matières noires qui s'écoulent souvent par la bouche et les narines feraient cesser toute hésitation.

Nous ne pensons pas qu'il faille attacher une importance quelconque à la rigidité cadavérique indiquée comme précoce et tenace par quelques auteurs.

Comme Cornillac, nous avons souvent constaté que la température restait très élevée plusieurs heures après la mort, parfois même elle était plus élevée que pendant la vie.

Rien de moins pathognomonique et de plus banal que les lésions cérébrales décrites, sans grandes variantes et avec plus ou moins de détails, par les auteurs. Tout se borne à la congestion, plus ou moins marquée, des méninges et du cerveau, à de l'infiltration, des suffusions sanguines qui seraient, selon leur intensité, en rapport avec les symptômes cérébraux constatés. De sorte que l'on peut dire avec Pellarin (1) « que le cerveau n'est pas un organe où la fièvre jaune laisse son empreinte ». Les altérations qu'on y trouve se rencontrent dans toutes les maladies accompagnées de symptômes cérébraux.

La seule lésion intéressante des centres nerveux, parce qu'elle explique en partie le coup de barre, a été signalée par Pariset et Bally : « Il s'agit d'un épanchement sanguin, qui aurait été souvent constaté, par ces auteurs, dans le canal vertébral, à la partie inférieure des vertèbres dorsales et supérieure de la région lombaire, entre le corps des vertèbres et la dure mère, avec un certain degré d'hydrorachis. »

Dans les autopsies on trouve rarement relatée l'ouverture du canal vertébral et l'on peut se demander si les lésions signalées par Pariset et Bally ne sont pas en grande partie dues à des phénomènes *post mortem*.

(1) Pellarin, *loc. cit.*

Les seules lésions de *l'appareil respiratoire* qui méritent d'être signalées, encore qu'elles ne soient pas constantes, sont un état congestif plus ou moins marqué de l'arbre trachéo-bronchique et des poumons; en même temps on constate parfois des foyers d'apoplexie pulmonaire peu étendus. Ces lésions sont en rapport avec les processus inflammatoire et hémorragique caractéristiques du typhus amaril.

Du côté de la *cavité buccale*, rien qui n'ait été signalé pendant la vie.

Nous avons toujours été frappé de la coloration rouge, presque vineuse, de la muqueuse du pharynx et surtout de l'œsophage.

Les lésions de la *muqueuse stomacale* sont caractéristiques, si tant est qu'il en existe de caractéristiques dans le typhus amaril. En effet, les altérations de la muqueuse, la nature du contenu de l'estomac, jointes à l'aspect général du cadavre, constituent, à notre avis, les éléments d'un diagnostic *post mortem* les plus certains du typhus amaril.

Alors même que les vomissements noirs n'ont pas été constatés pendant la vie, l'examen des liquides contenus dans l'estomac permet le plus souvent de vérifier un diagnostic demeuré incertain.

Nous savons que le liquide noir représente du sang plus ou moins altéré. Il est, comme nous l'avons déjà dit, tantôt de couleur chocolat, marc de café, suie délayée ; tantôt il présente l'aspect d'une infusion de thé très concentrée..., etc. Ces variations de teintes sont, on le conçoit très bien, subordonnées à des facteurs nombreux déjà signalés en parlant des vomissements noirs. Ce qu'il importe de retenir, c'est que neuf fois sur dix on trouve dans la cavité de l'estomac du sang plus ou moins décomposé, en quantité variable. Il est quelques cas dans lesquels on ne trouve pas de matière noire, assez souvent alors elle se retrouve dans l'intestin.

Toutes les lésions de la muqueuse ne sont pas seulement le fait de la maladie. Les gastrites chroniques, alcooliques ou autres sont si fréquentes dans les pays chauds qu'il peut être parfois assez difficile de faire la part des lésions imputables au typhus amaril; ajoutons que le plus souvent les autopsies sont pratiquées un temps plus ou moins long après le décès, et qu'il convient, en interprétant leurs résultats, de faire la part des altérations *post mortem*.

Ainsi s'expliqueraient, peut-être, les variations que l'on retrouve dans les descriptions touchant l'aspect et le degré de consistance de la muqueuse, tantôt normale, tantôt présentant un degré de ramollissement plus ou moins avancé.

La couleur de la muqueuse est variable : arborisations d'un rouge vif, teinte grisâtre, cendrée, brunâtre..., etc., soit du fait de l'imbibition de la muqueuse par les liquides épanchés et altérés, soit du fait de l'inflammation. Très fréquemment, on constate un piqueté hémorragique plus ou moins confluent, de véritables petites ecchymoses.

L'attention du clinicien doit s'arrêter particulièrement sur les érosions ou les petites ulcérations que l'on rencontre presque toujours quand on les cherche avec attention. C'est Cornillac qui a appelé plus particulièrement l'attention sur cette lésion : « ces érosions sont plus ou moins nombreuses, plus ou moins étendues..... on les rencontre le long de la grande et de la petite courbure, dans le grand cul-de-sac, aux orifices pyloriques et cardiaques... elles sont arrondies et ne peuvent être bien appréciées qu'à l'aide de la loupe. »

Ces lésions sont, en somme, celles de la gastrite ulcéreuse hémorragique, d'origine toxi-infectieuse, analogue, aux gastrites constatées dans les toxi-infections graves. Les ulcérations elles-mêmes sont peu étendues, mais souvent le territoire atteint de mort comprend une notable partie de la muqueuse.

Ces constatations nécropsiques nous paraissent intéressantes au point de vue clinique, puisqu'elles expliquent non seulement le vomito negro, mais aussi les cas dans lesquels, en raison de l'importance et de la profondeur du territoire atteint, nous assistons à de véritables gastrorragies, le sang n'ayant eu le temps de subir aucune transformation dans la cavité de l'estomac.

Il est probable que l'autopsie de sujets ayant succombé dans de pareilles conditions permettrait de constater des ulcérations multiples et profondes, et aussi des lésions de vaisseaux relativement importants.

On comprend que la convalescence de sujets ayant présenté des hémorragies stomacales doive être surveillée avec un soin tout particulier, en raison de perforations possibles comme le fait a été constaté dans d'autres toxi-infections. Nous devons cependant dire que nous avons en vain recherché dans la littérature médicale des cas de convalescents de typhus amaril, ayant succombé dans ces conditions, à moins d'expliquer ainsi les cas, très rares du reste, de mort subite survenue pendant la convalescence sans que les autopsies aient pu être pratiquées.

L'intestin grêle, surtout dans ses premières portions, participe aux lésions de l'estomac; la muqueuse présente également les teintes les plus variées, lie de vin, violacée, brunâtre..., etc. Ainsi s'expliquent les douleurs parfois très vives que les malades rapportent à la région ombilicale, douleurs souvent aussi vives que celles de la région épigastrique. Ces lésions, arborisations, ecchymoses plus ou moins étendues diminuent à mesure que l'on se rapproche du jugenum. On y a signalé des lésions rappelant celles de la fièvre typhoïde. Nous ne pensons pas qu'il y ait lieu de s'y arrêter.

La matière noire contenue dans l'intestin devient de plus en plus épaisse et cela tellement « qu'à la fin de l'iléon elle présente la consistance de la poix fondue » (Cornillac).

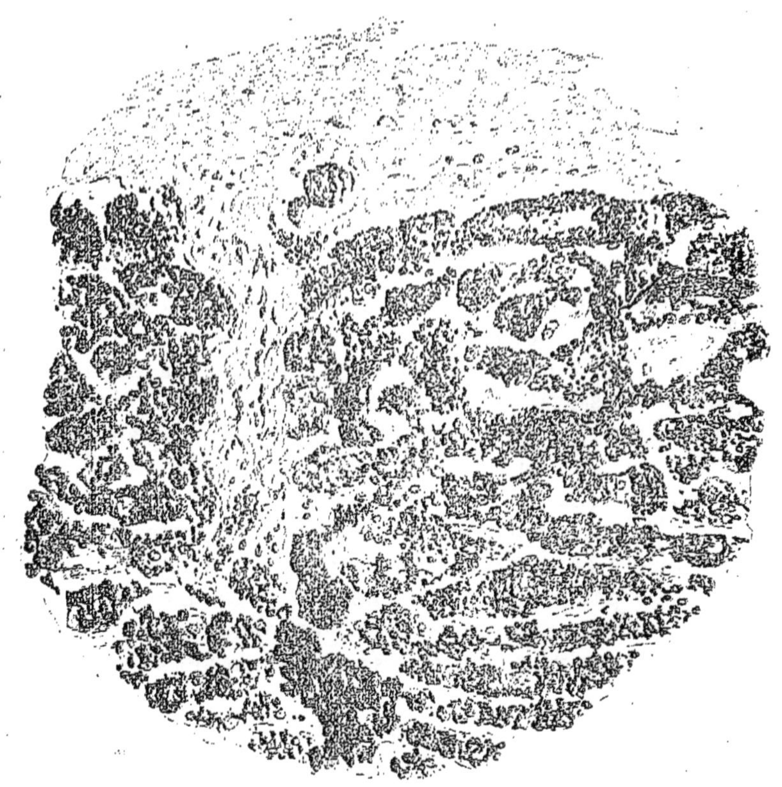

Fig. 10. — (Zeiss. OC 2 obj. AA.). *Coupe d'un lobule hépatique*, faite dans le foie d'un sujet mort tardivement, au 14e jour de la maladie. La dégénérescence graisseuse est limitée à la partie moyenne du lobule. C'est là un cas particulier, très différent de celui représenté dans la figure suivante, qui donne l'aspect ordinaire du foie des amariliques (Simond et Marchoux).

A notre avis les lésions plutôt rares signalées dans le gros intestin ne présentent aucune importance en tant que conséquences du typhus amaril, pas plus du reste que les hypertrophies des ganglions mésentériques que nous relevons dans quelques observations.

Le foie est de tous les organes celui qui semble à première vue le plus profondément atteint. L'importance de cette constatation est d'autant plus grande que les fonctions de cet organe sont plus nombreuses et plus délicates. Maladie infectieuse au premier chef, le typhus amaril attaque brutalement le foie dans toute sa masse, l'altère profondément dans tous ses éléments, altération qui a pour conséquence clinique l'insuffisance hépatique aiguë. La dégénérescence graisseuse est la marque en quelque sorte inévitable que laissent dans la cellule hépatique les infections graves de nature amarilique ou autre. Aussi, l'examen du foie des amariliques doit-il tout particulièrement arrêter l'attention du clinicien. C'est dans cet organe qu'il trouvera en partie l'explication des syndromes toxiques, pétéchies, sugillations sanguines, hémorragies multiples, troubles nerveux et gastriques... etc., qui sont la conséquence ordinaire de l'insuffisance hépatique.

Si généralement le foie des amariliques a conservé son volume normal, il n'en est pas de même de sa coloration. Les auteurs se sont ingéniés à trouver des termes de comparaison pour rendre les teintes variées qu'ils ont observées ou qu'ils croient avoir observées : chamois, jaune paille, gomme gutte, cuir neuf, foie gras..., etc. ; toutes les nuances de jaune ont été mises à contribution, aussi ce ne sont pas les termes de comparaison qui manquent à l'observateur. Ce changement de teinte n'intéresse pas toujours toute la masse du parenchyme ; « il prend alors un aspect marbré, ou bien un seul lobe, ordinairement le gauche a changé de couleur » (La Roche).

Les dénominations de foie sec, demi-cuit, cassant, répondent assez bien à la réalité des faits, en ce qui touche la consistance du tissu hépatique. Il est cependant des cas dans lesquels l'organe a été trouvé, turgescent, congestionné, laissant écouler à la coupe une notable quantité de sang. Il s'agit alors de sujets ayant succombé au début de la maladie, dans les premiers jours, presque pendant la période congestive, alors que le foie n'a pas encore subi la dégénérescence graisseuse, cette constatation anatomique répond à la clinique.

Au point de vue histologique, les travaux des auteurs se résument en la constatation de la dégénérescence graisseuse de la cellule hépatique entre le cinquième et le dixième jour. « Les cellules remplies de graisse sont gonflées, distendues et viennent s'appliquer les unes contre les autres, fermant la lumière des capillaires sanguins... Si la mort se produit de bonne heure, au commencement du quatrième jour, comme il arrive dans certains cas très rares, la dégénérescence graisseuse ne compose pas tout le tableau anatomo-pathologique. Le protoplasma des cellules se dissout et il ne reste plus, au milieu de véritables lacs sanguins, que quelques fragments de protoplasma et des débris de noyaux. »

« Si, au contraire, la maladie n'entraîne une issue fatale que tardivement, il arrive qu'on constate une véritable régénération du tissu hépatique. Il ne reste plus de cellules chargées de graisse que dans la partie moyenne du tissu hépatique. La mort est sans doute due, dans ce cas, à une infection secondaire » (Simond et Marchoux) (1).

Il ne s'agit point, comme on le voit, de lésions pathognomo-

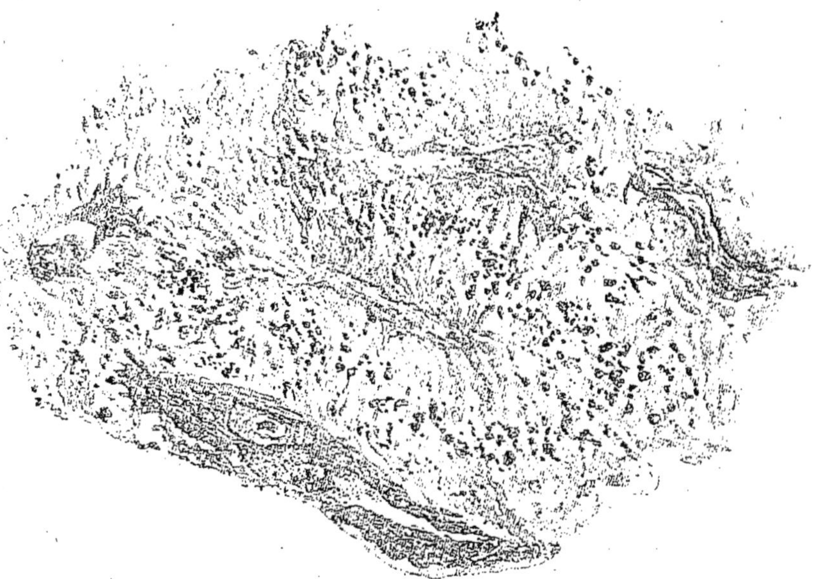

Fig. 11. — (Zeiss OC 2 obj. DD). *Coupe du foie.* Cette coupe a été pratiquée dans le foie d'un sujet mort au 6e jour de la maladie. On voit que les cellules sont surchargées de granulations graisseuses à un point tel que cette production pathologique les distend. Les capillaires sanguins à peine marqués sont vides de sang. Cette coupe donne l'aspect du tissu hépatique dans la très grande majorité des cas de fièvre jaune (Simond et Marchoux).

niques; la dégénérescence graisseuse du foie dans le typhus amaril est analogue à celle que produisent les infections aiguës massives. Mais si la lésion histologique n'est pas pathognomonique, sa généralisation et sa rapidité d'évolution ne se rencontrent guère que dans cette seule maladie infectieuse.

En dehors de la fièvre jaune, ce processus ne s'observe que dans des intoxications bien déterminées et dans quelques rares cas d'atrophie jaune aiguë évoluant comme terminaison de certaines néphrites.

Dans la fièvre jaune l'aspect général de l'organe est assez tranché pour que, rapproché des lésions que nous avons déjà signalées, il puisse servir à asseoir un diagnostic flottant jusque-là.

Nous ne saurions trop insister sur l'importance qu'il y a pour le clinicien à savoir associer, combiner les symptômes et les lésions

(1) Etude sur la fièvre jaune (*Annales de l'Institut Pasteur*, mars 1906).

constatées à l'autopsie, de façon à être en mesure de poser rapidement un diagnostic ferme qui doit être le point de départ de mesures prophylactiques précoces, mesures qu'il faut du reste savoir appliquer *même quand il existe un doute sur la nature exacte de la maladie.*

Nous ne pensons pas qu'il faille attacher la moindre importance à l'examen de la *vésicule biliaire* et de son contenu, malgré l'insistance de quelques auteurs sur ce point.

En ce qui touche la *Rate*, il n'y a rien à changer à ce qu'en dit Dutroulau, qui résume du reste l'opinion des écrivains les plus autorisés : « son état est normal dans presque tous les cas, et son examen fait ressortir un des caractères différentiels les plus incontestables de la fièvre jaune et de la fièvre paludéenne. Si, en effet, le gonflement et le ramollissement de la rate sont des caractères presque constants de l'intoxication paludéenne, il est certain que son intégrité dans la fièvre jaune exclut sa nature palustre. »

Marchoux et Simond, qui ont fait l'étude histologique de la rate chez les amariliques, y ont constaté « de la congestion passive et ont trouvé les glomérules réduits de volume et dissociés. Les cellules endothéliales présentent dans les coupes qu'ils ont faites une dégénérescence très particulière de leur protoplasma, qui prend un aspect moniliforme et qui finit par se transformer en gouttelettes de graisse ».

Les altérations macroscopiques du *rein* décrites par les auteurs sont excessivement variables. Les uns, comme Lawson, les ont toujours trouvés congestionnés et augmentés de volume.

Les figures 12 et 13, empruntées à la brochure de Otto et R. O. Neumann (1), présentent bien exactement les caractères macroscopiques du rein chez les amariliques.

En ce qui nous concerne nous avons toujours trouvé les reins congestionnés. Ils sont quelquefois secs, friables ou ramollis, d'après Cornillac. La congestion va parfois jusqu'à l'apoplexie, dont l'on constate des foyers dans toutes les parties de l'organe et même dans les bassinets.

Les descriptions histologiques des auteurs manquent également de précision, et ne permettent pas toujours d'expliquer les symptômes présentés pendant la vie. Crevaut (2) a constaté une véritable apoplexie glomérulaire, qui pour lui expliquerait les hématuries constatées chez quelques malades. C'est là, avons nous-dit, un symptôme très rare dans la fièvre jaune. Certains de ces foyers

(1) Studien uber Das Gelbe Fieber in Brasilien.
(2) Note sur l'histologie pathologique de la fièvre jaune (*Arch. de méd. navale*, t. XXVIII).

hémorragiques auraient même subi une transformation [illegible] lente !

Tous les auteurs insistent sur la dégénérescence graisseuse [illegible] l'épithélium rénal, qui semble être constante; dans certains [illegible] elle est peu marquée, dans d'autres, très intense; il s'agit [illegible] de malades ayant présenté de l'anurie. On constate parfois [illegible]

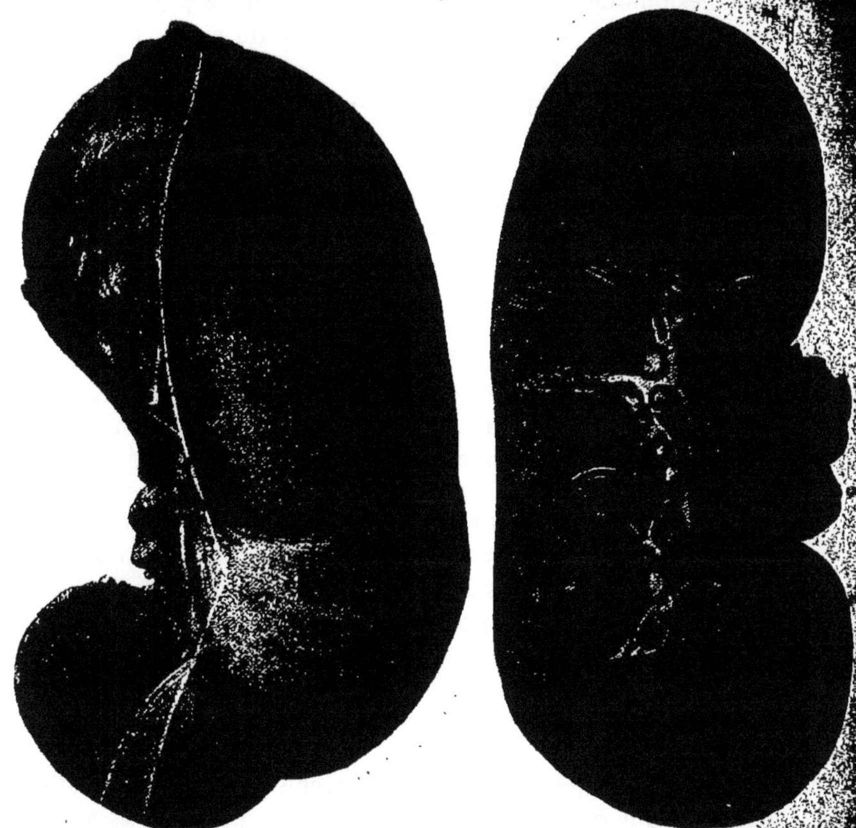

Fig. 12 et 13. — Caractères macroscopiques du rein chez les amariliques (d'après O. et R. O. Neumann).

tuméfaction, la prolifération et la desquamation des épithéliums. Souvent toutes ces altérations se trouvent réunies. Les canalicu[illegible] les sont souvent obturés par des cylindres formés de cellu[illegible] desquamées et de globules extravasés, plus ou moins bien co[illegible] servés.

En résumé, la lésion rénale est une néphrite infectieuse hé[illegible] ragique, plus ou moins étendue; pas toujours en rapport [illegible] la gravité des symptômes et qui pas plus que les lésions [illegible] tatées dans les autres organes ne sauraient être cons[illegible] comme spéciales au typhus amaril, et susceptibles, si elle[illegible] isolées, de permettre d'affirmer le diagnostic de la maladie.

Les *capsules surrénales* ont été trouvées profondément atteintes par la dégénérescence graisseuse, surtout avancée dans la zone fasciculée. Dans la région médullaire, la dégénérescence est moins marquée, les granulations y sont beaucoup plus fines (Simond et Marchoux).

Les lésions de la *vessie*, dont la plus intéressante est une suffusion sanguine, très rarement constatée du reste, ne méritent pas de nous arrêter.

On rencontre quelquefois, mais rarement, des lésions du *péricarde ;* épanchement de sang, très rare; ecchymoses sur la séreuse et enfin des traces de péricardite. Ces lésions facilement explicables doivent se produire le plus souvent sans se manifester pendant la vie, car tous les auteurs sont muets ou à peu près touchant les symptômes cardiaques chez les amariliques. Bien que nous n'en ayons pas parlé dans la symptomatologie, notre attention a été appelée de ce côté et nous retrouvons dans nos observations personnelles le fait suivant : il s'agit d'un homme atteint de typhus amaril de moyenne gravité avec association probable du bacille d'Eberth : douleurs dans la fosse iliaque, ballonnement, évolution spéciale de la température. Au dix-septième jour de la maladie, il accuse une douleur très vive dans la région précordiale. Pas de matité anormale, mais frottements péricardiques très rudes, bruits du cœur faibles, un peu éloignés mais normaux, ces accidents s'amendèrent assez rapidement, sous l'influence d'un traitement approprié. Nous pouvons nous demander à laquelle des deux infections on doit attribuer cette poussée de péricardite, qui fut mise alors sur le compte du typhus amaril, et qui semblerait, avec plus de raison peut-être, relever de l'infection éberthienne !

C'est en vain que nous avons recherché dans les observations, aussi bien que dans les descriptions des auteurs, des lésions *cardiaques* qui ne soient pas absolument banales. Ce sont celles que l'on retrouve dans toutes les autopsies de sujets ayant succombé à une maladie infectieuse : cœur mou, flasque, tissu se déchirant très facilement, ou au contraire très résistant (Dutroulau). Signes d'endocardite hémorragique (Gama-Lobo); pictée hémorragique à la base de l'organe et le long des vaisseaux coronaires (Crevaut).

Dans les cavités, Gama-Lobo a trouvé du sang fluide marquant 20° de température deux heures après la mort. Les auteurs s'étendent longuement sur les caillots trouvés dans les cavités, leur nature, leur consistance..., etc., nous n'en parlons que pour dire que toutes ces constatations ne présentent à notre avis aucun intérêt.

Contrairement à ce que disent Crevaut et Guitteras, presque tous les observateurs signalent la dégénérescence graisseuse plus ou moins avancée de la fibre musculaire cardiaque.

Généralement les fibres musculaires du cœur sont peu atteintes par la dégénérescence graisseuse. Quelquefois cependant cette dégénérescence imprime fortement sa marque. Mais elle est toujours limitée à certaines fibres à côté desquelles on en voit d'autres qui sont parfaitement saines (Marchoux et Simond).

La tunique interne des gros vaisseaux subit également cette dégénérescence. Simond et Marchoux, sur une coupe de la crosse de l'aorte, ont constaté une accumulation énorme de granulations graisseuses paraissant provenir d'une dégénérescence des cellules de la couche muqueuse. Ils ont retrouvé des cellules migratrices chargées de graisse jusqu'au milieu des fibres élastiques. Il va sans dire que les capillaires sont également atteints.

On doit aux auteurs que nous venons de citer une étude histologique très complète des tissus et des organes, cette étude est accompagnée de fort belles planches montrant que la dégénérescence graisseuse peut atteindre tous les organes.

DIAGNOSTIC

S'il est vrai qu'aucun des symptômes que nous avons étudiés, qu'aucune des lésions anatomiques que nous avons essayé de mettre en lumière ne peuvent être considérés comme pathognomoniques du typhus amaril, il est certain que ces lésions et ces symptômes rapprochés les uns des autres, groupés chez un même sujet, avec des nuances plus ou moins accusées, impriment à la maladie une physionomie spéciale, un cachet absolument personnel qui, dans le plus grand nombre des cas, ne laissent pas la moindre place au doute et imposent le diagnostic.

Il s'en faut, au début des épidémies surtout, que le tableau clinique, même éclairé par les nécropsies, présente toujours des reliefs assez accusés pour faire cesser toutes les indécisions, lever tous les doutes et cela même dans l'esprit des cliniciens les plus avisés et les mieux prévenus. Sans se laisser obnubiler par le sentiment des responsabilités, ils savent qu'il n'est pas une affection fébrile de la zone tropicale qui ne présente une symptomatologie dont certaines nuances ne se retrouvent plus ou moins dans le typhus amaril.

C'est souvent chose difficile que de dépister la maladie en dehors des périodes d'épidémie ; mais la tâche devient singulièrement aisée quand l'épidémie est bien confirmée ; encore, et ce n'est pas chose rare, ne faut-il pas se laisser entraîner à mettre l'étiquette de typhus amaril sur toutes les affections fébriles qui se présentent à l'observation.

C'est donc au début de l'épidémie, quand on se trouve en présence d'un ou des premiers cas importés ou non, qu'il est difficile et surtout important d'établir un diagnostic ferme ; nous ajoutons *qu'il faut que ce diagnostic soit précoce*, en raison du danger que présente un amarilique dans les quatre ou cinq premiers jours de la maladie.

Dans les conditions que nous venons d'indiquer, en supposant, même parfaitement groupés tous les symptômes qui caractérisent la première période, est-il toujours possible, est-il permis d'affirmer que l'on se trouve en présence d'un cas non douteux de typhus amaril? Nous n'hésitons pas à répondre par la négative. Nous ajouterons cependant que c'est toujours un devoir étroit pour le médecin, même quand le diagnostic est douteux, de prendre vis-à-vis du malade toutes les mesures prophylactiques que comporte un cas confirmé, mesures dont l'application ne présente après tout aucun inconvénient.

Si, aux symptômes de la période inflammatoire qui ont déjà mis en éveil son attention, le médecin voit succéder une rémission, plus ou moins accusée, surtout de la température, suivie des symptômes même légers qui constituent le tableau clinique de la deuxième période, il est en droit si non d'affirmer, du moins de supposer qu'il s'agit bien d'un cas de typhus amaril. Alors il recherchera avec soin, dans un diagnostic différentiel, aussi serré que possible, s'il ne s'agit pas d'une maladie tout autre.

Ce sont les éléments de ce diagnostic différentiel que nous allons essayer de mettre en lumière.

Tout d'abord se pose la question de diagnostic avec la fièvre dite *bilieuse inflammatoire*. Au fond il s'agit d'une question de doctrine que Simond a suffisamment mise en lumière et que nous ne voulons pas trancher à nouveau! Nous devons reconnaître que le tableau clinique de ces deux affections est absolument identique, et qu'à ce point de vue l'on peut dire que la fièvre bilieuse inflammatoire est une fièvre jaune qui s'arrête à la première période.

Ballot, qui cependant n'est pas partisan de la nature amarile de la fièvre inflammatoire, en donne la description suivante : « Rougeur foncée et quelquefois légère tuméfaction de la face et du cou, que l'on dirait frappés d'insolation. Injection des yeux, céphalalgie frontale et sus-orbitaire, douleurs dans les lombes et dans les membres. Pouls large, dur, médiocrement fréquent... les nausées et les vomissements font ordinairement défaut... les urines rares et foncées ne donnent pas de précipité albumineux... » Quand tous ces symptômes, un peu bruyants, se sont amendés « il reste au malade une prostration assez prononcée; le pouls est alors au-dessous de 60 pulsations et même de 50... » et Ballot ajoute : « Ces fièvres inflammatoires réunissent presque tous les symptômes de la première période de la fièvre jaune : couleur acajou de la face, injection des yeux, céphalalgie frontale et sus-orbitaire, pouls large et bondissant... les vomissements manquent presque toujours et la bombalgie ne va pas jusqu'au coup de barre (1). »

En lisant la description si claire que donne cet excellent observateur ne peut-on pas affirmer qu'il a eu affaire à une véritable épidémie de fièvre jaune et cela d'autant plus que le nombre de cas constatés en même temps était considérable. Ballot ne cite cependant aucun décès !

Donc toute question doctrinale mise à part, on est bien forcé de reconnaître qu'il est absolument impossible de différencier la fièvre jaune de la fièvre inflammatoire, telle du moins que les auteurs décrivent cette dernière affection, en supposant toutefois que ces mêmes auteurs ne se soient pas trouvés en présence de véritables épidémies de fièvre jaune bénigne, étiquetée fièvre inflammatoire.

Les membres de la mission de la fièvre jaune de la Martinique, dont nous avons déjà parlé, formulent à cet égard des conclusions qui pour eux ne sauraient laisser place au doute : « l'expérimentation, la clinique et l'épidémiologie confirment que la maladie qu'on appelle à la Martinique fièvre inflammatoire est une forme bénigne de la fièvre jaune. »

Au cours des épidémies même graves, les cas qui revêtent cette forme bénigne sont en majorité.

Dans les années exemptes de fièvre jaune mortelle, on peut observer cette forme bénigne, soit à l'état épidémique, soit à l'état sporadique.

Nous avons dit que, très souvent, le typhus amaril débutait comme une véritable *fièvre éruptive*. Il nous est arrivé de confondre avec la scarlatine le premier cas d'une épidémie que nous avons eu l'occasion d'observer, erreur qui peut-être n'eût pas été commise pendant le cours d'une épidémie. Cependant, comme les cas qui présentent ces allures sont toujours des cas graves, les symptômes absolument typiques du typhus amaril ne tardent pas à se dérouler et à dominer la scène.

A ce sujet Belot (2) rapporte un cas bien intéressant. Il s'agit d'un jeune homme qu'il avait lui-même traité pour une affection présentant tous les symptômes caractéristiques de la fièvre jaune, moins les vomissements noirs. Il le tenait donc pour complètement immunisé, quand, six mois après, il fut appelé de nouveau

(1) BALLOT, Rapport médical, 1860 (*Arch. du service de santé de la Martinique*).
(2) BELLOT, la Fièvre jaune à la Havane, J.-B. Baillière et fils, 1865.

à lui donner des soins. Le malade se plaignait alors de violents maux de tête, de douleurs aux membres, surtout aux lombes ; la langue était naturelle, le pouls fort, dur et fréquent ; les yeux injectés, la face colorée. L'ensemble des symptômes le porta à diagnostiquer la variole, maladie qui régnait alors épidémiquement à la Havane. Mais quelle ne fut pas sa surprise, quand, au bout du troisième jour, apparurent tous les symptômes de la fièvre jaune, vomissements noirs compris. Dans ce cas, ne s'agit-il pas d'une récidive ?

Le même auteur rapporte avoir vu plusieurs cas de petite vérole débutant par des vomissements noirs, persistant même après l'éruption !

Il importe d'être prévenu de ces analogies dans les symptômes du début, car en pays amaril l'esprit doit être toujours en éveil.

« La plus grande difficulté du diagnostic de la fièvre jaune, vient de l'existence, dans les mêmes localités, de fièvres endémiques d'origine *palustre* » (Dutroulau).

Nous savons combien sont variables les aspects sous lesquels se présente le paludisme et jusqu'à quel point certains de ses symptômes se rapprochent de ceux qui, réunis dans la fièvre jaune, servent à la caractériser : fièvre, vultuosité de la face, ictère, albumine dans les urines, hémorragies de toute nature, vomissements noirs même..., etc.

C'est cette similitude dans les symptômes qui a été autrefois le point de départ d'une doctrine aussi erronée que funeste, consistant à présenter la fièvre jaune comme une maladie d'origine palustre. Défendue avec autant d'acharnement que d'habileté, cette doctrine devait nécessairement disparaître devant une plus saine appréciation des faits.

La fièvre paludéenne de première infection ou de première réinfection présente des allures se rapprochant beaucoup de la première période de la fièvre jaune. Le paludisme ancien ne peut guère prêter à la confusion. Quand des accidents bilieux accompagnent la fièvre de première infection, cette confusion peut se produire plus facilement.

Il va sans dire d'abord qu'il faudra tenir compte des conditions étiologiques de temps et de lieu ; des conditions individuelles, de la race, du degré plus ou moins grand d'immunité acquise par le sujet, du fait de l'époque de son arrivée dans le centre amariligène. Des atteintes antérieures de paludisme et des tares laissées par ces atteintes du côté du foie et surtout de la rate.

Le bilan pathologique personnel du malade ainsi établi, les symptômes cardinaux seront ensuite examinés et pesés. Il nous paraît puéril, comme on ne l'a que trop souvent écrit, de présenter comme un élément de diagnostic différentiel le fait que telle manifestation, la céphalalgie ou la douleur lombaire, par exemple, sont très accusées dans le typhus amaril et moins dans la fièvre paludéenne rémittente ou autre ! Ce n'est pas dans l'intensité des symptômes, subordonnée d'ailleurs à des causes diverses, mais dans la physionomie même de ces symptômes qu'il faudra chercher des éléments d'un diagnostic différentiel.

Voyons d'abord si et comment la marche de la température diffère dans les deux affections. Nous avons dit que, dans le typhus amaril, on pouvait considérer la courbe thermique comme ressortissant le plus souvent à un type continu à double paroxysme, deux périodes fébriles séparées par une rémission. Il nous paraît beaucoup plus difficile de caractériser la courbe thermique dans les manifestations paludéennes bilieuses, si variables dans leurs allures. Si cependant on considère un certain nombre de tracés, on en trouve qui sont absolument semblables à ceux de la fièvre jaune ; aussi à notre avis la marche de la température présente une base de diagnostic beaucoup trop fragile. Ce qu'il faut retenir, c'est que d'une façon générale, dans la première période de la fièvre jaune, la fièvre est continue avec une courbe franchement et rapidement ascendante. Ce fait est rare dans la fièvre paludéenne, il existe des oscillatoins avec des minima s'observant dans la soirée. Dans la deuxième période de la fièvre jaune, on observe des oscillations,mais elles sont généralement moins marquées que dans le paludisme.

Enfin la rémission est plus précoce dans la fièvre jaune; elle se produit vers le 3e ou 4e jour. Dans le paludisme elle ne s'observe guère qu'à partir du 6e jour et n'est souvent réelle que le 12e ou le 13e jour.

L'examen du pouls présente peut-être un élément de diagnostic moins aléatoire que l'étude de la courbe thermique. La caractéristique du pouls dans le typhus amaril, avons-nous dit, est le défaut de concordance entre les pulsations artérielles et la température. Dans la première période, le pouls atteint d'emblée son maximum de fréquence, pour commencer à décroître très rapidement, tomber au-dessous de la normale, et y rester d'une façon à peu près constante, quelle que soit la marche de la température. Dans les manifestations paludéennes, au contraire, le pouls reste parallèle à la température, diminuant ou augmentant de fréquence avec elle. Cependant, dans le paludisme récent, le pouls peut, malgré la fièvre, n'être pas très fréquent.

Quand dans le paludisme un défaut de concordance se manifeste, entre le pouls et la température, ce qui est d'un pronostic grave, c'est le pouls qui reste fréquent alors que la température diminue.

En ce qui touche le fonctionnement de l'appareil urinaire, ce que l'on peut affirmer c'est que l'albumine existe toujours dans la fièvre jaune et le plus souvent en abondance, alors que l'on ne la trouve pas constamment dans toutes les manifestations palustres, mêmes graves. Par contre, les urines contiennent presque toujours de la bile dans ces dernières fièvres et rarement dans le typhus amaril.

La diminution des urines est un fait constant dans cette dernière affection ; elle va parfois jusqu'à l'anurie, alors que l'on doit considérer cette diminution comme un fait exceptionnel dans les fièvres paludéennes. On peut, sans doute, la constater dans les formes très graves, sans que cependant il n'y ait jamais d'anurie.

La fièvre jaune considérée dans la première période, dit Dutroulau, mériterait plutôt le nom de fièvre rouge, en raison de la vultuosité du visage, de la turgescence sanguine de tout le tégument extérieur, alors que la fièvre bilieuse mériterait vraiment le nom d'accès jaune et présente le caractère de maladie bilieuse, surtout l'ictère, et cela dès le début. Dans le groupe des bilieuses, l'ictère est donc un phénomène de début et un phénomène constant, tandis que, dans la fièvre jaune, l'ictère n'est pas constant et ne se manifeste que dans la deuxième période, et quelquefois même seulement après la mort.

Par ictère nous n'entendons que la manifestation tégumentaire, la coloration jaune, sans nous préoccuper des autres symptômes et la nature de l'ictère dans les deux maladies.

Les manifestations gastro-intestinales peuvent également offrir un élément très sérieux de diagnostic. Combien différents sont les vomissements surtout au début; alors que ceux de la fièvre jaune sont uniquement constitués par des glaires, des liquides ou des aliments ingérés, quelquefois mélangés d'un peu de bile, dans les fièvres à manifestations bilieuses, et notamment la bilieuse hémoglobinurique, les vomissements, aussi et même plus fréquents que dans le typhus amaril, sont composés d'un liquide jaune verdâtre, ou d'un vert intense porracé, rejeté parfois avec une abondance telle que l'on reste étonné de l'activité du foie à sécréter une quantité aussi prodigieuse de bile. Cette bile est également évacuée par la voie intestinale, d'où parfois une diarrhée bilieuse des plus abondantes.

Le clinicien a donc en mains d'assez bons éléments de diagnose quand il a pu assister à ces phénomènes bilieux tels que nous venons de les résumer. Mais son embarras peut être assez grand quand il se trouve en présence d'un cas de bilieuse grave à forme hémorragique, avec des vomissements noirs et des selles noires ou brunes tout à fait comparables à ceux de la fièvre jaune. Son embarras ne peut qu'augmenter quand, à ces manifestations gastro-intestinales, s'ajoutent des suffusions sanguines d'apparence ecchymotique, des pétéchies, des hémorragies par toutes les muqueuses. Sans doute à ce moment la maladie présente tous les caractères de la fièvre jaune, mais il s'agit en somme de symptômes qui accompagnent toutes les toxi-infections graves, notamment certaines formes d'appendicite.

Certains auteurs insistent plus particulièrement sur le diagnostic différentiel de la fièvre jaune et de la fièvre bilieuse hémoglobinurique. Cette dernière affection, à notre avis essentiellement paludéenne, est, en ce qui touche la symptomatologie, la forme d'intoxication paludéenne bilieuse la plus dissemblable de la fièvre jaune : il s'agit toujours d'un vieil impaludé qui, à la suite d'une série d'accès de fièvre plus ou moins violents, sous l'influence d'un dernier et très violent accès, présente de l'hémoglobinurie, manifestation tout à fait exceptionnelle dans la fièvre jaune; il devient rapidement d'un jaune intense, vomit de la bile à pleines cuvettes. La fièvre évolue comme un simple accès paludéen, la température revient le plus souvent à la normale, pour accuser quelquefois le type tierce ou quarte, chaque nouvel accès s'accompagnant d'un émission d'urines hémoglobinuriques.

Rien de tout cela ne ressemble au typhus amaril et, pour commettre une erreur de diagnostic, il faudrait vraiment tout ignorer de ces deux affections.

Quand, malgré tout, des doutes subsistent, soit parce que les symptômes n'ont pas paru très tranchés, soit parce que le médecin arrive après la mort, l'autopsie permettra peut-être de fixer le diagnostic. On recherchera les lésions du paludisme aigu et chronique, sans oublier toutefois qu'un amarilique peut être aussi un paludéen. Chez les sujets qui ont succombé au paludisme, la rate est toujours augmentée de volume, elle est ramollie. On distingue au milieu des hématies et des éléments propres de l'organe des éléments pigmentés ; hémamibes endo-globulaires souvent déformés (Laveran). Nous savons d'autre part que le typhus amaril n'a que peu ou pas d'action sur le tissu splénique.

Le foie de la fièvre bilieuse est ardoisé, bronzé ou vert olivâtre, son volume est sensiblement augmenté et sa consistance accrue. Souvent cet organe est le siège d'une véritable congestion ; il n'est jamais sec et cassant, comme dans le typhus amaril. Nous rappelons cependant que chez les sujets qui ont succombé au typhus amaril dans les premiers jours, avant la dégénérescence graisseuse, l'examen du foie ne peut être d'aucun secours pour éclairer le diagnostic.

Le contenu de l'estomac, quand il est constitué par de la matière noire, a sans doute une grande valeur, mais cette valeur n'est que relative, pour les raisons que nous avons indiquées plus haut.

Le capillaires chez les paludéens sont encombrés par des débris pigmentaires, alors qu'ils le sont par les déchets de la dégénérescence graisseuse dans le typhus amaril.

Les fièvres à vomissements noirs se réclamant ou non du paludisme sont assez nombreuses dans la pathologie exotique.

Il nous paraît indispensable d'en parler à propos du diagnostic de la fièvre jaune.

Finlay partage ces fièvres, « fièvres de Borras de Cuba », en trois catégories : 1° la fièvre amarile; 2° les fièvres; avec régurgitation de sang, écoulé dans l'estomac dans le cours des épistaxis, celles de toutes les grandes infections, les fièvres éruptives, le paludisme grave, invaginations intestinales secondaires..., etc.; 3° les fièvres de nature mal déterminée, avec infection gastro-intestinale dont le parasite est susceptible de provoquer des hémorragies gastro-intestinales, bacille de Shyga et autres (1), etc...

On conçoit, dans ces conditions, combien le clinicien doit faire appel, pour établir son diagnostic, à tous les moyens dont il dispose, analyser avec un soin scrupuleux tous les symptômes, mettre en jeu tous les procédés d'investigation, parmi lesquels nous plaçons nécessairement au premier rang l'examen du sang, qui permettra ou non de déceler la présence de l'hématozoaire de Laveran; aussi l'examen du foie et surtout de la rate.

Il existe entre la fièvre jaune et la *Dengue* des affinités étiologiques non douteuses. De plus, au point de vue clinique, la brusquerie du début, la rachialgie et l'épigastralgie intense, la courte rémission entre deux paroxysmes fébriles, les éruptions présentant parfois le même aspect peuvent donner à ces deux affections une certaine communauté d'allures qui cesse avec les symptômes cardinaux de la fièvre jaune : l'ictère, les vomissements noirs et l'albuminurie, qui ne se rencontrent jamais dans la dengue.

Au point de vue du pronostic, il n'existe aucune analogie entre ces deux affections.

L'appendicite même peut être une cause d'erreur. N'a-t-on pas signalé des cas d'appendicite, dans lesquels, à côté des douleurs abdominales qui se rencontrent du reste dans le typhus amaril, on constate du vomito negro, de l'ictère, de l'albuminurie et même de l'anurie. Ce sont là des symptômes bien faits pour induire en erreur, si la crise appendiculaire se manifeste pendant une épidémie de fièvre jaune. Certes le diagnostic pourra être aisément établi si on pense à l'appendicite, mais encore faudra-t-il rechercher avec soin les points douloureux abdominaux de la

(1) Manuel de Pratica Sanitaria, Habana, 1905.

fièvre jaune et les différencier de la localisation douloureuse spéciale de l'appendicite.

Nous retrouvons dans nos notes l'histoire d'une vénézuélienne opérée pour une pérityphlite, à Saint-Pierre Martinique. L'appendicite n'était pas alors connue. L'abcès ouvert et largement drainé, la malade allait assez bien, quand elle fut prise d'accidents infectieux accompagnés de vomissements noirs, d'ictère..., etc.; comme nous étions alors en pleine épidémie de fièvre jaune, malgré l'origine du sujet, on porta le diagnostic de typhus amaril; l'autopsie ne put malheureusement être pratiquée.

La fièvre à vomissements noirs des enfants, dont nous avons parlé plus haut, présente avec la fièvre jaune des analogies cliniques qui permettraient, d'après quelques auteurs, d'assimiler ces deux affections (1).

Sans nous arrêter à discuter cette question, nous nous contenterons de signaler les différences cliniques qui, jusqu'à nouvel ordre, doivent servir de base à un diagnostic différentiel. La fièvre à vomissements noirs est une endémie localisée dans de rares localités. Elle se manifeste chez les enfants de race plus ou moins colorée, les récidives fréquentes constituent un des caractères particuliers de la maladie, contrairement à ce que l'on observe dans la fièvre jaune.

L'ictère léger et fugace ne se manifeste jamais après la mort. On ne constate ni coup de barre, ni suffusion sanguine. La fièvre, à température très élevée, présente une allure irrégulière. Parfois la maladie est apyrétique (Hébrard).

MORBIDITÉ. MORTALITÉ

Si l'on s'en rapporte aux statistiques publiées, on arrive à cette conclusion que le taux de la *morbidité* de la fièvre jaune est très variable, ce qui ne peut étonner, étant donnée la multiplicité des facteurs qui interviennent dans le développement des épidémies. Si nous nous en tenons à notre impression personnelle, nous dirons que le taux de la morbidité est toujours très élevé en temps d'épidémie, et que tous les Européens non acclimatés subissent plus ou moins gravement l'influence de l'infectieux, influence qui se fait souvent sentir, même chez les créoles blancs ou colorés. Cette impression est, pensons-nous, celle de tous ceux qui ont traversé des épidémies de typhus amaril.

Dans leur histoire de la fièvre jaune en Espagne, Bally, François et Pariset nous ont laissé un tableau assez intéressant de cette contamination de toute une population : « Parmi les habitants

(1) HÉBRARD, *Fièvre à vomissements noirs des enfants*, in Traité de pathologie exotique, GRALL et CLARAC, fasc. II.

qui vaquaient à leurs affaires, sans s'aliter, on en voyait un grand nombre poursuivis par des symptômes et présentant certaines indispositions qui n'avaient aucune suite.

« Ils éprouvaient de l'insomnie et un certain affaissement moral ; les idées étaient plus obscures et avaient quelque chose de moins actif. L'inquiétude, l'ennui, la mélancolie poursuivaient certains individus, et des rêves effrayants ou pénibles se mettaient de la partie. »

« Ils accusaient des céphalalgies sourdes, superficielles et passagères ; tous ces symptômes étaient peu prononcés, à peine dessinés et ne présentaient pas une forme continue. »

« Les traits de la face paraissaient un peu altérés ; le teint, sans être positivement jaune, était moins animé, plus sale. Le fond de l'œil était jaunâtre. *C'est ainsi que l'on apercevait, dans les promenades, toute la population, avec un air de mauvaise santé.* »

« La langue se chargeait assez souvent : blanche ou jaune elle semblait indiquer la cause de l'anorexie et de ces nausées qui revenaient de temps en temps surtout au moment des repas. Avec tous ces symptômes, la nourriture passait sans fatigue ; mais la constipation ou la paresse des fonctions intestinales devenait incommode. Parfois aussi c'étaient des diarrhées bilieuses, qui soulageaient ou terminaient l'indisposition. Des douleurs vagues se faisaient sentir aux jambes, aux cuisses ; et la région lombaire était souvent le siège d'une espèce de pesanteur et d'embarras. »

« Ce genre d'épreuve était une espèce de garantie, au moins pour ceux surtout qui ne s'exposaient pas constamment aux dangers d'une nouvelle contagion ou qui ne commettaient pas de graves erreurs de régime. »

Les auteurs que nous venons de citer ont pu d'autant mieux constater cette influence de l'infection sur toute une population qu'ils ont observé à Barcelone dans une localité où tout le monde était exposé à la maladie, où il n'existait pas, comme dans les pays à endémie, une imprégnation antérieure créant l'immunité. En un mot à Barcelone, tous ne mourraient pas, mais tous étaient atteints.

Quant à la *mortalité*, elle est très variable selon les épidémies. Dans certaines grandes épidémies, 50 o/o de la totalité des Européens exposés au fléau ont succombé. Sur les navires en rade, on a vu disparaître 30, 50 et même 60 o/o des équipages. Nous avons vu, en rade de Saint-Pierre (Martinique), des navires de commerce perdre plus de la moitié et même la totalité de leur personnel.

Dans l'épidémie de la Guyane française (1855-1856), la mortalité par fièvre jaune des Européens pris en bloc fut de 28,2 o/o de l'effectif. D'après Arejula, pendant l'épidémie de Cadix de 1800, sur une population de 57.500 âmes, il y eut 48.250 atteintes et 7.387 décès. Il est permis de croire, écrit Pariset, que la mortalité dans Barcelone a été, pendant l'épidémie de 1821, des deux tiers des malades. Quelques auteurs élèvent ce nombre aux trois quarts et même aux quatre cinquièmes pour les hommes. Sur 853 malades hommes entrés dans le seul hôpital du séminaire, du 13 septembre au 25 novembre, 643 sont morts, soit plus de 75 o/o (1).

Il s'en faut que toutes les épidémies soient aussi meurtrières. Il existe entre les statistiques des différences tellement considérables « qu'elles font tour à tour de la fièvre jaune une des maladies épidémiques insignifiantes ou un des fléaux les plus redoutables pour l'humanité ».

C'est dans les grandes Antilles que l'on aurait constaté la mortalité la plus élevée, 72, 3 o/o, des cas d'après Bérenger-Féraud. Il s'agit de statistiques remontant jusqu'au XVIIIe siècle. Viendrait ensuite la côte occidentale d'Afrique, avec une mortalité moyenne de 47,7 o/o. Cependant, d'après F. Roux, cette mortalité aurait été au Sénégal en 1878 de 94 o/o des cas. Elle a été de 54,2 o/o en 1900 (Kermorgant) (2).

Comme le fait observer Kermorgant, l'extrême gravité des épidémies au Sénégal tient à l'absence de sanatorium qui rend la dissémination bien difficile. Bérenger-Féraud invoque ce fait que la population est composée en grande partie d'Européens qui rentrent très fréquemment en Europe et n'ont pas de ce chef le temps d'acquérir une immunité suffisante.

Le chiffre de 26,7 o/o de mortalité donné pour les Antilles nous paraît trop peu élevé ; nous pensons que l'on serait plus près de la vérité en adoptant le chiffre de 30 à 35 o/o, chiffre qui répond également à la mortalité dans la Guyane française. C'est ce chiffre qu'il convient, à notre avis, d'adopter comme répondant le mieux à la mortalité moyenne du typhus amaril, même considérée en Europe. Cependant, dans cette appréciation, il faut tenir compte de ce fait qu'il s'agit de cas nettement confirmés, car il est probable qu'un grand nombre de cas légers échappent à l'observation ou ne sont pas portés à l'actif de la maladie. S'il était possible de tenir compte de tous les cas, sans exception, le pourcentage réel de la mortalité serait beaucoup moins élevé ; et dans cet ordre d'idées nous serions amené à adopter les conclusions formulées par Simond, Aubert et Noc, à savoir : « que la fièvre jaune revêt des formes légères beaucoup plus fréquemment

(1) Bérenger-Féraud donne des chiffres beaucoup moins élevés, sans en indiquer la source.

(2) KERMORGANT, Epidémie de fièvre jaune du Sénégal en 1900 (*Ann. de méd. et d'hygiène coloniales*, 1901).

que les formes graves et que ces manifestations bénignes peuvent présenter tous les degrés jusqu'à simuler une indisposition insignifiante ».

La commission américaine d'étude de la fièvre jaune à Cuba, la mission Pasteur au Brésil ont constaté expérimentalement que, dans la majorité des cas, le typhus amaril transmis par les piqûres de Stegomyias infectés présente une allure bénigne qui constitue « la fièvre inflammatoire des Antilles » (*loc. cit.*).

PRONOSTIC

En étudiant les symptômes nous avons été déjà amené à envisager le pronostic individuel. Il ne nous reste plus qu'à résumer les conclusions qui découlent de tout ce qui a été dit à ce point de vue sans nous arrêter aux manifestations générales qui assombrissent le pronostic dans toutes les maladies.

On peut considérer le pronostic comme très grave quand, au début, la température monte très rapidement au-dessus de 40° et qu'après une rémission de courte durée, à peine appréciable, elle remonte vite pour rester très élevée pendant la deuxième période. Un abaissement rapide et brusque dans le cours de cette période indique une complication grave, souvent mortelle.

Si le pouls reste très lent malgré une température très élevée, il faudrait considérer le pronostic comme sérieux; comme très grave et même mortel s'il devient rapide, irrégulier alors que la température est tombée brusquement.

L'ictère précoce et acquérant d'emblée une intensité très grande est d'un pronostic fâcheux, surtout si les urines ne présentent pas de réaction biliaire. A notre avis, l'ictère noirâtre, en quelque sorte ecchymotique, doit faire considérer le cas comme mortel.

On doit considérer le cas comme très grave, quand l'albumine apparaît précocement et en abondance dans les urines qui alors se prennent par la chaleur ou l'acide azotique en une masse ressemblant à du lait caillé. Dans ces cas, on y constate jusqu'à 20 et 25 grammes d'albumine par litre. Le pronostic est également très sérieux quand les urines diminuent rapidement de quantité. Nous n'avons jamais vu guérir de malade ayant présenté de l'anurie complète. C'est le seul symptôme que nous considérons comme certainement mortel.

Le vomissement noir constitue nécessairement un symptôme de la plus haute gravité. Quelques auteurs se sont efforcés de tirer une indication au point de vue du pronostic de la coloration noire plus ou moins accentuée de ces vomissements. Nous avons déjà expliqué dans quelles conditions se produisaient les vomissements de sang pur qui, pour quelques-uns, seraient moins graves que les vomissements noirs proprement dits. Ce qui fait le danger, ce n'est pas la teinte mais bien la quantité qui est nécessairement en rapport avec l'importance de l'hémorragie stomacale. Parfois la réaction musculaire de l'estomac est tellement affaiblie que le liquide extravasé n'est pas rejeté; c'est ainsi, comme nous l'avons déjà dit, que l'on retrouve de la matière noire dans l'estomac de sujets n'ayant jamais eu de vomissements noirs pendant la vie.

L'absence de vomissements noirs n'implique donc pas toujours un pronostic favorable. « Après les vomissements bruns-marrons, on voit quelquefois le malade guérir, dit Corre, mais la mort est fatale après les vomissements qui prennent l'aspect du goudron. » Dans ce même ordre d'idées, les selles noires, fétides, poisseuses, assombrissent le pronostic.

Il est cependant des cas, assez rares du reste, dans lesquels le malade succombe sans avoir eu de vomissements noirs, et sans que la matière ne soit retrouvée à l'autopsie ni dans l'estomac ni dans l'intestin. Tel est le cas du malade qui fait l'objet de l'observation suivante : S..., marin hollandais, 25 ans, très vigoureux, est envoyé à l'hôpital de Saint-Pierre (Martinique) le 31 août dès le début de sa maladie : Facies très rouge, vultueux, yeux fortement injectés. Céphalalgie, coup de barre, brisement des membres. Langue blanche, rouge sur les bords, pas de vomissements, urines abondantes non albumineuses. T. 40°. Pouls 120 ; soit T. 40°2. Pouls 120 ; état soporeux ; — urines très albumineuses.

Deuxième jour. — Insomnie ; subdélire. La température est restée constamment élevée à 40° malgré des lotions froides répétées deux fois par heure. Pouls 108. Langue sèche, pas de vomissement ; urines rares ; teinte acajou très marquée de tout le tégument, avec tendance à la teinte ecchymotique au niveau des parties déclives.

T. 40° 2 ; P. 100. Le malade pousse des cris incessants en portant les mains à la tête et à la région lombaire. Urines abondantes et très albumineuses.

Troisième jour. — T. 39. Le pouls a 80 et petit, très dépressible, teinte acajou plus accentuée. Le malade vomit pour la première fois le lait absorbé. L'agitation et les douleurs sont rapidement calmées par des bains frais. T. 38, pouls 64.

Quatrième jour. — La température est à 40°; 70 pulsations. Agitation extrême, 300 grammes d'urines boueuses très albumineuses. Dans la soirée, T. 39° 4. Pouls 66. Dans la journée du *cinquième jour*, la température et le pouls sont les mêmes que la veille. A la teinte acajou a succédé un ictère généralisé. L'agitation est excessive. L'estomac rejette tout ce qui est ingéré, sans trace de matière noire. *Sixième jour*. T. 39. Pouls 90, photophobie intense, hyperesthésie de sous les sens, selles et urines involontaires, ces symptômes vont en s'aggravant. Le malade succombe dans le cours du 7e jour. Plusieurs heures après la mort, la température du cadavre reste très élevée. A l'autopsie l'estomac et l'intestin ne contiennent pas de matière noire. Les muqueuses sont fortement congestionnées.

En ce qui touche l'indication pronostique à tirer des troubles nerveux : délire, carphologie, agitation, convulsions, ils n'ont rien de spécial à la fièvre jaune; comme dans toutes les maladies, leur intensité est en rapport avec la gravité du cas et aussi le tempérament du malade.

« Lorsque l'exaltation de la sensibilité, écrit très justement Pariset, est élevée à ce point que les malades paraissent souffrir de toutes les parties du corps, de telle sorte qu'on ne peut les toucher sans faire naître un sentiment d'irritation, sans éveiller des douleurs ou provoquer des cris, le cas est mortel. »

Rochoux (1) a parfaitement observé un fait maintenant bien constaté, à savoir que la réapparition des douleurs et leur exaltation, quand déjà elles étaient très atténuées, indiquent un pronostic très grave.

Nous avons déjà dit ce qu'il fallait penser de cet état constaté chez certains malades et que l'on a dénommé paradoxalement *le mieux de la mort*. Un amendement de tous les symptômes, un sentiment de bien-être absolu, se produisant dans certains cas, cependant très graves, soit pendant la deuxième période, soit à la fin même de la maladie peuvent faire naître une sécurité trompeuse chez le malade et dans son entourage. Des médecins non prévenus se laissent parfois illusionner. Aussi le médecin doit-il user d'une extrême prudence, savoir réserver son pronostic et toujours ne se prononcer qu'à bon escient.

Il est bien entendu que l'on doit tirer des éléments de pronostic du sujet lui-même, de son tempérament, de sa race, de son degré d'acclimatement, de sa force de résistance, de sa constitution, de ses maladies antérieures.

TRAITEMENT

La multiplicité des traitements employés contre le typhus amaril, depuis que la maladie est connue, n'a d'égale que l'incertitude des résultats qu'on en obtient. Cependant, il est peu de questions thérapeutiques qui aient autant passionné les cliniciens

(1) *Loc. cit.*

désireux de trouver, si non des formules de traitement irréprochables, du moins des règles susceptibles de guider à peu près convenablement les médecins appelés à lutter contre une maladie aussi grave.

Les anciennes doctrines médicales, appliquées à l'étude et au traitement de la fièvre jaune, pour avoir fait couler autant de sang que d'encre n'ont pas beaucoup éclairé la question. Les partisans de la saignée : « usque ad animi deliquium », comme ses adversaires irréductibles, ont plutôt contribué à égarer la clinique, en produisant les uns et les autres des statistiques à première vue également encourageantes.

Si l'on ajoute au traitement par ou sans la saignée tous ceux nés de l'empirisme ou enfantés par le cerveau de thérapeutes plus physiologistes que cliniciens, on s'explique comment nous ne sommes guère plus avancés aujourd'hui qu'après des siècles d'observation et de tentatives thérapeutiques.

Aujourd'hui comme autrefois nous sommes réduits à appliquer, peut-être un peu plus judicieusement cependant, un traitement purement symptomatique, en attendant qu'une connaissance plus exacte de la nature de la maladie nous permette de faire mieux.

Nous avons sur nos devanciers l'avantage de connaître, sinon tous, du moins quelques-uns des éléments du problème étiologique, dont la solution complète pourra, nous l'espérons, fournir une base logique de traitement.

Donc en attendant le traitement spécifique a trouver, nous devons nous attaquer aux symptômes. En procédant ainsi, et encore avec prudence, on ne guérira pas sans doute un très grand nombre d'amariliques gravement atteints, mais on peut avoir la certitude de ne pas leur nuire, ce qui est déjà quelque chose en pareille matière.

Nous avons longuement exposé les symptômes du typhus amaril, ainsi que les notions acquises touchant sa nature. Nous savons que la maladie est produite par la présence dans le sang « d'un virus vivant qui s'y cultive et s'y multiplie; qu'au 4e jour de la maladie le sang de l'amarilique ne contient plus de virus (ou que ce virus a perdu toute son activité), même quand la température du malade reste élevée ».

Un premier point reste acquis par cette constatation, c'est que l'intervention ne peut avoir quelque chance d'efficacité, si elle en a, que pendant la première période ou mieux dans les quatre premiers jours. On peut dire qu'après cette période le virus n'existe plus, il a passé dans l'organisme en laissant après lui les dégâts que l'on sait. Le traitement, pendant la deuxième phase de la maladie, ne peut, dans ces conditions, avoir d'autre prétention que d'atténuer l'étendue de ces dégâts, de soutenir l'organisme profondément délabré, de l'étayer, autant que faire se peut, pour l'empêcher de s'effondrer tout à fait.

Ces faits, démontrés par l'expérimentation, avaient été déjà entrevues cliniquement. Par exemple, les partisans de la saignée modérée ou à outrance émettaient comme règle que, passé deux ou trois jours, ce mode d'intervention était, non seulement inutile, mais dangereux. En effet, si la saignée est efficace contre le typhus amaril à sa première période, c'est non pas seulement en atténuant les phénomènes congestifs, mais aussi et surtout parce qu'avec le sang on enlève une dose plus ou moins grande de virus, ce qui ne saurait être indifférent.

Cliniquement la réaction de l'organisme en lutte avec le virus se traduit, pendant la première période, par des phénomènes congestifs apparents d'une très grande intensité, avec élévation presque toujours très marquée de la température. De plus, ce virus provoque des vomissements, jouit d'une certaine action hémolytique, détermine la dégénérescence graisseuse des organes et des capillaires, altère profondément la cellule hépatique. Enfin comme conséquence nous savons qu'il se produit des hémorragies et une suppression de la sécrétion urinaire très souvent mortelles.

Le problème ainsi posé, quels sont les moyens dont nous disposons pour lutter contre de si graves lésions et une pareille perturbation des fonctions de l'organisme?

Nous l'avons dit, ces moyens sont souvent d'une efficacité douteuse et quelques-uns demandent à être maniés avec une extrême prudence.

On a beaucoup discuté sur l'opportunité ou les dangers de la saignée générale et même locale employée pendant la première période. Nous ne croyons pas devoir nous embarrasser de toutes ces discussions.

Nous estimons, avec Dutroulau, que la saignée « remplit des indications qui découlent de la nature des premiers symptômes et qu'elle est susceptible d'atténuer les accidents graves que la masse du sang infecté peut déterminer dans les organes ». Quand on lit les longues et souvent fastidieuses discussions qu'a fait naître cette question de la saignée, on est tout étonné de constater que les adversaires les plus décidés de ce mode d'intervention finissent, en fin de compte, par concéder qu'il y a des cas où elle est indiquée. « Chez les sujets sanguins, pléthoriques, douée d'une irritabilité particulière, la saignée du bras, faite avec mesure, peut avoir une action favorable » (Cornillac). En effet, la main se porte instinctivement sur la lancette, quand on se trouve en présence d'un sujet d'une forte constitution, très congestionné, accusant une rachialgie et une céphalalgie considérables. Aussi on peut se demander, avec Le Dantec, si vraiment on n'a pas trop abandonné les émissions sanguines. Une certaine tendance à revenir à la saignée semble se produire. Pendant l'épidémie du Sénégal de 1900, « la saignée tout à fait au début a été employée par quelques-uns de nos collègues qui en sont devenus les partisans tellement convaincus qu'ils ont réclamé pour eux-mêmes l'ouverture de la veine dès qu'ils ont été atteints » (Kermorgant).

Sans doute, il s'agit d'une arme délicate, difficile à manier et dont il faut savoir user à propos. La saignée générale s'adresse aux sujets dont nous avons parlé plus haut; elle est inutile dans les cas légers. Elle peut être dangereuse dans les cas très graves, dont la première période est à peine marquée, où le pouls est fréquent et serré dès le début, la respiration haletante, les soubresauts des tendons et le tremblement de la parole prononcés. Il faut s'en abstenir aussi dans les formes torpides où, dès les premières heures, le pouls est lent et mou, la stupeur prononcée.

Il s'agit là du reste de cas presque toujours, pour ne pas dire toujours mortels, quoi qu'on fasse.

Quant à la quantité de sang à enlever d'un coup, on ne saurait, bien entendu, établir une règle fixe, mais, à notre avis, il ne faut jamais dépasser cinq cents grammes. Nous avons déjà dit pour qu'elles raisons il convenait d'intervenir dès le début et pas plus tard qu'après quarante-huit ou trente-six heures.

Pratiquée dans ces conditions, il est certain que la saignée générale produit un soulagement immédiat et une sédation des douleurs; le malade accuse un véritable sentiment de relâchement succédant à une tension excessive de tout son organisme. En plus de ce résultat évident, il ne faut pas perdre de vue, nous ne saurions trop le répéter, que la saignée présente l'avantage de débarrasser l'organisme d'une quantité appréciable de virus, ce qui n'est pas négligeable. Dans ce même ordre d'idées, nous ne serions pas éloigné de conseiller, avec Le Dantec, le lavage du sang, c'est-à-dire d'ouvrir la veine et de remplacer le sang enlevé par une certaine quantité de sérum artificiel. Nous ne savons si la méthode a été déjà appliquée, en tout cas, elle est absolument rationnelle, et l'on est autorisé à l'essayer en présence de ces cas très graves du typhus amaril contre lesquels on est le plus souvent complètement désarmé.

On a reproché aux émissions sanguines locales de déterminer autant de petits traumatismes de la peau, portes ouvertes aux hémorragies consécutives. Si nous tenons compte de notre pratique personnelle, ces craintes paraissent exagérées. A vrai dire, quand ces petites hémorragies persistent d'une façon telle que rien ne peut les enrayer, c'est qu'il s'agit de cas d'une excessive gravité dans lesquels il se produit sur d'autres points des hémorragies autrement sérieuses, qui rendent souvent tout traitement inutile. D'autre part, les applications de sangsues aux apophyses mastoïdes, de ventouses, scarifiées très légèrement, à la région lombaire apportent un soulagement tel à des douleurs intolérables que leur emploi nous paraît absolument justifié, malgré les inconvénients signalés plus haut.

La médication par les purgatifs a toujours joui d'une très grande faveur. Elle forme la base de toutes les médications créoles. S'il convient de ne rien exagérer touchant son efficacité, il faut reconnaître qu'elle peut, en déterminant une sorte de saignée séreuse, contribuer, dans une certaine mesure, à dévier au dehors une partie des toxines et diminuer ainsi l'intensité des phénomènes de la deuxième période. Mais cette médication doit être instituée précocement.

Les purgatifs présentent aussi l'avantage de combattre la constipation et l'embarras gastrique. Ils permettent de débarrasser le tube digestif des matières fécales et de tous les produits de fermention susceptibles de déterminer de l'infection intestinale; ces produits sont d'autant plus dangereux qu'au moment des hémorragies ils ne peuvent que favoriser la décomposition du sang extravasé et ajouter de nouvelles sources d'infection à celles qui existent déjà.

C'est donc une excellente thérapeutique que celle qui vise à soustraire de l'organisme une certaine quantité de poisons et à assurer l'asepsie intestinale, au moyen de purgatifs administrés dès le début, avant l'arrivée des vomissements.

Quant à la méthode qui constitue à purger le malade envers et contre tout, d'une façon en quelque sorte continue, malgré la fatigue et les vomissements, nous n'y voyons que des inconvénients, en supposant que les vomissements tels que nous les connaissons permettent de tolérer les purgatifs.

Par contre, en lavant journellement, ou même deux fois par jour le tube intestinal au moyen de grands lavements d'eau bouillie, on diminue d'autant les causes de fermentations, sans grande fatigue pour le malade.

La nature des purgatifs à employer importe peu. Nous donnions de préférence l'huile de ricin, ou la limonade purgative. On peut être amené, pour donner satisfaction à l'entourage du malade, à prescrire des purgatifs du pays, casse ou tamarin, par exemple. Ce qu'il faut surtout, c'est que le purgatif soit facilement accepté et toléré et qu'il ne fatigue pas outre mesure.

Nous n'avons jamais employé le calomel, très vanté par quelques auteurs. Il peut produire de la salivation, accident dont le malade n'a que faire, déjà menacé comme il l'est par l'hémorragie buccale.

Quant aux vomitifs, nous ne les signalons en passant que pour les proscrire absolument. L'amarilique n'a que trop de tendance à vomir. Tout au plus est-on autorisé, au début des vomissements, et pour les rendre moins pénibles et laver en même temps l'estomac, à administrer quelques verres d'eau tiède légèrement aromatisée.

Les pédiluves sinapisés atténuent beaucoup la céphalalgie, ils jouissent d'une grande faveur aux Antilles. Le bain de pieds à la créole se donne de la manière suivante : On prend un bain de pieds qu'on remplit à moitié d'eau chaude, puis on délaye dans de l'eau froide environ 500 gr. de farine de moutarde fraîche qu'on verse dans le bain. On place le tout dans le lit du malade, qu'on recouvre de plusieurs couvertures. Pour entretenir la chaleur du bain, on y verse de temps en temps un ou deux verres d'eau bouillante, en engageant le malade à soulever ses pieds avant de les verser. On arrive ainsi à donner un vrai bain de vapeur ; aussi le sujet ne tarde-t-il pas à transpirer abondamment. Le résultat de ce bain de pieds est une diminution de la céphalalgie et de la rachialgie, et aussi une élimination de toxines par la peau (Kermorgant).

Les compresses froides vinaigrées ou non recouvrant le cuir chevelu et la tête sont très appréciées des malades; ils produisent un réel soulagement, à condition d'être constamment renouvelées.

L'hydrothérapie a été employée de tout temps sous des formes différentes et avec des fortunes diverses. Judicieusement appliquée, elle a semblé donner des résultats encourageants, soit comme antithermique, soit comme sédatif du système nerveux.

A notre avis, les grands bains froids doivent être rejetés; ils n'ont jamais donné que des résultats déplorables. Si la température est très élevée pendant la première période, le malade se trouvera très bien de lotions avec de l'eau à la température ambiante. Ces lotions provoquent souvent une transpiration abondante. Elles seront fréquemment renouvelées.

Les grands bains tièdes ne paraissent pas indiqués au début. Pendant la deuxième période, quand la température reste élevée, et que le malade accuse de l'agitation, ils donnent d'excellents résultats et nous avons eu toujours à nous en louer. Nous avons toujours procédé de la façon suivante : une baignoire était placée auprès du lit, avec de l'eau à 30°. Le malade était plongé et, suivant ses indications, on chauffait ou on refroidissait le liquide, on laissait le sujet ainsi immergé, aussi longtemps qu'il le voulait. Les bains étaient renouvelés à la demande du malade. Si les bains ainsi employés ne font pas toujours tomber la température, ils procurent toujours du bien-être. Les symptômes nerveux sont très améliorés par ces bains, qui provoquent parfois des mictions très abondantes. Nous avons vu guérir des cas très graves ainsi traités (Bérenger-Féraud, Clarac).

Les vomissements constituant un des symptômes les plus pénibles et les plus désespérants, symptôme contre lequel se heurte la plupart du temps toutes les ressources de la thérapeutique. On est autorisé à essayer tous les moyens que l'on croit efficaces, en tenant compte, autant que possible, des goûts du malade et de sa susceptibilité spéciale. Personnellement nous avons employé avec des résultats variables : les pointes de feu sur la région épigastrique. Elles sont souvent très difficilement supportées. Les compresses glacées ou mieux le sachet de glace. A l'intérieur les boissons très glacées, en petites quantités à la fois, le lait glacé, le champagne frappé, des petits glaçons que le malade laisse fondre dans la bouche, etc.

Il y aurait peut-être lieu d'essayer les lavages de l'estomac qui ont donné d'excellents résultats contre le vomito-negro appendiculaire. « Il est certain que l'estomac, distendu par la matière noire, est en état de révolte continuel et que l'on peut espérer lui donner quelque repos en l'évacuant et en le détendant (1) » (Lucas-Championnière). De plus, le lavage, en déterminant une asepsie relative de la cavité stomacale, est un moyen de supprimer d'autant les sources d'infection. Sans doute, l'introduction du tube ne peut manquer de présenter quelque difficulté, chez des malades dont l'estomac est constamment en révolte, le pharynx et l'œsophage excessivement sensibles.

Ceux qui ont approché les amariliques savent combien leur haleine est fétide du fait de l'état des premières voies digestives et du foyer de décomposition qu'est l'estomac plus ou moins distendu par le sang extravasé. La désinfection de l'estomac paraît donc tout indiquée. N'ayant pu employer le lavage, qui constitue un excellent moyen, nous avons eu recours à un désinfectant absolument inoffensif, le sous-nitrate ou le salicylate de bismuth sous forme de lait que le malade ingurgitait le plus souvent possible par cuillerées. Si ces sels ne jouissent pas d'une grande puissance microbicide, ils ont du moins l'avantage, ainsi employés, d'atténuer considérablement la fétidité de l'haleine.

Le perchlorure de fer procure le même bénéfice. Il nous a même semblé que ce médicament diminuait, dans une certaine mesure, les vomissements. Dès le début des vomissements, nous prescrivions le perchlorure de fer, trois ou quatre gouttes tous les quarts

(1) *Bulletin de l'Acad. de méd.*

d'heure jusqu'à concurrence de cent gouttes de la solution officinale. Chaque dose en suspension dans une petite quantité d'un liquide quelconque était suivie de quelques gorgées de lait glacé.

Le perchlorure de fer est entré depuis longtemps dans la thérapeutique de la fièvre jaune; peut-être son efficacité a-t-elle été un peu exagérée en tant que susceptible de faire cesser les hémorragies. Cornillac a vu, sous l'influence de ce sel, les vomissements noirs se modifier, devenir plus clairs et moins abondants et parfois cesser complètement. Sous forme de lavements, il modifierait également les hémorragies intestinales.

Nous avons vu des épistaxis très rebelles de la deuxième période s'atténuer et même cesser complètement à la suite d'application de pointes de feu sur la région hépatique. Nous avons été conduit à employer ce moyen en nous souvenant des bons résultats qu'il donne dans les hémorragies nasales chez les sujets atteints d'affections aiguës et surtout chroniques du foie.

Nous indiquons tous ces moyens sans leur attribuer plus d'importance qu'il ne convient, parce que l'on est à peu près, si non complètement, désarmé contre les hémorragies souvent si graves du typhus amaril. Il ne faut pas perdre de vue que ces hémorragies tiennent à des lésions qu'il est le plus souvent impossible d'atteindre; modification profonde du sang, dégénérescence graisseuse des capillaires, altérations des muqueuses, etc...

En présence de ce symptôme si fréquemment mortel, on est autorisé à mettre en usage toutes ces ressources de la thérapeutique. Parmi ces ressources, il en est quelques-unes qui semblent avoir donné les résultats les plus encourageants dans le traitement des états hémorragipares, bien qu'elles n'aient jamais, sachons-nous, été mises en usage contre les hémorragies de la fièvre jaune.

Nous indiquerons notamment les injections de gélatine et les injections de sérum frais.

Les injections sous-cutanées de gélatine se sont montrées d'une efficacité indiscutable dans les hémorragies de toute nature, hémorragies du tube digestif, néphrites hemorragiques, purpura hémorragique à grandes ecchymoses, etc.

On peut injecter sous la peau une quantité équivalente à 5 grammes de gélatine en solution à 2 o/o et même plus dans de l'eau distillée. Les solutions trop concentrées sont douloureuses. La gélatine doit être stérilisée avec soin. Une température de 120 suffit pour obtenir ce résultat.

On peut au besoin employer la gélatine par la bouche, contre les vomissements noirs (Marfan). A la dose de 12 à 15 grammes dissoute dans cinq fois son poids d'eau.

Emile Weil (1) a montré que les injections sous-cutanées de serums sanguins possèdent une action hémostatique considérable. L'action préventive de ces injections paraît indéniable. Broca a évité, grâce à elles, dans les opérations hépatiques, chez les ictériques chroniques, la production d'hémorragies secondaires. Le sérum à employer est le sérum de cheval à la dose de 20 centimètres cubes. Broca et Emile Weil proposent d'employer également le sérum anti-diphtéritique, que l'on a du reste plus facilement sous la main (2). Mongour constate « que, dans toutes les maladies infectieuses aiguës à tendance hémorragique, dans la variole, la fièvre typhoïde et la scarlatine, le sérum antidiphtéritique a été employé avec succès (3) ». Cazamian a constaté l'action hémostatique évidente de ce sérum dans les enterorragies typhiques (4).

Le Dr Terrès, de Haïti, partant de ce fait que toutes les sécrétions de ses amariliques étaient d'une acidité remarquablement prononcée, en conclut que le microbe de la fièvre jaune devait se complaire dans un milieu acide et que, en saturant l'organisme par les alcalins, on l'aidait à lutter contre le virus. Pour ce faire il administra à ses malades des quantités considérables de bicarbonate de soude, jusqu'à 120 grammes dans les vingt-quatre heures. Il aurait obtenu par cette médication des résultats absolument remarquables.

Un traitement analogue a été préconisé dans la suite par Sternberg. Il prescrit 10 gr. de bicarbonate de soude et 0 gr. 2 de bichlorure de mercure dans un litre d'eau. Le malade doit prendre toutes les heures 50 grammes de cette solution. Ce traitement, tout en neutralisant le contenu acide du tube digestif, aurait la propriété d'augmenter la sécrétion urinaire. Sternberg n'aurait eu à enregistrer par cette méthode que 13 o/o de décès!

En fait les alcalins ont, de tout temps, sous forme d'eau minérale alcaline, été employés dans la fièvre jaune, sans que l'on puisse dire qu'ils aient une action évidente sur l'évolution de la maladie, ils constituent, jusqu'à plus ample informé, un adjuvant du traitement et répondent à une indication.

Il serait, cependant, indiqué, le cas échéant, d'essayer le traitement de Terrès et de Sternberg, en supprimant toutefois le bichlorure de mercure dont les inconvénients sont évidents.

L'urinémie doit être considérée comme le symptôme le plus

(1) L'hémostase chez les hémophiles. Rapport de Broca, *Bulletin de la Société de Chirurgie*, 20 fév. 1907. Des injections de sérums sanguins frais, dans les états hémorragipares.

(2) Les complications hémorragiques de l'appendicite (*Presse médicale*, 1909, page 1, et *Bull. de la Soc. méd. des Hôpitaux*, décembre 1906.)

(3) Ch. Mongour, Des applications de la sérothérapie antidiphtérique (*Province médicale*, 2 janvier 1909, pp. 1 et 2).

(4) *Arch. de méd. navale*, août 1909, p. 97.

grave, d'autant plus grave que l'on se trouve vraiment désarmé, la saignée devant être absolument rejetée au moment où elle se produit. Tous les diurétiques ont été essayés sans succès ou à peu près. Lafage et Audibert se sont très bien trouvés des injections sous-cutanées de caféine à la dose de cinq à six grammes dans les vingt-quatre heures. « Dans un cas, elles ont fait sortir du coma urémique, qui existait depuis quarante-huit heures, un malade que tous les médecins considéraient comme perdu » (Kermorgant).

Garnier (1), à la Guyane, n'aurait tiré de cette médication qu'un bénéfice très incertain, un seul résultat favorable. Aussi n'en est-il nullement partisan. Les observations négatives sur lesquelles il appuie son opinion sont bien insuffisantes, puisqu'il n'a employé que des doses faibles de caféine. A notre avis, et jusqu'à plus ample informé, la caféine doit être employée comme l'indiquent Lafage et Audibert.

Il nous a semblé que les bains tièdes prolongés avaient une certaine action diurétique. Bien entendu, on est autorisé à essayer la révulsion sur la région lombaire. On doit toutefois, pendant la 2e période, s'abstenir d'émissions sanguines locales, et surtout de vésicatoire.

Les frictions générales avec un liquide aromatique quelconque sont très en honneur aux Antilles. Nous en dirons autant des frictions faites avec du jus de citron. Si elles ne sont pas très utiles, elles ne présentent aucun inconvénient et ont l'avantage de donner satisfaction à l'entourage du malade.

Quant aux médicaments destinés à combattre la température ou à atteindre le virus lui-même, employés sous les noms d'antifébriles, antizimotiques..., etc., nous croyons qu'ils ont tous été essayés avec un égal insuccès ; nous n'en citerons qu'un seul, « les sels de quinine », et c'est pour en déconseiller absolument l'emploi. Malgré la grande vogue dont ont joui les sels de quinine à un certain moment, il semble aujourd'hui absolument démontré qu'ils sont toujours inutiles et le plus souvent nuisibles.

Nous avons déjà parlé du bénéfice que le médecin pourrait tirer du lavage du sang. Les injections de sérum artificiel, sous la peau, mieux dans les veines, ont donné de si brillants résultats dans le traitement des toxi-infections que l'on est vraiment autorisé à les employer dans celui de la fièvre jaune.

Reste à trouver le sérum spécifique : tous ceux qui ont été préconisés jusqu'à présent, y compris celui de Sanarelli, ont échoué lamentablement. C'est cependant de ce côté que doivent se diriger les recherches des bactériologistes et des cliniciens.

(1) La Fièvre jaune à la Guyane, épidémie de 1902. Doin, Paris, 1903.

Les principales indications de la deuxième période sont donc de combattre par tous les moyens la toxi-infection, de relever et de soutenir les forces du malade. Cette dernière indication n'est pas toujours facile à réaliser quand les vomissements incessants ne permettent de tolérer aucun liquide. Si le lait est toléré, il faut le donner en aussi grande quantité que possible. Il n'est pas de meilleure façon de nourrir le malade, tout en favorisant la diurèse. Le bouillon bien consommé, préparé dans la marmite américaine ou autrement, le jus de viande..., etc., constituent, quoi qu'on en dise, une excellente alimentation, susceptible de remplacer le lait quand il n'est pas toléré.

Les différentes préparations à base de quinquina, extrait, décoction..., etc., ont été employés de tout temps à des titres divers. Elles sont peut-être efficaces, mais en outre qu'elles répugnent souvent au malade, il nous a toujours semblé qu'elles étaient difficilement tolérées et provoquaient même les vomissements.

Cette partie du traitement peut, en résumé, se formuler ainsi : donner tous les toniques, tous les reconstituants que le malade tolérera d'autant mieux qu'il les accepte plus volontiers.

Bien se garder, comme nous l'avons vu faire trop souvent, sous prétexte de relever ses forces, de lui imposer des boissons qui lui répugnent et provoquent toujours les vomissements. Le médecin a à sa disposition : le lait, le jus de viande, le bouillon concentré, les peptones, les boissons gazeuses peu alcoolisées, le champagne frappé, le café...., etc.

Certains malades réclament des quantités énormes de boissons. Bien qu'il soit préférable de laisser l'estomac au repos, il est toujours bien difficile de rester sourd à leur demande. Dans ce cas, il faut s'efforcer de leur faire accepter les boissons qui ne soient pas susceptibles de trop irriter la muqueuse de l'estomac : eau de seltz, eau de Vichy, potion de Rivière... tout cela en petites quantités à la fois.

Les troubles nerveux, les accidents ataxiques dans le cours de la fièvre jaune ne réclament aucun traitement spécial, comme nous l'avons déjà dit : l'hydrothérapie sous forme de bains tièdes peut être très utile. Le musc, le castoreum,... tous les antispasmodiques ont été employés, sous forme de potion ou de lavement, tous avec un égal insuccès.

En résumé, la thérapeutique dispose d'un certain nombre de moyens qui, judicieusement mis en œuvre, peuvent permettre au malade de se défendre dans une certaine mesure contre les assauts du typhus amaril. Mais il est nécessaire de commencer le traitement, dès la première heure. Il faut que les personnes exposées au typhus amaril soient bien pénétrées de cette nécessité et apprennent à demander des soins dès les premières manifestations.

Grâce à cette thérapeutique peu bruyante, et surtout prudente, le médecin peut caresser l'espérance d'être utile aux malades et les aider à se tirer d'affaire, sans cependant qu'il soit possible de dire que l'on guérit le typhus amaril. Il faut lutter sans trop d'illusions et aussi sans défaillance, jusqu'au dernier moment, en faisant, faute de mieux, de la médecine de symptômes.

La convalescence de la fièvre jaune demande à être surveillée avec le plus grand soin ; elle ne présente du reste aucune indication particulière.

En ce qui touche d'une façon générale l'alimentation des amariliques, elle doit s'inspirer de cette règle que le premier soin du médecin doit être d'alimenter les sujets atteints de maladies infectieuses quelle que puisse être leur espèce. Nous avons déjà parlé des boissons à leur donner et nous pensons avec le professeur Alfredo Machado de Caracas qu'en aucun cas les fébricitants ne doivent être mis à la diète absolue. Dès le premier jour, Machado accorde aux amariliques une alimentation liquide légère, mais complète : bouillons de viande et de légumes dégraissés. Combinaison de lait et de décoction de céréales. Café au lait ; bouillons avec 5, 10 ou 15 0/0 de gélatine.

Souvent les vomissements incoercibles s'opposent absolument à cette alimentation, alors nous avons eu recours aux lavements nutritifs, répétés, mais peu copieux, et que nous faisions procéder d'un lavage intestinal.

Aussitôt que la fièvre cède et que le pronostic s'éclaircit, on peut prescrire les soupes légères, les purées, les œufs à la coque, les crèmes et autres aliments d'une facile digestion. De cette façon les malades passent facilement et sans dérangement aucun de la maladie à la convalescence (Machado).

Il est bien entendu que le rapatriement s'impose pour tous les convalescents ayant été gravement atteints.

CHOLÉRA

PAR LE Dr MÉTIN

Médecin principal de 2e classe,
Ancien professeur à l'Ecole d'application du Service de santé
des troupes coloniales à Marseille

I. — DÉFINITION ET HISTORIQUE

DÉFINITION. — Le choléra est une maladie toxique, spéciale à l'homme, caractérisée : 1° cliniquement par de la diarrhée et des vomissements d'apparence particulière, riziforme, par des symptômes généraux d'intoxication dont les plus frappants sont les crampes, la diminution et la suppression de la sécrétion urinaire, l'abaissement de la température et de la cyanose ; 2° bactériologiquement par l'existence d'un microbe spécial, le vibrion de Koch ou bacille virgule qui, sans passer généralement dans le sang ou les organes, se développe dans l'intestin et y sécrète une toxine absorbée par les liquides de la digestion.

Le choléra se manifeste tantôt à l'état sporadique, tantôt d'une façon épidémique. Hors de ses foyers d'origine, malgré ses nombreuses et pour ainsi dire continuelles émigrations à travers tous les pays du globe, il ne s'est pas implanté d'une manière définitive dans la plupart d'entre eux ; mais il s'est toujours montré, il continue à se montrer en permanence, endémique dans quelques pays qui sont considérés comme ses berceaux : l'Inde anglaise, l'Indochine, les Iles de la Sonde et certaines régions de la Chine, Canton, Shanghaï, etc.

C'est de ces points que le choléra se transporte un peu partout sur le globe, pour y former des foyers accidentels et y exercer ses ravages pendant un temps plus ou moins long.

HISTORIQUE. — Dans l'Inde, le choléra a été signalé dès les temps les plus reculés. Dans les livres sanscrits, il est désigné sous les noms de Medsoneidan, Vidhuma. On le trouve mentionné dans les traductions tamoules sous l'appellation de Sitaya. Des relations européennes de voyages signalent le choléra dès l'arrivée des premiers voyageurs européens dans l'Inde. C'est ainsi que Gaspard Correa, chroniqueur portugais, donne deux relations d'épidémies cholériques dont l'une, en 1503, sévit sur l'armée de Zamorin et lui fit perdre près de 20.000 hommes. Les malades « avaient des douleurs dans le ventre, et y mouraient en moins de huit heures ». Plus tard, en 1543, la seconde épidémie est signalée par Correa sous le nom de Mordixy, ou Mort de chien.

Une autre épidémie est signalée en 1563 par Garcia d'Orta; elle eut son foyer à Goa.

Dans les dernières années du XVIIIe siècle, de 1761 à 1791, on observa un certain nombre d'épidémies de choléra, dans l'Inde, en particulier celles de 1768 qui causa la mort de 6.000 personnes dans les environs de Pondichéry et sur la côte de Coromandel; de 1780, où périrent également 6.000 hommes à la division de l'armée de sir Coates qui venait de traverser le pays de Gaujam ravagé par l'endémo-épidémie; puis celle de 1783, qui enleva en quelques jours 20.000 personnes parmi les nombreux pèlerins venus aux fêtes d'Hurdwar et qui de cette région s'est étendue au sud dans le reste de la péninsule, et en particulier à Calcutta.

Jusqu'en 1817 il semble que le choléra ne se soit plus manifesté dans l'Inde, au moins de façon épidémique. A cette date, il sévit dans la vallée du Gange et du Brahmapoutre, de là vient à Calcutta, à Bombay, se répand dans toute l'Inde, où il fait trois millions de victimes et, sortant de la péninsule indoustanique, passe en Indo-Chine, au Siam, au Tonkin, en Chine (1821), au Japon (1823), se répand aux Philippines, aux Célèbes, aux Moluques (1821), est transporté à Maurice et à la Réunion (1819), sur la côte d'Afrique (Zanzibar, 1820); en 1821 il sévit sur la côte orientale de l'Arabie, en Mésopotamie, en Perse, et pénètre pour la première fois en Syrie (1822), et enfin en Europe (1823), où il fut observé à Tiflis, Bakou, Astrakan.

Une nouvelle épidémie, qui dura de 1826 à 1837, partit de l'Inde, ravagea le Thibet, la Perse, le Turkestan et l'Afghanistan, la Chine, la Mésopotamie, l'Arabie, l'Egypte, l'Afrique, la Syrie et la Palestine et pénétra en Europe par la Russie, d'où il se propagea en Pologne, en Finlande, en Prusse (1831), en Autriche (1831), en Angleterre (1832) et à Paris (1832), où il causa la mort de 8.000 personnes en moins de 18 jours. De Paris, le choléra se répandit sur 35 départements et fit plus de 600.000 victimes. Cette épidémie passa pour la première fois en Amérique, où il sévit avec violence au Canada, aux Etats-Unis, au Mexique (1832) et dans l'Amérique du Sud (1835). L'hiver de 1837-1838 mit fin à cette grande épidémie, et le choléra disparut de toutes les contrées où de 1828 à 1837 il avait fait tant de ravages.

Une troisième grande épidémie, plus meurtrière encore que les deux précédentes, sévit sur presque tout le globe de 1846 à 1861.

Parti de Lahore en 1841, le choléra se répand d'abord sur toute l'Inde, envahit la Chine et les Philippines (1841), passe en 1844 dans l'Afghanistan et le Turkestan, en Perse, où il causa de grands ravages en 1845 et 1846. Puis il apparut en 1846 dans le Caucase et en Arménie, en Mésopotamie, sur les rives du golfe Persique et sur les côtes de l'Arabie. De là, il pénètre dans l'intérieur du pays, sévit à la Mecque, à Médine, parmi les pèlerins venus en grand nombre aux lieux saints (1846). Du Caucase, il rayonne sur la Mer Noire, vient à Constantinople, puis en Russie d'Europe (1847), passe de là, en 1848, en Allemagne, où il exerce ses ravages de l'Ouest à l'Est jusqu'en 1851. Déjà en 1848 il est transporté par des navires hambourgeois en Angleterre, où Londres compta 14.497 victimes. Il resta dans le Royaume-Uni jusqu'en 1849. Cette même année, il envahit l'Autriche, la France, la Belgique, l'Italie, la Suisse. L'année suivante, il s'étend à la Suède. L'épidémie ne s'éteignit qu'en 1861 sur l'ancien continent. En Amérique, le choléra, importé, d'après Hirsch, par des émigrants allemands, éclate en 1848, et se répand de cette date jusqu'en 1854 sur tout le Nouveau Monde et les îles voisines, notamment à Saint-Domingue et la Jamaïque, où les ravages qu'il causa furent presque sans exemple.

En Afrique, le choléra fut importé de la Mecque où il sévissait et où à la fin de janvier 1859 il avait déjà fait près de 30.000 victimes. Dans ce même mois de janvier 1852, des pèlerins venus de la Mecque à Djeddah y transportèrent la maladie et, par la voie de boutres, l'amenèrent avec eux à Moka et à Maukela, d'où l'épidémie passa, avec des pèlerins fuyant le fléau sur la côte orientale d'Afrique, à Torra, près de l'Equateur, et qui est un point de relâche pour les boutres allant de la mer Rouge à Zanzibar. Le choléra parvint dans cette dernière ville en janvier 1859, y causa de 150 à 200 morts par jour pendant un mois, passa ensuite à Madagascar, dont toute la côte ouest fut ravagée, et, par l'intermédiaire d'un voilier, *le Mascareigne*, venu chercher des noirs esclaves à Kilossa et à Angkoxa, près de Zanzibar, vint à la Réunion et à Maurice, où le nombre des victimes fut considérable. Les boutres partis de Zanzibar portèrent aussi le choléra aux îles Comores et à Nossi-Bé où toute l'île, moins le plateau d'Hell-Ville, fut ravagée. Mayotte resta indemne au milieu de tant d'îles avoisinantes infectées.

Les épidémies sont toutes parties de l'Inde, mais plus exactement d'une région où il est endémique, et qui est constituée par un vaste quadrilatère limité au nord par les monts Himalaya, au sud par la mer, à l'est par l'embouchure du Brahmapoutre et à l'ouest par celle du Mahanadi.

Mais l'Inde n'est pas le seul foyer principal du choléra : les îles de la Sonde, archipel malais, en constituent un autre dont la connaissance remonte à une époque déjà éloignée, puisque Bontius, médecin de la Compagnie hollandaise des Indes-Orientales, rapporte une épidémie qu'il a pu observer à Batavia en 1629, et que, dans une lettre de 1634, il fait part de la mort de sa seconde femme, des suites d'une atteinte de choléra.

Il semble, dit Le Dantec, que l'épidémie qui, de 1865 à 1876, fit, comme les précédentes, le tour du monde, soit partie de l'archipel malais. Mais déjà, dès l'année 1863, le choléra s'était manifesté au Bengale par une recrudescence notable et s'était étendu en 1864 en Chine et au Japon. De Bombay, il est importé en 1864 sur la côte occidentale de l'Arabie par des navires chargés de musulmans, et il éclate en mai 1865 à la Mecque, où sont réunis de nombreux pèlerins. L'épidémie fut si sévère que les pèlerins s'enfuirent dans toutes les directions, portant avec eux le choléra en Syrie, en Palestine, en Mésopotanie, en Egypte et sur le littoral nord de l'Afrique (mai 1865). De là le choléra passe à Malte, à Marseille et à Constantinople (juin 1865). Puis il rayonne de ces ports en Italie, en Espagne, en Belgique et en Angleterre. De Marseille le choléra se répand en France, paraît en septembre 1865 à Paris, à Amiens, puis dans les départements de l'est, du nord et de l'ouest. Il persista pendant les années suivantes et ne s'éteignit complètement qu'en 1867.

De Constantinople, le choléra s'était répandu, en 1865, dans la péninsule balkanique : en Roumanie, en Bulgarie, dans la Russie méridionale et en Arménie. Puis il apparut en 1866 en Allemagne, en Autriche et dans presque tout le reste de la Russie qui avait été épargné l'année précédente.

En 1869 et 1870 l'Europe eut quelque répit, mais le choléra reparut en 1873, importé de Russie où il n'avait pas complètement disparu ; l'Allemagne fut alors particulièrement éprouvée : on y compta 33.156 décès. En France il y eut des poussées épidémiques assez sérieuses au Havre, à Rouen et à Paris, mais le choléra n'y fit que relativement peu de victimes et ne s'étendit pas au reste du pays.

Le choléra ne resta pas confiné dans l'ancien monde : il apparut en octobre 1865 à la Guadeloupe, débarqué, dit-on, par un voilier parti de Marseille, mais qui n'avait pas eu de malade en cours de route, ou, selon d'autres, par un navire venu de Bordeaux et ayant eu pendant la traversée un décès dont la cause n'est pas déterminée. Il est probable qu'il s'agit là d'un cas de transport du choléra par un porteur de bacilles, comme on en retrouvera un autre exemple récent et certain pendant l'épidémie de 1910. Quoi qu'il en soit, d'octobre 1865 à mars 1866, il emporta 12.000 habitants de la Guadeloupe, dont 28 militaires, sur un effectif de

435. A Basse-Terre, il y eut 1.946 décès et 1.304 à Pointe-à-Pitre, où les militaires et marins européens furent complètement épargnés, sauf un marin du commerce qui a clos la période épidémique. A Marie-Galante, il y eut 386 décès dans la population civile et un seul cas non suivi de décès (un gendarme) dans la garnison et chez les fonctionnaires européens.

De la Guadeloupe le choléra envahit Saint-Domingue et Cuba, où il persista jusqu'en 1868.

Les Etats-Unis furent atteints dès le début de 1866 ; le choléra y fut importé par des émigrants venus de Hollande à bord du navire *Angleterre*, et qui perdirent en route 82 des leurs. Des Etats-Unis il se répandit à La Plata, dans l'Uruguay et le Paraguay, puis il passa au Brésil en 1867 et ne s'y éteignit qu'en 1868. Depuis, l'Amérique du Sud n'a plus revu d'épidémie cholérique.

Une cinquième apparition de choléra en Europe a donné lieu à des controverses qui n'ont pas abouti à une conclusion ferme. En 1883 le choléra sévissait avec violence à Bombay, dont quelques négociants s'éloignèrent pour se rendre en Egypte. Quelques jours après leur débarquement, l'un d'eux succomba au choléra et bientôt tout le pays fut infecté : Mansurah, Port-Saïd, Suez, etc., comptèrent de nombreux cas de maladie dont les progrès furent si rapides que, déjà au mois d'août, 3 mois à peine après l'arrivée des négociants de Bombay, on comptait 90.000 malades et 25.000 décès. Cette épidémie était à son déclin lorsque vinrent les missions d'études française et allemande dont faisaient partie Koch d'une part et Roux et Strauss d'autre part. Il n'y avait plus en février 1884 que des cas sporadiques épars. En juin 1884, on signale les premières atteintes cholériques à Toulon. Y est-il venu d'Egypte, ou de Cochinchine, où quelques cas de choléra étaient alors observés? Y a-t-il été amené par *la Sarthe*, venue de Saïgon, ou par *la Victorieuse*, qui revenait de Madagascar en passant par le canal de Suez, ou bien encore est-il venu de Marseille, où, d'après Thoinot, une enquête sévère a montré que des cas de choléra existaient nettement à l'état non patent, mais caché? La question n'a pu être élucidée. Quoi qu'il en soit, de Toulon le choléra sévit avec rigueur à Marseille en 1884, comme à Toulon, et se répandit dans tout le midi de la France, à Paris et dans les départements voisins; il s'étendit dans l'Yonne, à Tonnerre, dans la Loire-Inférieure, la Vendée et quelques villes maritimes du Finistère. Il reparut au printemps de 1885 à Marseille pour s'éteindre en automne suivant.

De France il passe à Bône, à Philippeville, à Alger et à Oran, puis en Espagne et en Italie, d'où il rayonna en 1885 à Trieste et sur la côte adriatique de l'Autriche, où il cessa en 1884. Cette épidémie causa la mort d'environ 220.000 personnes, dont 180.000 pour la seule Espagne et 7.829 seulement en France.

De 1887 à 1892 on ne signale plus que quelques rares foyers épidémiques tant en Europe qu'en Amérique; entre autres un petit foyer en Espagne près de Valence en 1890, d'autres au Chili et dans la République Argentine en 1888, puis le choléra reparaît avec intensité en 1892 à Bakou, venant de l'Afghanistan et de la Perse, où sévissait une violente épidémie. De Bakou, il se répand en Russie, à Nijninovgorod, Moscou, Saint-Pétersbourg et éclate à Hambourg en août 1892, où il causa en 3 mois 8.605 décès sur 16.956 atteints. La Belgique fut atteinte en août et l'Autriche-Hongrie n'eut que des cas peu nombreux.

En même temps, le 3 avril 1892, le choléra apparaît brusquement à l'asile de Nanterre où étaient réunis 4.000 personnes infirmes et détenues, puis il est signalé à Neuilly, à Puteaux, à Courbevoie et à Saint-Denis. Il ne pénètre à Paris qu'au mois de juillet, mais n'y fit que peu de victimes, 906 décès sur une population de 2.424.705 habitants. L'épidémie se dissémina bientôt sur toute la France, formant çà et là quelques foyers intenses, au Havre, à Dieppe, Laon, Reims, Rennes, Montmédy, et causant la mort de 4.500 personnes pour tout le territoire.

Cette épidémie ne se termina en réalité en France et en Europe qu'à la fin de 1895. Des cas furent en effet signalés en Bretagne et dans le midi en 1893 et en 1894, particulièrement dans les départements du Finistère et des Bouches-du-Rhône. Au cours de ces deux mêmes années la Russie, la Turquie, l'Autriche-Hongrie, l'Italie, l'Espagne, l'Allemagne, la Hollande, la Belgique comptent de nombreuses victimes. L'épidémie s'atténue en 1895 et disparaît totalement à la fin de cette année.

Dans les derniers mois de 1899 et au commencement de 1900, le choléra marque une recrudescence nouvelle aux Indes. Au milieu de 1900, il sévit à l'état épidémique à Bombay et à Calcutta. De là il se répandit dans le sud de la péninsule et d'octobre 1900 à juillet 1904, une terrible épidémie ravagea la Présidence de Madras, des bords du Bengale à ceux de l'Océan Indien. De là il se manifeste, de juin 1901 à 1903, à l'Est de l'Inde : Singapore est contaminé de novembre 1901 à juillet 1902; puis, vers le milieu de 1902, le choléra est signalé en Birmanie, aux Iles Philippines, en Cochinchine, en Chine, à Formose, au Japon, en Corée, et en Mandchourie.

D'autre part, dès la fin de 1899, le choléra, parti de Bombay, gagne le golfe Persique, arrive en 1900 dans l'Afghanistan. L'année 1902 le voit apparaître à la Mecque, à Médine, et à Djeddah, où il est importé par des pèlerins venus de Madras. Des côtes de l'Arabie, l'épidémie ne tarde pas à se propager en

Egypte, où 33.000 personnes succombèrent jusqu'à la fin de l'année 1902. La Syrie, la Palestine sont ensuite atteintes (1903), Bagdad est contaminé à son tour (janvier 1904). La Perse est atteinte au printemps de 1904, et de là le choléra est apporté à Bakou, puis, en 1905, dans le Caucase, et dans les villes du nord de la Caspienne, Astrakan, Saratow, Nikolaiewsk. Il suit les fleuves et canaux : on le signale à Vilna, en Grèce 1905, et sur les bords de la Vistule, de là il pénètre dans l'Allemagne orientale. Un émigrant russe a le choléra à Hambourg (1905). En même temps, le choléra, suivant le canal de Bromberg, la Netze et la Warth, arrive dans les environs de Berlin, y pénètre en septembre 1905, et s'arrête en octobre de cette année à Oranienbourg.

On ne signale aucun cas en Europe pendant l'année 1906 et dans les premiers mois de 1907. Puis subitement le choléra se réveille dans le Sud de la Russie, arrive en septembre 1907 à Saint-Pétersbourg et à Constantinople. On le retrouve au milieu de 1909 sur toute l'étendue de la Russie. Il est transporté en Hollande, à Rotterdam, puis en Belgique et en Prusse orientale.

L'hiver 1907-1910 marque une accalmie à laquelle succède une nouvelle explosion épidémique sévissant sur toute la Russie, où il fait 130.000 victimes ; et dès le mois de juillet 1910, le choléra est transporté en divers sens : en Allemagne, en Autriche, où l'on ne signale que des cas isolés, sans foyer épidémique, en raison des mesures prises. En Italie, le choléra apparaît au milieu d'août 1910 dans la province des Pouilles, où il est apporté par une troupe de tziganes russes débarquée à Brindisi. De là il parvient à Naples où l'on déclare 187 victimes en six jours. En Turquie l'épidémie fait aussi des ravages considérables, surtout dans l'armée.

Ici se place un fait extrêmement important : un navire prend au Pirée, port non infecté, et qui est resté tel pendant toute l'année 1910, quelques émigrants venus de divers points de la Méditerranée. Il apporte des passagers à Marseille, où ils sont admis comme venant d'une région saine. Le 1er octobre 1910 un de ces émigrants tombe malade et est reconnu atteint de choléra. Deux de ses compagnons ont bientôt le même sort, et une femme de service de l'hôtel qui hébergeait ces immigrants. Il y eut ainsi quatre cas authentiques de choléra à Marseille en octobre 1910, dus vraisemblablement à un porteur de bacilles venu, d'un port contaminé, s'embarquer dans un port indemne.

Un autre exemple de transport de ce genre est fourni par un émigrant russe qui, parti de Michelsdorfs en Russie, le 18 octobre 1910, s'embarque à Libau, arrive à Londres, y subit une visite médicale des plus sévères et la désinfection de ses effets, après quoi il est autorisé à s'embarquer à Bristol pour le Canada, où il arrive, à Québec, atteint du choléra. La maladie s'était déclarée à bord, le 24e jour après le départ de son village russe. Ce cas ne donna lieu à aucun foyer en raison des mesures prises dès son arrivée à Québec.

Les épidémies qui viennent d'être brièvement relatées ont eu leur origine dans l'Inde d'où elles se sont répandues dans le monde entier. A côté de ce foyer permanent de choléra, il en existe d'autres qui, pour n'avoir pas le même retentissement par leur expansion lointaine, n'en existent pas moins et causent de réels ravages.

La presqu'île Indochinoise (Siam, Cambodge, Cochinchine, Annam et Tonkin) est moins éprouvée que l'Inde, mais le choléra s'y montre en permanence parmi les indigènes, donnant lieu tantôt à des cas isolés plus ou moins disséminés, tantôt à des poussées épidémiques graves.

En Cochinchine, des traditions locales font remonter le choléra à une haute antiquité. Il y existe dans toutes les provinces, mais particulièrement dans celles de l'ouest, en raison de leur peu d'élévation au-dessus du niveau des eaux. Les provinces de l'Est, relativement élevées, sont moins régulièrement contaminées, mais elles sont toujours visitées par une épidémie sévissant dans l'Ouest. Le Cambodge, la Vallée du Mékong, le Laos sont éprouvés aussi durement que la Cochinchine par le choléra qui paraît un peu moins fréquent en Annam et au Tonkin, surtout en dehors du delta.

Dès les premières années de l'occupation, les Médecins français eurent à combattre des épidémies de choléra en Indochine : la première observée en Cochinchine fut celle de 1863, dont la province de Gocong fut le foyer. Depuis, il ne s'est pas écoulé une seule année sans que des cas plus ou moins nombreux ne fussent signalés.

Au Tonkin, la première épidémie fut observée trois ans après le début de la conquête (1885), et marquée par 2.837 cas et 1.852 décès sur un effectif total de 18.000 hommes du corps d'occupation. Dans cette colonie, les cas de choléra paraissent confinés, à l'état endémique, dans le delta du fleuve Rouge, et n'apparaissent dans la haute région qu'à l'état épidémique. En 1910, on observa une recrudescence épidémique qui s'étendit à l'Indochine entière et y fit de nombreuses victimes. Actuellement, cette épidémie se prolonge et reparaît sous forme de foyers isolés et disséminés qui paraissent dus à des reviviscences sur place de la maladie sans qu'il existe de relations entre les uns et les autres.

C'est au reste le fait qui s'observe actuellement en Russie. Les foyers réellement permanents de choléra sont très limités, même dans les pays qui sont comme le berceau de la maladie; les cas y sont peu nombreux ; à une époque déterminée, sous l'influence de circonstances climatologiques incomplètement définies, mais où une sécheresse inaccoutumée paraît jouer un certain rôle, la maladie reparaît ; elle se répand dans les pays d'Extrême-Orient, soit par diffusion, soit par bonds progressifs explicables par les communications, existant entre le foyer originel et les foyers secondaires ; la maladie se généralise de la sorte au cours d'une saison qui est généralement celle des chaleurs et des mouches ; les années suivantes, après l'accalmie qui correspond à la saison fraîche, et au cours d'une ou de plusieurs années, aux premières pluies de l'hivernage, se reconstituent, en des localités diverses situées à grande distance les unes des autres, des foyers distants dont la zone d'expansion peut être très variable.

II. — ÉTIOLOGIE ET ÉPIDÉMIOLOGIE

1. — BACTÉRIOLOGIE

Le chòléra est dû au vibrion de Koch, dont la découverte date de 1883. Au cours d'une mission dont il avait été chargé en Egypte, avec Fischer, Gaffky et Treskow, R. Koch, examinant les parois de l'intestin grêle d'individus morts de choléra, y vit des bactéries assez courtes, souvent recourbées, qu'il retrouvait aussi dans le contenu intestinal.

L'année suivante, à Calcutta, R. Koch confirma les résultats de ses précédentes recherches, et, après avoir retrouvé la même bactérie, non seulement dans les déjections de tous les malades atteints de choléra, comme dans le contenu intestinal des individus morts de cette maladie, mais encore dans l'eau d'un étang autour duquel une épidémie de choléra sévissait avec intensité, il put affirmer la spécificité du microbe qui porte son nom. Ces résultats ont été confirmés depuis par tous les observateurs.

Au début, R. Koch pensait que cette bactérie est un bacille allongé, droit, mais souvent recourbé, et il l'avait appelé « bacille en virgule, komma bacillus ». Depuis, les études qui ont été faites de ce microbe ont montré que ce n'est pas un bacille ni une forme intermédiaire entre les bacilles et les spirilles, mais que c'est en réalité une bactérie du genre spirillum, ou vibrion.

Habitat. — Le vibrion cholérique se trouve dans l'épaisseur de la muqueuse intestinale et de la sous-muqueuse, dans les villosités et en particulier dans les glandes de Lieberkühn, lorsque la maladie dure un peu longtemps.

On le trouve aussi en abondance dans le contenu intestinal, dans les déjections et surtout dans ces flocons de mucus si caractéristiques des selles cholériques; il s'y trouve en si grande quantité qu'il constitue en quelque sorte une culture pure. On l'y retrouve en amas considérables, en bancs, semblables selon la comparaison imagée de Metchnikoff à ceux que font les petits poissons dans les eaux calmes. On le rencontre aussi, mais plus rarement, dans les matières vomies.

Morphologie. — Le vibrion cholérique est très court, ne mesurant que 2 ou 3 millièmes de millimètre de longueur. Pour une taille si petite, il est assez épais: sa largeur est, en effet, de 1/2 millième de millimètre. D'ordinaire, il se présente comme un bâtonnet flexueux, très court (fig. 14). Mais,suivant les milieux, il

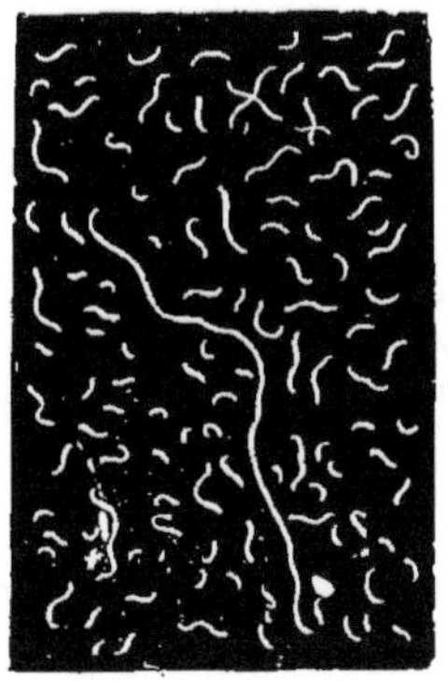

Fig. 14. — *Vibrions du choléra*, de selles riziformes 1000/1.

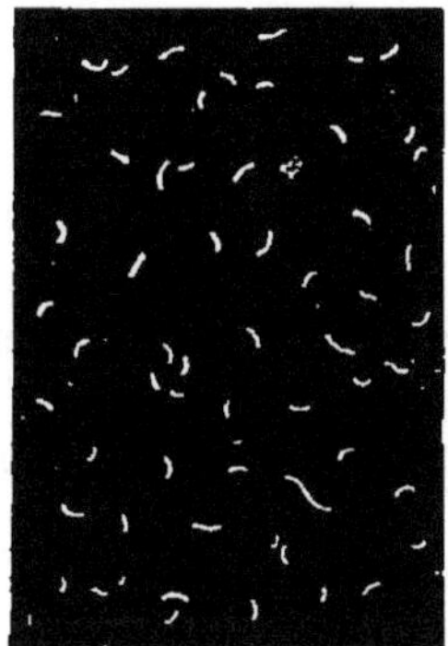

Fig. 15.— *Vibrions du choléra*, de cultures en bouillon. 1000/1.

peut s'allonger ou prendre une forme droite, ou spiralée. Il peut aussi prendre un aspect coccobacillaire.

Dans les milieux qui s'épuisent rapidement, on peut fréquemment voir des formes d'involution. Ce sont des corps ronds, comme des cocci, que Hueppe a décrits comme des arthrospores. Selon lui, les articles résultant de la division transversale du microbe se gonfleraient, prendraient la forme ovale d'abord,sphérique ensuite, et cette dernière transformation constituerait des arthrospores. De fait, si l'on examine de vieilles cultures, datant de plusieurs semaines, on ne retrouve plus que des formes rondes, sphériques : arthrospores de Hueppe. Ces corps ronds, réensemencés dans des milieux convenables, eau peptonisée par exemple, redeviennent ovales et donnent naissance à des vibrions caractéristiques.

Dans d'autres cas, le vibrion, laissé dans une culture, se distingue par un développement considérable, en massue, ou en spirille renflé à certains intervalles. Ferran voyait dans ces massues, qu'il appelait corps muriformes, des formes de résistance, des sporanges qui, réensemencées dans un milieu neuf donnent naissance à de nouveaux vibrions typiques.

En réalité, les corps sphériques ou arthrospores de Hueppe, les formes en massue, corps muriformes ou sporanges de Ferran ne sont ni des arthrospores ni des sporanges; ce ne sont pas des formes de résistance, mais uniquement des formes d'involution. Elles n'ont en effet pas plus de résistance aux divers agents que la forme mycélienne elle-même.

Le vibrion cholérique, qu'il reste à l'état de vibrion, ou qu'il prenne la forme sphérique ou en massue, est très fragile. La température, même si peu élevée de 70°, la dessiccation, les agents antiseptiques le font assez rapidement périr : il n'a donc pas de forme de résistance.

Cils. — Si l'on examine une culture récente de vibrion cholérique, on constate une grande mobilité de ce microbe. Cette mobilité est surtout bien mise en évidence si l'on fait l'examen en goutte pendante. Les vibrions se rassemblent sur les bords de la goutte, où ils montrent une très grande agilité. Cette mobilité est due à des cils vibratiles dont le nombre est variable.

Tantôt le vibrion n'a qu'un seul cil à une de ses extrémités. Tantôt, il en a un à chaque bout. Quelquefois il a 2 cils à chaque pole. Enfin il peut avoir 3 cils à chaque extrémité. En somme, il y a une grande variété dans le nombre et la disposition des cils (fig. 16).

Reproduction. — La reproduction du vibrion cholérique se fait par division transversale. Les deux articles résultant de cette division se disposent de façon à former une sorte d'S. Lorsque cette réunion porte sur un certain nombre d'articles, qui d'ailleurs n'excèdent pas le chiffre de 5, le vibrion apparaît sous une forme spirillaire et même peut prendre l'apparence de spirale.

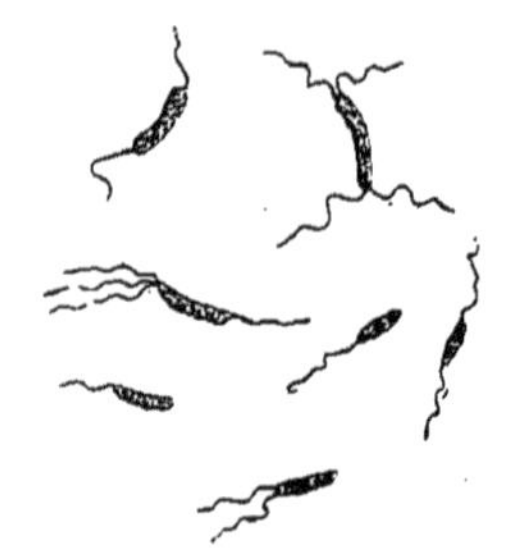

Fig. 16. — Vibrion du choléra d'origine indienne à plusieurs cils (d'après Nicolle et Morax).

Coloration. — Le vibrion du choléra prend toutes les couleurs basiques d'aniline. Cependant il les prend moins facilement que les autres microbes, et on doit utiliser des solutions mordancées un peu fortes. Koch recommande l'emploi de la fuchsine phéniquée de Ziehl, diluée dans deux ou trois fois son volume d'eau distillée.

Il ne prend pas le Gram.

Caractères généraux des Cultures. — Le vibrion de Koch est essentiellement aérobie, quoique, dans certaines conditions, on puisse le cultiver à l'abri de l'oxygène de l'air. Mais, dans ce dernier cas, la culture est maigre, sans caractère particulier, et le microbe ainsi cultivé en anaérobie est moins pathogène.

Il se développe de + 12° à + 40°. Sa température optima de culture est 37°.

Il cultive facilement dans tous les milieux ordinairement employés dans les laboratoires, neutres ou légèrement alcalins.

Gélatine. — Koch isolait le vibrion en ensemençant des plaques de gélatine avec des flocons de mucus puisés dans les déjections des malades atteints de choléra. C'était là, soit dit en passant, une des premières applications de la méthode d'isolement par les milieux solides qu'il venait d'imaginer.

La gélatine est liquéfiée.

Si l'on ensemence des plaques de gélatine ou des boîtes de Petri contenant de la gélatine nutritive avec une parcelle de déjections d'un malade, et que l'on obtienne des colonies liquéfiant la gélatine, on devra tenir pour suspectes les selles qui ont fourni la semence et rechercher les autres caractères du vibrion cholérique. Parmi les nombreux bacilles que l'on trouve dans l'intestin ou dans son contenu, il n'y a que le proteus qui liquéfie la gélatine.

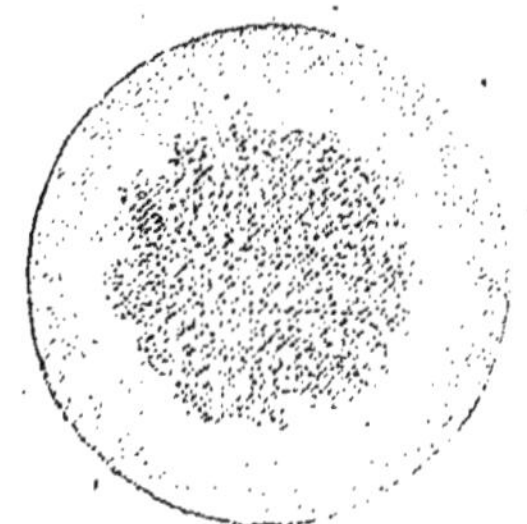

Fig. 17. — *Vibrio choleræ* (Koch). Plaque de gélatine, 4 jours à 22° 60/1. Colonie superficielle avec zone de liquéfaction.

Le vibrion cholérique pousse en gélatine d'une façon particulière.

Sur plaques ou boîtes de Petri à + 20°, il se développe rapidement, donnant dès la vingtième heure des colonies petites, irrégulières, présentant l'aspect de taches à peine jaunâtres. Alors que les autres colonies microbiennes sont généralement rondes, celles du vibrion cholérique sont à bords irréguliers, onduleux, à centre granuleux. Elles s'entourent d'un cercle brillant. La surface de la colonie elle-même est irrégulière, bien que cette irrégularité soit moins constante que celle des bords. Puis, vers la 24e heure, quelquefois avant, il se forme une zone de liquéfaction donnant une ceinture régulière autour de la colonie irrégulière. Cette liquéfaction se fait en cupule, et dans les boîtes de Petri on voit des entonnoirs de liquéfaction autour de chaque colonie. Bientôt la plaque de gélatine se liquéfie en totalité (fig. 17).

Par piqûre, en tubes de gélatine, on obtient les mêmes caractères. Le développement du vibrion se fait tout le long de la piqûre; mais en raison de l'avidité particulière du vibrion pour l'oxygène de l'air, la culture se fait moins bien dans la profondeur qu'à la partie supérieure (fig. 18). Aussi à la surface se produit rapidement une petite cupule de liquéfaction qui prend peu à peu la forme d'un entonnoir dans lequel est retenue une bulle d'air paraissant incluse dans la gélatine liquéfiée. Cet aspect dure du 2e au 4e jour et est caractéristique (fig. 19).

La gélatine liquéfiée contient de nombreux vibrions et est finalement transformée en une masse liquide, et la culture cesse alors

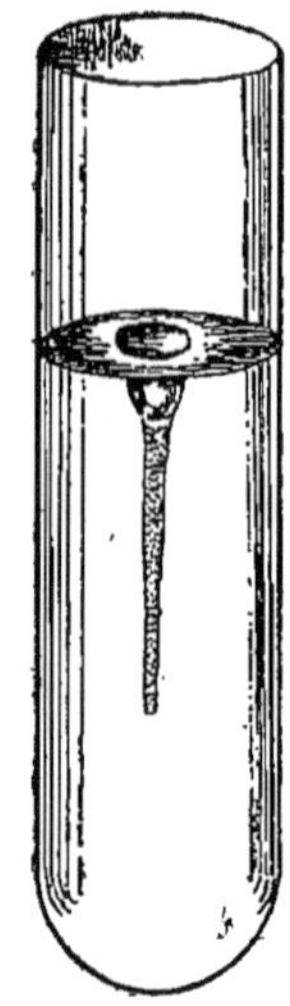

Fig. 18. — Culture du *Spirillum choleræ* après 24 heures, en gélatine.

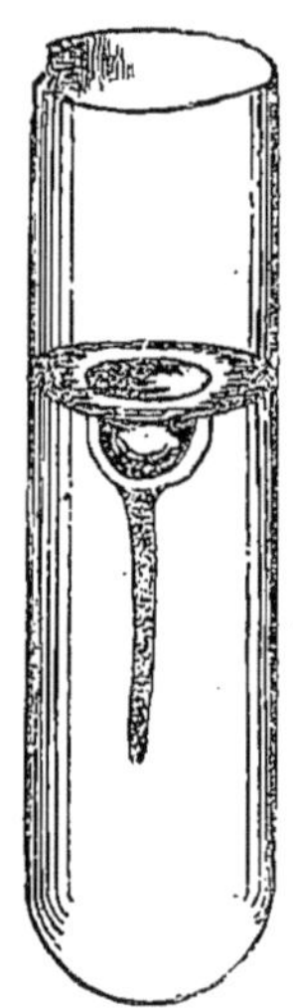

Fig. 19. — Culture du *Vibrio choleræ* après deux jours, en gélatine.

d'être caractéristique. La zone de liquéfaction centrale est granuleuse, tandis que la zone périphérique est limpide.

Il y a de grandes variétés dans le caractère de la liquéfaction, selon les espèces de vibrions ensemencés. D'ordinaire peu abondante, moyenne, la liquéfaction peut être très faible, comme par exemple lorsqu'on a ensemencé de vieilles cultures, ou bien elle peut être plus abondante.

La gélatine liquéfiée n'est ordinairement pas troublée; mais ce caractère n'est pas constant : certaines races de vibrions troublent en effet la gélatine.

Gélose. — Le vibrion cholérique pousse rapidement sur gélose à la température de 37°. Les colonies qu'il donne sur ce milieu sont moins typiques que les colonies sur gélatine.

En strie, la colonie est abondante, blanchâtre, humide, opalescente, sans caractère spécial, et rappelle les colonies du bactérium coli. Isolées, les colonies sont irrégulières, grisâtres; leur centre est granuleux et entouré d'une zone marginale lisse.

En pratique, la culture sur gélose ne sert pas directement au diagnostic bactériologique du choléra ; mais elle est très utile pour isoler rapidement le microbe qu'on peut ensuite étudier plus complètement.

Sérum. — Sur sérum coagulé, le vibrion cholérique pousse rapidement et liquéfie le milieu.

Pomme de terre. — La culture sur pomme de terre est moins typique encore que sur gélose. Le vibrion se développe très médiocrement sur les milieux acides comme la pomme de terre. Il a besoin d'un milieu franchement alcalin, et si la pomme de terre a été préalablement alcalinisée, la culture donne une strie épaisse, d'un brun clair.

Lait. — Le vibrion cholérique ne coagule pas le lait. Ce caractère était donné par Koch comme un caractère spécifique. Mais certains vibrions cholériques parfaitement authentiques produisent une coagulation manifeste, comme par exemple le vibrion de Cochinchine, ainsi que l'a montré le premier Calmette à Saïgon.

Bouillon. — En bouillon ordinaire, à 37°, le vibrion cholérique pousse très rapidement. Le milieu est troublé, et ce trouble apparaît très tôt, en quelques heures seulement, au plus tard entre la dixième et la douzième heure. Puis il se produit, à la surface du bouillon, un voile qui, de léger qu'il apparaît au début, devient bientôt épais. Ce voile, dû à ce que le vibrion se développe mieux à la surface, est mince, blanchâtre, très fragile ; puis, de ce voile se détache un précipité floconneux.

La faculté de donner un voile n'est pas commune à toutes les races de vibrions. Certaines d'entre elles donnent un voile très mince, surtout lorsque la culture est jeune. D'autres ne produisent jamais de voile ; mais ce sont des variétés non pathogènes.

Isolement du Vibrion. — Les caractères des cultures sont contingents, aussi variables que la morphologie elle-même du vibrion, dont le pléomorphisme est très accentué. Aussi les caractères des cultures ne peuvent-ils permettre à eux seuls d'établir un diagnostic certain. Cependant il est indispensable de les rechercher puisqu'ils constituent un des moyens d'identification.

Pour l'isolement du vibrion, on peut se servir, à l'exemple de Chotellius, de tous les milieux liquides. Dans de tels milieux nutritifs, le vibrion cholérique pousse rapidement, plus vite même que tous les autres microbes, et il donne un voile. En puisant à la surface de ce voile une très petite parcelle de la culture, on peut ensemencer des milieux solides, gélose, ou de préférence gélatine, et on obtient des cultures qui présentent les caractères types du vibrion.

On peut, comme milieu liquide, employer l'eau peptonisée, à

l'exemple de Dunbar. La peptone est, en effet, indispensable au développement du vibrion. Cette eau peptonisée se compose de : eau distillée 100, peptone 1, sel marin 0.50.

Mais le milieu de choix est celui qui a été imaginé par Metchnikoff, et qui n'est autre que le milieu de Dunbar, auquel est associée la gélatine. Ce milieu, gelo-pepto-sel, se compose, selon la formule de Metchnikoff, de : eau distillée 100 gr., peptone 1 gr., chlorure de sodium 0,50 centigr., gélatine 2 gr.

On ensemence dans ce milieu, réparti en tubes contenant chacun environ 10 centimètres cubes de liquide, une petite parcelle de mucus puisé dans les déjections cholériques, et de préférence dans les grains riziformes. Les vibrions, qu'ils soient peu ou très nombreux, trouvent dans cette eau peptonisée gélatinée leur milieu de prédilection, et ils y pousseront très abondamment.

Dès les premières heures, cette eau peptonisée gélatinée est troublée quelquefois deux ou trois heures après l'ensemencement. Puis il se forme à la surface un voile contenant des vibrions en plus ou moins grande abondance. On puise dans ce voile la matière d'un nouvel ensemencement soit sur eau peptonisée gélatinée, si l'examen direct a montré que les vibrions étaient rares, soit en gélose, si au contraire cet examen a montré leur abondance. Une fois l'isolement obtenu, on fera des ensemencements en gélatine pour s'assurer que le vibrion isolé donne sur ce milieu des colonies types de vibrion cholérique.

Il est bon de noter que les autres microbes qui peuplent le contenu du tube digestif, déjections cholériques et autres, bactérium coli, proteus, etc., poussent plus mal dans l'eau peptonisée gélatinée que le vibrion cholérique, et que l'on peut par suite de cette circonstance obtenir une culture pure dès le premier tube ensemencé avec une parcelle du voile obtenu rapidement en eau peptonisée gélatinée.

Variétés de vibrions. — Aux premiers temps qui suivirent la découverte de Koch, il semblait que ce vibrion est si particulier qu'il est impossible de le confondre avec d'autres microbes. Mais Koch lui-même, recherchant le vibrion en dehors de l'homme malade, fut conduit à constater qu'il existait dans les eaux (en particulier dans un étang des environs de Calcutta) un vibrion semblable à celui du choléra, mobile, recourbé, liquéfiant la gélatine d'une manière typique, mais s'en écartant par d'autres particularités biologiques.

Les caractères morphologiques ne sont pas suffisants pour faire le diagnostic du choléra. Ils peuvent, à la rigueur, suffire s'ils s'appuient sur les données de la clinique et dans le cours d'une épidémie. Mais au début d'une épidémie, ou dans le cas d'une maladie isolée, le diagnostic est difficile, et les caractères morphologiques qui viennent d'être énumérés sont tout à fait insuffisants.

Déjà en 1884, à Bonn, au cours d'une épidémie de choléra dit nostras, on avait trouvé dans les déjections de malades des vibrions de Koch (Finkler et Prior), vibrions mobiles, recourbés, liquéfiant la gélatine, mais sans bulle d'air, et coagulant le lait.

De même, en 1892, pendant l'épidémie de Hambourg, on a trouvé dans l'eau de la Sprée, à Berlin, des vibrions tout à fait analogues au vibrion cholérique, et cependant le choléra ne se développait pas dans la ville.

Pour différencier les divers vibrions, et pour pouvoir diagnostiquer plus exactement le véritable vibrion du choléra, on a dû chercher d'autres procédés, d'autres caractères que ceux tirés de la morphologie du microbe et de l'aspect des cultures.

Réaction de l'indol nitreux. — Si l'on ajoute à des déjections cholériques un acide minéral dépourvu de vapeurs nitreuses, de l'acide sulfurique pur, par exemple, on obtient une coloration rouge plus ou moins intense, mais très nette. C'est la réaction du rouge du choléra, ou choléra roth, appelée encore réaction rose.

De même, si l'on ajoute à une culture de vibrion cholérique, avec précaution, une petite quantité d'acide sulfurique pur, dépourvu de vapeurs nitreuses, la culture devient rose, et est assez caractéristique. C'est la réaction de l'indol nitreux. Elle est produite par les nitrites, résultat de la réduction des nitrates effectuée par le vibrion, et par l'indol qui se trouve dans les milieux de culture du vibrion. Si l'un de ces éléments fait défaut, nitrites ou indol, la réaction ne se produit pas, et l'on est amené à conclure que l'on n'est pas en présence d'un vrai vibrion cholérique.

Pour bien réussir cette réaction, il est indispensable d'opérer avec un acide minéral pur, exempt de vapeurs nitreuses d'une manière absolue. D'autre part, le milieu doit de son côté être préparé avec une peptone sans sucre. Et comme les peptones fournies par le commerce sont très variables à ce point de vue, il est préférable de préparer soi-même sa peptone au moyen d'estomac de porc, selon le procédé de Louis Martin.

Si d'une selle suspecte on a isolé un vibrion ayant les caractères morphologiques et culturaux du vibrion cholérique, on devra chercher la réaction rose, réaction de l'indol nitreux. Si cette réaction ne se produit pas, si elle est négative, le vibrion isolé ne sera vraisemblablement pas celui du choléra.

Vraisemblablement, et non pas certainement, car cette réaction n'est pas absolument caractéristique du vibrion cholérique vrai. En effet, le vibrion de Finkler et Prior donne cette même réaction, lente il est vrai et peu nette, tandis que d'autres vibrions, tout à fait semblables à celui du choléra, ne la produisent à aucun degré (Vib. Romanus de Celli et Santori), et que des vibrions qui n'ont que de lointains rapports avec celui de Koch la produisent très nettement, comme le vib. Metchnikovi.

D'autre part, si l'on cultive le vibrion cholérique vrai, issu des mucosités riziformes d'un homme atteint de choléra, dans l'eau de mer peptonisée, il y pousse très bien; mais il y perd rapidement la propriété de donner la réaction rose de l'indol nitreux; et si, après quelques jours de culture en eau de mer peptonisée, on transporte ce vibrion dans l'eau peptonisée ordinaire, il n'a plus à aucun degré la propriété de donner cette réaction rose de l'indol nitreux.

Les difficultés du diagnostic apparaissent donc déjà comme très grandes. Chez l'homme on constate certaine maladie ressemblant au choléra, mais n'ayant pas sa faculté d'expansion ni sa haute mortalité, et cependant on trouve, dans les selles des personnes atteintes de cette maladie, un vibrion ayant tous les caractères du vrai vibrion cholérique, y compris la réaction rose : tels le choléra nostras et le choléra qui sévit à Lisbonne où l'on constata l'existence, dans les déjections de malades, d'un vibrion semblable au cholérique. A dire vrai, il ne semble pas douteux que le choléra nostras ou le choléra de Lisbonne ne soient des manifestations cholériques, produites par un vibrion parfaitement authentique, mais doué de propriétés pathogènes atténuées sous l'influence de causes encore inconnues.

Virulence. — Action sur les animaux. — On a recherché un autre élément de diagnostic du vibrion cholérique dans l'action pathogène de ce microbe sur les animaux. La virulence du vibrion cholérique a longtemps été mise en doute, et l'on se souvient encore des démêlés retentissants de Ferran avec l'Académie de Médecine. En 1885, Ferran, au moyen d'inoculations sous-cutanées, tuait le cobaye par une sorte de septicémie. Après lui, Pfeiffer, injectant une quantité suffisante de vibrions cholériques dans le péritoine d'un cobaye, tuait cet animal par péritonite.

Si l'on injecte dans le péritoine d'un cobaye une petite parcelle de culture sur gélose de vibrion cholérique diluée dans de l'eau stérilisée, ou une petite quantité d'une culture en milieu liquide, le cobaye tombe malade deux heures environ après l'injection. Il y a une chute très marquée de la température, qui descend de 38°5 à 33°, et même quelquefois à 29°. L'animal est immobile, ses poils sont hérissés, et la mort survient peu après dans l'hypothermie. Mais il n'y a ni crampes, ni diarrhée. Cette maladie, dénommée péritonite cholérique expérimentale, n'a de commun avec le choléra de l'homme que l'hypothermie.

Cette péritonite cholérique peut être facilement donnée au rat, à la souris, au lapin. Le cobaye est l'animal de choix, étant le plus sensible. A l'autopsie, les intestins sont congestionnés, de même que tous les organes abdominaux. Il y a un abondant épanchement séreux dans le péritoine, et ce liquide séreux est très riche en vibrions cholériques mobiles. Ces vibrions se répandent dans la circulation lymphatique et dans les vaisseaux sanguins. Mais ils sont beaucoup plus rares dans le sang que dans les vaisseaux lymphatiques. Cette septicémie est analogue à celle que donnait Ferran, à la porte d'entrée près.

Cette septicémie n'est pas le choléra. Elle permet cependant d'étudier le vibrion et peut s'ajouter aux caractères morphologiques et culturaux, et à la réaction indol nitreuse pour justifier le diagnostic de vibrion cholérique.

Si, des selles d'un malade, on isole un vibrion, on peut avoir une forte présomption qu'il s'agit du cholérique, lorsque ce vibrion donne des colonies types dans les cultures en eau peptonisée, en gélatine, et qu'il produit la réaction indol nitreuse, et qu'enfin il est pathogène pour le cobaye en injection intrapéritonéale.

Mais cette virulence elle-même n'est pas constante. En effet, certaines variétés sont très actives, comme celles du vibrion de Massaouah; d'autres, au contraire, ont une virulence nulle, comme le vibrion Romanus de Celli et Santori, et entre ces deux extrêmes, il y a une gamme ininterrompue.

Ce nouveau caractère n'est donc pas, lui non plus, un critérium absolument certain pour diagnostiquer le choléra et pour établir le rôle étiologique du vibrion de Koch. Certains vibrions isolés des déjections de malades atteints de choléra parfaitement authentique n'ont rien donné en injection intrapéritonéale chez le cobaye.

Action sur l'homme. — Pour démontrer le rôle étiologique du vibrion cholérique, certains observateurs ont tenté des expériences sur l'homme.

Déjà Pettenkofer, frappé de ce fait que plusieurs villes sont indemnes d'épidémie cholérique, telles que Versailles, Lyon, München, Francfort, avait prétendu que le choléra est une maladie miasmatique, se produisant par des causes extérieures à l'homme. Le rôle du vibrion serait secondaire, et, pour Pettenkofer, il existerait une autre cause, inhérente à la localité elle-même, une prédisposition locale, et il partait de là pour édifier sa théorie de la nappe souterraine.

Pour prouver le rôle secondaire du vibrion, Pettenkofer fit des expériences sur lui-même. Après avoir pris 5 grammes de bicarbonate de soude, pour neutraliser l'acidité de son suc gastrique, il absorba, à jeun, 1 cc. d'une culture en bouillon de vibrion cholérique, isolé des déjections d'un malade de Hambourg. Pettenkofer eut une diarrhée moyenne, sans troubles généraux, sans symptômes d'intoxication, en un mot sans aucun signe de choléra. Cependant il retrouva en grande abondance le vibrion cholérique dans ses selles.

Emmerich fit la même expérience, aussi à Munich. Après des écarts de régime volontaires qui amenèrent un catharre intestinal, et après avoir absorbé du bicarbonate de soude, il prit du bouillon ensemencé avec du vibrion de Koch. Il eut une diarrhée plus abondante, mais sans troubles généraux.

De ces deux expériences, Pettenkofer conclut que le vibrion n'est pas capable à lui seul de produire le choléra, qu'il lui faut un autre élément qui se trouve dans le sol, et que cet élément ne se trouve pas dans le sol de Münich.

D'autres expérimentateurs ont repris la question, et le résultat de nombreux essais a montré que le vibrion cholérique peut produire la maladie chez l'homme.

En 1893, Metchnikoff et Salimbeni ont absorbé une très petite parcelle de culture d'un vibrion provenant de l'épidémie de Paris de 1884. Ce vibrion, en 1893, n'était plus pathogène pour le cobaye, et cependant l'ingestion de cette minime quantité de culture produisit chez les deux expérimentateurs une véritable attaque de choléra, avec tous ses symptômes : diarrhée, vomissements, crampes, anurie, hypothermie.

Le vibrion cholérique de Koch peut donc donner le choléra à l'homme. Et ceci est encore démontré par ce fait d'observation relaté par Mac Namara, qui vaut une expérience de laboratoire : une petite quantité de selles riziformes provenant d'un cholérique est mélangée accidentellement à quatre litres d'eau, qui restent exposés pendant douze heures à un soleil tropical. Le lendemain matin 19 personnes boivent de cette eau, 30 grammes environ. En trente-six heures, cinq de ces personnes sont atteintes du choléra.

La question de la spécificité du vibrion serait définitivement résolue si l'on pouvait donner à l'animal une maladie analogue à celle de l'homme, en utilisant la voie digestive comme porte d'entrée. On peut donner au cobaye une péritonite cholérique; mais le choléra de l'homme est tout différent de la péritonite cholérique du cobaye.

Choléra des jeunes lapins. — Si l'on donne à de tout jeunes animaux encore à la mamelle, jeunes chats, jeunes lapins de trois semaines, des cultures de vibrion, on réussit à leur conférer une maladie semblable au choléra de l'homme.

Mais, pour bien réussir l'expérience, il est nécessaire d'employer un artifice. Dès que les animaux, et le jeune lapin constitue l'animal de choix pour ces expériences, ont commencé à manger de l'herbe, la flore microbienne de leur intestin les protège contre les vibrions cholériques, et ces animaux deviennent réfractaires au choléra intestinal, mais non à la péritonite cholérique.

Si l'on ensemence une boîte de Petri avec des Torula, des sarcines, ou des levures, et qu'on y ensemence ensuite du vibrion cholérique, les colonies de ce dernier se développent avec la plus grande abondance, en gardant leurs caractères propres, dans le voisinage le plus immédiat des colonies étrangères (torula ou sarcines, etc.).

Si donc au jeune lapin à la mamelle, n'ayant pas encore mangé de l'herbe, et dont la flore intestinale est pour cela encore assez pauvre, on fait ingérer des vibrions cholériques mélangés à des torula, etc., même si ces vibrions, à eux seuls, sont dénués de virulence, on donnera presque à coup sûr le choléra intestinal à ce jeune lapin.

Chez cet animal, le choléra est une maladie de l'intestin grêle. Il y a une diarrhée abondante, contenant des mucosités. Il n'y a pas de vomissements, à la vérité ; mais le lapin n'a pas de centre vomitif; il y a de l'hypothermie, de la congestion de l'intestin grêle, qui prend parfois la couleur hortensia que l'on rencontre chez l'homme. Enfin la maladie est mortelle, et plus fréquemment même que chez l'homme. Pas plus que dans la race humaine, le vibrion n'est généralisé : on ne le retrouve en effet que très exceptionnellement dans le sang et les organes. On le retrouve d'ailleurs, comme chez l'homme, en abondance dans le contenu intestinal.

Il y a donc deux maladies distinctes dues au vibrion cholérique :

1° La péritonite de Pfeiffer et la septicémie de Ferran, qui sont, à la porte d'entrée près, la même affection, c'est-à-dire une maladie infectieuse typique ;

2° Le choléra intestinal du jeune lapin, ou de l'homme, et qui est une véritable intoxication cholérique.

Mais de même que des vibrions provenant de cas authentiques de choléra ne sont pas pathogènes pour le cobaye, de même il se trouve d'autres vibrions qui ne donnent pas la maladie au jeune lapin, même en association avec des torula, des sarcines, etc.

Immunisation. Phénomène de Pfeiffer. — On a cherché d'autres caractères pour déterminer la nature cholérique d'un vibrion.

Il est facile d'immuniser le cobaye contre la péritonite, et d'une manière générale les animaux contre la septicémie cholérique. Le cobaye qui a résisté à l'inoculation sous-cutanée d'une petite dose de culture de vibrion est devenu réfractaire aux doses mortelles. Le sérum des animaux immunisés possède des propriétés particulières qui peuvent aider au diagnostic.

Pfeiffer et Issaëf immunisent un cobaye, puis ils lui injectent dans le péritoine, à une dose mortelle, une culture de vibrion cholérique isolé des déjections d'un malade et dont tous les caractères ont été préalablement étudiés et vérifiés. Si, 20 minutes après l'inoculation, on puise de l'exsudat péritonéal, formé en abondance, et qu'on examine au microscope, on peut voir que le vibrion très nombreux dans cet exsudat, subit une transformation qui rappelle celle du microbe dans les vieilles cultures. Le vibrion apparaît en forme de boule, il est sphérique, en granulations. Certains éléments sont immobilisés; d'autres sont ovales, encore un peu mobiles; mais la majeure partie est en granulations rondes semblables aux arthrospores de Hueppe.

Si l'on injecte la même quantité du même vibrion cholérique à un cobaye neuf, la sérosité péritonéale contient des vibrions abondants, mobiles, et jamais de granulations rondes.

Cette transformation granuleuse constitue le phénomène de Pfeiffer. Elle se produit dans le plasma de l'exsudat, et, une heure après l'inoculation, il n'y a plus chez le cobaye immunisé ni microbes, ni granulations.

Ce phénomène est précieux pour le diagnostic, surtout s'il vient s'ajouter aux caractères précédemment indiqués.

Cependant ce phénomène lui-même n'est pas absolument constant. En effet, si l'on injecte à un cobaye immunisé contre le choléra un vibrion cholériforme non pathogène pour cet animal, ce phénomène se produira toujours.

D'autre part, ce phénomène ne s'observe pas constamment avec tous les vibrions expérimentés, même provenant de cholériques parfaitement authentiques. C'est ainsi qu'il ne se produit pas avec le vibrion de Massaouah, ni avec celui de l'épidémie de Paris de 1892, ni avec celui de l'épidémie de Lisbonne, dont la mortalité fut si faible, et dont la puissance d'expansion fut à peu près nulle.

Pour obtenir le phénomène de Pfeiffer, il n'est d'ailleurs pas indispensable d'injecter le vibrion à un animal préalablement vacciné contre le choléra. On n'a pas toujours à sa disposition un cobaye bien immunisé. Pfeiffer a montré qu'on peut obtenir le même phénomène qui porte son nom en injectant simultanément à un cobaye non préparé une culture de vibrion et du choléra-sérum fourni par un cheval, par exemple, immunisé contre le choléra ou du sérum d'un individu convalescent de choléra. Ce phénomène, dans ce cas, se produit plus facilement et plus nettement lorsque ce choléra-sérum est récent.

D'autre part, ce phénomène de Pfeiffer peut se produire en dehors de l'organisme.

Pour l'observer in vitro, on délaye une petite quantité de culture sur gélose dans un peu de bouillon stérile. On examine l'émulsion pour s'assurer, au microscope, qu'elle ne contient pas de grumeaux, puis on ajoute 1 p. 10 à 1 p. 20 de sérum préventif. Il se produit d'abord une agglutination, puis la transformation granuleuse commence après quelques minutes. Elle atteint son maximum après deux heures de séjour de mélange à l'étuve à 37°.

On peut dire que, si la réaction de Pfeiffer est négative, le vibrion qui a servi à l'expérience n'est pas de nature cholérique. Mais si la réaction est positive, on n'est pas en droit d'affirmer qu'on est en présence d'un vibrion cholérique authentique. Cependant, associé aux caractères, ce phénomène donne un argument de plus au diagnostic.

Agglutination. — Grüber et Durham, étudiant à Vienne les propriétés du sérum anticholérique, ont vu qu'il peut produire l'agglutination.

Si l'on ajoute du choléra-sérum à une culture de vibrion en eau peptonisée, les vibrions s'agglutinent en amas. En goutte suspendue, on voit, sous l'influence de ce sérum, les vibrions perdre de leur mobilité, puis se réunir en amas agglutinés.

D'après Dunbar, cette réaction agglutinative serait plus commune que le phénomène de Pfeiffer et serait vraiment spécifique. Mais ce caractère lui-même n'est pas pathognomonique; en effet, cette réaction agglutinative peut être produite par des vibrions chólériformes, non pathogènes.

D'ailleurs on peut faire perdre la propriété d'un vibrion d'être agglutiné par le choléra-sérum, de même que la culture en eau de mer peut faire perdre au vibrion la faculté de donner la réaction de l'indol nitreux.

Salimbeni a montré que si l'on inocule un vibrion à un animal, et qu'on fasse des passages en série animale, la culture perd la propriété d'être agglutinée par le sérum d'un animal vacciné contre le choléra.

Et certains vibrions, celui de Nasick en particulier, n'ont pas cette faculté d'être agglutinés par le choléra-sérum.

Cette propriété d'agglutination, d'ailleurs inconstante suivant le vibrion expérimenté, ainsi que l'a montré Salimbeni, ne se produit pas dans l'organisme. Elle ne s'observe qu'*in vitro* et en présence de l'oxygène de l'air. Si l'on injecte du choléra-sérum en même temps qu'une culture de vibrion, et qu'on puise de l'exsudat produit, cet exsudat est louche : les microbes sont en amas ; mais il y a eu contact de l'air. Si, dans un tube double de Pasteur, on met d'un côté du choléra-sérum, et de l'autre une culture de vibrion après avoir constaté la propriété de ce vibrion de s'agglutiner sous l'action du choléra-sérum, si, ensuite, on fait le vide et qu'on remplace l'air par de l'hydrogène, on n'obtiendra aucune agglutination lorsque par inclinaison on aura opéré le mélange du choléra-sérum et de la culture vibrionienne. Au contraire, l'agglutination se fera si l'on casse l'effilure du tube pour laisser rentrer l'air dans l'appareil.

Fixation du Complément. — A tous ces procédés d'identification du vibrion cholérique, on peut ajouter celui tiré de la méthode de Bordet sur la réaction de fixation du complément. Sans qu'il soit besoin de décrire cette réaction, il est utile de rappeler que Schütz et Hœndel ont déclaré n'avoir pu différencier, par cette méthode, le vibrion cholérique des vibrions paracholériques, et que d'autres auteurs, notamment Zlatogoroff, prétentendent y être parvenu. Zlatogoroff dit même avoir pu, par cette méthode, identifier dans certains cas, comme vibrions cholériques, des microbes de l'eau qui, au moment de leur isolement, ne se comportaient pas comme de véritables vibrions de Koch, et qui en ont, pris les caractères lors de cultures ultérieures. Quoi qu'il en soit cette question demande de nouvelles recherches.

Eléments du diagnostic. — De ces différents caractères, on peut poser la règle suivante, pour étayer un diagnostic dans les cas délicats. Un vibrion peut être authentiqué cholérique véritable : s'il a été isolé d'un flocon de mucus de selles riziformes, s'il cultive dans l'eau peptonisée gélatinée, s'il liquéfie la gélatine; si, isolé de ces milieux, il donne la réaction de l'indol nitreux, s'il est pathogène pour les animaux, s'il donne la réaction de Pfeiffer, s'il se réunit en amas sous l'influence du choléra-sérum et si enfin l'application de la méthode de Bordet amène un résultat positif.

Ces caractères, d'ailleurs, appliqués à l'homme, peuvent induire en erreur, car l'homme a des résistances variables dont le mécanisme est d'ailleurs encore inconnu; et l'on peut trouver des vibrions présentant tout ou partie de ces caractères chez des cholériques vrais, et d'autre part des vibrions, réunissant toutes ces conditions, isolés de selles d'individus parfaitement sains en apparence.

Nous donnons ci-contre un tableau des principaux vibrions chölériformes.

Ainsi depuis l'usage de l'eau peptonisée gélatinée, on a découvert un certain nombre de vibrions chölériformes ayant des points de ressemblance nombreux, possédant tout ou partie des caractères du vibrion de Koch, et l'on peut dire avec Thoinot : « La conception unitaire de Koch semble avoir vécu : il n'y a pas un vibrion cholérique; il y a des vibrions présentant un air de famille. Il n'existe pas de caractère spécifique marquant le vibrion cholérique d'un cachet spécial; il n'y a qu'un ensemble

TABLEAU INDIQUANT LES CARACTÈRES DE QUELQUES VIBRIONS CHOLÉRIQUES

	VIBRION DE KOCH	VIBRION DE MASSAOUAH	VIBRION FINKLER ET PRIOR	VIBRION DE DENEKE	VIBRION DE METCHNIKOFF
1. Morphologie	Trapu, en arc.	Plus grêle et plus allongé.	Plus renflé à sa partie moyenne.	Semblable au V. de Koch.	Quelquefois spirales à 4 ou 5 tours.
2. Culture en bouillon	Voile.	Voile.	Pas de voile.	Voile.	Voile.
3. Culture en lait	Ne coagule pas.	Ne coagule pas.	Coagule.	Ne coagule pas.	Coagulation très lente, au 8e jour.
4. Nombre de cils	Plusieurs cils.	2 cils à chaque extrémité.	Un seul cil.	Plusieurs cils.	Un seul cil.
5. Colonies en gélatine	Masse centrale au centre de laquelle est une bulle d'air et qui est entourée de petits amas disposés en auréole.	Même aspect avec amas en auréole plus nombreux. Le godet de liquéfaction contient liquide trouble.	Liquéfaction très rapide, pas de bulle d'air, liquéfaction prend apparence d'un bas.	Liquéfaction plus rapide que Koch, moins que Massaouah, liquide de liquéfaction n'est pas trouble.	Semblable à V. Koch.
6. Action pathogène	Virulence moyenne en injection péritonéale chez cobaye.	Plus virulent que V. Koch.	Virulence faible.	Virulence à peu près nulle, tue le pigeon.	Très pathogène pour le pigeon, plus virulent que V. Koch pour Cobaye.
7. Réaction indol nitreux	Rapide et très nette.	Lente et faible.	Lente et peu nette.	Très faible et inconstante.	Réaction nette.
8. Phénomène de Pfeiffer	Positive, très nette, ra-	Négative.	Négative.	Négative.	Négative.

de signes communs — à quelques nuances près, nuances d'ailleurs souvent très accentuées — à tous les membres de la famille. »

Résistance du vibrion vis-à-vis des divers agents. — Le vibrion cholérique garde longtemps sa vitalité dans les cultures conservées à l'obscurité et à l'abri de la dessiccation. Dans ces conditions, les cultures sur gélose sont encore vivantes après 5 mois.

La dessiccation tue très vite les vibrions, surtout dans les cultures.

La température de 50° à 60° tue les vibrions en dix minutes, mais des températures très basses, comme — 10°, sont sans action sur leur vitalité.

Ils ne résistent guère à l'action des antiseptiques : des traces de sublimé, de sulfate de quinine, etc., arrêtent leur développement dans les cultures.

Le vibrion du choléra peut vivre de 15 à 30 jours dans l'eau de source (Straus et Dubarry) ; il meurt en 3 à 4 jours dans les matières fécales par la concurrence des bactéries de la putréfaction, d'après Koch. Cependant Filov a constaté que le vibrion pouvait continuer à vivre 99 jours dans des selles exposées en plein jour, et 101 jours dans des selles conservées à l'abri de la lumière. Les selles de cholériques pourraient ainsi servir de source de contagion pendant trois mois, et peut-être même davantage (1).

Toxine cholérique. — Quoi qu'il en soit de l'unité ou de la pluralité de l'espèce vibrionienne qui cause le choléra, cette maladie est due à un vibrion qui reste localisé dans l'intestin. On le rencontre très rarement dans le sang, aussi bien dans le choléra de l'homme que dans le choléra expérimental des animaux, et encore est-il nécessaire, pour le retrouver dans la circulation, de faire un ensemencement très abondant de sang pour obtenir quelquefois de très rares colonies.

Le choléra intestinal doit donc être considéré comme une intoxication produite par les substances solubles élaborées dans l'intestin par le vibrion cholérique. On a, depuis longtemps, comparé le choléra à l'empoisonnement par l'arsenic, et, de fait, il y a entre ces deux maladies des points de commun. Cette opinion de la nature toxique du choléra, émise pour la première fois par Koch, a fait l'objet de nombreuses recherches scientifiques, et c'est surtout depuis la preuve donnée par Roux de l'existence de la toxine diphtérique que l'on s'est appliqué à étudier méthodiquement les produits solubles du vibrion cholérique, autrement dit la toxine du choléra.

(1) Filov. *Roussk. Vratch.*, 4 juillet 1909.

Petri, un des premiers, arriva à des résultats très importants. Si l'on cultive du vibrion cholérique dans de l'eau peptonisée de 5 à 10 pour 100, il y produit une substance toxique (Petri appelait cette substance toxo-peptone) capable de donner aux animaux une intoxication semblable à l'inoculation du vibrion lui-même. Ces accidents se produisent en 8-24 heures, que l'on injecte ces produits toxiques sous la peau ou dans le péritoine. Ils consistent en somnolence, hypothermie et production de péritonite à exsudat séreux.

Si l'on chauffe cette culture en milieu richement peptonisé, le liquide injecté produit encore les mêmes accidents que la culture vibrionienne vivante : on observe un abaissement de la température qui s'accroît progressivement jusqu'à la mort.

Le liquide de culture, débarrassé par le chauffage des corps microbiens, est donc toxique.

La filtration donne de même un liquide toxique.

Mais il est à remarquer que le liquide de culture chauffé ou filtré est moins toxique que ce liquide avant chauffage ou filtration.

Il semble résulter de cette expérience qu'une partie de la toxine sécrétée par le vibrion cholérique soit dissoute dans le milieu et que les corps microbiens en retiennent une autre partie.

En 1892, Pfeiffer avait même soutenu l'opinion que toute la toxine produite par le vibrion se trouve uniquement dans les corps microbiens, et que le liquide de culture n'en contiendrait qu'une quantité insignifiante, infinitésimale.

Pfeiffer basait son opinion sur l'expérience suivante :

Il faisait une culture sur gélose. Lorsque la culture était abondante, il râclait la surface de la gélose, traitait les corps microbiens ainsi obtenus par le chloroforme ou le thymol. Les antiseptiques sont préférables à la chaleur qui détruit une partie de la toxicité des microbes. Les corps microbiens sont d'ailleurs facilement tués par ces antiseptiques. En injectant ces vibrions tués à un cobaye, Pfeiffer obtient des effets analogues à ceux qui suivent l'inoculation de vibrions vivants, à cette différence toutefois que, pour obtenir la même intensité de symptômes, le même tableau morbide, il faut employer plus de microbes tués que de vibrions vivants.

Pfeiffer concluait de cette expérience que seuls les corps microbiens contiennent de la toxine, et que cette toxine cholérique ne produirait l'empoisonnement qu'après la mort du vibrion dans l'intestin, à la suite de circonstances diverses. Après la mort du vibrion, le poison se libérerait, entraînant la maladie et la mort. Aussi longtemps que le microbe est vivant, il ne serait pas nuisible, conservant son poison dans son protoplasme. La péritonite vibrionienne serait une intoxication due aux corps microbiens.

Mais il faut remarquer que les corps microbiens tués ne sont que très peu toxiques. Il faut en effet injecter beaucoup plus de vibrions tués que de vivants pour obtenir les mêmes effets.

Quoi qu'il en soit, il n'est pas douteux que le vibrion cholérique sécrète une toxine soluble qu'il peut garder en partie dans son protoplasma et excréter dans le milieu de culture pour la plus grande part.

Roux démontre l'existence de cette toxine soluble par l'expérience suivante. Il fait un sac de collodion, qu'il remplit d'une culture riche en vibrions cholériques. Il introduit ce sac dans le péritoine d'un cobaye qui meurt plus ou moins rapidement selon la virulence du vibrion employé. Les vibrions ont cultivé dans le sac de collodion, y ont produit leur toxine qui, diffusant au travers des parois du sac comme au travers d'un dialyseur, entraîne l'empoisonnement du cobaye. On ne retrouve d'ailleurs pas de vibrions dans le péritoine de l'animal.

L'existence de cette toxine cholérique soluble est donc ainsi bien démontrée par cette expérience. Cette toxine soluble est abondante dans les milieux peptonisés gélatinés. Elle est très résistante, à l'inverse des autres toxines, diphtérique et tétanique en particulier. Elle n'est pas détruite par la température à 100°, mais cependant son action est sensiblement diminuée.

Elle existe aussi bien dans les corps microbiens que dans le milieu de culture.

Metchnikoff, Roux et Salimbeni préparent actuellement une toxine cholérique soluble en partant d'un vibrion cholérique très virulent, aussi toxigène que possible, et en se servant d'un milieu de culture approprié, dans des conditions permettant le développement aussi abondant et rapide que possible.

Ils choisissent leur vibrion parmi ceux qui proviennent directement des déjections cholériques. Le pouvoir toxigène de ces vibrions varie souvent entre les divers échantillons et n'est pas toujours en rapport avec la gravité de la maladie qu'ils ont produite. Dans tel cas léger, on rencontre un vibrion doué de propriétés particulièrement toxiques ; inversement, dans des cas graves de choléra, on peut ne rencontrer qu'un vibrion donnant une toxine peu active dans les milieux de culture.

Pour renforcer et conserver la toxicité du vibrion choisi, ils l'entretiennent par de rares passages sur la gélose à la température du laboratoire et par la méthode des sacs de collodion inclus aseptiquement dans la cavité péritonéale du cobaye.

Ce vibrion toxigène est cultivé dans un milieu ainsi composé : peptone, 2 grammes; gélatine, 2 grammes; sel marin, 1 gramme; sérum de cheval, 25 grammes; eau, 100 grammes.

La peptone ne doit pas contenir de sucre, et pour éviter tout mécompte, il est préférable de se servir de la peptone obtenue au moyen du procédé Martin, par la digestion de 200 grammes d'estomac de porc dans 1 litre d'eau additionnée de 10 cmc. d'acide chlorhydrique. Dans ce dernier cas, il est inutile d'ajouter dans le milieu de culture du sel marin, qui est déjà contenu en quantité suffisante dans la peptone ainsi obtenue.

Pour préparer ce milieu, on ajoute à la solution de peptone 2 o/o de gélatine qu'on fait fondre à 100°, puis on alcalinise légèrement. On passe à l'autoclave à 115° pendant 20 minutes; on filtre sur papier et on répartit en flacons. On chauffe ensuite à 110° à 112° pendant vingt minutes, pour stériliser, et on laisse refroidir. Puis on ajoute 25 o/o de sérum de cheval vieux de trois semaines et qui est resté en contact avec le caillot environ une semaine à la glacière.

Le mélange une fois fait est réparti en flacons-boîtes de Roux à raison de 50 cmc. par boîte. On chauffe pendant 3 heures à 60°, ce qui a pour résultat de détruire les substances bactéricides du sérum normal de cheval, susceptibles de gêner le développement du vibrion.

On ensemence ces boîtes avec un vibrion provenant d'une culture sur gélose âgée de 16 à 18 heures, et qu'on a mis en suspension dans quelques centimètres cubes du milieu à ensemencer. Puis elles sont placées à l'étuve à 38°.

Les boîtes sont agitées tous les jours pendant les quatre premiers jours au moins, pour bien aérer le milieu ensemencé.

Dès les 24 premières heures, un voile épais se produit à la surface du liquide qui est fortement troublé dans toute son épaisseur.

Au second jour on observe un léger dépôt glaireux qui couvre le fond de la boîte et qui augmente jusqu'au 5e jour. Le liquide reste fortement et uniformément trouble.

A partir des 3e et 4e jours le liquide est manifestement toxique, et le 7e jour sa toxicité a atteint son maximum pour diminuer ensuite, à mesure que la culture devient plus alcaline et odorante.

La culture du 7e jour est filtrée sur papier, puis à la bougie Chamberland ou Berkefeld.

Brau et Denier obtiennent une toxine plus active par un procédé un peu différent. Ils se servent d'un milieu à base de sérum et de sang de cheval, vieux tous deux de trois semaines. Leur milieu est ainsi constitué : Bouillon Martin gélatiné 45 centimètres cubes, sérum normal de cheval 45 cmc. ; sang défibriné de cheval 10 cmc.

Ce milieu est chauffé pendant 3 heures à 60°.

Pour l'ensemencement, il faut procéder largement, mais en couches minces, en se servant d'un vibrion isolé de selles cholériques, et n'ayant pas fait de passages chez les animaux. Puis on filtre après sept jours d'étuve à 39°.

La toxine obtenue par Brau et Denier est plus constante, en même temps que plus active que celle de Roux-Metchnikoff et Salimbeni, sans doute à cause de la constance du milieu lui-même, qui n'est pas sujet aux variations, inévitables, des milieux artificiels.

Propriété de la toxine. — Le filtrat obtenu dans l'un ou l'autre de ces deux procédés est alcalin, doué d'une odeur spéciale. Cette toxine n'est pas modifiée par la température de l'ébullition maintenue 20 minutes. Elle perd cependant son activité par un chauffage de 24 heures à 60° et par le contact de l'air, surtout en présence de la lumière (vieillissement). Elle conserve néanmoins son action très longtemps si on la maintient dans des tubes exactement remplis, scellés à la lampe, et placés à l'obscurité ou dans la glacière. L'alcool absolu et le sulfate d'ammoniaque précipitent le principe actif de la toxine.

La toxine de Roux-Metchnikoff et Salimbeni tue le cobaye en 16 à 18 heures à la dose de 1 centimètre cube, quelquefois à une dose moindre, 2/3 à 1/2 centimètre cube. Celle de Brau et Denier tue cet animal en injection sous-cutanée d'une façon régulière à 1/2 ou 1/4 de centimètre cube.

L'inoculation de la toxine produit chez le cobaye une intoxication présentant de l'analogie avec la péritonite expérimentale du cobaye, aussi bien sous la peau que dans le péritoine. L'hypothermie commence environ une heure après l'inoculation et se poursuit jusqu'à la mort. Le thermomètre marque parfois 24 à 25°. L'animal est triste, a le poil hérissé, et pousse de petits cris. Le ventre est distendu, douloureux à la pression ; il y a de la diarrhée. Les extrémités se refroidissent, la respiration est courte et fréquente. Puis les muqueuses se cyanosent, la sensibilité s'affaiblit et la mort survient.

A l'autopsie, on trouve au point d'inoculation un œdème gélatineux quelquefois teinté de rouge. L'intestin grêle est hyperémié, distendu par un liquide diarrhéique. Les parois de l'estomac, le foie, la rate, les reins sont congestionnés, et les capsules surrénales, très rouges, présentent souvent de petites hémorragies.

Vaccination des animaux. — Dès la découverte du vibrion cholérique, on s'est appliqué de tous côtés à rechercher un procédé de vaccination des animaux et de l'homme contre le choléra. En 1884, Ferran applique les méthodes pastoriennes. Il injecte des cultures de vibrion en bouillon sous la peau de cobayes, qui meurent après une injection un peu abondante.

Si on inocule à un cobaye une dose non mortelle, cet animal se rétablit, il devient réfractaire à une dose sûrement mortelle.

1 cc. ne tue pas un cobaye, qui peut ensuite recevoir sans danger 2 cc. de culture, dose entraînant la mort d'un cobaye neuf.

En 1885, Ferran applique cette méthode à l'homme. Pendant une épidémie de choléra à Valence, il fit de nombreuses vaccinations : 50.000 individus reçurent des inoculations. Il constata, chez des personnes inoculées de la fièvre, du malaise, mais jamais de troubles graves, pas de choléra proprement dit, et il n'enregistra aucun décès. D'après ses statistiques, on pourrait par ce procédé empêcher le développement du choléra intestinal, et il assure que la mortalité fut extrêmement réduite parmi les personnes qu'il avait vaccinées.

En 1892, Pfeiffer établit le fait qu'on peut facilement immuniser le cobaye contre l'infection cholérique péritonéale, à laquelle il est cependant extrêmement sensible. Pour obtenir cette immusisation, il suffit d'injecter à l'animal une culture chauffée ou filtrée, ou même une culture vivante, mais en quantité insuffisante pour amener la mort de l'animal. Si cette inoculation immunisante est suivie de l'inoculation plusieurs fois répétée de cultures vivantes, l'immunité est solide.

Haffkin, dans l'Inde, a appliqué cette méthode de Pfeiffer à l'homme et fit de nombreuses injections prophylactiques dont il assure que le résultat fut des plus satisfaisants. Il en sera parlé au chapitre de la prophylaxie individuelle.

Kolle utilise pour la vaccination humaine des cultures sur gélose, émulsionnées et chauffées pendant une heure à 56° (à la dose d'1/12 à 1/5 de culture). Au point d'inoculation il se produit une infiltration douloureuse, qui dure deux à trois jours. Et dès le cinquième jour le sérum des individus inoculés présente des propriétés bactéricides qui persistent pendant un an.

Schmitz prépare un vaccin composé par un extrait des corps bacillaires. Cet extrait, préparé avec une culture sur gélose, virulente ou non, âgée de trois jours, tue le cobaye à la dose de 10 à 15 milligrammes. A la dose de 1 à 5 milligrammes, il lui donne une immunité qui dure quelques mois.

Enfin Besredka immunise le lapin en injectant sous la peau un vaccin préparé en sensibilisant les corps vibrioniens avec du sérum anticholérique.

Sérothérapie. — Le sérum des animaux vaccinés contre la péritonite, ou des animaux qui ont résisté à une péritonite cholérique, possède des propriétés anti-infectieuses, préventives contre la péritonite cholérique à la dose d'1/15 de milligramme. Mais ce sérum est incapable d'empêcher le développement du choléra intestinal chez le jeune lapin, même si on injecte préalablement, à cet animal, des doses considérables de ce sérum.

D'autre part, Ranson a montré que si on injecte à des animaux de laboratoire la toxine cholérique soluble, au bout de quelque temps le sang de ces animaux a des propriétés antitoxiques préservant contre cette toxine. Les résultats sont constamment positifs chez le cobaye.

Ce sérum est capable de préserver le jeune lapin contre le choléra intestinal. Injecté en même temps qu'on fait ingérer des corps vibrioniens, il protège le jeune lapin contre le choléra intestinal. Mais il est incapable de guérir ce jeune lapin s'il est déjà atteint de cette maladie.

Metchnikoff, Roux et Salimbeni préparent des chevaux en leur injectant progressivement des doses croissantes de leur toxine soluble. Le sérum de ces animaux ainsi préparés est bactéricide, agglutinant; il préserve non seulement contre la péritonite du cobaye, à la dose de 0 cmc.01 à 0 cmc. 005, mais encore il est antitoxique, protégeant contre le choléra intestinal du jeune lapin.

A la dose de 4 à 8 cmc. sous la peau de jeunes lapins à la mamelle, il les protège contre les effets de l'ingestion du vibrion, que l'injection soit faite avant cette ingestion ou qu'elle ait lieu en même temps qu'elle.

Sur 27 petits lapins traités préventivement 15 survécurent, alors que sur 37 témoins des mêmes nichées, il n'y en eut que 6 qui ne prirent pas le choléra.

Sur 18 lapins qui reçurent le vibrion en même temps qu'on leur injectait du sérum, 8 survécurent. Tandis que, sur 21 lapins témoins des mêmes nichées, il n'y eut que 5 survivants.

L'action de ce sérum est nulle s'il est injecté après l'apparition chez le jeune lapin des symptômes du choléra intestinal.

Sang des guéris de choléra. — A Berlin, Lazarus étudiant le sang des malades guéris de choléra montre que ce sang est préventif contre la péritonite cholérique. Mais cette propriété est extrêmement variable. Elle peut persister très longtemps, ou disparaître rapidement dans d'autres cas. Chez les uns elle est préventive à très faibles doses; chez d'autres, elle ne l'est qu'à doses élevées. Il faut d'ailleurs remarquer que le sang de l'homme normal est capable de préserver le cobaye contre l'infection péritonéale vibrionienne.

Le sang des hommes guéris de choléra n'est pas antitoxique; il est incapable de préserver du choléra intestinal.

2. — MODES DE PROPAGATION

Causes prédisposantes. — Tous les *âges* sont susceptibles de contracter le choléra; cependant les adultes de 20 à 40 ans sont plus particulièrement touchés. Il est à remarquer que les enfants, principalement ceux qui sont nourris au sein, échappent le plus souvent à la maladie.

La morbidité s'élève avec l'âge adulte et diminue avec la vieillesse. C'est ainsi que sur 100 malades on en compte ordinairement 18 de 0 à 20 ans, 56 de 20 à 40 ans et 24 de 40 à 60 ans.

En revanche, la mortalité est plus élevée aux âges extrêmes de la vie. Sur 1.000 habitants, il y a 40 décès cholériques chez les enfants de 0 à 15 ans, 6 chez les adultes de 20 à 40 ans, et 25 chez les personnes âgées de 40 à 60 ans et au-dessus.

Le *sexe* ne paraît pas avoir une influence appréciable au point de vue de la réceptivité cholérique. Si les femmes, dans certaines épidémies, 1849, 1853-1854, ou à la Guadeloupe en 1856, ont fourni plus de malades que les hommes; en revanche, dans ces mêmes épidémies, la mortalité féminine a été moindre que la mortalité masculine; et on peut attribuer, dans ces épidémies, le plus grand nombre de malades chez les femmes au fait d'une exposition plus grande aux atteintes cholériques.

La *race* ne paraît pas avoir plus d'influence que le sexe sur le développement du choléra : aucune race n'est à l'abri de cette maladie et toutes y paraissent également sensibles.

A la vérité, il est d'usage courant de dire que la race jaune est plus réceptive que la race noire, qui l'est elle-même plus que la race blanche. Si les statistiques montrent qu'à la Guadeloupe (1) les troupes noires ont fourni 125 décès cholériques sur 1.000 hommes d'effectif, alors que dans les troupes blanches il n'a été constaté que 40 décès sur 1.000 soldats d'infanterie et 31 pour 1.000 artilleurs, au Tonkin la proportion est renversée. Dans la période de 12 ans allant de 1885 à 1896 inclus, les troupes blanches ont été beaucoup plus éprouvées que les troupes indigènes de tirailleurs annamites ou tonkinois. Sur 1.000 hommes d'effectif, les premières ont fourni 26 décès cholériques et les secondes 3,3 seulement. « Il ne meurt du choléra que 1 Annamite pour 7 Européens (2). »

Cette sensibilité plus grande de l'Européen, au Tonkin, est encore mise en relief si l'on examine les statistiques spéciales aux régiments de tirailleurs indigènes, où les cadres sont européens et les soldats annamites ou tonkinois; et où les conditions de l'hygiène sont tout à fait comparables. De 1886 à 1896 inclus, les cadres européens de ces régiments ont fourni une moyenne de 6, 6 décès pour 1.000 hommes d'effectif, tandis que la troupe constituée par des soldats annamites ou tonkinois n'a donné qu'une mortalité de 2, 8 pour mille.

Cette proportion s'est notablement modifiée les dernières

(1) *Archives de Médecine navale*, t. IX.
(2) GRALL, Statistique de l'Indochine.

années, depuis que les troupes européennes sont réunies en garnisons stables, et que leur alimentation en eau potable est assurée dans des conditions hygiéniques satisfaisantes. Il semble bien, dès lors, que l'on puisse affirmer que la race blanche ne jouit pas vis-à-vis du choléra d'une vulnérabilité moins grande que la race jaune pour laquelle des statistiques ont pu être faites concernant une longue période.

Les variations observées dans la morbidité relative des différentes races peuvent s'expliquer moins par des susceptibilités ethniques particulières que par les conditions d'hygiène plus ou moins spéciales à chaque race. L'Européen, hors de chez lui, civil ou militaire, est en possession de moyens hygiéniques habituellement supérieurs à ceux des indigènes. Connaissant et observant mieux que ceux-ci les soins prophylactiques, il jouit nécessairement, sinon d'une résistance plus grande, contre laquelle s'élèvent les statistiques citées plus haut des régiments de tirailleurs annamites, du moins d'une immunité ou plus exactement d'une préservation plus grande. Cette préservation disparaît d'ailleurs lorsque l'Européen n'observe pas, ou se trouve dans l'impossibilité d'observer, mieux que les individus des autres races, les règles de l'hygiène.

Certaines conditions peuvent favoriser l'éclosion du choléra.

Influence de la misère et de la fatigue. — Les veilles prolongées, les fatigues excessives, le surmenage, les habitudes de débauche et d'alcoolisme, la nourriture insuffisante; tout ce qui, en un mot, amène, ou entretient la débilitation ou la détérioration de l'organisme et diminue ses forces de résistance, agit en augmentant la réceptivité de celui-ci, et prédispose au choléra.

« Le choléra, a dit Griesinger, est une maladie du prolétariat et principalement des classes pauvres. » La mortalité, en effet, a toujours été élevée dans les dépôts de mendicité, où la misère physiologique s'ajoute fréquemment à la vieillesse. Sur 100 individus logeant dans une même salle de l'asile de Nanterre en 1892, 26 furent atteints de choléra, soit une morbidité de 260 p. 1000. A Saint-Denis, l'asile de mendicité à souffert, en 1849, d'une mortalité de 5,9 pour 100. Il fut encore ravagé dans des proportions semblables en 1884.

Dans les bagnes, où la population est souvent entachée de misère physiologique, les épidémies de choléra ont fréquemment exercé de grands ravages. En 1849, à Brest, sur 3.000 forçats il a été constaté 189 cas de choléra, fournissant ainsi une morbidité de 60 p. 1000 ; à Rochefort, la morbidité de la population du bagne a été de 72 p. 1000. A Tours, en 1849, sur 115 détenus à la maison centrale, il y eut 85 malades et 65 décès, ou 56 o/o. A Rethel, 10,7 décès sur 100 détenus ; à Marseille 1,47 p. 100. Le choléra frappe quelquefois la population pénale des bagnes ou prisons avec une intensité telle qu'on est obligé de les évacuer pour éviter une destruction totale.

Influence des états pathologiques. — Outre la misère physiologique, les états pathologiques aigus ou chroniques favorisent l'éclosion du choléra. Les malades ou convalescents de maladies graves sont fréquemment atteints de la maladie au cours des épidémies.

Les individus atteints de paludisme ou de dengue paient un lourd tribut au choléra (Aden, Bombay, Calcutta, Singapore 1872 et 1873). De même les convalescents de fièvre jaune (Vera Cruz 1833, les Bermudes, Lisbonne 1857-1858) échappent rarement aux atteintes du mal.

Au nombre des états pathologiques chroniques dont l'existence semble être très favorable à l'éclosion du choléra, il faut mentionner l'aliénation mentale. Les épidémies cholériques font, en effet, dans les asiles d'aliénés, de très nombreuses victimes. Pendant l'épidémie de 1849, il y a eu, en France, d'après Briquet, sur 10.000 aliénés, une mortalité d'environ 9 p. 1000; et, sur 3 malades, il y eut généralement 2 décès. En 1884, d'après Thoinot, sur 4.580 aliénés répartis en 5 asiles, il y eut 395 cas de choléra, soit une morbidité de 87 p. 1000. En 1892, à l'asile de Bonneval, le choléra a frappé en bloc 56 aliénés sur 483, soit une morbidité de 115 p. 1000; et, si l'on n'envisage que le quartier des femmes où 52 furent atteintes sur 188, on obtient la proportion de 180 p. 1000.

Les maladies qui prédisposent le plus au choléra sont celles du tube digestif. C'est ainsi que les individus atteints de troubles chroniques de la muqueuse digestive, de diarrhée chronique en particulier, sont fréquemment et sévèrement atteints au cours d'épidémies cholériques.

Les troubles passagers de l'estomac ou de l'intestin sont des causes prédisposantes au choléra.

« Tout ce qui trouble l'activité régulière de la digestion, et principalement les végétaux contenant beaucoup d'acides ou une forte proportion d'eau, les fruits verts, les concombres, les melons, beaucoup de légumes, etc., toutes les viandes corrompues, une grande quantité de graisse, les boissons fermentées, l'eau froide en abondance, en un mot tout ce qui importune la susceptibilité gastrique, agit, au moment de l'épidémie, comme influence nuisible, pouvant favoriser le développement du choléra. Lorsque la diarrhée existe déjà, un simple écart de régime, un repas trop abondant peuvent donner lieu au déclanchement du choléra. L'orgie et l'ivresse, aussi bien qu'une diète exagérée, établie sans transition, troublent la digestion et agissent comme influences nuisibles. Le nombre plus considérable de malades que l'on a parfois à soigner le lundi dans les grandes villes est le résultat des plaisirs du dimanche. L'usage des purgatifs et des vomitifs n'est pas sans danger en temps d'épidémie, et quelquefois le choléra survient directement après leur emploi » (Griesinger).

Il est certain que la diarrhée la plus banale peut être le point de départ d'une intoxication cholérique. Les refroidissements, en particulier s'ils portent sur la région abdominale, l'alimentation défectueuse, par les troubles gastro-intestinaux qui peuvent en être la conséquence, doivent être considérés comme des causes prédisposantes au choléra.

Influence des professions. — Il ne paraît pas que les professions exercent une influence sur le développement du choléra. Cependant une exception doit être faite pour celles qui exposent à des rapports fréquents et plus ou moins directs avec les malades ou leurs évacuations. Au nombre de ces professions, il faut citer celles de blanchisseur, d'infirmier et de médecin. Dans ces professions, la morbidité et la mortalité ont souvent atteint des proportions élevées.

« Une maison de Vienne est habitée par des blanchisseurs au nombre de 150 environ; elle compta, dans l'épidémie de 1873, quatorze cas de choléra, dont 8 morts. Presque tous les sujets atteints s'occupaient de la manipulation des linges.

« En 1873, la blanchisserie de Wambacher recevait le linge désinfecté des hôpitaux civils de Vienne. 80 hommes et 20 femmes y étaient employés. Il y eut 13 cas de choléra et 7 morts parmi eux (1). »

Les dangers que courent les infirmiers et les médecins au cours des épidémies de choléra sont illustrés par les chiffres suivants donnés par Laveran dans son article du dictionnaire de Dechambre.

A Toulon, en 1842, sur 35 officiers de santé de la marine, 10 furent atteints et 5 succombèrent. En 1835, à l'hôpital militaire du Dey, les médecins et les pharmaciens payèrent un large tribut à l'épidémie; près d'une trentaine furent frappés, et 12 succombèrent.

A Moscou, en 1830, le personnel des hôpitaux fut atteint dans la proportion de 30 à 40 p. 100, tandis que, pour la population civile en général, le rapport des personnes atteintes ne s'est pas élevé à plus de 3 p. 100 (Jœhnichen).

A Berlin, en 1831, sur 115 employés à l'hôpital de Romberg, 54 tombèrent malades.

A l'hôpital de la Charité, en 1849, sur 146 malades qui séjournaient plus ou moins dans les salles, 24 ont été gravement malades, 6 sont morts : soit 41 sur 1000 au lieu de 18, rapport général des morts à la population.

(1) DRASCHE, *Wien. med. Wochensch.*, 1883.

Sur 6 médecins et 2 chirurgiens, il y eut 3 malades, 2 gravement atteints. Sur 19 internes et 30 externes, il y eut 5 cas graves et un décès.

17 religieuses offrirent 3 cas graves (Briquet).

A Mittau, en 1848, sur 16 médecins, 8 furent frappés par l'épidémie.

A Vienne, en 1854, sur 54 infirmières, 7 furent atteintes de choléra grave, 2 succombèrent (Haller).

A l'hôpital de Strasbourg, en 1849, il y eut 5 infirmiers sur 10 atteints par le fléau; en 1854, 3 sur 10 (Reuss).

A Toulon en 1849, la mortalité de la garnison étant de 1 sur 15 de l'effectif; il mourut 51 infirmiers sur 179, ou près de un sur trois.

A Oran, en 1859, pour une garnison de 6.000 hommes, ayant donné 115 décès, les infirmiers militaires comptent pour 12 décès.

Les *saisons* paraissent avoir une certaine influence sur le développement des épidémies de choléra : c'est en effet en été qu'elles apparaissent le plus souvent dans les pays à climat tempéré. Mais il y a des exceptions. C'est ainsi qu'une épidémie a sévi cruellement à Moscou pendant l'hiver de 1830, où le thermomètre marquait 20° au-dessous de zéro.

Il est incontestable cependant que le choléra se développe avec plus d'intensité pendant la saison chaude dans la zone tempérée. D'après Hirsch, le mois de juillet compte douze fois plus d'épidémies que le mois de janvier. Cette observation est exacte en ce qui concerne l'Europe ou les pays à climat tempéré. Elle l'est moins pour les climats chauds ou les pays situés au voisinage des tropiques. Dans ces régions, il est plus exact de dire que les épidémies de choléra ont lieu surtout pendant les mois les plus secs : ces mois sont ceux de l'hiver et du printemps, pendant lesquels la chaleur s'allie à une sécheresse remarquable de l'atmosphère. D'après le relevé des diverses épidémies qui ont eu lieu à Calcutta, relevés portant sur une période de 12 années, les mois les plus chargés sont les plus secs, et ceux où les pluies sont le mieux établies sont aussi les moins meurtriers.

En Indo-Chine, c'est au printemps, du mois d'avril au mois de juin, que les épidémies sévissent avec le plus d'intensité, alors que la saison des pluies n'est pas encore établie. Elles sévissent aussi à la fin de cette saison, vers le mois d'octobre. Il est bon de noter, dès à présent, que c'est à ces époques, printemps et automne, que les mouches sont le plus abondantes.

En cours d'épidémie, le refroidissement de la température, les orages, paraissent amener une augmentation du nombre des cas de choléra. Sans doute ces conditions météorologiques influent moins sur le vibrion et sa virulence que sur l'organisme humain dont la force de résistance se trouve amoindrie, et dont par suite la réceptivité se trouve augmentée.

Causes déterminantes. — Toutes ces causes prédisposantes qui viennent d'être passées en revue ne sont pas capables, à elles seules, de provoquer une atteinte de choléra. On a vu, au chapitre de la bactériologie, que la cause déterminante du choléra est le vibrion découvert par Koch en 1883, et que c'est dans les matières fécales, dans les déjections des malades, que ce germe se trouve en plus grande abondance. La question se pose de savoir par quelle voie peut se faire la transmission à l'homme sain, en d'autres termes d'étudier les causes déterminantes d'une atteinte de choléra.

La transmission peut être *directe* ou *indirecte*.

Transmission directe. — La transmission directe se fait par les matières intestinales. Elle est favorisée par le nombre considérable des selles, par leur fluidité, qui assure la facile dissémination des nombreux germes qu'elles contiennent.

On conçoit aisément que le tissu cutané d'un malade atteint de choléra soit souillé avec la plus grande facilité par les selles si nombreuses dont l'évacuation est si fréquente, et souvent si impérieuse qu'elle ne laisse fréquemment pas le temps au malade d'aller ou d'être porté à la garde-robe. Dans ces conditions, les personnes qui sont appelées à donner leurs soins matériels à ces malades ont les mains bientôt souillées elles-mêmes, et si les soins de propreté ne sont pas pris avec une constante régularité, les germes pathogènes sont, inconsciemment sans doute, mais forcément, portés à la bouche, et de là passent dans le tube digestif, pour déterminer ensuite une atteinte de choléra. Les exemples cités plus haut de cas de choléra survenus parmi le personnel hospitalier dans les diverses épidémies peuvent, tout au moins en partie, s'expliquer par ce mode de transmission directe.

Les selles ne sont pas seules à redouter : les vomissements des malades contiennent, eux aussi, le germe cholérique, et la transmission directe par leur intermédiaire peut s'exercer dans les mêmes conditions que pour les évacuations alvines.

Cette transmission directe peut se faire aussi par les crachats et par les urines des malades. A la vérité, les cas de transmission par cette voie sont très rares. Cela tient à ce que le vibrion de Koch ne se trouve que tout à fait exceptionnellement dans les crachats et surtout dans les urines dont l'acidité est un obstacle à son développement.

Enfin la transmission directe peut aussi s'exercer par le cadavre cholérique lui-même, à raison des soins pieux qu'il est dans l'habitude de leur donner. Pendant l'épidémie de Strasbourg en

1849, le second cas fut observé chez un homme qui avait veillé le cadavre du premier malade. En 1836, le cadavre du général Miaulis, qui avait contracté le germe du choléra à Munich, fut veillé par des hommes qui tous furent atteints de la maladie (de Weisbrod).

En Indochine, les Laotiens ont l'habitude de jeter au fleuve les cadavres des individus morts du choléra, et les riverains, autant par superstition religieuse que par la connaissance des dangers de la manipulation des cadavres cholériques en putréfaction, les repoussent dans le courant du fleuve. Cette pratique est une cause des plus efficaces de la dissémination des germes cholériques.

Les divers modes de transmission directe se réalisent rarement en pratique; la morbidité anormale observée dans les hôpitaux est le plus souvent imputable à la souillure des boissons consommées en quantité considérable par les malades et le personnel, sous forme de tisanes non bouillies ou incomplètement bouillies. Dans toutes les poussées épidémiques observées en Indo-Chine et qui ont présenté des « cas intérieurs » aux établissements hospitaliers, il a toujours suffi de surveiller très étroitement l'ébullition prolongée des tisanes pour les faire cesser : ils reprenaient dès que cette précaution cessait d'être prise avec le même scrupule, ou si les soins de propreté personnelle laissaient à désirer.

Transmission indirecte. — La transmission indirecte s'exerce de plusieurs manières qui n'ont pas toutes la même importance.

Le vibrion cholérique peut séjourner un temps variable, mais généralement assez court, dans les milieux ambiants et sur les objets divers ayant été en contact plus ou moins intime avec un malade atteint de choléra, et de là, passer dans un organisme sain pour y déterminer une atteinte de la maladie.

Cependant le vibrion cholérique ne peut vivre très longtemps en dehors de l'organisme humain : il est en effet assez fragile et facilement détruit par la dessiccation. Mais il est ordinairement protégé, dans le milieu extérieur, contre cette dessiccation, par les substances albuminoïdes des matières fécales qui lui permettent de vivre un certain temps. La durée de la vitalité dans les divers milieux a été indiquée dans le chapitre de la bactériologie; il n'est actuellement question que des modes de transmission indirects du vibrion de ces divers milieux à l'homme sain.

Air. — Longtemps on a pensé que l'air était un agent important de transmission, soit en disséminant les germes dont il se charge en passant sur des matières cholériques, sur des fosses d'aisances, ou des égoûts mal obturés dans lesquels les déjections cholériques ont été déposées, soit en véhiculant des poussières souillées elles-mêmes de germes cholériques.

On cite comme preuves de la transmission par l'air certains faits qui cependant n'entraînent pas forcément la conviction.

Budd raconte qu'en 1854 un cholérique arriva dans une bourgade d'Angleterre. Sur 645 habitants, 144 moururent du choléra dans l'espace de 5 semaines. On remarqua que la maladie se développa exclusivement parmi les habitants d'une maison dont les fosses d'aisances avaient reçu les évacuations du premier malade.

Le Dr Fauré, de Foix (Ariège), rapporte qu'en 1854, à Saint-Pierre-de-Rivière, un paysan et sa femme moururent du choléra dans une maison isolée. Cette maison fut fermée après leur décès, mais non désinfectée. Quinze jours après arrive de Saint-Martin-de-Caralp, localité entièrement indemne, une famille de 5 personnes qui prend possession de la maison. En moins d'un jour, toute la famille subit une intoxication cholérique : un enfant à la mamelle est enlevé en quelques heures; les deux autres enfants ont une attaque de la plus haute gravité; le père n'a que de la diarrhée.

Kiener rapporte qu'en 1884, à Mudaison, Hérault, il n'y eut que deux cas, qui se produisirent dans les circonstances suivantes : C..., étranger à la localité, avait loué une maison dans le village pour la durée de son entreprise. Il allait tous les jours à Lunel. Le 2 septembre, il est pris de choléra et succombe en quelques heures. Le cadavre est enlevé, et la maison est fermée. Cinq ou six jours après, le propriétaire vint habiter la chambre même où C... avait succombé. Il est atteint à son tour et meurt le 9 septembre.

Il ne semble pas que l'air ait été dans ces circonstances le vecteur des germes cholériques, en l'absence de renseignements sur les habitudes de propreté des malades atteints; et en tout cas, on n'a jamais cité d'exemples d'épidémies cholériques ayant pris naissance à bord de navires indemnes, et mouillés dans un port infecté, sans avoir eu de communication d'aucune sorte avec la terre; d'où l'on peut conclure que l'air ne joue aucun rôle dans la transmission du choléra.

Effets. Linges. Objets de Literie. — Les effets, les linges, les objets de literie ayant servi aux malades, lorsqu'ils sont souillés par leurs déjections ou leurs vomissements, peuvent transmettre le choléra. Encore est-il nécessaire que ces linges ou effets souillés, pour rester dangereux, ne soient pas exposés à l'air ou à la lumière solaire, et que la dessiccation ne vienne pas détruire la virulence du vibrion. Ce vibrion, en effet, peut se développer sur ces objets, mais il ne le peut faire que pendant une courte période, et à la condition que ces objets soient placés de telle sorte qu'à l'abri de l'air ils conservent une certaine humidité, indispensable à la pullulation du vibrion ou à la conservation de sa virulence.

La preuve de la transmission du choléra par les effets souillés est donnée par des faits indiscutables. Cette transmission peut se faire soit à longue distance, soit dans le voisinage plus ou moins immédiat du malade dont les selles ou les vomissements ont souillé ces linges ou effets ; mais pour que la transmission puisse s'effectuer, il est nécessaire que la manipulation des linges ou effets dangereux suive de près leur souillure, avant la dessiccation complète.

Comme preuve de transmission dans le voisinage du malade par des linges souillés, il faut citer le fait, déjà noté plus haut, d'une épidémie ayant sévi à la blanchisserie de Wambacher en 1873, dont le propriétaire avait remarqué que les linges de cholériques étaient d'autant plus dangereux pour le personnel de la blanchisserie qu'ils étaient manipulés plus tôt après leur arrivée à l'établissement.

Comme transmission à distance, Thoinot rapporte le fait suivant. Le hameau de la Conche, dans la commune de Saint-Michel-des-Prunières (Hautes-Alpes), arrondissement d'Embrun, n'avait aucun cas de choléra, et était fort éloigné des foyers cholériques du Var et des Bouches-du-Rhône, lorsque la femme R... reçut de Toulon une malle qui appartenait à un parent. Celui-ci, ayant perdu sa fille du choléra, et voulant soustraire quelques-uns de ses effets à l'incinération, les avait mis dans une malle et les avait envoyés à la Conche, à la famille R... La femme R... ouvrit la malle, mania les effets, et fut atteinte de choléra foudroyant. Son mari succomba après elle, et le choléra atteignit 13 habitants de ce petit hameau.

Gibert relate le fait suivant qui peut expliquer l'apparition d'une épidémie localisée à une grande distance d'un foyer épidémique : le navire terre-neuvien « Marie-Louise » fait escale à Cette, où régnait une épidémie de choléra. L'équipage contracte la maladie. Un des hommes, Emile B..., après guérison, traverse en chemin de fer toute la France pour gagner Yport. Il lava son linge avec l'aide de sa belle-mère qui tombe malade. Il en résulta une épidémie qui atteignit 42 personnes.

Ce dernier fait est intéressant à deux points de vue : transmission par des effets souillés, et danger né des évacuations des individus guéris d'une atteinte de choléra.

Dans certaines circonstances, les effets des cholériques peuvent exceptionnellement être dangereux pendant une longue période. Le cas suivant, rapporté par Simpson en 1849 et observé à New-

York par le Dr Brawn, semble assez démonstratif, quoique sans doute unique :

Une femme âgée de 67 ans était morte du choléra en 1831. Dix mois plus tard, deux nièces de cette femme étant venues visiter leur oncle, celui-ci ouvrit, pour la première fois depuis le décès, un tiroir qui renfermait, outre quelques petits bijoux qu'il offrit à ses nièces, le bonnet que sa femme avait porté au moment de sa mort. Cet homme fut pris de choléra et mourut le lendemain.

Aliments. — Comme les effets, les aliments peuvent servir à la transmission indirecte du choléra, mais à la condition qu'ils aient été souillés soit à la suite de manipulations par des individus malades dont l'intestin renferme des vibrions cholériques, soit à la suite d'adjonction d'eau elle-même souillée.

Le vibrion cholérique peut vivre un temps assez long dans les aliments pour rester encore virulent lorsqu'ils seront absorbés.

C'est ainsi que les légumes crus, les radis, les salades, etc., peuvent transmettre le choléra lorsqu'ils auront été arrosés d'eau contenant le vibrion de Koch, ou de matières fécales selon la coutume si couramment et si malheureusement pratiquée dans la banlieue des grandes villes et dans les villages de l'Indochine, en Chine et aux Philippines.

Les faits d'observation sont assez nombreux, en Cochinchine en particulier, rattachant les cas de choléra à l'ingestion de crudités. Ils sont souvent rencontrés dans la population indigène, surtout chez les Cambodgiens et les Laotiens, dont l'habitude est de prendre les aliments avec les mains, souvent souillées, sans le secours d'aucun instrument.

Huîtres. — Remlinger et Nouri, au cours d'une épidémie de choléra qui sévissait à Constantinople en janvier 1908, ayant constaté des accidents cholériformes chez des personnes ayant mangé des huîtres, ont recherché et trouvé, dans de nombreux échantillons de ces mollusques, des vibrions présentant tous les caractères du véritable vibrion de Koch avec cette seule différence qu'ils ne s'agglutinent pas aussi facilement ni aussi abondamment que le vibrion authentique sous l'influence d'un sérum spécifique. Cette constatation montre que, si des vibrions voisins se rencontrent à l'état vivant dans l'huître, il n'est pas impossible qu'on y trouve le vibrion cholérique, et on conçoit le danger auquel on s'exposerait en consommant ce mollusque pendant une épidémie de choléra.

Mouches. — L'infection des aliments, et, par suite, la transmission indirecte du choléra, peut se faire par l'intermédiaire de certains insectes et la mouche en particulier.

Le rôle de la mouche dans la transmission des maladies épidémiques avait été pressenti depuis longtemps, mais sans que cette présomption fût basée sur des données scientifiquement certaines. Cornu, en 1884, émet l'hypothèse que la trompe et les pattes de ces diptères suffisent à transporter des gouttelettes chargées de germes. En 1892, Simmonds, à Hambourg, constate que des mouches qui s'étaient posées sur les intestins du cadavre d'un cholérique, pendant une autopsie, donnaient lieu à des cultures de choléra, après avoir été enfermées dans une boîte de Petri, contenant de la gélatine. Montel, au Cambodge (à Kampot et à Chaudoc), constatant, au cours d'une épidémie de choléra, le nombre considérable de mouches voltigeant indifféremment sur des déjections et sur des aliments, concluait que les mouches peuvent servir de véhicule à la maladie. Enfin Chantemesse et Borel ont montré, dans des expériences décisives, que le vibrion cholérique vit sur les pattes et dans le tube digestif de la mouche. Il n'est pas tué par les sécrétions intestinales de ce diptère, et peut s'y développer pendant une période de temps que les expériences de Chantemesse et Borel ont fixée à environ 24 heures.

La mouche peut donc servir d'agent de transmission indirecte du choléra, qu'elle puise le vibrion dans des déjections d'un malade avéré, ou sur celles d'un individu, sain en apparence, mais dont les matières fécales renferment le vibrion spécifique. A la vérité, ce rôle de la mouche ne peut s'étendre que dans des limites restreintes dans l'espace et dans le temps, en raison du peu d'étendue de la sphère où peut vivre la mouche, et du court moment pendant lequel elle héberge le vibrion. Si ce rôle peut, avec les faits de transmission directe ou indirecte signalés plus haut, expliquer la genèse de cas de choléra dans une famille, dans une maison, il n'explique pas l'extension quelquefois rapide et élargie d'une épidémie.

A côté de la mouche, les *poissons* peuvent jouer un certain rôle dans la transmission du choléra. C'est ainsi que Remlinger et Nouri, expérimentant sur des cyprins dorés, ont montré que ces poissons vivant dans une eau contaminée par du vibrion cholérique peuvent contenir dans leurs organes, et en particulier dans leur tube digestif, ces germes pathogènes. Sans doute ce fait n'a pas grande importance au point de vue spécial de l'hygiène alimentaire, la cuisson du poisson atteignant un degré assez élevé pour tuer sûrement le vibrion. Mais au point de vue épidémiologique la présence possible de germes pathogènes dans le tube digestif de poissons est de nature à expliquer certains faits d'épidémies ayant remonté des cours d'eau, et vient s'ajouter à la cause de transmission par les bateliers porteurs de bacilles.

L'extension rapide du choléra est sous la dépendance d'une autre cause, qui réside dans l'eau.

3. — TRANSMISSION DIRECTE PAR L'EAU DE BOISSON

Eau de boisson. — Lorsqu'elle est contaminée, elle est, en effet, la cause la plus importante de la dissémination des cas de choléra.

Déjà lors des épidémies de 1831, 1843, 1853-54 et 1866, Y. Snow et Budd, en Angleterre, avaient démontré l'origine hydrique du choléra.

En 1832 et en 1849, Snow avait remarqué que le choléra avait fait peu de victimes dans la plupart des quartiers situés au nord de la Tamise, et avait au contraire sévi cruellement dans ceux du sud de ce fleuve. Or les premiers quartiers puisaient leur eau dans la Tamise en amont de la ville, tandis que la canalisation alimentant les seconds puisait l'eau vers le centre de la capitale, en un point où la rivière est très polluée.

On objectait, à la théorie hydrique que Snow avait formulée à la suite de ses observations, que les quartiers sud étaient plus atteints que ceux du nord parce que leurs habitants étaient plus pauvres, et qu'il suffisait d'invoquer le bien-être des quartiers nord pour expliquer leur immunité relative.

Cette explication tombait devant les observations faites en 1849 et en 1854.

En 1849, dans une rue de Londres, Thomas Street, deux cités contiguës, identiques comme construction et habitants, ayant un égout commun à ciel ouvert, eurent, l'une (Truscotts Court) un seul décès cholérique, tandis que l'autre (Surrey Building) en compta 11. Le puits qui alimentait cette dernière recevait les eaux ménagères de la maison, et c'est ainsi qu'arrivèrent dans le puits les eaux qui avaient servi au lavage des draps souillés par des cholériques.

En 1854, au mois d'août, pendant l'épidémie qui sévissait à Londres, surtout dans le quartier de Sainte-Anne à Golden Square, un enfant, habitant au numéro 40 de Broad Street, mourut le 2 septembre, après trois ou quatre jours de maladie. Ses déjections avaient été jetées dans une fosse d'aisances dont les infiltrations s'écoulaient dans un puits situé à une très courte distance. A ce puits, tous les riverains s'approvisionnaient. Dans la nuit du 31 août, presque toutes les personnes qui avaient bu de l'eau de ce puits présentèrent des symptômes de choléra. Le 2 septembre, une femme habitant un quartier éloigné (Hampstead) mourut du choléra. Or ce quartier était jusqu'alors indemne. Une enquête démontra que cette femme avait habité antérieurement Broad Street, avait gardé une prédilection particulière pour l'eau de puits de la rue mentionnée, et continuait à y faire habituellement puiser son eau de boisson. Elle en but notamment le 31 août, et le 1er septembre, et ce jour même fut prise de choléra. Une de ses nièces vint lui rendre visite, but de la même eau, fut à son tour malade du choléra, et en mourut. Une domestique contracta la maladie dans les mêmes conditions; elle en guérit. L'enquête minutieuse faite à leur sujet montra que ces diverses personnes n'avaient eu aucun rapport avec le quartier où sévissait le choléra, exception faite de l'eau qu'elles avaient fait puiser dans le puits de Broad Street. Comme le choléra n'existait pas dans le quartier d'Hampstead, Snow conclut à juste titre que ces personnes avaient puisé le germe de leur maladie dans l'eau qu'elles avaient fait venir de Broad Street.

Pendant l'épidémie de 1892, les cas de choléra furent très nombreux, et la léthalité fut en moyenne de 48, 4 pour 10.000 habitants à Suresnes, à Courbevoie, à Saint-Denis, communes desservies par des prises d'eau de Seine, en aval de Paris, tandis que, dans les quartiers situés en amont de Paris, la mortalité ne fut que de 2, 7 pour 10.000 habitants. Un fait qui peut servir de contre-épreuve est donné par les casernes de Saint-Denis et de Courbevoie qui, au milieu d'une population civile cruellement atteinte, furent épargnées par l'épidémie, par suite de l'usage par les soldats d'une eau bouillie ou filtrée.

Une autre preuve éclatante, et devenue classique, de l'origine hydrique du choléra est fournie par l'épidémie de Hambourg en 1892 : « A Hambourg, il y eut 14, 22 décès pour mille, alors qu'il n'y en eut que 2,12 0/00 à Altona. Cependant ces deux villes, contiguës, prennent leur eau d'alimentation dans l'Elbe, et Altona est en aval de Hambourg. Il semblerait à priori que l'eau de l'Elbe fût plus dangereuse, après avoir reçu le contenu des égouts de Hambourg. Mais l'eau consommée à Hambourg n'était pas filtrée, alors que celle d'Altona avait subi une purification avant d'être livrée à la consommation; de sorte que Hambourg buvait l'eau de l'Elbe souillée, tandis que les germes contenus dans cette eau étaient arrêtés avant qu'elle ne parvînt dans les conduites d'Altona. D'ailleurs on constata que 80 0/0 des cas de choléra observés à Altona avaient frappé des personnes qui passaient la journée à Hambourg » (Netter).

Enfin le fait observé par Mac Mamara et rapporté à Lyon, au congrès de l'association pour l'avancement des sciences en 1873 par le Dr Henri Blanc, de l'armée indienne, constitue une preuve décisive de la théorie hydrique du choléra. « Nous savons, dit le Dr Blanc, d'après Mac Namara, sur le témoignage le plus positif et le plus évident, que des évacuations cholériques se sont trouvées mêlées dans un vase renfermant de l'eau à boire, le tout étant resté exposé aux rayons du soleil durant toute une journée. Le lendemain, de bonne heure, une petite quantité fut avalée par 19 personnes (au moment de la boire, cette eau ne présentait rien d'anormal, par son odeur, son goût, sa couleur). Tous ces individus continuèrent à jouir d'une bonne santé durant la journée. Un d'eux en s'éveillant fut pris de choléra. Les autres, durant cette seconde journée, ne furent nullement incommodés, mais le jour suivant deux d'entre eux furent atteints par la maladie... Le quatrième jour enfin, deux autres cas, les derniers, se déclarèrent. »

La transmission hydrique du choléra s'opère en Europe par la distribution de l'eau quand elle est souillée par des germes cholériques provenant de déjections de malades. Elle s'opère de la même façon dans les pays tropicaux, où la population s'approvisionne soit directement dans les cours d'eau, soit dans les puits ou les mares que les indigènes ont soin d'entretenir à proximité de leurs habitations. D'ordinaire, les maisons des indigènes sont groupées autour ou dans le voisinage immédiat de ces mares.

Peu de villes coloniales sont alimentées par des canalisations urbaines. Saïgon, Hanoï, Haïphong, Pnompenh, pour ne citer que des villes de l'Indo-Chine où le choléra est à l'état endémique, ont vu leur mortalité cholérique décroître du jour où elles ont installé une canalisation d'eau potable.

Quant à la population indigène, elle s'approvisionne d'eau dans les mares situées au voisinage des maisons ou des pagodes, et principalement dans celles qui, entourées de murs en pierre ou d'argile compacte, ou encore de buissons plus ou moins épais, sont désignées, par une branche de bambou plantée au milieu de la collection d'eau, comme étant destinées uniquement à l'alimentation et aux soins du ménage.

Mais ces mares sont mal protégées contre les infiltrations des eaux de surface d'une part, et d'autre part contre celles qui proviennent d'une autre catégorie de mares dont l'eau est destinée aux ablutions, au lavage du linge, et est souvent polluée par les matières usées répandues, sans aucun souci de l'hygiène ou de la plus élémentaire propreté, dans leur voisinage le plus immédiat.

Il est facile de comprendre que les eaux de ces mares dont l'existence dans les pays tropicaux est à peu près générale, et qui ont pris le nom de tank dans l'Inde anglaise, contribuent puissamment à la dissémination du choléra, en temps d'épidémie, parmi les occupants des cases qui les environnent.

Transmission indirecte par l'eau de boisson. — L'eau n'est pas seulement à redouter par son utilisation directe, lorsqu'elle est souillée. Elle peut encore indirectement servir à la dissémination du choléra lorsqu'elle est mélangée à divers aliments.

Le *lait* peut, dans des conditions diverses, contribuer à la transmission de la maladie, contaminé par les mains qui le manipulent, par l'eau qui sert au lavage des récipients, ou par les pratiques du mouillage.

Les troupeaux de vaches laitières vivent, comme c'est le cas fréquent en Indochine, sous des hangars ouverts de tous côtés, situés dans le voisinage immédiat des cases indigènes. Les animaux se couchent au milieu des ordures déposées au hasard autour d'eux, et le pis des vaches, dont les trayons ne sont généralement pas lavés au moment de la traite, est dans un état de malpropreté souvent répugnant : d'où première cause de souillure. Le lait est recueilli dans des ustensiles lavés à la mare voisine, polluée comme il a été dit plus haut, où il trouve une seconde cause de contamination. Enfin il peut être, et en réalité il est souvent additionné d'eau que le laitier va puiser dans la première mare ou flaque d'eau venue, ce qui est la troisième cause de souillure d'autant plus importante qu'elle est destinée à remédier à l'insuffisance de la production du lait relativement aux besoins des collectivités. Un exemple frappant du choléra par le lait mouillé est cité par Le Dantec, d'après Roux : « Une épidémie de choléra éclate à bord de l'« Ardencluthа », mouillé à Calcutta ; J. Simpson est chargé d'étudier l'origine de cette épidémie, et il découvre que dix hommes de l'équipage avaient bu du lait fourni par un natif. Sur ces dix matelots, neuf furent atteints du choléra et fournirent quatre décès : les cinq autres furent très malades. Le matelot qui échappa n'avait bu qu'une très petite quantité de lait. Or, le marchand avait ajouté à son lait 25 o/o d'eau puisée à un étang où avaient été jetées des déjections cholériques. »

Le lait concentré, lui-même, dont l'usage est si répandu en Indochine, peut servir à la transmission du choléra lorsqu'il a été préparé au moyen d'une eau dont l'épuration n'a pas été suffisante.

Enfin les infusions diverses dont l'emploi est recommandé dans les casernes en temps d'épidémie, et est si fréquent dans les hôpitaux en tout temps, peuvent être le véhicule du germe cholérique. Souvent, en dépit des recommandations expresses, ces infusions sont préparées au moyen d'une infusion mère, concentrée, à laquelle on ajoute de l'eau qui, trop souvent, n'a pas la pureté désirable.

En dehors de ce danger né du mode défectueux de la préparation de l'infusion, il en existe un autre provenant de la nature du récipient qui la contient. Pendant une épidémie de choléra qui sévissait à Saïgon en 1903, il a été possible de déceler la présence du vibrion de Koch dans le thé dont la délivrance avait été rendue obligatoire à la troupe. Ce thé, déposé dans des bidons à large ouverture, se trouvait contaminé par le fait que chaque homme venait puiser dans ce récipient, dont il soulevait le couvercle avec son quart, à propreté plus que douteuse.

En 1885, lors de la grande épidémie qui sévit cruellement sur le corps expéditionnaire du Tonkin, et qui fit 1.852 victimes européennes dans les seuls cinq derniers mois de l'année, les cas de transmission hospitalière s'observèrent nombreux aussi longtemps que les mesures prophylactiques furent basées surtout sur la théorie de la contagion directe, et cessèrent presque comme par enchantement dès qu'à ces précautions fut ajoutée la surveillance stricte de l'eau de boisson, du thé, des tisanes et du lait distribués aux malades.

Enfin, pendant l'expédition du Tonkin, un des officiers généraux commandant une colonne réussit à se préserver lui et son état-major en ne consommant que de l'eau minérale venue de France et transportée dans ses bagages sous la rubrique : cantine d'administration.

Aux pays chauds comme en Europe, c'est à la transmission hydrique que l'on peut rapporter le plus grand nombre des cas de choléra au cours des épidémies. Et la haute contamination de l'eau de boisson par le vibrion cholérique est d'autant plus à craindre que, dans ces contrées, le système d'égouts et la distribution d'eau potable sont le plus souvent ou bien inexistants ou bien installés dans des conditions tout à fait insuffisantes et que tout au moins dans les villages et dans la campagne le tout à la rue et le tout au ruisseau sont des pratiques constantes et générales.

Porteurs de bacilles. — Le choléra peut apparaître dans des localités sans qu'il soit possible d'invoquer la transmission directe par les causes énumérées ci-dessus, ni la transmission indirecte par l'absorption d'une eau contaminée, prise en nature ou mélangée à des aliments ou des boissons.

Ces cas, attribués autrefois à une reviviscence du vibrion cholérique une ou plusieurs années après une épidémie, s'expliquent aujourd'hui par le transport à longues distances du germe pathogène par l'intestin et les selles d'individus sains en apparence et qui ont été plus ou moins directement en contact avec des malades atteints de choléra, ou provenant de régions où le vibrion cholérique vit abondamment dans le milieu extérieur. L'homme sain peut en effet transporter le choléra. Des individus absolument bien portants en apparence peuvent avoir, dans leur tube digestif, des vibrions cholériques virulents, sans d'ailleurs qu'on puisse s'expliquer comment et pourquoi ces individus ne présentent aucun trouble pathologique. Ce fait a été signalé par Klein, et confirmé par Rumpf et Gaffky et par tous les observateurs qui se sont occupés de la question.

« Rumpff et Gaffky rapportent, au 12e congrès de médecine, que, à deux reprises, à Hambourg, on a examiné les matières fécales de toutes les personnes qui s'étaient trouvées en rapport avec un cholérique. Dans une première série, portant sur 24 personnes, 4 présentèrent le bacille de Koch, sans accuser aucun trouble; dans la seconde, 17 personnes furent examinées : deux eurent le choléra, mais quatre présentèrent comme elles des bacilles virgules dans leurs selles sans aucun dérangement de la santé. Dans la post-épidémie de Hambourg, en 1892, Th. Rumpel vit 19 sujets rendre des bacilles virgules dans leurs matières fécales sans éprouver aucun malaise. »

Au cours de la récente épidémie de choléra à Saint-Pétersbourg, la même observation a été faite, et montre que non seulement les malades guéris du choléra peuvent présenter des vibrions de Koch jusqu'à deux mois après la disparition de tout accident, mais encore que les gens sains hébergent ce germe pathogène dans leur intestin, sans présenter de troubles pathologiques. Du 21 décembre 1908 au 21 février 1909, M. Koulecha a recherché le vibrion de Koch systématiquement dans les selles de 2.440 personnes de l'entourage immédiat de 600 cholériques. Chez 125 personnes, c'est-à-dire dans 5 p. 100 des cas, le vibrion a été retrouvé. Cela revient à dire que pour 100 malades reconnus, isolés, mis hors d'état de propager par eux-mêmes la maladie, il y a 20 personnes qui, ayant approché ces malades, circulent librement et peuvent propager le choléra autour d'elles.

Sur ces 125 personnes, 25 étaient en incubation de choléra et ont présenté des symptômes non douteux quelques jours plus tard, 40 n'ont pas eu de choléra véritable, mais n'ont eu que quelques selles liquides; et 60 sont restées en parfait état de santé.

D'autre part, au cours de cette même épidémie de Saint-Pétersbourg, M.V. Jacovlew a montré que le vibrion spécifique pouvait être encore virulent dans les selles d'un individu guéri de choléra le 56e jour après la maladie, et les recherches de M. G.-Zeidler ont démontré la virulence du vibrion jusqu'au 90e jour après la fin des symptômes morbides. Sans doute ce terme doit-il être encore plus éloigné dans la nature; mais il montre tout le danger, et la longue durée de ce danger offert par les convalescents de choléra et par les porteurs de bacille.

Le germe cholérique peut donc être transporté dans une ville, jusqu'alors indemne, par des individus sains qui auraient séjourné plus ou moins longtemps dans une région où sévit le choléra. Il n'y aura pas spontanéité de l'infection, ni reviviscence de germes laissés par une précédente épidémie, mais apport du virus par des personnes en apparence saines, et l'on peut conclure de là que, lorsque le choléra apparaît dans une localité, il ne résulte pas nécessairement et directement d'un autre cas de choléra.

Choléra asiatique et choléra nostras. — Une autre explication peut être donnée de l'apparition de cas de choléra formant épidémie, sans relation avec une autre épidémie plus ou moins lointaine dans l'espace et dans le temps. Cette explication se base sur l'identité au point de vue bactériologique du vibrion du choléra asiatique et de celui du choléra nostras. Le germe est, en effet, le même, bien que le vibrion asiatique soit généralement beaucoup plus virulent. Des eaux réputées malsaines renferment normalement des espèces vibrioniennes semblables au vibrion de Koch, et ces germes venus de l'intestin de l'homme ou des animaux se trouvent naturellement dans ces eaux.

D'autre part, on a rencontré, dans le lait, dans le beurre, des vibrions en tout semblables à celui du choléra; de même qu'il en a été trouvé dans les selles d'individus atteints de maladies tout à fait différentes du choléra. (C'est ainsi qu'en 1893 Ivanoff isola, à l'Institut de Berlin, un vibrion cholérique dans l'intestin d'un typhoïdique.)

Il est permis de se demander si ces vibrions cholériformes, susceptibles de donner naissance à des diarrhées banales, ou à des atteintes de choléra dit nostras, ne sont pas capables, sous des influences encore inconnues, au nombre desquelles il n'est pas invraisemblable de ranger une exaltation de virulence par suite de passages successifs dans l'organisme humain, de provoquer l'intoxication cholérique au même titre que s'il s'agissait du vibrion asiatique authentique.

Cliniquement les symptômes du choléra nostras et ceux du choléra asiatique sont tellement semblables que le diagnostic différentiel est toujours extrêmement difficile, ou plutôt impossible, et que la seule différence existe dans la plus grande puissance d'expansion que possède l'une de ces maladies, à l'exclusion de l'autre.

Il est à remarquer que le choléra dit nostras ne s'observe que dans les pays à climat tempéré, et principalement dans ceux où la température moyenne est relativement élevée. Dans ces régions, si les mouches sont nombreuses en été, elles le sont beaucoup moins cependant que sous les tropiques avant et après la saison des pluies. D'autre part, les eaux n'ont pas la haute souillure qu'elles présentent souvent dans les pays intertropicaux. Enfin, les règles de propreté et d'hygiène sont mieux observées en Europe que sous les tropiques. Ne pourrait-on pas attribuer la plus faible puissance d'expansion du choléra dit nostras, relativement à celle du choléra asiatique, à la moindre activité en Europe de ces divers facteurs de propagation du vibrion de Koch?

Quoi qu'il en soit, cette faculté d'essaimer ou de se propager plus ou moins rapidement suffit-elle pour établir une distinction fondamentale entre le choléra asiatique et le choléra nostras? Rien ne permet de l'affirmer, surtout si l'on considère les épidémies de choléra étiqueté asiatique qui se sont produites, comme celle de 1892 à Paris, sans qu'il ait été possible de trouver la voie d'importation du premier cas, et si l'on veut bien se rappeler les discussions que l'épidémie de 1884 à Toulon et Marseille a fait naître dans le monde médical sur l'étiquette à donner à la maladie.

Les vibrions cholériques existant un peu partout, il y a lieu de se demander pourquoi il n'y a pas plus souvent des épidémies de choléra, ou, si l'hypothèse énoncée plus haut se trouvait vérifiée, pourquoi les cas de choléra nostras ne donnent pas lieu à des épidémies de choléra asiatique.

En premier lieu, selon l'expression de Thoinot, ne prend pas le choléra qui veut : témoin le fait cite par Mac Namara, et rapporté plus haut, dans lequel, sur 19 personnes qui avaient bu de l'eau souillée par des déjections de cholériques, il n'y en eut que 5 atteintes du choléra. Témoins aussi les insuccès constatés dans les expérimentations sur l'homme.

En second lieu le fait que certaines localités ont été jusqu'à présent indemnes de toute épidémie cholérique (Versailles, Lyon, Münich) et celui, maintes fois constaté, de la présence de vibrions authentiques et virulents pour le cobaye dans l'intestin de sujets dont la santé n'est, en aucune manière, ébranlée, montrent que le vibrion cholérique n'est sans doute pas capable, à lui seul, de produire l'intoxication cholérique, et que, selon toute vraisemblance, il a besoin, pour cela, de l'aide de microbes favorisants. Metchnikoff a montré que le jeune lapin contracte le choléra intestinal dans la proportion de 50 o/o si on fait injecter à ces animaux exclusivement des cultures pures de vibrions cholériques, et dans celle de 90,9 o/o dans le cas où l'ingestion de culture vibrionienne est précédée de celle d'une culture de torula, de sarcines, ou de bacille coliforme.

Comme contre-partie, Metchnikoff a montré, dans d'autres expériences, que le jeune lapin ne prend pas le choléra, par ingestion de cultures de vibrions et de cultures de microbes favorisants, si on lui fait ingérer préalablement, ou préventivement, une culture d'un bacille spécial qu'il a appelé le bacille liquéfiant du cobaye.

La conclusion à tirer de ces expériences est que le vibrion cholérique ne peut, à lui seul, donner lieu à la maladie, qu'il a besoin pour cela du concours de microbes favorisants, qu'il est gêné dans son développement dans l'organisme humain par la présence d'autres espèces microbiennes dites empêchantes, et qu'enfin il n'est pas nécessaire que le virus asiatique soit importé pour donner lieu à une épidémie.

Les conditions dans lesquelles le choléra nostras peut se transformer en choléra asiastique ou épidémique sont encore mal connues et doivent être l'objet de nouvelles recherches approfondies.

Mode d'établissement d'une épidémie de choléra. — Quoi qu'il en soit, dans l'état actuel de nos connaissances, on peut tirer des considérations épidémiologiques qui précèdent une sorte de schéma expliquant le mode de propagation du choléra et d'extension des épidémies.

Un cas de choléra vient à se produire dans une localité jusqu'alors indemne, soit que cette première atteinte ait été importée d'une région contaminée, soit qu'elle résulte d'une contamination individuelle par le lavage de linges souillés provenant d'un malade avéré et très éloigné, ou d'un porteur de bacilles, soit enfin qu'elle résulte de toute autre cause et principalement d'un cas de choléra nostras dans des conditions encore indéterminées. Cette première atteinte pourra donner naissance à d'autres cas par transmission directe, ou par transmission indirecte.

Par le premier mode (transmission directe), la propagation se fera de proche en proche, dans l'entourage immédiat de l'individu malade; de là, dans la maison, dans la rue et enfin dans la localité, constituant ainsi une petite épidémie limitée dans la famille, d'abord, puis dans l'immeuble et dans ceux des individus qui se seront contaminés par voie directe auprès de ce premier malade. Ces atteintes dues à la contagion directe ont entre elles des relations qu'une observation attentive des faits et des circonstances peut établir, en tenant compte de tous les modes de propagation qui ont été énumérés précédemment.

Par le second mode (transmission indirecte), la propagation se fera à distance, soit dans la localité elle-même, soit dans celles du voisinage plus ou moins éloigné par l'intermédiaire des sources, des rivières, après forte souillure de leurs eaux qui donneront le choléra aux personnes venant y puiser leur eau d'alimentation et la consommant sans l'avoir préalablement et suffisamment purifiée. Dans ce cas, au contraire de ce qui se passe dans le premier mode de propagation, les atteintes de choléra ne paraîtront avoir entre elles aucune relation; elles pourront se produire d'une manière brusque et dans des endroits ou des quartiers plus ou moins éloignés les uns des autres.

Si l'on voulait représenter graphiquement la marche de l'épidémie dans l'un et l'autre cas, le tracé serait tout différent. D'une part, dans la propagation par contagion directe, ce graphique serait composé d'une ligne graduellement ascensionnelle, coupée par des élévations plus ou moins accentuées, jusqu'à un maximum après lequel la chute serait relativement rapide et régulière. Les ascensions correspondent à une augmentation des invasions cholériques, qui deviennent d'autant plus nombreuses que la diffusion des vibrions se fait sur une plus grande étendue, jusqu'à ce qu'elle atteigne un maximum au delà duquel commence une période de déclin relativement brusque.

D'autre part, s'il s'agit d'une épidémie par transmission indirecte, la courbe graphique serait constituée par une ascension rapide et brusque, puis par un plateau de courte durée avec quelques oscillations de peu d'importance, et se terminerait par une chute lente et graduelle.

Il est à remarquer que dans l'un et l'autre cas le maximum des invasions cholériques correspond avec le moment où s'exerce la plus grande pollution microbienne des véhicules du choléra, et que ce maximum est rapidement suivi de la période de déclin. Cette observation d'apparence paradoxale est cependant facile à expliquer. Au moment où l'épidémie est à son apogée et qu'il semble qu'elle devrait continuer avec la même intensité, elle diminue en réalité parce que toute la masse de la population contaminable, qui n'a pas disparu, se trouve en quelque sorte vaccinée, et il importe peu dès lors que le vibrion cholérique se répande par tous les milieux et par tous les moyens. L'invasion, ou l'apparition de nouveaux cas, devient alors de plus en plus difficile, et la diminution de l'épidémie résulte de la nature même des choses.

Le vibrion cholérique existe encore en abondance et très virulent pendant la période de décroissance des épidémies et même à la fin de la période épidémique. En effet, les personnes qui avaient, fuyant le foyer épidémique, émigré dans des localités saines paient à leur retour dans la ville contaminée un lourd tribut à la maladie et à la mort, en raison de leur non-adaptation à l'élément cholérigène du milieu, qu'elles auraient acquise en s'exposant, comme le reste de la population, aux risques de la contamination.

En réalité, le graphique d'une épidémie de choléra tient le milieu entre les courbes, plus théoriques que pratiques, qui viennent d'être indiquées, en raison de ce fait que la naissance des épidémies est, le plus souvent, due à la transmission directe, et que, dans la suite, intervient la transmission indirecte par tous les agents qui viennent d'être étudiés.

En résumé, l'élément essentiel de la diffusion du choléra est le vibrion cholérique contenu dans les déjections humaines qui deviennent ainsi la source de tous les cas sporadiques ou épidémiques. Ces vibrions se transmettent d'un porteur de bacilles malade ou en bonne santé à un individu sain par l'intermédiaire des aliments, de l'eau soit directement, soit par le concours de la mouche.

III. — SYMPTOMATOLOGIE

INCUBATION. — A partir du moment où le vibrion de Koch est introduit dans l'organisme jusqu'à celui de l'apparition des accidents pathologiques, il s'écoule un temps qui peut être très variable. Il n'est évidemment pas question d'incubation dans le cas où des individus sains hébergent, sans troubles pour leur santé, le vibrion dans leur intestin. Ces porteurs de bacilles peuvent, dans des conditions encore indéterminées, être atteints de choléra, et c'est sans doute l'observation de cas de ce genre qui avait conduit à assigner autrefois à la période d'incubation une durée assez longue, qui n'était pas inférieure à 16 et même 23 jours.

Si l'on s'en tient uniquement aux faits d'observation et aux données expérimentales sur l'homme, on peut dire que la période d'incubation varie de quelques heures à six jours au maximum.

Déjà Spindler, pendant l'épidémie de Strasbourg en 1849, avait fixé cette période à une moyenne de 50 à 60 heures et à un maximum de 6 jours. Il se basait sur l'observation de personnes venant d'une contrée saine au centre de l'épidémie à Strasbourg.

Niemeyer à Greifswald et Grættner, dans un petit village de la frontière de Mecklembourg, ont pu, de la même façon, assigner à la durée de l'incubation un minimum de 36 heures et un maximum de 3 jours.

Les données expérimentales, volontaires ou inconscientes, confirment cette limite fournie par l'observation des faits naturels.

Des cinq personnes malades pour avoir bu de l'eau souillée de selles cholériques, et dont Mac Namara a rapporté l'histoire, une présenta des symptômes cholériques 24 heures, deux autres 48 heures, et deux autres enfin 72 heures après cette absorption.

Les résultats des essais faits par différents expérimentateurs bénévoles concordent tout à fait avec cette observation. L'ingestion de cultures cholériques, lorsqu'elle a provoqué une attaque de choléra, fut suivie des premiers symptômes morbides caractéristiques, une fois 24 heures après, d'autres fois en deux jours, trois, cinq et six jours.

On peut donc conclure que la période d'incubation du choléra varie dans des limites assez étroites : de quelques heures à un maximum de six jours. Après ce laps de temps, on peut se considérer comme indemne.

Phases de la maladie. — Au point de vue clinique, l'intoxication cholérique peut se diviser en trois périodes :

1° *Période de diarrhée*, appelée aussi période de diarrhée prémonitoire, dans laquelle il n'y a d'autres symptômes que la seule diarrhée.

2° *Période de choléra*, que l'on peut aussi désigner sous le nom de période d'attaque, et qui se divise elle-même en deux phases :

a) *Phase de cholérine*, dans laquelle se montrent de la diarrhée et des vomissements, d'aspect particulier, dit riziforme.

b) *Phase asphyxique*, caractérisée par les mêmes déjections d'aspect riziforme, des vomissements moins abondants, un collapsus général, la disparition du pouls et l'anurie.

3° *Période de réaction*, qui se distingue par la cessation des symptômes cholériques, et fréquemment par des états congestifs des différents organes, ou par un véritable état typhique dont l'issue est aussi souvent fatale que celle de l'attaque cholérique elle-même.

DESCRIPTION GÉNÉRALE DE LA MALADIE. — **Ire Période. Période de diarrhée.** — Cette période de diarrhée est fréquemment précédée de troubles prodromiques, qui, pour n'être pas aussi bruyants que les accidents qui vont suivre, n'en existent pas moins. Ils sont caractérisés par du malaise, par un affaissement général de tout l'organisme, par de vagues douleurs abdominales, qui peuvent souvent prendre le caractère de coliques franches, mais sans siège déterminé ou localisé, enfin par de l'anorexie.

Appelée encore par la plupart des auteurs période de diarrhée prémonitoire, cette période de diarrhée fait partie intégrante de la maladie : elle est la première manifestation de l'action pathogène du vibrion cholérique et semble correspondre uniquement au développement et à la pullulation de cet agent dans l'intestin.

L'état général n'est le plus souvent troublé que dans des limites très restreintes; cette période est en effet dans la plupart des cas d'une grande bénignité. Elle n'inspire le plus souvent aucune inquiétude au malade ni à son entourage, et cependant elle est d'une importance capitale au point de vue de la diffusion de l'épidémie.

En effet, les selles des malades renferment déjà à cette époque des vibrions de Koch en grande abondance et sont d'autant plus dangereuses que les manifestations symptomatiques sont pour ainsi dire nulles en dehors du flux diarrhéique, et que par suite elles échappent d'ordinaire à toute action de la part de l'hygiéniste.

Ces déjections de la période diarrhéique sont plus ou moins fréquentes selon les individus, plus ou moins fluides; elles sont toujours fécaloïdes au début et n'attirent l'attention par aucun caractère physique ou objectif spécial.

D'abord franchement fécaloïdes, elles prennent assez rapidement un aspect bilieux, se colorant en vert sale, ou prenant une teinte café au lait, avec quelquefois des mucosités peu abondantes.

Elles sont émises sans ténesme, sans épreintes, sans coliques même, souvent; mais elles suivent ordinairement une sensation de gargouillement avec gêne intestinale, et laissent après elles un sentiment de lassitude plus ou moins accentuée en rapport avec le nombre des évacuations alvines et qui s'accroît au fur et à mesure que cette diarrhée dure plus longtemps.

La langue reste normale pendant cette période de diarrhée.

IIe Période. Période d'attaque. — 1° Phase de cholérine. — Brusquement, sans cause apparente, le malade se sent pris, d'ordinaire pendant la nuit, au milieu de son sommeil, quelquefois, mais beaucoup plus rarement, pendant le jour, au cours de ses occupations, d'une douleur vive, angoissante, siégeant à la région épigastrique, en même temps que d'une sensation poignante de compression autour de la base du poumon.

Ces sensations douloureuses sont rapidement suivies de borborygmes qui eux-mêmes précèdent de très peu un besoin extrêmement impérieux d'aller à la selle.

A ce moment, les déjections deviennent si fréquentes, en même temps que si abondantes, que tout le tube intestinal est évacué des matières fécales qu'il contenait.

Puis, brusquement, les matières émises changent de caractère. Elles ne sont plus fécaloïdes : elles deviennent aqueuses, revêtent un aspect blanchâtre, ou grisâtre, souvent même blanc, analogue à de la décoction de riz peu épaisse, et elles contiennent en suspension des flocons nombreux qui sont formés de débris épithéliaux et de mucine.

Cet aspect des selles leur a fait donner le nom de selles riziformes.

L'odeur fécale que ces selles avaient jusque-là, depuis le début de la première période, disparaît totalement et est le plus souvent remplacée par une odeur rappelant celle de la sciure d'os ou celle du sperme.

L'abondance des selles diminue en même temps que s'accroît leur fréquence, et la quantité des matières expulsées est telle qu'elle peut atteindre 5 à 6 et même 7 litres par jour.

Au fur et à mesure que les selles augmentent de fréquence, la sécrétion rénale diminue; la quantité de l'urine émise est de plus en plus faible; elle peut même devenir nulle. La miction, en même temps, devient difficile et douloureuse.

Peu après le début de ces déjections si fréquentes et si caractéristiques, quelquefois en même temps qu'elles, mais jamais avant, apparaissent des vomissements dont la fréquence égale celle des évacuations alvines.

Alimentaires au début, ces vomissements sont ensuite bilieux, et prennent rapidement un aspect riziforme tout à fait semblable à celui des selles cholériques elles-mêmes.

L'abondance des matières vomies peut, comme les selles, être considérable, et atteindre, dans quelques cas, le chiffre véritablement extraordinaire de trente litres dans la journée.

Ces vomissements sont précédés de nausées angoissantes et s'accompagnent d'un hoquet persistant.

Pendant cette première phase de la seconde période, ou période d'attaque, la langue reste humide, prend un aspect blanchâtre; la soif est extrêmement vive, ardente, inextinguible; le ventre est rétracté; à la palpation, on y perçoit des gargouillements à bulles variables, disséminés dans tout l'intestin.

Le pouls est fréquent, il perd de son ampleur, devient petit, et est facilement dépressible.

Une déperdition si abondante des liquides de l'organisme a une répercussion sur l'état général qui s'aggrave presque à vue d'œil. La perte des forces est rapide et si considérable que, dès cette phase, elle aboutit presque au collapsus. Le malade éprouve des éblouissements; il est pris de syncope et tombe dans un affaissement profond, tout en conservant l'intégrité de ses facultés intellectuelles.

2° **Phase asphyxique.** — Bientôt les évacuations alvines et les vomissements diminuent de fréquence; les matières expulsées sont aussi moins abondantes, mais il subsiste encore des efforts douloureux continuels de vomissements, avec des nausées pénibles et fatigantes.

La peau se refroidit jusqu'à une algidité toute cadavérique. Elle change de couleur, devient d'abord pâle, puis cyanotique, surtout au pourtour des cavités naturelles. Les lèvres, les narines, les paupières se teintent en bistre d'abord, puis elles deviennent bleuâtres, ou violacées, ou noirâtres. Cette teinte, primitivement limitée aux orifices naturels, finit par s'étendre à toute la surface cutanée, en commençant par les extrémités.

Les ongles eux-mêmes noircissent, en même temps que les pieds, les mains, la verge se recouvrent de larges plaques marbrées.

Comme le tissu adipeux qui la maintient tendue a disparu, la peau devient flasque, perd de son élasticité, se ride et conserve le pli que lui imprime le pincement.

La peau est humide et poisseuse, recouverte d'une sueur visqueuse et froide.

Pendant les progrès de la phase asphyxique, l'appétit est complètement nul ; mais, en revanche, la soif, déjà très vive dans la phase précédente, se fait de plus en plus ardente, inextinguible.

La température descend très bas au-dessous de la normale à la surface de la peau, et même dans la bouche, ne se maintenant normale et même quelquefois au-dessus de 37° que dans le rectum et le vagin.

Le pouls augmente de fréquence, en même temps qu'il diminue d'amplitude : il devient filiforme, souvent imperceptible. D'autre part, il est le plus souvent irrégulier. On ne perçoit plus les battements à la radiale, ni même aux artères d'un plus gros calibre, comme l'humérale, la crurale, la carotide même.

A l'auscultation du cœur, les bruits cardiaques sont assourdis, lointains ; ils deviennent de moins en moins distincts, et souvent ils sont réduits à un seul. Enfin, les contractions cardiaques perdent leur énergie et sont de plus en plus faibles.

La respiration est anxieuse, fréquente. Le malade est en proie à une dyspnée qui s'accentue progressivement et rend la respiration de plus en plus difficile.

La voix change notablement de timbre, qui est souvent aigu. Elle est cassée, à cause de la faiblesse des muscles laryngés et de la sécheresse de la gorge, et ce caractère de la voix est tout à fait spécial.

En même temps que les signes précédents, on observe un symptôme aussi caractéristique dans le choléra que la diarrhée, les vomissements riziformes, l'algidité et la voix cassée : le malade est en proie à des crampes fréquentes et douloureuses qui siègent souvent dans plusieurs groupes musculaires, mais qui, non moins fréquemment, se localisent et n'affectent que les mollets.

Cependant, alors que se déroulent tous ces symptômes, dont la gravité, plus ou moins variable, est néanmoins toujours grande, l'intelligence se maintient intacte, sauf dans quelques cas où il survient du délire. Si l'on interroge le malade, il répond avec justesse, mais il retombe presque aussitôt dans un abattement dont les progrès sont incessants. Il voit la mort s'approcher et rien ne le préoccupe de ce qui le concerne ou de ce qui l'environne : même les soins dont on l'entoure paraissent lui être complètement indifférents.

Comme cet abattement, l'amaigrissement du malade est considérable. Il est extrêmement rapide et est si accentué que le patient est à peu près méconnaissable en un temps très limité. Cet amaigrissement est généralisé : il porte aussi bien sur la face et les extrémités que sur le tronc lui-même. Le résultat de cet amaigrissement si rapide et si profond donne au cholérique un aspect particulier et véritablement impressionnant. Le nez s'effile, les pommettes s'accentuent, les joues se creusent; les yeux restent fixes dans leurs orbites au fond desquels ils semblent plus profondément enfoncés, pendant que les globes oculaires ne sont plus recouverts par les paupières et se convulsent en haut. La cornée semble vitreuse et comme affaissée, le facies du malade est si caractéristique qu'il frappe l'imagination et qu'il n'est pas possible de l'oublier une fois qu'on en a été témoin.

La vue semble s'éteindre; la sensibilité s'émousse; les sens s'obscurcissent; la prostration est de plus en plus complète, traversée par des syncopes fréquentes, accompagnée d'anxiété précordiale, d'oppression de plus en plus vive, et la mort survient dans le marasme, au bout d'un temps qui varie entre quelques heures et deux ou trois jours.

IIIe Période. Période de réaction. — Une issue fatale n'est pas toujours l'aboutissant de la période asphyxique du choléra. Soit que le vibrion n'ait pas une virulence suffisante, soit que l'individu atteint soit doué d'une immunité relative ou d'une force de résistance suffisante, le malade entre dans une nouvelle période de la maladie dont la physionomie est variable, et qui est appelée période de réaction, prélude tantôt de la convalescence et de la guérison, tantôt de nouveaux dangers tout aussi grands et tout aussi graves que ceux que le malade a jusqu'ici traversés.

Cette période de réaction peut manquer, lorsque l'atteinte cholérique cesse avant qu'aient pu apparaître l'abattement et la prostration, ou avant que l'algidité ait pu faire des progrès notables.

Dans ce cas, les symptômes, limités à la diarrhée riziforme, aux vomissements, aux crampes, à la voix cassée disparaissent assez rapidement, et tout redevient vite normal : la convalescence s'établit et la guérison se confirme, avec simplement une certaine lassitude, une faiblesse plus ou moins marquée, que le sujet éprouve encore pendant quelques jours.

Mais si la maladie a suivi son cours et qu'il se soit produit cette prostration, cet affaissement et cette algidité dont l'intensité peut être si remarquable dans le choléra, entre la disparition des symptômes présentés par le malade et le retour définitif à la santé, se place une période de réaction dont la marche est variable.

Cette réaction peut en effet être : 1° régulière; 2° irrégulière; 3° ou bien revêtir le caractère typhoïdique.

1° **Réaction régulière.** — Dans la réaction régulière, les phénomènes d'algidité disparaissent petit à petit, et progressivement jusqu'à la convalescence et le retour à la santé.

En premier lieu, le calme et le sommeil succèdent à l'angoisse dans laquelle était plongé le malade; puis tous les autres symptômes s'atténuent.

Les nausées et les vomissements se font moins fréquents et disparaissent définitivement. La paroi abdominale reprend sa souplesse, et les gargouillements diminuent jusqu'à la cessation complète.

A la dyspnée succède une respiration régulière, facile, à mouvements plus lents qui ne réveillent aucune douleur.

Si l'on prend la température du malade, on constate que la chaleur revient progressivement à la peau et dans les cavités naturelles où elle était tombée au-dessous de la normale. Ce retour de la chaleur est le plus souvent assez lent, mais toujours régulier, Les malades disent qu'ils sentent des montées de sang à la tête, et au visage, s'accompagnant quelquefois de bouffées de chaleur. Cette esquisse de poussée congestive peut, dans quelques cas, aboutir à un certain degré de délire, mais ces symptômes, en rapport avec l'intensité ou plutôt la rapidité du retour de la température, ne persistent que quelques jours, et ne sont que fort peu accentués : ils rétrogradent promptement jusqu'à la guérison complète et définitive.

En même temps que revient la chaleur à la peau, le pouls, qui avait été jusqu'à cette période de réaction petit, misérable, quelquefois imperceptible, se relève, prend de l'ampleur et se calme en devenant moins rapide.

Le cœur bat avec une énergie plus marquée, et les bruits se perçoivent mieux à l'auscultation.

A la peau, jusque-là livide, la circulation périphérique, reprenant son cours normal, redonne sa teinte rosée habituelle.

Les crampes, si douloureuses, diminuent d'intensité et finissent par disparaître.

L'œil s'anime, reprend de l'expression, pendant que le globe oculaire, enfoncé dans l'orbite, revient à sa place normale.

La voix recouvre son timbre ordinaire et ses caractères normaux.

La quantité des urines émises, d'abord peu abondante, s'accroît ensuite petit à petit, et finit même par être au-dessus de la normale ; à l'anurie succède une polyurie quelquefois très marquée.

Enfin les forces reviennent progressivement, la maigreur du malade disparaît au fur et à mesure que l'appétit renaît, et la convalescence commence, s'affirmant souvent par une crise de sueurs plus ou moins abondantes.

En résumé, la réaction régulière est la disparition presque simultanée et toujours progressive, lente, sans incidents, de tous les symptômes pathologiques, jusqu'à l'affirmation de la convalescence et de la guérison. Dans quelques cas, cette régularité de la réaction est moins frappante, et il est besoin de l'attention éveillée du médecin pour modérer l'acuité du processus réactionnel.

2° Réaction irrégulière. — Cette attention est encore plus nécessaire dans les cas où l'évolution de la réaction est franchement irrégulière.

L'irrégularité de la réaction peut revêtir des caractères variables : cette réaction peut être, en effet, avortée, ou mériter le nom d'irrégulière.

a) La RÉACTION AVORTÉE OU INCOMPLÈTE se caractérise par une tentative, un essai de réaction qui n'est pas suivi d'effet. Dans ce cas, la réaction est très faible, s'exerçant sur un ou plusieurs des symptômes de la période algide, puis elle disparaît bientôt pour faire place au retour des symptômes algides et asphyxiques qui, reprenant une intensité nouvelle, emportent le malade. C'est ainsi que la sécrétion urinaire se rétablit, mais se supprime de nouveau peu après, et que la cyanose, le refroidissement des extrémités en même temps que l'asphyxie reparaissent après que la circulation et la chaleur ont fait une tentative de retour à la normale. Habituellement cette réaction avortée ou incomplète est suivie de la mort du malade.

b) LA RÉACTION IRRÉGULIÈRE proprement dite peut être considérée comme une succession de réactions avortées ou incomplètes : il y a des alternatives successives d'essais de réaction, et de réapparitions des symptômes algides et asphyxiques. D'autre part, il y a discordance dans les essais de réaction, à considérer en eux-mêmes les phénomènes réactionnels.

On voit, dans ce cas, plusieurs efforts successifs de réaction échouer de la même manière : la cyanose ne disparaît que pour réapparaître bientôt après, de même que la température retombe au-dessous de la normale après plusieurs tentatives de relèvement.

Mais ce qui caractérise le plus cette réaction irrégulière est le défaut d'ensemble dans ces essais successifs de retour à la normale. L'anurie peut subsister alors que la circulation reprend un cours plus régulier, indiqué par l'augmentation de l'amplitude du pouls radial. De même la chaleur peut ne se développer que lorsque la sécrétion urinaire est redevenue normale déjà depuis un certain temps, ou bien encore elle ne se répand pas également dans tout l'organisme, les extrémités restant froides alors que le tronc a repris une température normale ou même a dépassé le chiffre de 37°. Le pouls est alternativement mou et plein, ou bien, petit et filiforme, mais il reste toujours rapide, variant de 70 à 100 et même 120 ou 130 à la minute.

La respiration reste irrégulière et difficile.

Le malade continue à présenter le facies caractéristique du choléra, avec les joues creuses, les globes oculaires enfoncés dans l'orbite, en même temps qu'il a encore des vomissements opiniâtres, accompagnés d'un hoquet toujours très pénible, et qu'il est en proie à une diarrhée réapparaissant après une courte période pendant laquelle ont cessé les vomissements et les évacuations alvines.

Dans ces conditions, la prostration du malade fait des progrès constants, l'affaiblissement est graduel et continu, cependant que l'intelligence devient de plus en plus obtuse, et qu'apparaît trop souvent un délire, précurseur de la mort.

Phénomènes congestifs. — Quelquefois, d'emblée, mais le plus ordinairement après un certain temps de bénignité relative, le mouvement réactionnel peut occasionner du côté des divers organes des phénomènes congestifs dont l'intensité est variable.

Ces phénomènes congestifs peuvent porter sur l'encéphale, ou sur les viscères abdominaux, et donner lieu à : 1° la réaction ataxo-adynamique et 2° à la réaction typhoïdique.

Dans le premier cas, après une tentative de réaction qui s'annonçait franche et régulière, le malade est en proie à une céphalalgie généralement très accusée et très pénible. Il y a de la somnolence, qui se prolonge parfois outre mesure, au point qu'il devient difficile de réveiller le malade. La face du malade est rouge, vultueuse, contrastant d'une manière frappante avec le masque cyanosé observé précédemment. L'œil est vif et animé, les pupilles sont contractées, mais quelquefois irrégulières; les conjonctives sont injectées, et les glodes oculaires convulsés en haut. Bientôt survient un délire bruyant, qui accompagne une vive agitation : le malade exécute des mouvements désordonnés, et presque incessants; il pousse des cris aigus. Les traits sont contractés, la bouche est serrée, et les mâchoires sont animées d'un mouvement de grincement et de mâchonnement presque constant. Les muscles du cou sont fréquemment dans une extension rigide, et même il y a souvent renversement de la tête en arrière; la langue est sèche, fuligineuse; la diarrhée persiste quelquefois. Peu à peu surviennent de la carphologie et des soubresauts tendineux. La respiration, gênée tout d'abord, devient de plus en plus courte, et le pouls continue à battre rapidement, 100 à 110 à la minute, sans prendre de l'ampleur. La température reste voisine de la normale, ou monte au maximum à 38°.Enfin après cette excitation très marquée, la prostration apparaît, suivie bientôt de l'assoupissement et du coma et trop fréquemment la mort est la terminaison de cette réaction ataxo-adynamique, dans 15 cas sur 21, d'après Oddo.

Dans le second cas, il s'établit un véritable foyer typhoïdique. On observe alors la persistance des vomissements et de la diarrhée, constituée par des évacuations liquides, sanguinolentes, hémorragiques même, ou simplement bilieuses, avec fréquemment des selles involontaires. La langue est sèche, quelquefois rouge et vernissée sur toute son étendue ; d'autres fois, elle est brunâtre au centre, et toujours elle ne tarde pas à se recouvrir d'un enduit peu épais,qui noircit et se fendille : les fuliginosités, très adhérentes et tout à fait semblables à celles qu'on rencontre dans la fièvre typhoïde,ne restent pas limitées à la langue : elles recouvrent bientôt les gencives et les lèvres.L'abdomen est dur et météorisé; on y perçoit des gargouillements disséminés dans toute son étendue. Il y a des coliques, réveillées par la palpation même discrète; la soif est très vive, et la quantité des urines est diminuée.

La face est tantôt rouge et vultueuse, par plaques ; tantôt elle est pâle et livide. La surface cutanée est brûlante et sèche; la température s'élève à un minimum de 38°, et quelquefois monte jusqu'à 39°5 ou 40°. Mais elle peut quelquefois rester normale et même tomber au-dessous. Il y a des frissons vagues,pendant lesquels apparaissent de petites sueurs plus ou moins localisées et qui sont fugitives. Le pouls est petit, rapide, les mouvements du cœur sont moins énergiques.

Le malade est dans un état d'indifférence absolue, ne se rendant nul compte de la situation grave où il se trouve; il faut le secouer et l'interpeller pour obtenir de lui une réponse aux questions : il ouvre les yeux, répond en général avec justesse, puis retombe bientôt dans son engourdissement. A cette indifférence s'ajoute de la somnolence qui dans quelques cas peut aller jusqu'au coma. De plus il y a du délire généralement doux, sans cris, sans agitation ni mouvements brusques ou violents.

Le malade est dans un état de stupeur et de prostration qui s'accentue insensiblement et qui, du cinquième au onzième jour, aboutit à la mort. Lorsque le malade doit guérir, la guérison est très lente, ne s'affirmant que du 10e au 51e jour après le début de la période réactionnelle.

ANALYSE DES SYMPTOMES. — Telle est la marche du choléra lorsque cette maladie suit toutes ses phases avant d'aboutir soit à la mort, soit à la guérison.

Avant de parler des différentes formes cliniques présentées par le choléra, il n'est pas inutile de décrire avec quelque développement chacun de ses symptômes, en suivant, autant que possible, l'ordre chronologique de leur apparition.

Signes tirés de l'appareil digestif. — Diarrhée. — Pendant la première période de la maladie, période diarrhéique, ou de diarrhée prémonitoire, un seul symptôme s'observe d'habitude, lorsqu'elle existe, constitué par un flux intestinal plus ou moins abondant. Ce symptôme a été constaté le plus souvent avant l'apparition des phénomènes cholériques : dans 68 pour cent des cas environ, d'après les chiffres statistiques indiqués par Laveran, ou 58 o/o d'après ceux de Desnos dans son article du nouveau dictionnaire de médecine et de chirurgie pratiques. En Cochinchine, les cas brusques survenant sans l'apparition de cette diarrhée sont plus fréquents qu'en Europe, ou tout au moins la durée de cette période diarrhéique est réduite à sa plus simple expression, et on n'observe alors qu'une seule évacuation extrêmement abondante, dont l'effet est de vider pour ainsi dire d'un seul coup tout le contenu stercoral de l'intestin, pour faire place ensuite aux selles cholériques proprement dites.

Quoi qu'il en soit, cette diarrhée peut exister seule, indépendamment de tout autre symptôme, et n'était ce flux intestinal, le sujet ne se sentirait pas malade, ses fonctions paraissant s'effectuer normalement.

Les selles sont variables d'aspect : souvent fécaloïdes, elles sont aussi quelquefois bilieuses, jaunâtres, ou verdâtres, ou bien encore elles peuvent être de couleur café au lait, ou noirâtres Quelquefois enfin elles peuvent être sanguinolentes.

Elles conservent l'odeur fécale et leur apparence colorée jusqu'au moment où va débuter la période d'attaque du choléra.

Le nombre des selles est très variable, de même que leur abondance. Quelquefois limitées à trois ou quatre par vingt-quatre heures, elles peuvent atteindre le chiffre de quinze à vingt dans la même période. Si certains malades mettent un jour à remplir leur vase, d'autres, au contraire, le remplissent à peu près complètement par leur première selle. Le nombre des selles augmente au fur et à mesure qu'on se rapproche de la période d'attaque de choléra.

L'émission des selles n'est précédée ni accompagnée d'aucune colique, ni de ténesme, ni d'épreintes. Le seul symptôme que cette émission détermine est un gargouillement à peu près continuel, très accusé, que le malade perçoit et dont le médecin peut constater l'existence non seulement à la palpation, mais encore à l'ouïe. Ce gargouillement peut être perçu dans toute l'étendue de l'abdomen, aussi bien dans l'intestin grêle que dans le gros intestin.

Quelquefois, dans les cas relativement rares que l'on a désignés sous le nom de choléra sec, les évacuations manquent tout à fait. Mais dans ces cas, souvent terminés par la mort, on trouve l'intestin rempli de matières diarrhéiques, ayant toutes les apparences des matières évacuées par les malades atteints de choléra ordinaire.

La période pendant laquelle on observe ces selles diarrhéiques est extrêmement variable : de quelques heures à plusieurs jours. Quelquefois même elle est complètement nulle, et les selles cholériques caractéristiques apparaissent d'emblée.

Le plus souvent, la période d'attaque succède à une période diarrhéique, et alors les selles se modifient peu à peu dans leur consistance et dans leur odeur. Elles perdent assez rapidement, vers la fin de la première période, leur couleur brunâtre, et l'odeur fécale diminue, puis disparaît complètement. Ces selles diarrhéiques sont remplacées alors par les selles cholériques, dont l'aspect est si caractéristique.

Déjà pendant cette période, les selles des malades renferment le vibrion de Koch. Les selles cholériques sont liquides, aqueuses, de la consistance du petit lait. Elles sont le plus souvent claires comme de l'eau, mais elles peuvent revêtir une coloration légèrement grisâtre, ou opaline, et dans ce liquide nagent en suspension des flocons plus ou moins gros, plus ou moins abondants, de couleur blanchâtre ou gris blanchâtre, de forme irrégulière, et qui n'ont aucune tendance à se déposer sur le fond du vase. L'apparence de la selle cholérique est assez semblable à une décoction de riz faite avec peu de grains de riz, et qui aurait été trop longtemps soumise à l'action de la chaleur, d'où leur nom de selles riziformes.

L'odeur de ces selles ne rappelle en rien celle de la matière fécale : c'est une odeur fade, spermatique, ou quelquefois semblable à celle d'un os scié.

Le nombre de ces selles cholériques est en général très élevé : rarement au-dessous de 10 ou 15 dans les 24 heures, elles sont souvent émises toutes les heures, ou même toutes les demi-heures. Cette émission se fait d'ailleurs le plus ordinairement sans coliques, mais avec une irrésistibilité telle que le malade n'a pas toujours le temps de se satisfaire dans un vase approprié, et que les matières sont fréquemment rejetées sur les objets de literie ou sur les parquets.

La quantité des matières rendues à chaque évacuation est d'habitude assez peu élevée : c'est tout au plus si elle atteint au maximum 40 ou 50 centilitres. Mais la répétition des selles a pour résultat que, dans les 24 heures, le total quantitatif des évacuations cholériques peut atteindre, selon Lorain, 6 à 7 litres ; en moyenne 2 à 3 litres.

En ajoutant à une selle cholérique, avec précaution, de l'acide sulfurique pur, ou tout au moins exempt de vapeurs nitreuses, il se produit une coloration rouge caractéristique ; c'est la réaction du choléra roth, dont la constatation peut servir au diagnostic de la maladie.

Si l'on examine au microscope les flocons tenus en suspension, on y trouve des cellules épithéliales, des leucocytes réunis en amas, des cristaux d'acides gras et de nombreux vibrions de Koch, paraissant être comme en culture pure : il est remarquable, en effet, de ne trouver que fort peu de bactéries intestinales.

L'analyse chimique montre que les selles cholériques contiennent une très forte proportion d'eau, entre 97 à 99 pour 100, ne renferment qu'une très faible quantité d'albumine, 0,08 à 0,28, lorsqu'elles en contiennent, et enfin tiennent en dissolution des chlorures, de sodium en particulier, de l'urée, des phosphates, du carbonate d'ammoniaque, etc.

Si l'on filtre des selles riziformes, le liquide obtenu, clair, transparent, plus ou moins opalescent, renferme 22 gr. 110 de matériaux solides, dont 14,172 de matières organiques et 7,938 de substances minérales.

Les évacuations conservent leurs caractères de fréquence, de consistance et d'aspect aussi longtemps que dure la période d'attaque. Mais cependant, lorsque les crampes sont très accentuées, les selles diminuent souvent de fréquence, tout en gardant leurs autres caractères. Elles redeviennent fécales et contiennent fréquemment du sang lorsque survient la réaction. Les selles caractéristiques du choléra sont alors remplacées par une diarrhée plus ou moins bilieuse, et qui sera d'autant plus liquide que l'atteinte cholérique aura été elle-même plus grave. Dans les cas légers, il n'est pas rare d'observer de la constipation remplaçant les selles riziformes dès que la réaction régulière s'est affirmée.

Vomissements.—Les vomissements apparaissent peu après les selles caractéristiques. Quelquefois ils se produisent dès la période diarrhéique, mais ces cas sont exceptionnels. Ils sont, d'autre part, moins fréquemment observés que les évacuations alvines riziformes. Lorsqu'ils sont absents, des nausées, des renvois, des éructations plus ou moins pénibles les remplacent.

Souvent les vomissements surviennent sans cause appréciable. Cependant, dans la majorité des cas, ils sont provoqués par l'ingestion même d'une petite quantité d'aliments ou de boissons, quelle qu'en soit la nature et quel qu'en soit le degré de température. Les boissons froides, à la vérité, semblent mieux supportées que les liquides chauds ou tièdes.

Tantôt ils se font sans efforts, même sans nausée préalable ; dans ce cas, les matières sont rendues d'un seul jet, ou par fusées successives, dont l'expulsion provoque un grand soulagement au malade. Tantôt au contraire les vomissements sont précédés ou accompagnés d'une angoisse précordiale intense, de douleurs épigastriques vives, et même parfois de convulsions plus ou moins accentuées, sans que le malade se sente soulagé par le vomissement. Il n'est pas rare que les vomissements soient accompagnés d'évacuations alvines.

Leur fréquence est très variable selon les malades : quelquefois ils sont incessants ; d'autres fois, et le plus souvent, ils se répètent de dix à quinze fois en vingt-quatre heures. Dans certains cas ils sont beaucoup plus rares, ne se produisent que cinq ou six fois dans le nychthémère.

Au début, les vomissements sont alimentaires ; mais ils ne tardent pas à perdre ce caractère : rapidement ils deviennent aqueux, incolores ou légèrement teintés en vert pâle, ou vert jaunâtre, en raison de la bile qui entre dans leur composition ; ou bien ils sont de couleur louche, blancs grisâtres, laissant alors déposer une matière blanc sale.

Quelquefois ils ont l'apparence des selles riziformes, et dans ce cas ils sont constitués par un liquide légèrement opalescent, dans lequel flottent des grumeaux gris blanchâtre qui leur a fait donner le nom de vomissements riziformes.

Les matières vomies ont une réaction d'abord acide, puis neutre ou alcaline, et le microscope, comme les cultures, y font découvrir la présence de vibrions de Koch.

En général les vomissements diminuent de fréquence et d'aspect avec la période algide ; mais il n'est pas absolument rare de les voir persister pendant la période de réaction.

Dans les cas, assez rares, où les vomissements n'existent pas, ils sont remplacés par un hoquet persistant qui d'ailleurs existe en même temps ou alternant avec eux.

Anorexie, soif, aspect de la langue. — Pendant la période diarrhéique, l'appétit est généralement conservé, ou à peine atténué ; il devient complètement nul, sauf de très rares exceptions, pendant la période d'attaque, et ne reparaît que lorsque la convalescence s'affirme; alors il est aussi impérieux qu'il avait été nul auparavant.

Au contraire, la soif est extrêmement vive, insatiable, n'étant pas satisfaite par quelque quantité de liquide que le malade absorbe ; elle est continue, et persiste jusqu'à la convalescence. Pendant la période d'attaque surtout, elle est extrêmement pénible, d'autant plus que l'ingestion de liquides provoque elle-même les vomissements dont la répétition est une cause si aiguë de souffrances pour le patient.

La bouche est sèche, de même que la langue, et le malade se plaint d'une chaleur intérieure intense qui lui fait rechercher avec avidité les boissons fraîches ou glacées dont l'absorption ne calme ni cette sécheresse de la gorge, ni la chaleur intérieure, ni la soif, ni même dans certains cas les vomissements.

La langue, sèche comme il vient d'être dit, est large, étalée, plate, au cours de la période diarrhéique, se recouvre d'un enduit léger, grisâtre, ou blanchâtre, pendant la période d'attaque, au cours de laquelle elle est froide et glacée, puis devient rouge, surtout sur les bords, pendant la période de réaction ; à cette période elle se raccornit, pendant que l'enduit se fendille, noircit, pour lui donner l'aspect de la langue typhoïdique.

L'abdomen peut être indolore pendant toute la maladie, ne devenant douloureux qu'à l'occasion de crampes dont le siège est dans les muscles de la paroi ; mais le plus souvent il y a des douleurs plus ou moins vagues, fréquemment localisées, sous forme de barre épigastrique extrêmement pénible, s'accompagnant d'angoisse, d'oppression et qui s'exaspère par la pression.

A la palpation de l'abdomen, on constate qu'il est mou, plat, facile à malaxer, et on perçoit des gargouillements à bulles de gros volume, répartis dans toute la masse intestinale.

A cette douleur abdominale s'adjoint le plus souvent une sensation de constriction, de serrement, à la base du thorax, au niveau des insertions costales du diaphragme.

Signes tirés des appareils respiratoire et circulatoire. — **Respiration.** — Dans toute atteinte de choléra, la respiration est modifiée. Dans les cas légers, il peut n'y avoir qu'une dyspnée modérée, avec un rythme respiratoire un peu accéléré ; mais dans les cas moyens, et surtout dans les cas graves, la dyspnée est poussée à un degré extrême. C'est un sentiment de manque d'air, d'oppression insupportable, avec sensations douloureuses à la région épigastrique et au niveau des attaches costales du diaphragme, cependant que les mouvements respiratoires sont, à cause de ces douleurs, profondément modifiés.

La respiration est entrecoupée par des soupirs ; l'inspiration est prolongée à son maximum relativement à l'expiration qui peut souvent ne constituer qu'un soupir extrêmement bref, s'accompagnant alors d'un gémissement plaintif.

Le nombre des mouvements respiratoires est d'autant plus élevé que l'atteinte est plus grave; il peut aller jusqu'à 40 et même 45 à la minute. Mais ce chiffre élevé ne se maintient pas longtemps, et les malades, épuisés, ne tardent pas à succomber dans l'asphyxie, après avoir présenté une diminution notable de fréquence et d'étendue des mouvements respiratoires.

Malgré ces symptômes fonctionnels, et quelle que soit leur acuité, l'exploration du thorax ne donne aucun signe particulier: la percussion dénote une sonorité normale, et à l'auscultation le murmure s'entend avec netteté, bien qu'un peu affaibli; il n'y a des modifications plus accentuées que dans le cas de complications thoraciques.

Pendant la période de réaction régulière, la respiration redevient plus ample, plus facile; la dyspnée disparaît. Dans le cas de réaction typhoïde, la respiration reste anxieuse, inégale. L'air expiré est froid, et l'haleine glacée, pendant la période de choléra.

Phonation. — Dès le début de l'attaque de choléra, la voix présente une altération caractéristique : elle est de timbre plus aigu, puis voilée, cassée ; elle s'affaiblit au fur et à mesure de la marche de la maladie, et bientôt elle est presque complètement éteinte ; l'aphonie est dans certains cas si marquée qu'on ne peut entendre les mots que prononce le malade, même en approchant l'oreille de sa bouche. Quelquefois la voix éteinte du cholérique a une certaine raucité.

Avec la période de réaction, la voix recouvre son timbre et sa force ordinaires.

Circulation, Calorification. — Au cours de la première période du choléra, période de diarrhée, on n'observe généralement pas de troubles du côté de l'appareil circulatoire ; s'il en existe, ils sont très peu accusés. Mais, à mesure que les accidents se multiplient, que les évacuations alvines et les vomissements deviennent plus abondants, les troubles circulatoires s'accusent de plus en plus.

Le pouls s'affaiblit et augmente en même temps de fréquence. Il s'élève ordinairement à une moyenne de 90 à 100 pulsations, mais fréquemment il monte à 120, 130 et peut même aller jusqu'à 180 pulsations à la minute. Cette fréquence est toujours un signe de haute gravité, et le pronostic sera d'autant plus sombre qu'à cette fréquence s'ajoutera un affaiblissement plus marqué des pulsations.

Le pouls, en effet, en même temps qu'il augmente de rapidité, devient le plus souvent et rapidement de plus en plus faible. Il est petit, dépressible, filiforme et finit par être à peine perceptible. Dans les cas les plus graves, il est tout à fait insensible, ne donnant au sphygmographe qu'une ligne à peine marquée par de très faibles ondulations.

Dans certains cas, très rares d'ailleurs, la fréquence du pouls ne coïncide pas avec l'affaiblissement des pulsations : le pronostic de semblables cas n'est pas aussi grave que celui de ceux où le pouls est en même temps très rapide et insensible.

L'affaiblissement et la disparition du pouls se remarquent d'abord aux radiales, puis aux humérales, pour s'étendre ensuite aux artères crurales et enfin aux carotides, qui peuvent, jusqu'à la mort, présenter de très faibles battements disparus depuis longtemps aux autres artères de moindre calibre.

Les battements du cœur suivent la marche des pulsations artérielles; ils perdent de leur force et augmentent de rapidité. A l'auscultation, les bruits cardiaques sont assourdis, lointains, quelquefois à peine distincts et souvent ils ont disparu. En général, le premier bruit est celui qui disparaît le plus tôt, le second restant encore distinct, puis les deux bruits disparaissent presque complètement, ne donnant à l'oreille qu'un bruit confus, lointain, qu'il est impossible de rattacher à l'un ou à l'autre battement cardiaque.

Enfin, à l'auscultation, on peut entendre soit au premier temps, soit moins souvent aux deux temps, un bruit de souffle assez accentué, avec un timbre doux, siégeant à la base et que l'on attribue à la formation de caillots intra-cardiaques.

Du côté du système veineux, les troubles circulatoires ne sont pas moins importants: au contraire des artères, qui sont vides de sang, les veines sont gorgées d'un sang épais, de consistance sirupeuse, poisseuse, de couleur noirâtre, ne tournant pas au rouge vermeil au contact de l'air ou même par agitation avec l'oxygène. Cette stase veineuse est si marquée que la section d'une veine, même de gros calibre, ne donne issue qu'à quelques gouttes d'un sang gelée de groseille noirâtre, dont l'écoulement cesse au bout de peu d'instants.

La composition du sang est assez profondément modifiée. D'après Hayem, il-y a une augmentation du nombre des globules rouges d'environ 1.500.000 mmc., les hématies passent en moyenne au chiffre de 6.200.000 à 6.600.000. Ces résultats ont été confirmés par Okladnykl, qui a compté de 6 à 7 millions de globules rouges. Ces hématies sont d'ailleurs déformées, visqueuses et se réunissent en amas irréguliers. D'autre part, le nombre des globules blancs est augmenté, et peut aller jusqu'à 50.000 par mmc. C'est une polynucléose neutrophile, dont le maximum s'observe à la période algide, pour diminuer à la phase suivante, et dont le chiffre est d'autant plus élevé que la gravité de l'atteinte est plus grande. Il est à remarquer que les leucocytes éosinophiles ont à peu près complètement disparu.

Enfin, la masse totale du sang est diminuée d'environ 1/5, d'après Hayem.

Ces troubles de la circulation s'accentuent au fur et à mesure que se développe la période algide. Ils diminuent, disparaissent et prennent un caractère tout différent pendant la période de réaction. La circulation recouvre progressivement toute son intégrité. Le pouls, s'il n'avait été qu'affaibli, reprend son amplitude normale; s'il avait disparu, il réapparaît successivement aux crurales, aux humérales, puis enfin aux radiales. La circulation capillaire elle-même se rétablit et la cyanose disparaît pour faire place dans la réaction typhoïde à une rougeur qui contraste singulièrement avec la pâleur cyanotique de la période algide.

Calorification. — Parallèlement à ces troubles circulatoires, on constate des altérations profondes de la calorification. Si l'on palpe la peau d'un cholérique pendant la période d'attaque, on est frappé par une sensation de froid des plus nettes. Cette algidité périphérique, facile à constater à la main, est confirmée par le thermomètre qui accuse un abaissement de la température d'autant plus marqué que l'on se rapproche des extrémités et que l'atteinte est plus grave. Dans les formes légères, la température axillaire ne descend pas au-dessous de la normale, mais au contraire marque le plus ordinairement 37 et même quelques dixièmes au-dessus de ce chiffre, sans dépasser cependant 37°5. Plus l'atteinte est grave, au contraire, plus le degré thermométrique s'abaisse au-dessous de la normale, lorsque le thermomètre est placé dans l'aisselle ou sur la peau des pieds, des mains, du cou, de la face et du thorax, de même dans la bouche, sur la langue. Cette température périphérique varie, sur la peau, de 18° à 21° aux pieds; de 25° à 32° dans la bouche, d'après Lorain. Dans le creux de l'aisselle, la température, moins abaissée, descend ordinairement aux environs de 35° à 36°, mais peut tomber à 33°.

La température centrale, prise dans le rectum, n'est, en aucune façon, comparable à la température périphérique. Elle peut être abaissée, mais elle peut être normale, et quelquefois même elle dépasse la normale, pouvant alors monter jusqu'à 39 et même 40°. Il y a ainsi une discordance tout à fait remarquable entre la température périphérique et la température rectale ou centrale.

L'abaissement de la température périphérique peut donner un signe pronostique important, de même que l'écart entre le degré thermométrique pris dans l'aisselle et celui que donne le rectum ou le vagin. D'après Wünderlich une température buccale au-dessous de 24° est l'indice d'une mort certaine, de même qu'un grand écart entre les températures axillaire et centrale.

Dans la période de réaction, la température périphérique se relève, ne tarde pas à se rapprocher de la normale, et même à la dépasser de quelques dixièmes de degré, tandis que la température centrale s'abaisse pour se mettre sensiblement au niveau de la précédente. Dès lors, la courbe thermique va osciller aux environs de la normale, lorsque la réaction prend la forme typhoïde.

Absorption. — Les troubles circulatoires, l'algidité, qui sont des phénomènes constants dans la période asphyxique du choléra, sont accompagnés de troubles importants dans les fonctions d'absorption des muqueuses de la peau et du tissu sous-cutané.

Les aliments, les boissons ne sont plus absorbés par la muqueuse gastro-intestinale ; ils franchissent le tube intestinal sans modification, et le plus souvent on retrouve, à l'autopsie, dans l'estomac, les liquides ingurgités pendant la vie, et qui n'ont pas été rejetés par les vomissements.

Les médicaments ne sont pas absorbés, ce que montre l'absence d'effet thérapeutique d'agents actifs tels que la belladone, la strychnine, l'opium. L'iodure de potassium ne peut être retrouvé dans l'urine.

La peau et le tissu cellulaire sous-cutané n'absorbent aucune substance médicamenteuse : des frictions belladonées sont sans effet sur la pupille, même à haute dose, ainsi que des injections sous-cutanées de morphine même répétées ne procurent aucun sommeil.

En revanche, l'absorption se fait normalement par la voie intraveineuse.

Pendant la période de réaction, l'absorption redevient possible aussi bien par la muqueuse digestive que par la peau et le tissu cellulaire sous-cutané. Ce fait a une importance considérable au point de vue du traitement : les médicaments, dont l'effet est nul pendant la période d'algidité, pourront reprendre toute leur activité, s'ils n'ont pas été éliminés, lorsqu'apparaîtra la période de réaction, et l'on conçoit les dangers que peut courir un malade à qui des médicaments toxiques auront été administrés sans précaution pendant l'algidité.

« Russel, cité par Delpech, raconte qu'une jeune fille absorba sans résultat 20 grains d'opium pendant la période algide, mais succomba pendant la période de réaction à l'empoisonnement opiacé » (Thoinot).

Sécrétions. — La plupart des sécrétions sont profondément modifiées ; « La sécrétion biliaire est diminuée, ainsi que l'ont démontré Otto en 1832, Gairdner en 1849, et Wedl-Lehmann. La sécrétion des larmes, de la lymphe est tarie pendant l'attaque, de même que la sécrétion sébacée. Quant aux menstrues, elles ne sont pas modifiées dans tous les cas : il arrive en effet souvent, huit fois sur dix environ, qu'elles persistent pendant la période d'algidité. La peau est couverte d'une sueur visqueuse pendant l'algidité.

Anurie. — La sécrétion urinaire est celle qui est le plus profondément troublée. Dès le début de l'atteinte cholérique, et pendant toute la durée de la période d'algidité, la sécrétion urinaire est tarie. Il ne s'agit pas seulement d'oligurie, mais d'anurie presque au point que le cathétérisme ne retire qu'avec peine de la vessie quelques gouttes d'une urine épaisse, albumineuse, renfermant une assez grande abondance de cylindres granuleux et hyalins, et très riche en urée.

L'anurie dure pendant toute la période d'algidité. Elle ne cesse exceptionnellement que peu d'instants avant la mort, qui est, dans ces cas, précédée d'une émission d'urine plus ou moins abondante ; mais le plus ordinairement la mort survient sans que le cours de l'urine se soit rétabli.

La réapparition de l'urine est un symptôme favorable annonçant la période de réaction ou la convalescence. Cette réapparition s'opère entre la dix-huitième et la cent quarante-quatrième heure après le début des accidents cholériques, en moyenne le troisième jour (Lorain). Il est rare de l'observer à partir du quatrième jour ; cependant on l'a vue le septième et même le huitième jour.

Quand elles réapparaissent, les urines sont émises en faible quantité, et elles sont troubles, très albumineuses, peu riches en urée et en chlorure de sodium ; elles laissent un dépôt composé de cellules épithéliales de la vessie, de cylindres épithéliaux et hyalins, de globules de pus et de pigments biliaires.

Plus tard, quelques heures après, les urines sont plus abondantes, augmentent progressivement de quantité jusqu'à atteindre quelquefois 8 litres en 24 heures. Cette polyurie peut durer jusqu'à trente jours, en moyenne 15. Leur composition est alors très notablement modifiée : la densité diminue, l'urée augmente, de même que l'acide phosphorique, les chlorures, et l'acide urique. L'albumine, abondante dans les premières urines, diminue progressivement au fur et à mesure que dure la polyurie. Et souvent on constate la présence d'une quantité appréciable de sucre.

Signes tirés du système nerveux et de l'appareil musculaire. — Un des signes les plus caractéristiques, et peut-être le plus pénible de tous les symptômes du choléra, est constitué par les crampes musculaires. Ce signe apparaît très tôt, presque en même temps que la diarrhée et les vomissements ; mais il leur est toujours postérieur. Il est très rare que le choléra se développe sans éprouver de crampes, et leur intensité est en général en rapport avec la gravité de l'atteinte. Elles sont extrêmement douloureuses, continues, ne cessant quelques instants que pour reparaître aussitôt avec la même intensité.

Leur siège de prédilection est le mollet; de là elles s'étendent à la plante des pieds, aux orteils, aux cuisses. Elles peuvent gagner le bras, la main et les doigts. C'est exceptionnel, et dans les cas très graves, qu'elles s'étendent au tronc (thorax et abdomen), et à la face, où elles siègent alors dans les muscles du maxillaire inférieur.

Les crampes surviennent spontanément, ou sous l'influence du plus petit effort, du moindre mouvement. Elles font saillir les muscles sous la peau, sous la forme d'un fuseau dur et rigide.

Dans certains cas où les crampes sont absentes, on peut les faire paraître par l'application d'un courant faradique à interruptions fréquentes. Elles peuvent persister une minute après la cessation de l'électrisation (Babinski).

Lorsque s'établit la période de réaction ou la convalescence, les crampes s'atténuent et ne tardent pas à disparaître, ne laissant dans les muscles atteints qu'une sensation passagère d'endolorissement.

Les crampes sont le seul phénomène douloureux de la période algide. Lorsque survient la réaction, si elle prend la forme typhoïde, on observe assez fréquemment de la céphalalgie, avec des symptômes de congestion cérébrale, facies vultueux, épistaxis.

Il n'y a généralement pas de délire pendant la période d'algidité. Les phénomènes délirants ne surviennent que lors de la réaction, surtout dans la forme ataxo-adynamique. Alors le délire est bruyant, s'accompagne d'agitation. Le malade pousse des cris perçants, ne peut tenir en place et se découvre constamment. Cette excitation est suivie souvent d'une accalmie qui se termine dans les cas mortels par le coma. Cette excitation et la dépression qui la suit peuvent durer de 24 heures à quelques jours, et la mort en est la terminaison fréquente.

Rarement il y a des convulsions : elles annoncent le plus souvent une mort prochaine.

Les réflexes sont généralement abolis.

Pendant la période d'algidité, malgré l'état d'affaissement dans lequel est plongé le malade, l'intelligence reste nette ; mais bientôt elle devient paresseuse et, dans les cas graves, la fin de cette période est marquée par une torpeur complète tant physique que morale.

Lorsque le cas est très grave et rapide, cette torpeur est remplacée par une vive agitation avec angoisse, plaintes et gémissements.

Les organes des sens sont, pour la plupart, plus ou moins profondément atteints. La vue est troublée, pervertie, quelquefois même abolie ; le tact est émoussé. Le goût et l'odorat restent intacts.

Habitus extérieur. — L'aspect du malade, dans la période d'algidité, est tellement constant, et si semblable dans tous les cas, qu'il frappe l'observateur et ne s'efface plus du souvenir. Affaissé, immobile, le plus souvent somnolent, le malade reste couché sur le dos, les membres allongés. L'œil est enfoncé dans l'orbite, à peine recouvert par les paupières dont le muscle orbiculaire est paralysé. Sur la sclérotique on voit, par places, des taches noirâtres, d'un bleu sale. Le nez est effilé, paraissant d'autant plus allongé que l'œil est plus enfoncé dans l'orbite. Les saillies cartilagineuses apparaissent à travers la peau desséchée. Les lèvres bleuies, quelquefois violacées, sont amincies, collées sur les dents ou entrouvertes. Les tempes et les joues se creusent; tout le visage est cyanosé, ou bistre, ou noirâtre; cette teinte est plus marquée aux paupières. Les traits de la face expriment une angoisse profonde, se contractent douloureusement à chaque apparition des crampes musculaires, si particulièrement pénibles. Le regard est sans expression, les pupilles dilatées, les yeux flétris, la cornée plissée, desséchée comme sur un cadavre; tout cet ensemble donne au malade un aspect caractéristique et effrayant. Il semble, comme le dit Laveran, que la mort frappe d'avance les malades de son empreinte.

Toute la peau est d'une couleur cyanotique, ou bleuâtre, mais cette coloration n'est pas absolument égale, ni constante : le tronc est peu modifié dans sa couleur ; il reste pâle ordinairement. Par contre, les extrémités, y compris le pénis, la face et surtout le pourtour des yeux, prennent une teinte bleuâtre qui peut souvent se pousser jusqu'au noirâtre. Dans quelques cas peu fréquents, la teinte cyanotique n'apparaît pas, et tout le tégument reste pâle, parcheminé. Cette teinte blême ne devient cyanotique qu'aux approches de la mort.

La peau est affaissée, ridée, conserve les plis de pincement; elle se cadavérise et se recouvre d'une sueur froide, visqueuse, qui, après dessiccation, laisse un dépôt pulvérulent constitué par de l'urée : ce phénomène est un signe pronostique extrêmement grave.

Dès l'apparition des symptômes cholériques, l'amaigrissement du malade apparaît considérable. C'est une fonte généralisée et rapide qui donne au cholérique son aspect si caractéristique. Et cependant le poids des malades est variable et nullement en rapport avec l'amaigrissement apparent. Chez les uns, le poids augmente ; chez d'autres, il reste stationnaire ; dans une troisième catégorie il diminue. Ces variations sont en rapport avec la différence entre les ingesta et les excreta. Si cette différence est en faveur des premiers, le poids augmente et inversement.

Pendant la période de réaction, lorsqu'apparaît la polyurie, l'amaigrissement est réel.

FORMES CLINIQUES. MARCHE DE LA MALADIE. DURÉE. TERMINAISON. — La marche du choléra est variable selon la forme clinique observée. Lorsque la maladie est réduite à la première période, dite de diarrhée, ou de diarrhée prémonitoire, les seuls symptômes observés sont la diarrhée, le plus souvent sans coliques, avec de vagues douleurs abdominales, l'anorexie et l'affaissement de tout l'organisme. Cette forme clinique, la plus bénigne, mais aussi importante que les autres au point de vue prophylactique, prend le nom de *diarrhée cholérique* et guérit le plus souvent au bout de quatre ou cinq jours. Quelquefois cependant elle dure pendant plusieurs semaines, ne laissant après elle qu'un sentiment de malaise et une faiblesse semblable à celle qui succède à une indisposition passagère et de peu de gravité.

Dans une forme plus accusée, le choléra prend le nom de *cholérine*. Au début, il y a, ici encore, la diarrhée avec ses selles fécaloïdes, liquides, dont l'évacuation n'est précédée que de vagues douleurs abdominales et de gargouillements ; puis, brusquement, ces caractères se modifient profondément, pendant la nuit. Les selles, jusque-là fécaloïdes, augmentent de nombre, deviennent plus liquides, bilieuses, se décolorent et prennent l'aspect aqueux, riziforme, perdent leur odeur fécale pour prendre celle de la sciure d'os ou du sperme. Les vomissements ne tardent pas à apparaître, alimentaires d'abord, puis liquides, amers, acides, avec quelquefois l'aspect riziforme analogue à celui des selles. Le malade éprouve une sensation de faiblesse extrême, de l'angoisse, des vertiges, des bourdonnements, une soif intense. Le pouls faiblit, l'urine diminue, et il y a une esquisse de crampes dans les mollets.

Ces accidents ne prennent généralement pas de gravité et se terminent le plus souvent par la guérison, au bout de trois jours au maximum. Mais ils peuvent aussi se transformer en une véritable attaque de choléra confirmé.

Lorsque la maladie prend dès le début une allure grave, elle revêt diverses formes cliniques que les différents auteurs ont multipliées, sans intérêt d'ailleurs au point de vue pratique. Sous ce rapport on peut retenir la distinction en :

1° une forme gastro-intestinale, caractérisée par la persistance de la diarrhée et des vomissements, généralement curable;

2° une forme ataxo-adynamique, où l'état nerveux domine et se traduit par du délire et des phénomènes de méningo-encéphalite;

3° une forme marasmatique, où le tableau symptomatique est celui de la méningite tuberculeuse (ventre en bateau, photophobie, fonte rapide des tissus, etc.).

Mais ces variétés cliniques peuvent se transformer les unes dans les autres, et dès lors il paraît plus logique d'adopter la division clinique de Griesinger en choléra léger, choléra grave et choléra foudroyant.

Dans la première forme, *choléra léger*, on observe une gravité des symptômes plus accentuée que dans la cholérine. La diarrhée et les vomissements ont le caractère nettement riziforme; les crampes ne sont plus à l'état d'ébauche, mais nettement caractérisées ; la sécrétion urinaire est diminuée, mais non abolie ; le pouls radial est encore perceptible, et la cyanose est à peine marquée.

Dans le *choléra grave*, tous les symptômes prennent de suite une allure inquiétante : le pouls radial est à peu près insensible, souvent même imperceptible ; la sécrétion urinaire est tarie; les phénomènes d'algidité, les crampes, le facies cholérique sont très accusés, revêtent au plus haut point leur signification caractéristique. Cette forme, lorsqu'elle guérit, s'achève le plus ordinairement dans la réaction typhoïde.

Dans le *choléra foudroyant*, il n'y a que rarement des prodromes, peu accentués : le plus souvent, l'attaque est brusque, et marquée par des évacuations alvines et stomacales extrêmement abondantes, une algidité, des crampes, une cyanose particulièrement intenses. La rapidité de la marche de la maladie est telle que la mort survient en quelques heures, de trois à vingt-quatre.

A ces formes cliniques, on pourrait ajouter celle qui a pris le nom de *choléra sec*, dans laquelle tous les symptômes du choléra authentique se retrouvent, sauf les évacuations. A l'autopsie, ces cas se terminant toujours par la mort, on constate dans le tube gastro-intestinal les mêmes matières riziformes que dans les cas ordinaires, ce qui montre bien que le défaut d'évacuation n'est pas dû à l'absence de sécrétions ou transsudations intestinales, mais à une paralysie du tube digestif ou à toute autre cause.

Marche et durée de la maladie. — Quelle que soit la forme clinique, le choléra affecte une marche d'une rapidité toujours grande, et sa durée ne varie que dans des limites assez étroites. Des malades sont emportés en deux, six ou douze heures ; d'autres résistent pendant une semaine, ou très exceptionnellement pendant une douzaine de jours. En moyenne, la durée de la maladie est de quarante-huit à soixante-douze heures, après lesquelles survient soit la convalescence, dont le début est marqué par la réapparition de la sécrétion urinaire ; soit la période de réaction, qui peut durer plus ou moins longtemps selon la forme qu'elle affecte.

En cas de guérison, le rétablissement de la santé se fait quelquefois avec une rapidité égale à celle de l'attaque elle-même et l'on peut voir des malades passer brusquement de l'état de maladie à la santé sans qu'il y ait de convalescence intermédiaire.

Mais cette terminaison si favorable est bien loin d'être la règle ; le plus ordinairement les forces ne reviennent qu'insensiblement, les fonctions ne reprennent que peu à peu leur intégrité, et ce n'est que graduellement et lentement que les malades traversent leur convalescence, qui elle-même peut être entravée par des accidents qui retardent d'autant le retour intégral à la santé.

Ces *complications de la convalescence* offrent une grande variété.

Certains malades sont plus ou moins profondément anémiés, sujets aux étouffements, et présentent une débilité physique et mentale plus ou moins accentuée, avec de l'insomnie et quelquefois de légers mouvements fébriles.

D'autres ont des œdèmes des membres inférieurs, de la dégénérescence du myocarde pouvant occasionner la mort subite, ou bien des thromboses artérielles qui donnent lieu à des gangrènes périphériques. D'autres ont des parotidites qui peuvent aboutir à la suppuration ; des furoncles, de l'ecthyma, de l'otite suppurée, des abcès siégeant en divers endroits du tissu cutané, et des érythèmes polymorphes, morbilliformes, scarlatiniformes ou roséoliques, se terminant par desquamation.

Du côté de l'appareil respiratoire, on peut observer de la pneumonie ou de la broncho-pneumonie.

Le tube digestif est d'une sensibilité remarquable et supporte difficilement une alimentation substantielle. Les aliments se digèrent mal, provoquent une diarrhée péniblement combattue qui récidive avec la plus grande facilité et qui a une tendance marquée à tourner à la chronicité. Dans ce cas, il n'est pas rare de voir des malades en arriver à un état de marasme presque toujours mortel.

On observe aussi quelquefois de l'ictère, de la cirrhose hépatique ou le mal de Bright.

Le système nerveux peut être profondément atteint, et l'on peut constater de l'atrophie progressive des muscles du bras, de l'épaule, du cou, du diaphragme, des paralysies motrices et enfin la tétanie presque exclusivement chez la femme, et surtout chez la femme récemment accouchée. Dans ce cas, les contractions sont localisées aux extrémités, continues, durant trois ou quatre jours, ou bien elles sont généralisées et se présentent sous forme d'accès douloureux s'accompagnant d'angoisse, d'horripilation et d'élévation de température.

Enfin la convalescence peut être traversée par une reprise d'accidents cholériques survenant sans cause appréciable ou sous l'influence d'un simple écart de régime. Ces rechutes véritables ne sont pas absolument rares et dans la plupart des épidémies on peut en observer quelques cas, le plus souvent mortels.

Influence des maladies préexistantes sur la marche du choléra et du choléra sur les maladies. — Lorsqu'une atteinte de choléra survient chez un individu déjà atteint d'une autre maladie aiguë ou chronique, il imprime à cette maladie une allure de gravité moindre et souvent même il en arrête l'évolution. C'est ainsi que la pneumonie, la bronchite, la fièvre typhoïde, la tuberculose s'effacent devant l'attaque cholérique, pour reparaître ensuite après la disparition des symptômes dus au vibrion ; dans ce cas, la maladie préexistante s'exaspère dans une proportion qui acquiert immédiatement une très haute gravité et se termine alors le plus souvent par la mort.

Lorsque la maladie préexistante s'accompagne d'épanchement soit dans les séreuses, soit dans les articulations, soit dans le tissu cellulaire (pleurésie, rhumatisme, œdème), le liquide épanché se résorbe avec une grande rapidité; mais cette amélioration n'est que passagère.

D'autre part, les conditions d'épuisement et de faiblesse particulières aux personnes atteintes de maladies aiguës ou chroniques exercent sur la marche du choléra une influence déplorable. Les cachectiques, en particulier les alcooliques chroniques, les cachectiques paludéens, les dysentériques chroniques, les cancéreux sont les premières victimes des épidémies dans les hôpitaux. Le choléra se termine alors promptement, l'algidité et la cyanose se déclarant dès le début.

Choléra et grossesse. — Lorsque le choléra se déclare chez une femme enceinte, le plus souvent il y a avortement ; le fœtus, expulsé prématurément, meurt ordinairement et présente quelquefois des lésions cholériques. Cet avortement aggrave l'état de la mère d'autant plus que la grossesse était arrivée à une période plus avancée.

Cependant l'avortement peut ne pas se produire dans les cas de choléra léger, et c'est dans la période de réaction plutôt que dans celle d'attaque qu'il a lieu.

Chez les nourrices, une atteinte de choléra peut tarir la sécrétion lactée, qui ne reparaît que pendant la période de réaction.

Quelquefois cette sécrétion n'est pas abolie pendant la période d'attaque et même devient si abondante qu'on est obligé de recourir à l'extraction artificielle du lait. En somme, le choléra n'a pas chez les nourrices la gravité qu'il a chez la femme enceinte.

Ages et choléra. — Chez les enfants et chez le vieillard, le choléra affecte une marche particulièrement rapide et se termine presque toujours par la mort. Chez l'enfant, les crampes sont rares, les vomissements inconstants et les évacuations alvines très abondantes. La réaction présente souvent des complications pseudo-méningitiques. Chez le vieillard, la marche du choléra prend le plus souvent une allure galopante, foudroyante, cependant que l'adynamie est profonde. La réaction, lorsqu'elle se produit, est irrégulière et incomplète. Enfin il y a une fréquence marquée de complications suppuratives ou gangréneuses, et la convalescence est toujours très longue.

Pronostic et mortalité. — Partout où l'on a observé le choléra, on en a reconnu la haute gravité. Cependant, toutes les formes de la maladie ne sont pas également dangereuses. La mortalité n'est pas la même dans toutes les épidémies. De plus, dans une même épidémie, le taux obituaire varie selon les âges, les milieux sociaux, l'état de santé antérieur du malade, et selon les localités. Il faut donc tenir compte de tous ces facteurs pour établir, autant que cela peut se faire, le pronostic d'un cas déterminé.

Il est nécessaire aussi de se rappeler qu'une diarrhée légère en apparence peut être le début d'une atteinte fatale, et que l'état le plus grave, paraissant le plus désespéré, peut être suivi d'une sorte de résurrection.

D'une manière générale, le taux de la mortalité se superpose assez exactement à la forme clinique :

La *cholérine* n'entraîne que tout à fait exceptionnellement la mort, et cela dans les cas où le malade est déjà affaibli par l'âge ou par une maladie préexistante.

Dans le *choléra léger*, la mortalité n'atteint pas 13 pour 100 (Laveran).

Dans la *forme grave*, le pronostic est plus sombre et varie selon les lieux et les épidémies. En Europe, la mortalité a varié de 20 à 60 o/o selon les épidémies, et en Cochinchine de 50 à 77,5 pour cent. C'est au cours de la période d'algidité que la gravité de la maladie est la plus grande, et si la période de réaction offre de grands dangers, ils sont cependant inférieurs à ceux de la précédente.

Si dans la période d'attaque on observe des crampes généralisées et d'une grande intensité, le relâchement des sphincters, un pouls rapide battant de 125 à 140 à la minute, très dépressible; si ce pouls disparaît en même temps que la respiration devient anxieuse, irrégulière ; enfin si la température continue à s'abaisser quelle que soit la région où le thermomètre est placé ; et si l'anurie se prolonge, on peut être à peu près certain que le cas se terminera par la mort.

La lenteur du pouls malgré sa faiblesse et quel que soit le degré d'algidité, la réapparition du pouls avec le retour de la chaleur cutanée à son degré normal, le rétablissement de la sécrétion urinaire avec le réveil simultané des autres fonctions peuvent être considérés comme d'un bon augure.

Au cours de la période de réaction, la somnolence, l'abaissement de la température centrale, et le retour à l'algidité (quel que soit l'état du pouls et de la chaleur périphérique), le coma profond, le délire bruyant, les convulsions, la pneumonie et des suppurations gangréneuses sont autant de signes précurseurs d'une mort prochaine.

Au contraire, la diarrhée bilieuse, le retour des règles, la polyurie, les transpirations abondantes, les éruptions cutanées et furonculeuses et les abcès de la parotide sont les présages d'une guérison qui ne tardera pas à s'affirmer.

Dans la forme foudroyante, la terminaison fatale est à peu près toujours la règle.

Le pronostic est variable selon la période de la maladie : la mortalité est presque nulle dans la période de diarrhée ; elle est infime dans la phase de cholérine, très haute dans la période asphyxique ou d'algidité, et moins élevée dans la période de réaction.

Enfin, la mortalité est toujours très grande au début des épidémies, varie de 50 à 60 p. 100 et même davantage ; elle diminue pendant la période d'état de l'épidémie pour tomber, à son déclin, au taux de 25 à 30 pour cent.

DIAGNOSTIC. — Le diagnostic du choléra n'est difficile que lorsqu'il s'agit de cas isolés en dehors ou au début d'une épidémie ; et cependant, c'est précisément dans ces circonstances qu'il importe, au point de vue prophylactique, de dépister rapidement la maladie, car c'est souvent des premières mesures prises que dépend l'extension ou l'arrêt du fléau.

A la vérité, le tableau clinique de la maladie, même dans les cas isolés, est si caractéristique qu'il ne peut être question, pour le diagnostic différentiel, que de certains états pathologiques à allure cholériforme, tels que des indigestions graves, des péritonites de diverses natures et principalement des empoisonnements par les champignons ou par le tartre stibié et l'arsenic, les accidents pernicieux à forme cholérique et les formes initiales de la trichinose. Lorsqu'il n'y a pas d'épidémie, le diagnostic différentiel se basera : 1° au point de vue clinique sur les commémoratifs, autant et plus que sur l'examen du malade, et 2° sur l'examen bactériologique des selles.

Dans aucune de ces maladies, la mortalité n'est aussi élevée que dans le choléra, et l'on devra déjà tenir pour suspecte toute affection à symptomes cholériformes dans laquelle la proportion des cas de mort s'élèverait à 50 o/o.

Il est rare que l'on constate en dehors du choléra des déjections aussi caractéristiques, et un ensemble symptomatique aussi frappant.

Si l'on soupçonne un empoisonnement par les champignons, un examen microscopique montrera dans les vomissements des fragments de ce végétal, et d'ailleurs, en ce cas, les vomissements auront précédé les évacuations alvines, ce qui ne se produit pas dans le choléra, où les selles sont toujours antérieures aux vomissements.

En cas de trichinose, on recherchera dans les selles la trichine adulte, et l'éosinophilie qui, dans ce cas, sera abondante et permettra d'éliminer l'idée du choléra.

De même, une analyse chimique montrera la présence de l'arsenic ou de l'antimoine en cas d'intoxication par ces substances.

L'accident paludéen algide peut simuler une atteinte de choléra, mais dans ce cas les selles caractéristiques font défaut, et l'examen du sang y montrera la présence de l'hématozoaire de Laveran.

Dans tous les cas, l'examen bactériologique des selles est une mesure indispensable, qui sera de nature à lever tous les doutes.

Recherche des vibrions cholériques dans les selles. — La recherche des vibrions cholériques dans les selles se fera tout d'abord par : 1° l'examen direct, et ensuite par : 2° la méthode des cultures.

1° Examen direct. — On prend, dans la selle, un petit flocon muqueux ou riziforme aussi caractéristique que possible ; on l'étale sur une lame ou une couche très mince que l'on laisse sécher et qu'on fixe soit par une douce chaleur, soit par l'alcool éther; puis on colore ce frottis par quelques gouttes d'une solution de fuchsine phéniquée de Ziehl diluée à 1 pour 10.

Dans les cas types, cette recherche peut être concluante, car les vibrions existent dans les flocons de mucosités ou les grains riziformes en culture presque pure, et s'y montrent groupés en bancs, comme des poissons qui suivent le fil de l'eau, selon la comparaison imagée de Koch.

Cet examen direct peut se faire aussi en goutte pendante : une petite parcelle d'un flocon muqueux est diluée dans quelques centimètres cubes d'une solution de peptone, la même qui sert à la recherche par la méthode des cultures. Cette dilution est placée à l'étuve à 37° pendant une demi-heure, puis on en prélève une goutte pour l'examen en goutte pendante et une autre goutte pour un frottis que l'on colore de la même manière que ci-dessus. Le passage à l'étuve suffit le plus souvent pour permettre une certaine pullulation qui facilite les recherches. En goutte pendante, les vibrions apparaissent doués d'une mobilité très grande. — Mais cet examen est trop délicat pour permettre un diagnostic facile.

On obtient de belles colorations en employant la méthode des doubles colorations. Le frottis est traité par la méthode de Gram, puis il est coloré par la fuchsine de Ziehl diluée. En ce cas, les vibrions apparaissent rouges et les microbes prenant le Gram en violet foncé, sur un fond où l'on aperçoit des leucocytes, des cellules épithéliales, un réticulum fibrineux et des microbes divers, colibacilles, spirilles, etc., qui eux aussi sont colorés en rouge. La forme incurvée des vibrions cholériques et leur disposition en bancs où les microbes sont tous orientés dans le même sens les fera assez facilement reconnaître.

A cet examen direct peut s'ajouter la recherche de l'agglutination d'après le procédé de Dunbar. Après avoir dilué une parcelle de flocon muqueux dans une solution de peptone, on prépare des gouttes pendantes comme il vient d'être dit. L'une de ces gouttes est examinée telle quelle, et on y constate la présence et la mobilité de vibrions. A une autre de ces gouttes, on ajoute une goutte d'un sérum agglutinant, dont le pouvoir a été préalablement vérifié. A l'examen microscopique, on voit dans cette goutte les vibrions immobiles, réunis en amas agglutinés. Il est bon de dire que l'appréciation de cette réaction est le plus souvent délicate.

La recherche directe du vibrion cholérique fournit des données dont il est souvent hasardeux de tirer une conclusion ferme. Aussi est-il toujours nécessaire de compléter cet examen par l'ensemencement des matières fécales, dont les résultats sont beaucoup plus significatifs.

2° **Méthode des cultures.** — Pour ces ensemencements on peut se servir de trois procédés : boîtes de gélatine, boîtes de gelose, bouillon peptonisé gélatiné de Metchnikoff.

Bien que ce dernier procédé soit à recommander de préférence aux deux premiers, il n'est cependant pas inutile de les indiquer avec quelques détails, puisqu'aussi bien les boîtes de gélatine et celles de gélose permettront de compléter les caractères culturaux du vibrion que le milieu de Metchnikoff aura permis d'isoler d'une selle cholérique.

Préparation des boîtes de gélatine. — En vue de l'isolement par les boîtes de gélatine, il faut d'abord préparer un bon milieu de culture. La gélatine sera à base de bouillon de viande peptonisé. On prend un demi-kilog. de viande maigre de veau, que l'on hache en menus morceaux et que l'on fait ensuite macérer dans un litre d'eau. Après 24 heures de macération, à la température du laboratoire, ou, si l'on est pressé, après une heure de macération à l'étuve à 37°, on décante et l'on exprime la viande dans un linge fin. Le bouillon ainsi obtenu est additionné de 10 grammes de peptone de Witte, 5 grammes de chlorure de sodium. On fait bouillir ensuite pendant une demi-heure, puis l'on alcalinise légèrement avec une solution normale de soude. On stérilise par l'ébullition prolongée pendant 3/4 d'heure et on filtre.

A un litre de ce bouillon de veau ainsi préparé, on ajoute 100 grammes de gélatine extra-fine. On dissout à une douce chaleur et l'on alcalinise avec une solution de soude. L'alcalinisation est jugée suffisante lorsque, après obtention de neutralisation au tournesol, 100 grammes du milieu gélatiné saturent 3 centimètres cubes d'une solution à 10 o/o d'acétate de soude cristallisé. En pratique, une neutralisation ou une très légère alcalinisation suffisent.

On porte ensuite le milieu à l'ébullition pendant 3/4 d'heure, ou, pour plus de sûreté, on stérilise à l'autoclave à 115° pendant 5 minutes. Les phosphates terreux se précipitent et il est nécessaire de filtrer au papier Chardin mouillé et à chaud. Au sortir du filtre, le bouillon gélatiné est recueilli et immédiatement réparti, avant qu'il soit devenu solide, dans des tubes à essai (10 à 15 centimètres cubes par tube) et dans des boîtes de Petri.

On bouche les tubes à l'ouate, on stérilise tubes et boîtes de Petri à 110° pendant vingt minutes en veillant à ne pas atteindre la température de 115°.

Pour l'ensemencement, on prélève une petite parcelle d'un flocon de mucosités que l'on dilue dans un peu d'eau stérilisée. On pratique des stries sur trois séries de 3 boîtes que l'on place à l'étuve à 22° ou des piqûres sur trois séries de trois tubes.

Après 18 heures de séjour à l'étuve, on examine avec un faible grossissement les boîtes de gélatine.

Dans les pays chauds, la gélatine ne reste pas toujours solide. Il est par suite nécessaire de préparer un milieu plus résistant à la chaleur, composé d'agar et de gélatine.

A un litre de bouillon de veau préparé comme ci-dessus, on ajoute 80 grammes de gélatine, on dissout à chaud; on alcalinise comme précédemment, puis on ajoute 5 grammes de gélose et on termine comme s'il s'agissait de gélose ordinaire.

Préparation des boîtes de gélose. — A un litre de bouillon de veau peptonisé, préparé comme il a été dit pour la gélatine, on ajoute 30 grammes de gélose préalablement trempée dans l'eau froide pendant une heure ou deux, puis exprimée dans un linge. On chauffe à 100° pour faire dissoudre, en remuant constamment et en vérifiant la réaction qui doit toujours être neutre ou légèrement alcaline. On laisse refroidir à 55° ou 60°, et on ajoute, en brassant le tout, un blanc d'œuf délayé dans 100 grammes d'eau. Puis ce mélange est porté à l'autoclave à 120° pendant une heure. Au sortir de l'autoclave, on filtre à chaud sur papier Chardin mouillé, et on répartit en boîtes de Petri et en tubes à essai. Boîtes et tubes sont ensuite stérilisés à 115° pendant vingt minutes. Les tubes sont mis à solidifier les uns inclinés, les autres droits.

Pour l'ensemencement de la gélose, on prend une parcelle de flocon muqueux, qu'on dilue dans un peu d'eau stérilisée ou de préférence dans 5 centimètres cubes de bouillon de veau. On pratique au moyen de cette dilution des stries sur trois séries de trois boîtes de Petri que l'on porte ensuite à l'étuve à 37°. Après un séjour de 10 à 18 heures de séjour à l'étuve on examine à un faible grossissement.

Préparation du milieu-gélo-pepto-sel de Metchnikoff. — Les boîtes de gélatine ou de gélose ensemencées avec des matières fécales provenant de cholériques, même lorsqu'on a pris soin de ne prélever la matière à ensemencer que dans les flocons muqueux les plus caractéristiques, sont fréquemment envahies par des microbes étrangers au vibrion et la recherche en est rendue d'autant plus difficile. Il est préférable de se servir, pour l'isolement du vibrion cholérique, du procédé de Metchnikoff, au milieu salé peptonisé gélatiné.

Ce milieu se prépare avec la plus grande facilité :

On ajoute à un litre d'eau distillée, 10 grammes de peptone de Witte ou de Chapoteaut, 5 grammes de sel marin, et 20 grammes de gélatine blanche extra. On fait dissoudre à chaud, puis on alcalinise légèrement avec la solution normale de soude. Le milieu est ensuite porté à l'autoclave à 115° pendant cinq minutes, après quoi on filtre à chaud sur papier Chardin. On répartit dans des tubes (10 à 15 cc.) ou dans des ballons (100 cc.) et on stérilise à 110°-115° pendant 5 minutes.

En Allemagne on se sert d'un milieu sensiblement différent, qui se prépare de la manière suivante :

A un litre d'eau stérilisée, on ajoute 10 grammes de peptone de Witte, 10 grammes de sel marin, 1 gramme de nitrate de potasse et 2 grammes d'acétate de soude cristallisé. On dissout à chaud, puis on filtre, on répartit dans des ballons renfermant chacun 100 cc. et on stérilise à l'autoclave à 115° pendant un quart d'heure.

Le milieu de culture étant ainsi préparé, on procède à l'ensemencement comme il a été dit pour les boîtes de gélatine et de gélose, au moyen d'une petite parcelle puisée dans un flocon muqueux le plus caractéristique possible, dilué dans un peu d'eau stérilisée. On ensemence ainsi une série de 3 ou 6 flacons ou ballons que l'on porte ensuite à l'étuve à 37°. Après 6 ou 12 heures au maximum, en moyenne 8 heures, on examine les tubes ou ballons en prenant soin de ne les pas agiter. Le vibrion cholérique, en raison de son avidité pour l'oxygène, a une tendance à se porter à la surface du milieu de culture et y forme un voile superficiel.

On prélève une petite fraction de ce voile, que l'on dilue dans un peu d'eau stérilisée, et on examine au microscope, à l'état frais et après coloration. Si l'on trouve des vibrions suffisamment abondants, on procédera à leur isolement par les boîtes de gélatine et les boîtes de gélose. Si ces vibrions au contraire sont en trop petit nombre, on se servira de nouveau de l'eau peptonisée pour leur isolement.

Identification du vibrion cholérique. — Lorsque le vibrion aura été isolé d'une selle provenant d'un malade atteint d'une maladie cholériforme, il y a lieu de procéder à diverses expériences pour affirmer la nature cholérique de ce microbe.

En premier lieu on fera des cultures sur gélatine, en piqûres, et l'on recherchera la liquéfaction caractéristique de ce milieu.

Puis on fera la réaction de l'indol nitreux dans les cultures en eau peptonisée.

En troisième lieu on vérifiera la virulence du microbe sur le cobaye. et autant que possible sur le jeune lapin.

Quatrièmement, on recherchera si le vibrion isolé est capable de donner une péritonite expérimentale à un cobaye immunisé contre un vibrion cholérique authentique. Cette réaction de l'immunité se fait en injectant une émulsion d'environ 1 centimètre cube du vibrion isolé des selles suspectes dans le péritoine d'un cobaye, qui a préalablement reçu une injection de sérum fourni par un animal vacciné contre le vibrion cholérique. Si ce cobaye est préservé, le vibrion mis à l'étude peut être considéré comme cholérique ; dans le cas contraire, il ne doit pas être regardé comme tel.

Cinquièmement, on recherchera le phénomène de Pfeiffer. On injecte dans la cavité péritonéale d'un cobaye, préalablement immunisé contre un vibrion cholérique authentique, une émulsion dans du bouillon ou de l'eau physiologique stérile (2 cc.environ) du vibrion mis à l'étude. Dix à vingt minutes après, on retire, au moyen d'une pipette de verre très effilée.quelques gouttes de la sérosité péritonéale qu'on dépose sur une lame et qu'on recouvre d'une lamelle. Au microscope, si les vibrions ont gardé leur mobilité et leur forme, la réaction est négative et le vibrion examiné ne doit pas être considéré comme cholérique. Au contraire, si on constate que les microbes se sont transformés en granulations sphériques, la réaction est positive et le vibrion étudié est un vibrion cholérique.

Dans le cas où l'on ne dispose pas de cobaye immunisé, on recherche le phénomène de Pfeiffer au moyen de sérum anti-cholérique qu'il est possible de se procurer dans les laboratoires de bactériologie. On prépare, comme pour la recherche du phénomène de Pfeiffer, une dilution dans 2 cc. environ de bouillon ou d'eau physiologique stérilisée, d'une culture sur gélose, âgée de 18 heures environ, du vibrion à étudier. On mélange cette dilution avec une quantité de sérum anticholérique qui serait suffisante pour provoquer, dans ces mêmes conditions, le phénomène de Pfeiffer avec un vibrion cholérique authentique. Ce mélange est ensuite injecté dans le péritoine d'un cobaye neuf.On procède pour la recherche du phénomène comme si l'on avait opéré sur un cobaye vacciné.

Enfin, sixièmement, on fera le sérodiagnostic d'après le procédé d'Achard et Bensaude.On émulsionne une culture de vibrion cholérique dans de l'eau physiologique et l'on mélange avec cette émulsion le sérum du malade dans la proportion de 1/10e à 1/20e. On porte à l'étuve, et on examine au bout d'une heure au maximum. D'après Achard et Bensaude, l'agglutination apparaîtrait dès le deuxième jour et même dès le premier jour de la maladie. Mais il est bon de savoir que le sérum d'individu sain peut provoquer l'agglutination à la dilution de 1 pour 10.

Chacun de ces procédés n'a, pris en particulier, qu'une valeur relative ; mais lorsqu'ils auront tous été mis en œuvre et qu'ils donneront des résultats concordants positifs, on sera autorisé à conclure à la nature cholérique du vibrion isolé, et à porter le diagnostic de choléra.

La méthode de diagnostic basée sur les expériences de Bordet et Gengou sur la déviation du complément, et si précieuse pour un certain nombre de maladies, n'a pas donné,en ce qui concerne le choléra, des résultats constants : Schütz et Haendel n'ont pu par cette méthode, différencier le vibron authentique des vibrions paracholériques. D'autres auteurs, notamment Zlatogoroff, y seraient au contraire parvenus. Des recherches sont encore nécessaires pour l'application de cette méthode si précieuse aux cas de choléra.

IV. — ANATOMIE PATHOLOGIQUE

Les lésions produites par le choléra sont tout à fait différentes selon que la mort est survenue au cours de la période algide, asphyxique de la maladie, ou qu'elle a eu lieu pendant la période de réaction. Il est donc nécessaire de les étudier séparément.

A. Lésions de la période asphyxique. — **1° Aspect extérieur.** — Comme l'aspect extérieur du malade avant sa mort, celui du cadavre des cholériques ayant succombé au cours de la période asphyxique ou algide est caractéristique au point qu'on a pu dire avec raison que le nom de la maladie était écrit sur ce cadavre. Cet aspect d'ailleurs ne diffère, le plus souvent, que d'une manière insignifiante de ce qu'il était avant la mort.

« L'amaigrissement est considérable, les poings sont crispés, les membres pliés, les muscles saillants, les joues creuses, les yeux excavés, entrouverts ; la sclérotique présente des taches noirâtres » (Laveran), et elles sont desséchées. La peau est d'une couleur bleuâtre qui quelquefois est violacée ou tire sur le noir, soit généralement, soit par plaques. Cette teinte est plus accentuée aux lèvres, aux paupières, à l'extrémité des doigts et des orteils, sous les ongles. Enfin l'épiderme est ridé surtout aux extrémités, comme après un bain prolongé. Le ventre est rétracté.

2° Rigidité cadavérique. — La rigidité cadavérique apparaît très tôt après la mort. Briquet et Mignot l'ont observée quarante minutes, Guttstadt quarante-cinq minutes après la cessation de la vie. Elle survient au plus tard au bout de deux heures, avant même que le cadavre se soit sensiblement refroidi. Elle disparaît tardivement et en tout cas dure plus de vingt-quatre heures.

La putréfaction est très lente à se produire.

3° Température après la mort. — La température des cholériques s'élève après la mort. Déjà Briquet et Mignot avaient montré que le thermomètre marque, après la mort, un degré supérieur à celui qu'il atteint quelques heures avant que le malade ait expiré. Lorain, dans des expériences plus précises, a démontré que les températures prises dans l'aisselle, le vagin et le rectum, au moment même de la mort, sont inférieures à celles qu'indique le thermomètre placé aux mêmes régions quelque temps après la mort. La différence est au minimum de 0°4 et au maximum de 3 degrés. La température, après s'être élevée assez rapidement, descend au contraire très lentement, ce qui fait dire que les cadavres des cholériques se refroidissent avec lenteur.

4° Mouvements spontanés. — On a remarqué que, lorsque l'on a pu fléchir, avec peine d'ailleurs, les membres étendus d'un cadavre de cholérique, ils reprennent bientôt leur position. Mais outre ce phénomène, on observe assez fréquemment des mouvements spontanés survenant après la mort chez des cholériques. En général, ces mouvements sont très bornés, se limitant à des contractions fibrillaires siégeant aux doigts ou aux avant-bras, et ressemblant aux tremblements des muscles qu'on observe chez les animaux qui viennent d'être tués. Mais dans d'autres cas ces mouvements sont plus amples, et peuvent s'accomplir avec une certaine force. Crichton dit avoir observé des mouvements si étendus qu'on était obligé d'attacher le cadavre à la table d'amphithéâtre pour l'empêcher de tomber. Laurence a vu un cadavre couché sur le dos se retourner brusquement sur le côté.

Ces mouvements sont spontanés en général ; mais une excitation quelconque peut les provoquer. Bourgeois, d'Etampes, rapporte qu'une incision au bistouri lors d'une opération césarienne, après la mort d'une femme enceinte atteinte de choléra, détermina une contraction musculaire généralisée qui fit hésiter l'opérateur.

Ils se montrent très tôt après la mort, dès qu'apparaît la rigidité cadavérique, et peuvent persister longtemps après, jusqu'à trois heures après que le cœur a cessé de battre.

En général ces mouvements spontanés se produisent le plus souvent chez les cadavres des sujets vigoureux qui ont éprouvé pendant la vie des crampes particulièrement intenses et douloureuses.

5° Etat des organes. — **1° Tube digestif et annexes.** — PÉRITOINE. — A l'ouverture de la cavité abdominale, le *péritoine* apparaît sec ou poisseux, enduit d'une couche gluante très fine qui relie les unes aux autres les circonvolutions intestinales. Cet enduit gluant, visqueux, s'enlève très facilement au moyen du scalpel. Examiné au microscope, il est constitué par des cellules endothéliales qui apparaissent tantôt isolées, tantôt réunies par plaques.

Souvent le péritoine présente des injections veineuses du tissu cellulaire sous-jacent, donnant à la surface extérieure de l'*intestin* un couleur lilas ou hortensia quelquefois très prononcée.

Lorsque la maladie a entraîné très rapidement la mort, dans la forme foudroyante, cet aspect de l'intestin fait défaut ; il est incolore ou blanchâtre. Au contraire, la coloration d'hortensia devient rose et même rouge foncé lorsque la maladie s'est prolongée. Et en même temps à cette coloration s'ajoute un piqueté hémorragique, qui est surtout abondant au voisinage de la valvule iléocœcale et au sommet des valvules conniventes. Cette coloration rouge est quelquefois si intense qu'elle peut former de véritables plaques ecchymotiques.

INTESTIN. — Lorsqu'on ouvre l'intestin, on constate que ses parois sont épaissies, œdématiées par suite d'une infiltration des tuniques intestinales qui donnent au toucher une sensation particulière.

Du canal intestinal s'échappe une grande quantité de liquide dont l'aspect rappelle tout à fait celui des selles cholériques. Ce liquide aqueux mêlé à des flocons muqueux blanchâtres est d'odeur fade, spermatique ou quelquefois sans odeur. Il existe même dans les cas de choléra sec, et peut, dans quelques cas, assez rares cependant, être légèrement sanguinolent.

Lorsque tout le liquide s'est écoulé, la muqueuse intestinale apparaît tapissée d'une substance jaunâtre ou grisâtre, crémeuse, qui, très adhérente, ne s'enlève que difficilement par le lavage à grande eau et ne se détache complètement que par le râclage. Cette matière crémeuse est constituée par des cellules épithéliales d'aspect tantôt normal, tantôt déformé, et c'est elle qui, en se détachant par exfoliation du revêtement épithélial de l'intestin, constitue en grande partie la matière riziforme des selles de cholériques.

Après lavage ou râclage de cette matière crémeuse, la muqueuse intestinale se présente avec un aspect tout spécial qui a été considéré comme particulier au choléra. C'est d'une part une coloration plus ou moins foncée, tantôt rosée, tantôt rougeâtre ou hortensia, semblable à la coloration de la surface externe de l'intestin, répartie sur toute l'étendue de l'intestin grêle, mais cependant plus accentuée dans la moitié ou le tiers inférieur. Cette coloration est d'autant plus marquée que la période asphyxique de la maladie s'est plus prolongée. Nulle ou presque, dans les cas de choléra foudroyant, elle est très accusée dans les cas qui ont duré quelques jours.

D'autre part, sur toute l'étendue de la muqueuse intestinale, mais surtout à la partie inférieure de l'iléon, on constate qu'elle est le siège d'une éruption boutonneuse, discrète dans certains cas, confluente dans d'autres. Cette éruption, qui a pris le nom de psorentérie, est constituée par de petites élevures grisâtres, demi-transparentes, de volume variable allant d'un grain de millet ou d'une tête d'épingle à un grain de chénevis et même d'un petit pois ; elle donne au toucher la sensation de petites saillies peu résistantes. Cette psorentérie est constituée par les follicules clos isolés de l'intestin grêle tuméfiés par une infiltration séreuse ou hypertrophiés par une infiltration celluleuse.

Cette infiltration s'étend aussi aux plaques de Peyer, qui sont le plus souvent à peine saillantes, mais qui peuvent être cependant très sensiblement injectées et entourées d'une zone d'hyperémie.

GROS INTESTIN. — Le gros intestin n'offre pas de lésions aussi accentuées que celles de l'intestin grêle. Souvent il est normal, tranchant par sa coloration pâle, grisâtre, avec la coloration rosée ou hortensia de l'intestin grêle. Mais il peut quelquefois être le siège d'une injection assez marquée, surtout au niveau du côlon ascendant et du rectum.

A l'intérieur on trouve une matière crémeuse formée par les produits de la desquamation épithéliale; mais les cellules y sont plus rares que dans la substance qui tapisse l'intestin grêle et quelques-unes sont chargées de granulations graisseuses. Et quelquefois, dans la moitié des cas environ, la muqueuse du gros intestin est le siège d'une psorentérie de même aspect et de même nature que celle de l'intestin grêle, mais cette psorentérie est toujours moins marquée.

Estomac. — L'estomac est souvent indemne, n'offrant aucune lésion macroscopique. Cependant, il est assez fréquemment distendu par de l'air et un liquide incolore qui laisse un dépôt blanchâtre. Quelquefois il est au contraire rétracté. La muqueuse est ordinairement recouverte d'un enduit gélatineux, épais, sous lequel elle apparaît pâle ou, plus rarement, hyperémiée ou ramollie, surtout au voisinage du grand cul-de-sac.

Foie et vésicule biliaire. — Le volume du foie est en général un peu diminué. La surface est pâle, et à la coupe il apparaît anémié (peu de sang s'écoule de la section, sec et mou. Dans l'épaisseur du parenchyme, on aperçoit des taches grisâtres, jaune sale, disséminées. Au microscope les cellules hépatiques sont déformées et ont subi une infiltration granulo-graisseuse.

La vésicule biliaire est distendue par une quantité plus ou moins variable de bile épaisse d'un vert foncé. Quelquefois, elle est vide et présente des traces de desquamation épithéliale. Dans des cas plus rares la vésicule renferme un liquide purulent avec des grumeaux et des débris membraneux.

Les canaux biliaires ne sont généralement le siège d'aucune lésion; il y a quelquefois une desquamation épithéliale de leur muqueuse. Le canal cholédoque est toujours libre.

Rate. — La rate est assez rarement touchée dans le choléra. Le plus souvent elle reste normale ; mais il arrive qu'elle soit diminuée de volume. Elle est alors de teinte pâle, dure, ridée à la surface, et sèche à la coupe. On observe quelquefois un certain degré de ramollissement du tissu splénique et même un léger piqueté hémorragique à la surface ou dans l'intérieur du parenchyme.

Le pancréas reste normal.

Reins. — Ils sont le siège de lésions importantes et d'autant plus marquées que la maladie a duré plus longtemps. Elles sont nulles dans les cas foudroyants et très prononcées si la période asphyxique s'est prolongée.

Le volume des reins n'est pas sensiblement modifié ; mais il peut être diminué. Leur consistance est amoindrie, et sous la capsule on aperçoit des arborisations vasculaires assez étendues.

A la coupe on constate l'existence d'une hyperémie assez vive siégeant soit sur les deux substances, soit sur l'une des deux seulement et dessinant les vaisseaux interlobulaires. Les papilles sont congestionnées ; à la pression, elles laissent suinter un liquide peu abondant, crémeux, louche, contenant des produits de desquamation des tubuli.

La muqueuse du bassinet est tantôt pâle, tantôt et le plus souvent injectée, parsemée de petites plaques ecchymotiques. Elle est assez fréquemment enduite d'une matière blanchâtre constituée par des débris épithéliaux.

A l'examen histologique, on constate de profondes lésions intéressant toute la structure du rein ; cependant les tubes droits et la substance corticale sont moins touchés que le reste.

Dans les tubes contournés, les cellules sécrétantes sont gonflées, infiltrées : leur protoplasma est réduit en une matière pulvérulente irrégulièrement granuleuse. Le noyau est refoulé vers la paroi, jusqu'à la destruction de la cellule et reste colorable. Cette lésion de l'épithélium des tubes contournés porte le nom de tuméfaction trouble.

Les anses de Henle ont leur épithélium desquamé et granuleux.

L'endothélium des glomérules de Malpighi est desquamé et ces glomérules sont bourrés d'hématies agglomérées dans un exsudat albumineux.

On retrouve un même exsudat albumineux dans les lacunes intertubulaires.

Les capillaires du labyrinthe sont énormément distendus ; enfin les vaisseaux artériels et veineux interlobulaires et les gros troncs veineux qui forment les arcades vasculaires de la substance intermédiaire sont vivement congestionnés. Dans les pyramides, on trouve un grand nombre de tubes gros ou moyens desquamés et dont la lumière est remplie d'un moule albumineux. Les vaisseaux droits sont très hyperémiés et l'irruption du sang dans la cavité des tubes collecteurs n'est pas rare.

Ces lésions rénales si profondes se séparent cependant avec une grande rapidité ; il est rare que le choléra laisse après lui des séquelles rénales.

Vessie. — Elle est rétractée et vide, ne contenant quelquefois qu'une cuillerée d'urine trouble ; la muqueuse est recouverte d'un mucus jaunâtre ou blanchâtre crémeux résultant d'une desquamation épithéliale. Sous cet enduit, la muqueuse est souvent congestionnée.

Les organes génitaux de l'homme ne présentent rien à signaler. Ceux de la femme sont fréquemment congestionnés. On rencontre assez souvent des ecchymoses sur les ovaires et même des hémorragies interstitielles. De même on constate souvent (110 fois sur 170 femmes ni enceintes ni récemment accouchées, d'après Deycke en 1892) un épanchement sanguin dans la cavité utérine et l'infiltration sanguine des parois.

La muqueuse vaginale est en général rouge, et souvent ecchymotique.

2° **Appareil respiratoire.** — LARYNX. — La muqueuse du larynx est habituellement pâle, très rarement congestionnée ou violacée. Au contraire, la muqueuse trachéale est fréquemment injectée, surtout dans sa moitié inférieure, où l'on trouve quelquefois des infiltrations sanguines. Elle est tapissée dans la plupart des cas d'une matière blanchâtre, gélatineuse, qui rétrécit le calibre de la trachée.

BRONCHES. — La muqueuse des bronches est d'une couleur rouge livide dans la moitié des cas environ et souvent ramollie. Elle est, comme celle de la trachée, revêtue d'une matière blanchâtre ou grisâtre, assez abondante pour diminuer sensiblement le calibre des bronches, et formée presque uniquement par des débris cellulaires irréguliers ou arrondis, pourvus ou non de cils vibratiles et quelquefois de noyaux distincts ou en voie de dégénérescence granuleuse.

PLÈVRES. — Elles sont souvent recouvertes d'un enduit visqueux analogue à celui qui tapisse le péritoine, et dans lequel on rencontre des débris d'endothélium. Elles sont quelquefois desséchées et en tout cas elles ne renferment jamais d'épanchement. Après avoir enlevé l'enduit visqueux qui tapissait les plèvres on aperçoit de petites ecchymoses sous-pleurales qui siègent surtout à la face postéro-externe des poumons.

POUMONS. — Ils s'affaissent dès que le thorax a été ouvert. Ils sont, à leur partie antérieure, pâles, anémiés, et à la coupe on est frappé de leur état de sécheresse ; le parenchyme pulmonaire est exsangue, ne laissant sourdre que quelques gouttes d'un sang noir. A leur partie postéro-inférieure, ils sont congestionnés et même renferment quelquefois de petits foyers hémorragiques, des infarctus cunéiformes et des noyaux d'atélectasie qui peuvent se disséminer aux deux poumons.

3° **Appareil circulatoire.** — PÉRICARDE. — A sa partie antérieure, externe, il est quelquefois desséché, transparent ; à sa partie interne, il est revêtu d'un enduit visqueux comparable à celui qui recouvre le péritoine et les plèvres. Mais cet enduit peut faire défaut. Dans des cas peu nombreux on a constaté l'existence d'un peu de sérosité dans la cavité péricardique. Enfin, on trouve très souvent des ecchymoses sous-péricardiques qui apparaissent soit comme un fin piqueté rose, rouge ou noirâtre, soit comme des plaques ecchymotiques plus ou moins larges, plus ou moins isolées et siégeant à la face postérieure du cœur ou le long des vaisseaux.

Cœur. — Sur la face externe du cœur, les vaisseaux sont fortement injectés et se dessinent sous le feuillet de la séreuse.

Le cœur gauche est petit, revenu sur lui-même, dur ; il ne contient généralement pas de sang.

Le cœur droit, au contraire, est distendu par du sang noir qui reste liquide plusieurs heures après la mort ou qui est coagulé en caillots plus ou moins consistants pouvant se prolonger jusque dans les veines sous-clavières et dans les dernières ramifications de l'artère pulmonaire.

On ne rencontre pas de lésions orificielles, mais on trouve des ecchymoses sous-endocardiques plus fréquentes dans le ventricule gauche que dans le ventricule droit et qui sont plus rares que les ecchymoses sous-péricardiques.

Les fibres musculaires du cœur sont quelquefois friables et décolorées, ayant perdu leur cohérence ; d'autres fois elles sont le siège d'une dégénérescence graisseuse ; mais elles peuvent aussi n'être atteintes d'aucune lésion.

Vaisseaux. — Les artères sont petites et en général vides de sang ; au contraire, les grosses veines et l'artère pulmonaire sont gorgées d'un sang noir mêlé quelquefois à des caillots plus ou moins consistants.

Sang. — Le sang que contiennent les vaisseaux des cholériques est très épaissi, visqueux, noirâtre, ressemblant à du jus de myrtilles ou à de la gelée de groseilles peu cuite, et en général non coagulé ou mal.

4° **Système nerveux**. — Méninges. — Les méninges encéphaliques sont épaissies ; les sinus de la dure-mère sont gorgés d'un sang noir, grumeleux ; l'arachnoïde et la pie-mère sont finement injectées, ce qui donne à la surface des hémisphères cérébraux une apparence pourprée. De plus, dans les mailles de la pie-mère, on rencontre quelquefois des suffusions sanguines ou séro-sanguines qui sont plus fréquentes sur les parties inférieures des faces latérales des hémisphères qu'à la face inférieure des lobes antérieurs ou à la partie postérieure du cervelet et sur les pédoncules cérébraux.

Comme les autres séreuses, l'arachnoïde est tapissée à sa surface interne par un enduit visqueux sous lequel se trouvent quelquefois des plaques laiteuses ou des taches opalescentes.

La pie-mère adhère dans quelques cas à la substance grise.

Cerveau. — La consistance du cerveau est généralement normale, quelquefois elle est un peu exagérée. La substance grise et la substance blanche sont assez fréquemment congestionnées, ce qui se traduit par un piqueté hyperémique abondant.

LIQUIDE CÉPHALO-RACHIDIEN. — Il est de quantité et d'aspect normaux.

SINUS RACHIDIENS. — Ils sont très congestionnés et les *méninges spinales* sont, comme les méninges cérébrales, le siège d'une hyperémie marquée.

MOELLE ÉPINIÈRE. — Elle est ordinairement congestionnée et d'autant plus, d'après Bernier, que les crampes ont été plus accentuées pendant la vie. On peut rencontrer aussi un foyer de ramollissement à la partie cervicale, mais c'est une lésion exceptionnelle.

5° **Appareil locomoteur.** — Les muscles sont durs, moins humides qu'à l'état normal, colorés en rouge sombre. Ils sont quelquefois le siège d'une dégénérescence graisseuse. Les os sont souvent fortement congestionnés.

En résumé, les lésions constatées dans le choléra, à la période asphyxique, paraissent d'une manière générale assez peu importantes dans la plupart des organes. Elles se traduisent par de la congestion et par la présence d'un enduit crémeux sur toutes les séreuses. Le rein seul est profondément atteint par la desquamation de l'épithélium des tubuli. Ces lésions sont d'autant plus marquées que la période asphyxique a duré davantage; elles sont presque nulles si la mort est survenue rapidement.

B. Lésions de la période de réaction. — Les lésions qu'entraîne le choléra ayant atteint la période de réaction diffèrent très sensiblement de celles de la période asphyxique. Elles sont, d'ailleurs, variables selon la forme de la réaction et la nature des accidents qui ont entraîné la mort; mais dans cette variabilité, elles revêtent des caractères communs à tous les cas de réaction.

1° **Aspect extérieur.** — Sur la surface du corps on ne rencontre plus la cyanose ni les taches livides si remarquables dans la période asphyxique. La rigidité cadavérique n'est pas aussi rapide ni aussi complète, elle dure moins longtemps et la putréfaction apparaît plus tôt que dans la première phase de la maladie. D'autre part, les dents et les gencives sont fréquemment recouvertes d'un enduit sec et sale. Enfin, les masses musculaires et le tissu cellulaire, au lieu d'être secs, deviennent plus humides.

La température du cadavre ne s'élève plus et il n'y a plus de mouvements spontanés. En somme, l'aspect extérieur des cadavres de cholériques morts pendant la période de réaction ne diffère pas sensiblement de celui des cadavres ordinaires.

2° **Etat des organes.** — **Organes digestifs et annexes.** — PÉRITOINE. — Il a repris son aspect normal, il est humide.

L'enduit gluant et les injections veineuses sous-péritonéales ont disparu. Quelquefois, dans I cas sur 34, d'après Briquet et Mignot, on rencontre des fausses membranes et un léger épanchement séro-purulent, indice d'une péritonite récente.

Intestin.—La muqueuse de l'intestin grêle n'est pas recouverte de cet enduit blanchâtre crémeux de la période asphyxique, mais d'un enduit rouge brunâtre ou verdâtre, le plus souvent sanguinolent qui offre la consistance d'une bouillie épaisse ou qui rappelle la lavure de chair. Elle n'a plus la coloration hortensia, mais on y voit souvent une injection fine, serrée, un piqueté hémorragique ou des plaques hémorragiques d'étendue variable et siégeant surtout sur les dernières portions de l'intestin grêle.

Dans l'intestin, au lieu du liquide cholérique qui caractérise la période algide, se trouve un liquide coloré par la bile mêlé à des matières fécales, de coloration normale et d'odeur franchement stercorale.

Les plaques de Peyer sont fréquemment un peu tuméfiées; la psorentérie a disparu; ou, si elle persiste, elle est beaucoup moins apparente qu'à la période asphyxique.

Les valvules conniventes de l'iléon sont souvent tuméfiées, imbibées de sang ou pâles et infiltrées d'un exsudat solide (Griesinger).

Enfin, on peut rencontrer, mais rarement, des plaques de gangrène et même des perforations. Ces lésions se produisent, en général, au voisinage de la valvule, où il est plus fréquent de voir des escarres superficielles et des ulcères à bord plat.

Gros intestin.—Dans le gros intestin les matières sont colorées par la bile et ont quelquefois une consistance solide. La muqueuse est souvent presque normale, d'autres fois elle est pâle, ou, plus rarement, injectée par places et ramollie. Au cœcum et au rectum, la muqueuse est assez fréquemment le siège d'ulcérations petites, taillées à pic, rappelant l'aspect des ulcérations dysentériques. Ces ulcérations peuvent, dans certains cas, être recouvertes d'un exsudat pseudo-membraneux.

Plus souvent que dans l'intestin grêle, on rencontre dans le gros intestin des plaques de gangrène, plaques grisâtres ou noirâtres, fétides, peu profondes.

Estomac. — Sur la muqueuse de l'estomac, on voit assez fréquemment des traces d'injection qui peuvent même s'étendre sur toute sa surface. Cette muqueuse est dans beaucoup de cas le siège d'un catarrhe plus ou moins intense; elle peut aussi être ramollie surtout au niveau du grand cul-de-sac, ou recouverte d'un exsudat pseudo-membraneux. Rarement, elle est ulcérée ; alors les ulcérations sont à fond noirâtre et siègent au niveau de la grande courbure et de la face antérieure.

Foie.— Il est en général congestionné, de coloration foncée. Le volume de la glande est redevenu normal, et même quelquefois il subit une légère augmentation. Le tissu hépatique n'est plus sec comme dans la période asphyxique.

Souvent la muqueuse de la **vésicule biliaire** est le siège d'une injection marquée; on y rencontre des points ecchymotiques et même des ulcérations ou plus rarement des perforations. Dans la vésicule se trouve dans certains cas un liquide clair ou muqueux, ou encore purulent, indice d'une cholécystite purulente. Enfin Simmonds a noté la gangrène de la vésicule.

Les gros canaux biliaires peuvent être le siège d'une angiocholite suppurée, comme l'a vu Galliard, et les minces canaux, jusqu'à la face convexe du foie, ont été rencontrés par Girode comme atteints d'une angiocholite intense voisine de l'angiocholite suppurée.

Rate. — Elle présente en général un volume normal, quelquefois cependant elle est augmentée de volume, congestionnée et ramollie. Elle est dans quelques cas le siège d'infarctus.

Reins.—Ils sont le siège de lésions du même ordre, mais encore plus profondes que pendant la période asphyxique. Souvent augmentés de volume, ils sont fréquemment plus ou moins hyperémiés. Si l'on ne retrouve plus la matière blanchâtre suintant par la pression des papilles, le microscope fait voir que l'épithélium des tubuli a subi une désintégration profonde. Le protoplasma des cellules se réduit en une poussière granuleuse dans laquelle se trouvent des gouttelettes graisseuses. Les noyaux ont en partie disparu ou cessent d'être colorables. Les tubes contournés sont remplis d'un détritus granulo-graisseux, et les tubes collecteurs, desquamés en partie, sont obstrués par des moules albumineux ou des moules épithéliaux dégénérés (Straus).

Le **bassinet**, les calices et l'uretère sont fréquemment le siège d'un catarrhe prononcé.

Vessie.—Elle n'est plus rétractée, et elle contient ordinairement de l'urine, souvent albumineuse. Sa muqueuse est fréquemment congestionnée, parsemée de points ecchymotiques. On a noté de la cystite et de la gangrène sur un large espace (Simmonds).

1° **Organes génitaux**. — Ils ne présentent en général rien d'anormal. Quelquefois on a rencontré un exsudat pseudo-membraneux sur les muqueuses utérine et vaginale. On a noté des escarres du vagin et même un sphacèle étendu faisant communiquer le vagin avec le rectum et la vessie.

2° **Organes respiratoires**.— Larynx. — En général, le larynx est normal ; cependant, on peut y rencontrer des ulcérations, de l'œdème de la muqueuse, et une infiltration séro-purulente de la sous-muqueuse (Griesinger); mais cette lésion est rare, de même que la production d'exsudat pseudo-membraneux.

Bronches. — Sur la muqueuse des bronches on rencontre des traces d'inflammation. Les petites bronches sont souvent obstruées par un exsudat pseudo-membraneux, de même que les grosses bronches.

Poumons. — Très fréquemment il y a de la pneumonie ou de la broncho-pneumonie, soit d'un seul, soit des deux côtés, pouvant aboutir à la suppuration et même à la gangrène.

Lorsque les poumons ne sont pas enflammés, ils sont du moins presque toujours hyperémiés, et on y rencontre de l'œdème avec des infarctus hémorragiques.

3° **Appareil circulatoire.** — Péricarde. — Il est ordinairement sain. Le cœur est souvent diminué de consistance et ses fibres sont décolorées, quelquefois granuleuses. Il peut y avoir aussi de la dégénérescence graisseuse du myocarde plus ou moins généralisée.

Cœur. — Briquet et Mignot ont signalé deux cas d'endocardite aiguë au cours du choléra, et Griesinger a souvent rencontré des coagulations fibrineuses sur les valvules cardiaques.

Dans le cœur droit se trouvent souvent des caillots fibrineux se prolongeant jusque dans les branches de l'artère pulmonaire qui en sont obstruées.

Divers auteurs ont signalé de l'endartérite ayant entraîné de la gangrène de la région irriguée par les vaisseaux atteints.

4° **Système nerveux.** — Méninges. — Les méninges cérébrales ne sont pas toutes atteintes au même degré : si la dure-mère est le plus souvent intacte, l'arachnoïde et la pie-mère sont au contraire presque toujours très vivement injectées. Sur l'arachnoïde on rencontre parfois des taches opalines, et la pie-mère adhère dans certains cas à la substance grise.

La matière cérébrale, substance blanche et substance grise, est le siège d'une congestion plus ou moins intense se traduisant par du piqueté hémorragique, par des suffusions sanguines, surtout lorsque la mort a été la suite d'accidents cérébraux.

On peut rencontrer aussi des foyers hémorragiques, du ramollissement partiel du cerveau, ou un aplatissement des circonvolutions cérébrales indiquant que pendant la vie elles ont subi une compression.

Encéphale. — Les lésions de l'encéphale sont variables selon la forme de la réaction : en cas de coma, il y a une injection très vive des méninges avec de l'œdème sous-arachnoïdien et quelquefois une assez grande quantité de sérosité dans les ventricules. En cas de délire accentué, on note une injection très vive de la pie-mère, qui adhère à la substance grise et est tapissée par de l'exsudat pseudo-membraneux. En cas de convulsions, on peut trouver du ramollissement partiel du cerveau.

MOELLE. — Les méninges spinales et la moelle elle-même ne présentent que des traces d'injection. Cependant on peut rencontrer des suffusions sanguines à la surface de la moelle, et même du ramollissement partiel.

5° **Appareil locomoteur.** — Les muscles ont repris leur couleur normale ainsi que leur consistance et leur humidité habituelles.

En résumé, ce qui prédomine, dans la période de réaction du choléra, est le processus inflammatoire de la plupart des organes, et une désintégration profonde du rein. Ce processus inflammatoire se termine souvent par suppuration ou par gangrène.

V. — PROPHYLAXIE

La prophylaxie du choléra doit être envisagée sous deux aspects, selon qu'elle est destinée à prévenir l'éclosion et le développement d'une épidémie, ou qu'elle a pour but de préserver de l'atteinte cholérique les individus séjournant dans un foyer épidémique. Dans le premier cas, la prophylaxie est *générale*, dans le second elle est *individuelle*. Ces deux modes de prophylaxie doivent s'exercer simultanément pour aboutir au maintien de la santé des groupes et des individus.

Prophylaxie générale. — Un des premiers moyens prophylactiques employés pour empêcher l'éclosion et le développement du choléra dans un pays ou une région a été constitué par le système des quarantaines dans des lazarets où l'isolement des malades et des suspects avait la prétention de s'opposer au passage dans le pays des germes cholériques apportés par eux. Ce système, mis en vigueur dès les premières épidémies de choléra en Europe, ne répondit pas cependant aux espérances que les autorités sanitaires avaient mises en lui, et quelle qu'ait été la sévérité de son application, dont le résultat le plus certain était d'apporter des entraves considérables au commerce international sans profit réel pour la santé publique, il fut abandonné dans les règlements sanitaires élaborés par la conférence de Rome de 1885. Que ce soit un lazaret maritime, ou un cordon sanitaire établi sur la frontière terrestre d'un pays sain désirant se protéger contre l'introduction du choléra, un tel établissement est toujours impuissant à empêcher l'arrivée de l'épidémie pour cette première raison qu'un homme paraissant en pleine santé peut être porteur du vibrion cholérique, satisfaire à toutes les exigences du lazaret, et venir ensuite, après la période de quarantaine ou d'observation, constituer à l'intérieur de la zone de protection un foyer d'épidémie; et en second lieu l'eau des fleuves, des rivières et des canaux peut, malgré les prohibitions les plus sévères aux frontières, apporter, dans une région jusque-là indemne, les germes cholériques qu'on y a pu jeter. Déjà en 1884 Proust écrivait : la quarantaine n'est qu'un leurre, elle trouble les transactions commerciales sans sauvegarder nullement la santé publique; et Daremberg proposait de remplacer les quarantaines par des mesures de désinfection rigoureuses dans les ports indiens, à l'entrée du Golfe Persique et de la Mer Rouge. Tout récemment Chantemesse a indiqué les mesures à appliquer aux navires indemnes, suspects ou infectés de choléra.

Les articles fondamentaux de son projet de règlement sont les suivants, d'après Kelsch (1) :

1° Visite médicale des passagers et de l'équipage;

2° Désinfection du linge sale, des effets à usage, de la literie, ainsi que de tous autres objets ou bagages que l'autorité du port considère comme contaminés;

3° Les parties du navire qui ont été habitées par des malades atteints de choléra, ou qui sont considérées par l'autorité sanitaire comme contaminées, seront désinfectées ;

4° L'eau de la cale est évacuée après désinfection;

5° Avant d'entrer dans le port, les water-closets auront été nettoyés et désinfectés;

6° Il sera fourni par le capitaine et le médecin un certificat constatant qu'il n'a pas été embarqué d'eau dans la circonscription infectée de choléra. A défaut de ce certificat, l'eau potable sera rejetée ;

7° Si le navire a quitté la circonscription contaminée depuis plus de cinq jours, les mesures indiquées ci-dessus sont immédiatement prises et le navire admis à la libre pratique. Si le navire a quitté la circonscription depuis moins de cinq jours, les passagers et l'équipage sont soumis à la surveillance sanitaire prévue autre part jusqu'à l'expiration d'un délai de cinq jours ;

8° Si le navire a du choléra à bord ou s'il en a enregistré un ou plusieurs cas depuis cinq jours, les malades seront immédiatement débarqués et isolés jusqu'à leur guérison. Les autres passagers ou personnes de l'équipage, à l'exception de celles dont la présence est nécessaire à bord, sont débarqués aussi rapidement que possible et soumis soit à une surveillance de cinq jours à dater de l'arrivée du navire, soit à une observation dont la durée variera selon l'état sanitaire du navire, et selon la date du dernier cas, sans pouvoir dépasser cinq jours. Si l'autorité sanitaire le

(1) *Traité des maladies épidémiques*, tome III, 1er fascicule.

juge utile, elle peut astreindre à l'observation certains passagers, alors même que les autres ne seraient soumis qu'à la surveillance. La surveillance sanitaire continuera à être appliquée, même après cinq jours écoulés, aux équipages indiqués, et ce pendant toute la durée du séjour du navire dans le port.

Ces mesures se réduisent ainsi, en ce qui concerne le personnel, à une visite sanitaire dont le résultat sera l'hospitalisation des malades et la surveillance des autres personnes du bord. Mais la question des porteurs de bacilles vient compliquer singulièrement cette surveillance sanitaire et la rendre illusoire si des mesures ne sont pas prises pour la prolonger aussi longtemps que ces porteurs de bacilles évacueront des vibrions dans leurs selles. Ce côté de la question est d'ailleurs commun avec la prophylaxie terrestre qui sera exposée ci-dessous.

En ce qui concerne les objets susceptibles de véhiculer le vibrion cholérique, l'eau doit être mise au premier rang, et c'est dans ce but qu'un examen attentif doit être fait de l'eau, soit de la cale, soit des caisses d'alimentation, suivi d'un nettoyage et d'une désinfection de ces parties du navire ; et le mieux sera toujours le renouvellement complet de l'eau potable.

Les objets complètement secs peuvent être considérés comme n'offrant aucun danger. Au contraire, les fruits, les légumes, les pommes de terre, le lait, le beurre et le fromage, qui constituent un milieu nutritif pour le vibrion cholérique, peut-être médiocre à la vérité, devront être repoussés, sinon détruits ou jetés à la mer. Les liquides tels que le vin, les alcools, la bière, les eaux minérales naturelles peuvent être considérés comme non dangereux. Mais il n'en est plus de même des eaux minérales artificielles qui peuvent renfermer le germe du choléra, dont on n'autorisera pas le débarquement, et qui devront être vidées à la mer.

Quant aux marchandises transportées par les navires, l'étude des épidémies montre que leur rôle dans la propagation cholérique a été nul ; elles sont d'ailleurs devenues inoffensives par le fait même de la durée de leur séjour dans les cales et pourront être admises. Il est inutile de dire qu'au départ d'un port contaminé l'autorité du bord doit refuser celles qui paraîtraient souillées, en particulier les drilles, chiffons, etc.

Enfin les linges et effets contenus dans les malles et bagages des Européens qui n'auraient pas été salis en cours de route seront considérés comme non dangereux et pourront être admis.

Le linge porté, les effets ayant servi au cours du voyage pourront être susceptibles de désinfection s'il y a eu des cas pendant la traversée. En ce qui concerne le linge et les effets des indigènes, la conduite à tenir sera commandée par la durée de la traversée, et par l'existence ou l'absence de cas à bord pendant le voyage.

Lorsqu'ils paraîtront susceptibles, une désinfection par l'étuve à vapeur s'imposera.

La prophylaxie terrestre s'inspire des mêmes données. Aux gares frontières, le lazaret maritime a son pendant dans un service d'inspection sanitaire dont le but sera d'arrêter et d'isoler les malades et de délivrer des passeports sanitaires, aux personnes en santé. Ce service s'opposera à l'introduction du linge sale, et procédera à la désinfection des gares, des trains, des water-closets.

Sur le reste du territoire, le service sanitaire exercera une surveillance attentive sur toutes les personnes qui auront, à la frontière, été munies d'un passeport sanitaire, et surtout sur celles d'entre elles qui proviendraient d'une région contaminée. Cette surveillance n'est d'ailleurs pas chose aisée, surtout depuis qu'il est avéré que des personnes saines peuvent évacuer dans leurs selles des vibrions parfaitement virulents qui peuvent être le point de départ d'un foyer épidémique. La division d'autrefois en personnes malades, suspectes et saines, se réduit en celle de malades et suspects. L'isolement peut être appliqué aux malades, qui, du reste, sont incapables de poursuivre leur voyage. Mais bien qu'il ait été proposé et appliqué en Allemagne en ce qui concerne les suspects, il semble bien difficile, sinon impossible, de le rendre réglementaire dans un pays où l'observation des lois se heurte à un vif sentiment de la liberté individuelle. Et d'ailleurs, la limite de l'observation ou de l'isolement est difficile à déterminer d'une façon précise, et force est de chercher autre chose permettant de concilier le maintien de la santé générale avec celui de la liberté des individus.

Une première mesure s'impose, qui est la déclaration obligatoire, rigoureusement observée, de toute atteinte cholérique, confirmée ou suspecte. L'observation de cette déclaration doit être suivie des mesures de désinfection nécessaires qui auront pour but l'extinction du foyer dès sa première manifestation. Et pour que cette déclaration ait encore plus d'utilité, il est nécessaire que le diagnostic puisse être fait très rapidement. Or, ce diagnostic ne peut être posé avec la célérité voulue que par les procédés de la bactériologie. Il est donc indispensable que l'observation médicale soit complétée par des recherches bactériologiques, et que le service sanitaire soit appelé à faire l'examen méthodique des selles de toutes les personnes munies à la frontière d'un passeport sanitaire. Aussi longtemps que ses selles contiendront le vibrion de Koch, le porteur de germes devra être soumis à des obligations prophylactiques qui seraient sûrement observées dans un hôpital d'isolement, comme le fait est réglementaire en Allemagne, mais qui pourront l'être, peut-être, avec une efficacité suffisante s'il est instruit par l'autorité sanitaire de tous les dangers qui s'attachent, pour la communauté, à sa personne, et des moyens de les atténuer sinon de les détruire. Ces moyens sont ceux de la prophylaxie individuelle. Ils devraient être imprimés sous forme d'instructions pratiques, distribués à tous les individus soumis à l'observation sanitaire, et l'inobservation de l'un ou l'autre article de ces recommandations devrait entraîner sanction pénale. Mais il est une catégorie d'individus à qui ces prescriptions ne paraissent pas pouvoir s'appliquer. Les vagabonds, les bohémiens devront, sinon être isolés dans des établissements désignés à cet effet, du moins soumis à une étroite surveillance. Quant aux émigrants qui, ainsi que l'a montré Chantemesse, constituent un danger d'autant plus grand que leur nombre s'élève chaque année davantage et que leur souci de l'hygiène est moindre, ils devraient entrer le moins possible en contact avec la population du pays qu'ils traversent. Au lieu de les laisser se disperser sans surveillance dans des hôtels qui ne sont soumis à aucune réglementation sanitaire, l'autorité médicale ou administrative devrait avoir le droit de les maintenir dans des campements destinés à cet effet, créés tant dans les ports qu'aux gares frontières, et d'où ils seraient dirigés directement sur le port d'embarquement, sans contact direct avec la population et sans arrêt en cours de route.

Le choléra peut être introduit dans une région par les voies fluviales. Le personnel de la batellerie naviguant sur les fleuves et canaux doit donc être surveillé de très près. En Allemagne, l'observation de ce personnel est confié, à un service administratif et médical spécial qui a pour mission de créer des stations de contrôle, surveillant cette population flottante. Chacune de ces stations dispose d'un local pour l'isolement des malades et un autre pour les suspects. Les bateaux fluviaux arborent un pavillon jaune en cas de malade à bord, et un noir pour un décès. Dans l'un et l'autre cas le bateau est arrêté à la station de contrôle, et le personnel se trouvant à bord est isolé. De plus, à la station est pratiquée l'analyse bactériologique des selles, et les suspects ne sont remis en liberté qu'après deux examens négatifs. Il est interdit aux mariniers, sous peine de punitions sévères, de souiller l'eau des rivières avec leurs déjections ; des vases leur sont remis pour recevoir ces dernières et les désinfecter par le lait de chaux avant de les jeter à l'eau. D'autre part il leur est recommandé de ne pas boire cette eau, de s'approvisionner à des puits qui leur sont désignés, de se laver les mains avec du savon avant chaque repas, de ne manger que des aliments cuits et de consulter le médecin le plus proche en cas d'indisposition (Kelsch).

Ces prescriptions, qui ont donné en Allemagne des résultats

positifs, ont fait la base d'un projet de défense sanitaire des canaux et rivières du Nord et de l'Est de la France présenté par le professeur Chantemesse, et la préfecture de police est entrée dans cette voie.

En Indo-Chine, où ce service de batellerie est si intense, il y aurait grand intérêt à ce que ce plan de défense fût adopté et appliqué ; la population indigène comprendrait vite son utilité et partout se prêterait rapidement et de bonne grâce à son exécution.

Le service sanitaire doit d'autre part ne pas perdre de vue les dangers que présente, en temps d'épidémie, la réunion d'un grand nombre d'hommes sur le même point et fera œuvre utile en interdisant, ou tout au moins en réduisant au strict minimum nécessaire les foires et marchés, les fêtes et solennités traditionnelles, les pèlerinages, les concentrations de troupes, etc.

Il exercera enfin une surveillance aussi étroite que possible sur les hôtels, maisons meublées et autres établissements qui hébergent les voyageurs et les étrangers, surtout lorsque ces derniers proviennent de régions où sévit le choléra, et devra prescrire l'isolement dès l'apparition de symptômes suspects chez l'une ou l'autre de ces personnes.

Au-dessus de toutes ces mesures de prophylaxie générale, l'autorité sanitaire doit poursuivre, comme un devoir très strict, un plan de campagne ayant pour but de rendre les centres d'habitation en quelque sorte réfractaires à l'éclosion du choléra en supprimant tous les facteurs qui favorisent la pullulation des germes cholériques et en s'opposant par tous les moyens appropriés à leur pénétration dans l'organisme.

Ce plan de campagne se traduit en dernière analyse par la lutte contre la matière fécale qui est le réceptacle certain des germes cholérigènes. En premier lieu, il est nécessaire de prescrire le prompt enlèvement des détritus et des ordures, tant dans les habitations que dans les cours et les voies publiques. Cet enlèvement doit être fait de manière que les détritus et ordures soient à l'abri des insectes, des mouches en particulier, et ne puissent pas être dispersés par le vent : les récipients qui les transportent seront, dans ce but, couverts, au moins par une bâche. Le réseau des égouts devra être surveillé de très près, pour éviter qu'il y ait des souillures du sous-sol ; et si des fissures sont constatées, elles devront être réparées avec le plus grand soin. S'il n'y a pas d'égouts, les fosses fixes devront être recouvertes, et leur surface sera aspergée d'un mélange par parties égales d'eau et d'huile de schiste, à raison de deux litres d'huile par mètre superficiel. Ce mélange sera d'ailleurs avec grand avantage versé dans les cabinets d'aisance. Pour les fumiers, placés généralement dans les cours de ferme, on obtiendra de bons résultats en mélangeant l'huile de schiste à de la terre, de la marne, et en répandant plusieurs couches de ces mélanges sur les tas de fumiers ou d'immondices. Cette pratique a pour effet de détruire les mouches et d'empêcher ainsi un des modes de propagation du choléra dans le voisinage immédiat. A défaut d'huile de schiste, on pourra employer avec succès une émulsion de crésyl à 5 o/o.

Ces mesures appliquées pendant tout le cours d'une épidémie doivent aussi être instituées préventivement, car, ainsi que le dit Chantemesse, « lorsque, dans une cité, la lutte contre la matière fécale est instituée de longue date, lorsque les excreta y sont rejetés, sans voir le jour, loin de l'agglomération, lorsqu'il n'existe ni tinettes ni fosses plus ou moins étanches, lorsque la population ne vit pas au-dessus de ses excréments entassés sur ceux de ses aïeux, lorsqu'en un mot tout ce qui constitue l'intestin d'une ville, depuis les water-closets jusqu'aux tubes de rejet final et lointain, est dans un parfait état de fonctionnement, cette cité ne peut pas et ne doit pas être contaminée ; elle n'a besoin d'aucune autre mesure pour se protéger (1) ».

Il est bien entendu aussi que puisque l'eau de boisson est l'intermédiaire emprunté par le germe cholérigène pour pénétrer dans l'organisme humain, le devoir de l'autorité sanitaire sera de faire distribuer à la population une eau pure dans son origine et exempte de souillure dans sa canalisation. Des analyses bactériologiques seront pratiquées à des intervalles rapprochés et périodiques pour s'assurer de l'innocuité de l'eau distribuée. En cas de souillure de cette eau, des affiches doivent prévenir la population du danger qu'il y a à la consommer sans ébullition qui, dans le cas particulier, constitue le moyen certain de la rendre absolument inoffensive.

Enfin l'autorité sanitaire appliquera son attention à la surveillance du commerce des denrées alimentaires et des boissons. Les objets de consommation souillés et simplement soupçonnés doivent être détruits par l'incinération. Le commerce du lait sera spécialement l'objet d'un contrôle sévère, de même que celui de la glace destinée à l'alimentation.

Si le choléra a éclaté dans une maison servant au commerce des denrées alimentaires, il y aura lieu de fermer cet établissement, de procéder à une désinfection minutieuse, à la destruction de toute denrée susceptible d'être souillée et de transmettre le vibrion, enfin de ne le rendre à sa destination qu'après cette désinfection.

En ce qui concerne les cadavres de cholériques, ils ne doivent demeurer dans la maison mortuaire que si toutes les mesures propres à empêcher le transport de la maladie ont été rigoureusement appliquées. Par suite, il sera bon d'éviter la veillée mor-

(1) Chantemesse et Borel, Mouches et choléra.

tuaire qui peut être l'origine de nouveaux cas. L'inhumation, si l'incinération n'est pas possible, se fera le plus rapidement possible, dans une bière parfaitement étanche, dans laquelle le cadavre aura été disposé, enveloppé de linges sublimés ou phéniqués. Dans la fosse, la bière doit être recouverte de tourbe ou de sciure. Les hardes et linges du décédé ne devraient être lavés qu'après avoir séjourné dans une solution de lysol ou de crésyl à 5 o/o. Mais il serait préférable de les incinérer.

En résumé, la prophylaxie générale s'exerce par la déclaration obligatoire de tout cas avéré ou suspect, suivie de la désinfection de tout ce qui a pu être souillé par les déjections contenant le vibrion cholérique; par l'isolement des malades, la surveillance très étroite des porteurs de bacilles; par la lutte contre la matière fécale et l'assainissement du sol et du sous-sol; par le contrôle sanitaire des denrées alimentaires et des boissons, et en particulier de l'eau potable.

Prophylaxie individuelle. — La prophylaxie individuelle a pour but, d'abord, de ne laisser pénétrer dans le tube digestif ni aliment, ni boissons souillées par le vibrion cholérique; ensuite, dans le cas où ce vibrion aurait pu pénétrer dans les voies digestives, de l'empêcher de manifester sa présence. Elle vise les malades suspects d'une part, et les bien portants d'autre part.

L'extension des épidémies se fait par les déjections des malades et peut-être aussi par leurs vomissements. Une première règle découle de ce fait : la désinfection des évacuations des malades, de même que celle de leurs effets, de leur literie et en général de tous les objets qui leur ont servi et qui ont pu être souillés.

Les selles sont désinfectées au fur et à mesure de leur émission au moyen d'une solution de lysol, phénol et crésyl à un titre total de 5 o/o. Le contact pendant une heure peut être considéré comme suffisant pour entraîner la destruction des germes qu'elles contiennent. Après quoi ces déjections sont enfouies dans le sol de préférence, ou, si cela n'est pas possible, jetées au tout à l'égout. Le linge qui a servi aux malades est placé dans une solution de lysol à 3 ou 5 o/o, et le contact sera prolongé pendant au moins une heure, deux heures, de préférence, avant d'être envoyé à la lessive.

Les objets de literie seront désinfectés à l'étuve à vapeur, ou, s'il ne s'en trouve pas dans le voisinage, comme cela peut se produire dans les postes coloniaux secondaires, lavés avec une solution de lysol à 5 o/o, puis exposés pendant 3 à 4 jours aux rayons directs du soleil, ou étendus dans une chambre surchauffée par un feu de poële.

En ce qui concerne la vaisselle qui aura servi aux malades, on pourra la considérer comme rendue inoffensive si elle a été traitée par l'eau à l'état d'ébullition.

Enfin les meubles, le sol, les murs des chambres de malades doivent être désinfectés et on laissera s'écouler trois ou quatre jours ensuite, avant de recevoir de nouveaux occupants. La méthode la plus simple est la désinfection par les vapeurs de formol. Mais on peut aussi laver meubles, sol et murs, avec une solution de lysol à 5 o/o, puis frotter les murs soit avec une brosse dure, soit avec du pain, selon la méthode utilisée en Allemagne. Autant que possible les murs seront repeints ou huilés après ces opérations de désinfection.

Les objets sans valeur qui ont été en contact avec les malades et auraient pu être souillés seront brûlés de préférence. Mais pour cette opération il est nécessaire d'éviter le transport de ces objets qui peut être une cause de propagation des germes cholériques : l'incinération de ces objets devra donc autant que possible se faire sur place.

Toutes les personnes qui pénètrent dans la chambre d'un cholérique et lui donnent des soins peuvent avoir été contaminées par leur contact avec les objets souillés par le malade. Elles devront donc prendre des précautions rigoureuses pour éviter leur propre contamination et la dispersion des germes autour d'elles. Les médecins auront pour devoir très strict de les prévenir et de leur indiquer les mesures à prendre.

En premier lieu ces personnes, infirmiers, entourage du malade, ne doivent pénétrer dans sa chambre qu'avec des vêtements et chaussures faciles à déposer à la sortie, tels que blouses, sarraux, etc., qui devront être traités comme le linge du malade lui-même, à chaque souillure apparente, et avant chaque envoi au blanchissage.

En second lieu ces personnes ne devront prendre aucune nourriture ni boisson dans la chambre du malade.

Les mains, le visage peuvent être involontairement le véhicule de germes cholériques. On les lavera donc soigneusement et fréquemment avec une solution faible de lysol, ou simplement avec du savon au lysol et de l'eau bouillie, et toujours avant chaque repas.

Quant aux personnes qui n'ont rien à faire dans la chambre d'un cholérique, elles s'abstiendront d'y pénétrer : le médecin tiendra la main à l'observation de cette précaution élémentaire.

De même les sujets sains, que leurs obligations professionnelles ou autres ne retiennent pas dans une localité où sévit le choléra, la quitteront ou s'abstiendront d'y séjourner. Et les personnes forcées d'y résider s'abstiendront de pénétrer dans les maisons où se sont produites des atteintes de choléra, ou qui paraissent simplement suspectes.

Les personnes saines s'efforceront de prévenir la formation de foyers pathogènes en faisant procéder à la désinfection consciencieuse des latrines, en faisant enlever régulièrement les déchets de toutes sortes et en observant la plus rigoureuse propreté. Pour conserver leur santé, elles doivent être averties que le vibrion cholérique ne se transmet que par les déjections des malades atteints de choléra, qu'il pénètre dans l'organisme par les voies digestives et que par suite les aliments et les boissons, les mains, la bouche doivent être l'objet de précautions dont la propreté est la base.

Les aliments, qui peuvent, malgré la réglementation dont ils sont l'objet en prophylaxie générale, être susceptibles de contamination, devront subir une coction complète avant d'être absorbés. Il est prudent de s'abstenir de mets froids ou conservés du matin et de les faire chauffer à nouveau avant de les faire servir à un nouveau repas. S'ils sont suspects d'avoir été contaminés par les mouches, comme les pâtisseries, la charcuterie, et qu'ils ne puissent être chauffés de nouveau, le mieux sera de les proscrire complètement.

Les aliments végétaux qui se consomment crus devront autant que possible être évités. Si cependant on tient à les manger ils devront être tout d'abord rendus autant que possible inoffensifs en les traitant, comme le recommandent Allan, Rosenau, Vidal par une solution d'acide tartrique à 3 p. 100, pendant une demi-heure et en les lavant ensuite à l'eau bouillie.

Le pain sorti du four est non dangereux. Il peut le devenir entre les mains d'un porteur insoucieux ou malpropre. On pourra le rendre de nouveau inoffensif, sans nuire à ses qualités, en le faisant chauffer pendant une heure dans un four de cuisine à la température de 70 ou 80°.

Les boissons, telles que l'eau et le lait, ne devront être consommées qu'après ébullition, pour peu que le moindre doute vienne à s'élever sur leur qualité, et on s'abstiendra d'ajouter aux liquides de la glace dont la provenance ne serait pas reconnue comme n'offrant aucun soupçon de contamination.

Enfin, on organisera autour de soi la lutte contre les mouches, en grillageant les ouvertures de la maison, en répandant dans les cabinets un mélange d'huile de chiste dans de l'eau à parties égales, et en déposant dans une assiette placée dans chaque pièce de l'appartement une solution aqueuse de formol au dixième dans laquelle, comme appât, on aura ajouté un morceau de sucre ou un peu de confiture.

En temps d'épidémie il est indispensable de se souvenir que le vibrion cholérique peut pénétrer dans l'organisme. On doit par suite mettre cet organisme en état de lui résister, et, dans ce but, toute cause pouvant amener un trouble intestinal quelconque devra être soigneusement évité. On mènera donc une vie régulière, sans excès alimentaire ni de boisson ou de quelque nature que ce soit, susceptible de rompre l'équilibre des forces naturelles de l'organisme. Cependant on se gardera soigneusement de tout changement notable dans la nourriture, car il est de nature à entraîner des troubles de fonctionnement du tube digestif pouvant ouvrir l'accès au vibrion et lui faciliter son développement et son action pathogène. On ne doit pas abandonner son régime habituel ; on peut manger et travailler comme de coutume. Seuls les excès sont nuisibles et à proscrire, en particulier les excès alcooliques ou génésiques qui créent une prédisposition remarquable à une atteinte sévère du choléra. Enfin on évitera les refroidissements, qui peuvent déterminer des troubles digestifs. On surveillera la moindre diarrhée, pour laquelle on n'hésitera pas à recourir aux soins d'un médecin dès sa première apparition.

En observant une sage régularité, une rigoureuse propreté de soi-même, de ses vêtements, de sa nourriture, on peut se considérer comme à l'abri de toute atteinte, surtout si la localité qu'on habite a été préalablement maintenue dans un parfait état de propreté dans ses maisons, ses voies et son sous-sol.

Vaccination préventive. — Une dernière mesure de prophylaxie individuelle contre le choléra est la vaccination préventive, dont l'efficacité semble, d'après les statistiques de Ferran et d'Haffkin, avoir une certaine valeur.

De nombreuses méthodes de vaccination préventive ont été préconisées, mais seules celle de Ferran et d'Haffkin ont été appliquées à l'homme sur une vaste échelle. Toutes deux sont basées sur l'emploi de vibrions vivants comme vaccin, dont l'injection développerait, dans le sang, la formation d'anticorps cholériques susceptibles de s'opposer à l'action pathogène du vibrion introduit dans l'organisme.

Ferran avait constaté que les cobayes ayant résisté à l'inoculation d'une dose non mortelle de vibrion pouvaient, quelque temps après, supporter une dose entraînant sûrement la mort d'un animal neuf de même taille. Cette expérience a servi de base à tous les travaux ayant pour but la vaccination préventive.

Pour obtenir son vaccin, Ferran ensemence un vibrion provenant de cultures en gélatine dans des ballons de bouillon récemment préparé et alcalinisé. Après deux jours à l'étuve à 37°, le vibrion, d'après Ferran, se serait assez atténué dans le bouillon pour pouvoir servir de vaccin. L'inoculation se fait aseptiquement à la partie moyenne de la région brachiale postérieure, à la dose de 1 centimètre cube à chaque bras, et on renouvelle cette injection vaccinale après 5 à 6 jours, à la dose d'1 cmc., 5 à chaque bras.

Ces deux injections successives seraient suffisantes pour préserver l'homme du choléra. L'immunité serait plus complète si une troisième injection était faite de 2 cmc. à chaque bras, quelques jours après la seconde.

Pour les enfants, les doses doivent être diminuées de moitié, lorsqu'ils n'ont pas atteint cinq ans.

Ces inoculations donnent lieu à une réaction locale plus ou moins intense, toujours douloureuse au point d'inoculation. Il y a une légère élévation de la température, un peu de céphalalgie, du malaise, et quelquefois de la diarrhée, mais aucun trouble général grave. Et d'ailleurs ces symptômes disparaissent rapidement; en deux ou trois jours le vacciné a repris son état de santé antérieur.

En 1885, Ferran inocula son vaccin à plus de 50.000 personnes, dont 300 médecins, et affirme qu' « en vaccinant en masse les populations fortement atteintes par l'épidémie, la courbe graphique de la mortalité, pour si haute qu'elle soit, descend brusquement à zéro, au cinquième jour après qu'a été pratiquée la vaccination (1) ».

Haffkin, pour préparer son vaccin, se sert d'un vibrion aussi fixe et actif que possible. Pour l'obtenir, il injecte directement dans le péritoine d'un cobaye une dose plus que mortelle d'une culture de vibrions sur gélose. L'épanchement péritonéal recueilli, riche en vibrions, est maintenu au contact de l'air pendant une quinzaine d'heures. Ce liquide aéré provoque la mort d'un second cobaye dans un laps de temps moindre que pour le premier cobaye. En procédant ainsi de cobaye en cobaye, avec l'épanchement laissé à l'air 15 heures environ, après vingt ou trente passages, on obtient un vibrion dont l'activité est fixée et qu'il n'est pas possible d'augmenter encore.

Ce vibrion exalté et fixe est cultivé dans du bouillon à 39° en utilisant la méthode d'aération employée par Roux et Yersin pour la préparation de la toxine diphtérique. Il périt en peu de jours, de sorte que l'on doit surveiller journellement la culture. Lorsque l'ensemencement est resté stérile, on prélève une prise de la dernière culture en bouillon fertile, on passe sur gélose et de cette culture gélosée on ensemence le bouillon de la deuxième culture aérée, et ainsi de suite pour arriver, après plusieurs générations, au degré d'atténuation voulu.

Ce virus atténué ne provoque plus chez le cobaye de phénomène de nécrose et doit protéger cet animal contre une dose mortelle de virus fixe injectée quelques jours après.

(1) Art. Choléra, de FERRAN, *in* Traité de Médecine de BERNHEIM et LAURENT, traduction de Duhourcau.

Pour vacciner l'homme, Haffkin conseillait d'abord une première injection sous-cutanée de 1/10 ou 1/20 de culture sur gélose de virus atténué, suivie trois à huit jours après d'une injection de la même dose de virus fixe exalté. Plus tard, ayant constaté sur lui-même que le virus fixe injecté d'emblée est très bien supporté par l'homme, il abandonna sa première méthode et ne se servit plus que de vibrions virulents. Il pratique ainsi une seule inoculation de virus exalté, récemment recueilli du péritoine du cobaye. Il injecte à l'adulte 0 cmc. 5 d'émulsion d'une culture sur gélose dans cinq cmc. d'eau environ.

Les résultats obtenus par Haffkin, et par Powell, Simpson, Wright, etc., semblent satisfaisants.

De 1893 à 1895, dans l'Inde, Haffkin vaccina 42.197 personnes, et, depuis, le nombre des vaccinés par lui ou ses collaborateurs s'élève à 150.000 environ. De leurs statistiques il semble résulter que les personnes inoculées se trouvent dans des proportions considérables à l'abri de l'infection naturelle du choléra. Dans une prison, 202 personnes furent inoculées, 207 ne le furent pas. Chez les non vaccinées il y eut une morbidité de 9,9 0/0 et 4,95 0/0 de cas de mort. Chez les inoculés au contraire il n'y eut que 3,39 0/0 de malades avec 2,41 0/0 de mort. D'après Simpson, la mortalité serait diminuée de 72 0/0 et ce chiffre est assez éloquent pour commander la continuation de l'expérience et l'admission dans la pratique de la vaccination d'Haffkin. Du reste, cette méthode, comme celle de Ferran, est parfaitement inoffensive.

La vaccination préventive peut être utile dans des collectivités et chez des individus auxquels on ne peut imposer les soins même élémentaires de propreté hygiénique ; mais pour peu qu'on veuille s'astreindre à des précautions élémentaires de propreté, et qu'on surveille de très près l'ébullition de boissons et la coction des aliments, on peut vivre sans crainte aucune au milieu des contagieux. En Indo-Chine, depuis que la prophylaxie du choléra est basée sur ces données, les atteintes sont nulles ou à peu près dans le personnel médical et parmi ses aides, même les plus humbles et les plus rustiques.

VI. — TRAITEMENT

Le traitement du choléra a, de tout temps, exercé la sagacité et l'ingéniosité des médecins, mais si presque toute la matière médicale a été expérimentée il n'est pas exagéré de dire qu'il est peu de maladies où le médecin soit aussi désarmé. Cependant bien que des cas trop nombreux existent, où la rapidité et la haute gravité des accidents n'autorisent aucun espoir thérapeutique, il en est d'autres où une médication bien dirigée permet de lutter avec quelque chance de succès contre la maladie.

Il n'est pas jusqu'au traitement scientifique, basé sur les recherches de la bactériologie, vaccination et sérothérapie, qui n'ait amené jusqu'à présent de cruelles désillusions. Cependant, avec les nouvelles acquisitions dans la préparation d'une toxine cholérique active, on peut espérer que dans un avenir, qu'il faut souhaiter prochain, le problème aura reçu une solution efficace.

A. — Traitement médicamenteux. — **1° Porteur de bacilles.** — Au cours d'une épidémie de choléra il n'est pas rare de rencontrer des vibrions cholériques dans les selles d'individus ne présentant aucun symptôme de maladie et qui sont cependant des agents actifs et redoutables de diffusion du germe pathogène. Il y aurait donc un intérêt considérable à les débarrasser, en les traitant, de leurs hôtes si dangereux. Jusqu'à présent, malgré les recherches faites en ce sens, on ne dispose d'aucun moyen efficace et l'on doit se contenter des mesures d'hygiène générale qui ont été étudiées au chapitre de la prophylaxie.

2° Période de diarrhée. — On a vu que le choléra débute par une période de diarrhée.

En temps d'épidémie, au début surtout, il est difficile de dire si une diarrhée banale n'est pas le point de départ d'une attaque de choléra. Il est donc nécessaire de traiter avec soin tout individu atteint de diarrhée. Le traitement est encore plus indispensable si l'examen microscopique a décelé dans les selles la présence du vibrion de Koch ; à cette période, tout traitement actif assurera la guérison.

En premier lieu le malade doit être mis au repos. La position allongée et la chaleur du lit peuvent amener quelquefois une atténuation du flux diarrhéique et même la guérison. Mais fréquemment, surtout si la diarrhée est réellement cholérique, la disparition ne s'obtient pas aussi facilement.

Depuis très longtemps déjà on a eu la pensée de juguler ce premier symptôme cholérique par l'opium avec ou sans l'adjonction d'astringents ou d'aromatiques.

On prescrit ce médicament soit sous forme d'extrait à la dose de 0,05 centigrammes à 0, 1 décigramme, soit sous forme de laudanum, dont on fait prendre au malade de 15 à 20 gouttes, en augmentant progressivement la dose jusqu'à 30 ou 40 gouttes par jour, en potion ou en lavement.

En Angleterre, on recommande des bols dits astringents, composés de :

Bol astringent	Extrait d'opium................	0,05
	Asa fœtida....................	0,50
	Poivre noir..................	0,50
	Camphre......................	0,50
	Rob de Sureau................	Q.S.

Pour un bol — à prendre de 1 à 4 bols par jour; ou la chlorodyne, dont voici la formule un peu compliquée :

Chloroforme.........................	30	grammes
Ether sulfurique.....................	20	—
Acide perchlorique..................	30	—
Teinture de cannabis indica	20	—
Teinture de capsicum annuum..........	30	—
Chlorhydrate de morphine..............	10	—
Acide cyanhydrique au 24e.............	10	—
Huile essentielle de menthe poivrée......	30	—
Mélasse pure.........................	200	—

qui se donnera à la dose de V à X gouttes plusieurs fois par jour dans un peu d'eau sucrée.

En France, on prescrit plus volontiers une potion au bismuth et laudanum, sans avantages bien manifestes d'ailleurs.

On peut associer l'opium à la menthe et à la mélisse, et prescrire une potion ainsi composée :

Teinture éthérée de valériane...........	10	grammes
Laudanum de Sydenham...............	6	—
Alcoolat de mélisse...................	6	—
Essence de menthe....................	X	gouttes

dont on prendra XXV à XXX gouttes, dans une cuillerée d'eau sucrée, après chaque garde-robe.

Ou bien on associera l'opium à l'éther et à l'alcool, en prescrivant la potion suivante :

Teinture de quinquina composée........	15	grammes
Liqueur d'Hoffmann..................	15	—
Teinture d'opium.....................	4	—
Chlorhydrate de cocaïne	4	—
Huile essentielle de menthe poivrée......	X	gouttes

dont on prendra XX gouttes toutes les deux heures,

Mais ces préparations opiacées, pour utiles qu'elles peuvent être dans certains cas, surtout lorsqu'elles sont administrées avec modération, dépassent quelquefois le but cherché, constipent le malade, suppriment l'évacuation des vibrions et de leurs produits toxiques, peuvent ainsi favoriser l'intoxication produite par la résorption du poison cholérique, et finalement aggravent la maladie au lieu de l'améliorer. Elles doivent donc être employées avec réserve, et la dose ne doit jamais être assez forte pour amener une constipation dangereuse.

Dans le but d'aider la nature à éliminer le plus possible le germe cholérique, et à titre de médication substitutive, les purgatifs ont été essayés dans la période de diarrhée du choléra, en particulier, l'ipécacuanha, le sulfate de soude et l'huile de ricin, à la dose d'une à deux cuillerées à soupe. Mais leur emploi est contre-indiqué par le collapsus qu'ils peuvent provoquer.

Cependant, un purgatif qui joint à ses propriétés de modificateur des sécrétions intestinales celle d'être un bon cholagogue, le calomel, a été et est encore fréquemment employé. Très vanté en Angleterre, où d'ailleurs ce médicament n'inspire pas les mêmes craintes qu'en France, il a été très utilisé en Allemagne en 1866, par Leyden à Kœnigsberg, et a repris une nouvelle faveur en 1892 à Hambourg où tout le monde, sauf Reider, a vanté ses effets.

Les doses varient selon les auteurs qui l'ont essayé. Tantôt on emploie de fortes doses : 0, 30 à 0,50 centigrammes toutes les deux heures, ou au moins trois fois par jour ; tantôt on se borne à des doses moindres de 0,03 à 0,05 centigrammes, selon la méthode fractionnée. Les dangers d'intoxication inhérents aux fortes doses doivent conduire à préférer les doses plus petites de 0,03 à 0,05 centigrammes trois à quatre fois par jour au maximum. En règle générale l'administration du calomel provoque une légère augmentation des selles, mais leur coloration ne tarde pas à se modifier et, après avoir pris une teinte verdâtre, elles deviennent jaunes et même brunes, et peuvent ensuite diminuer de nombre. Le calomel, à dose massive de 75 centigr. à 1 gr., a une action réellement anti-microbienne; son administration, suivie à quelques heures de distance de l'opium à doses actives, peut juguler la maladie quand le malade se présente au médecin dès les premiers symptômes.

A côté de ce traitement on a essayé les antiseptiques sur lesquels la découverte du vibrion comme cause du choléra et le fait qu'il ne se généralise pas dans les organes, mais reste localisé dans le tube intestinal, permettaient les plus grandes espérances. Il faut dire de suite que ces antiseptiques intestinaux n'ont pas donné ce qu'on en attendait.

Au nombre de ces antiseptiques, le salol, très employé au début, est actuellement délaissé comme au moins inutile, et l'on n'emploie plus guère que l'acide lactique, selon la formule de Dujardin-Beaumetz.

Acide lactique..........................	10 grammes
Sirop de sucre..........................	90 —
Alcool de citron..........................	2 —
Eau..........................	1 litre

que le malade prend par demi-verres dans la journée.

Ou selon la formule de Hayem :

Eau	1 litre
Acide lactique	15 grammes
Sucre	Q.S.

Cette limonade lactique, ingérée avec difficulté par un malade que menacent les vomissements, n'a pas donné les résultats qu'on espérait, et les boissons à base d'antiseptiques intestinaux telles que les limonades chloroformées ou à l'acide salicylique ou à la créosote, très vantées pendant un temps en Allemagne, ont été tour à tour abandonnées.

Plus efficace est l'entéroclyse à l'acide tannique imaginée par Cantani. A la suite de l'observation qu'il fit que les tanneurs napolitains ne furent que très peu ou pas du tout éprouvés par les épidémies successives de choléra, lorsqu'ils se servaient de tanin, et au contraire offraient une morbidité et une mortalité semblables à celles du reste de la population en l'absence de manipulation de cette substance, Cantani eut l'idée d'employer le tanin dans la thérapeutique des maladies de l'intestin et l'essaya dans la diarrhée prémonitoire du choléra. D'après ses prescriptions, on introduit, et l'on fait pénétrer aussi loin que possible dans l'intestin, au moyen d'une canule adaptée à un bock laveur, un à deux litres d'une solution à 1 pour 100 de tannin à la température de 38 à 40°. Ce lavage intestinal est renouvelé 2 ou trois fois par jour. L'injection doit être faite sous une faible pression, et lentement. Il arrive fréquemment que la solution injectée est évacuée peu de temps après son introduction, ou tout au moins qu'il n'en reste qu'une faible quantité. Cependant l'efficacité de ces lavages est manifeste. Que ce soit l'action de l'eau chaude ou celle du tanin, le malade éprouve bientôt un véritable soulagement, et réclame avec insistance un nouveau lavage.

Cette méthode, employée en France par Lesage et Bourcy, en Russie par Tipiakow, en Allemagne par Leyden, Ziemsen, etc., a donné entre les mains de ces expérimentateurs des résultats qui méritent d'en recommander l'emploi. C'est surtout dès le début de la diarrhée qu'il est bon d'instituer ces lavages, car c'est précisément à cette période que réside toute l'importance du traitement du choléra ; mais il est bon d'ajouter que l'entéroclyse au tanin n'empêchera pas toujours le choléra de passer de la période de diarrhée à celle d'algidité.

Pendant cette première période, en dehors du traitement médicamenteux, il sera nécessaire de faire suivre au malade un régime diététique sévère. La diète alimentaire sera prescrite, et on n'autorisera que le lait bouilli ou du thé léger, en petites quantités. Le lait, dont l'absorption répugne souvent très vite, pourra être remplacé par le képhyr, le koumys, ou le lait caillé. Tout au plus, en cas d'intolérance des laitages, pourra-t-on autoriser le bouillon d'avoine, d'arrow-root, ou de sagou, avec de l'eau légèrement additionnée de vin rouge.

Aux enfants, on donnera du lait, ou de l'eau bouillie dans laquelle on bat l'albumine de deux ou trois œufs.

3° **Période asphyxique.** — A la période asphyxique, le traitement du choléra rencontre de beaucoup plus grandes difficultés qu'à la période précédente. Il est uniquement symptomatique, et demeure souvent impuissant à cause de la diminution ou même la suppression des fonctions d'absorption, tant du côté de la muqueuse du tube gastro-intestinal que de la peau et du tissu cellulaire sous-cutané. On se rappellera donc, en présence d'un cas de choléra, dans sa période asphyxique, que les boissons et les aliments traversent l'estomac et l'intestin, sans y être modifiés, et que les médicaments, même à dose toxique, ne sont absorbés ni par le tube digestif ni par le tissu sous-cutané, mais peuvent ensuite occasionner des accidents d'intoxication très graves et quelquefois mortels, si la maladie passe de la période asphyxique à la période de réaction.

Le traitement symptomatique doit répondre aux indications suivantes :

a) Modérer les évacuations, selles et vomissements ;

b) Combattre le refroidissement périphérique et l'asphyxie ;

a) Dans la période asphyxique du choléra, le début des accidents graves qui la caractérisent est marqué par des selles extrêmement nombreuses et d'aspect caractéristique, qui sont bientôt suivies de vomissements particulièrement pénibles. La diarrhée pourra être combattue par les mêmes moyens que la diarrhée du début. Il est nécessaire de ne pas l'arrêter complètement, en raison de ce fait que la transsudation intestinale si abondante du canal intestinal est une réaction de l'organisme qui, par ce procédé, cherche à éliminer microbes et toxines. Mais de préférence à ces moyens, on insistera sur les lavages au tanin d'après la méthode de Cantani plutôt que sur les médicaments pris en potion. Ces lavages pourront, à cette période, être multipliés avec avantage et au grand soulagement des malades ; mais il sera utile cependant de diminuer la proportion de tanin et de n'injecter qu'une solution à 0,50 centigrammes ou 1 gramme pour 1.000. D'autre part au lieu d'un à deux litres par lavage, on se trouvera bien de donner chaque fois 6 à 7 litres, aussi lentement que possible, et sous la pression la plus légère.

Contre les vomissements, et contre la soif ardente des cholériques à cette période, on emploiera la glace absorbée en menus fragments à intervalles rapprochés, ou l'eau chloroformée, la potion de Rivière, une potion au chlorhydrate de cocaïne, ou au chlorhydrate de morphine et les boissons rafraîchissantes acidulées telles que la limonade artrique à 15 grammes pour un litre d'eau bouillie et glacée, que le malade prendra par petites gorgées fréquemment renouvelées; enfin et surtout le champagne frappé, pris de la même façon.

Si les vomissements sont par trop fréquents, on pourra ajouter à celui de ces moyens qui aura été prescrit une injection hypodermique de chlorhydrate de morphine à la dose d'un demi-centigramme ou un centigramme au plus, qu'on pourra renouveler une ou deux fois dans la journée.

Enfin on pourra essayer les lavages de l'estomac à l'eau bouillie, selon le procédé indiqué par Bourcy en 1892 ou avec une solution faible d'acide lactique, comme l'a fait, cette même année, Delpeuch, à l'hôpital Lariboisière, en ayant soin de laisser une petite quantité de cette solution. Comme l'entéroclyse, ces lavages gastriques ont donné à ces auteurs des résultats encourageants qui méritent de recommander l'emploi de ce procédé.

b) Pendant cette période asphyxique, le cholérique a une température périphérique au-dessous de la normale, ses extrémités sont froides et l'asphyxie suit une marche rapide qui aboutit bientôt au collapsus. Il faut donc faire cesser cette déperdition de la chaleur et pour cela les moyens sont nombreux, mais n'ont pas toujours une grande efficacité.

On emploiera les frictions énergiques sèches ou alcoolisées, sur toute la surface du corps et principalement sur les membres; les enveloppements dans des couvertures chaudes; les boules d'eau chaude ou les sacs de sable chaud fréquemment renouvelés. Mais en dehors de ces moyens, qui sont à recommander hautement, et qui atténuent sensiblement les douleurs produites par les crampes, on fera prendre au malade des bains chauds, à la température de 39 à 41 degrés, et même plus : en Allemagne on a donné couramment des bains à 44 et 45 degrés centigrades. Le bain doit être d'une durée de 15 à 20 minutes, et on les répète toutes les 2 ou 3 heures. La première sensation éprouvée par le malade, surtout si le bain dépasse 40°, n'est pas toujours agréable, mais l'effet bienfaisant ne tarde pas à se manifester chez la plupart des cholériques. Le pouls se relève, reprend un peu d'ampleur, la température monte d'un ou de deux degrés, les urines reparaissent et les crampes diminuent et même cessent tout à fait. Ce résultat apporte au malade un soulagement considérable et une sensation de mieux être telle que beaucoup réclament un nouveau bain peu de temps après celui qu'ils viennent de prendre.

Cependant cet effet si salutaire ne se fait pas toujours sentir chez tous les malades, et quelquefois on observe des accidents plus ou moins graves, rougeur cutanée, érythème plus ou moins accusé, dilatation vasculaire, lipothymie et même syncope. Chez d'autres, le pouls ne se relève pas; et, dans ce cas particulier, certains médecins recommandent d'ajouter au bain chaud 100 à 200 grammes de farine de moutarde.

On peut remplacer les bains d'eau chaude par des bains d'air chaud ou de vapeur à 40°, ou même des bains de sueur au moyen de l'envoi d'air surchauffé sous les couvertures du malade. Ce procédé présente sur les bains chauds l'avantage de ne pas déplacer le cholérique et peut amener le même résultat bienfaisant.

On a proposé, pour ramener la température à un chiffre plus élevé, les fortes frictions de la peau avec un linge imbibé d'eau froide à la température de 15° et pratiquées assez longtemps pour que la peau rougisse fortement, en même temps qu'on verse toutes les deux minutes de l'eau froide sur la tête du malade. Après quoi il est porté dans son lit préalablement chauffé, avec des boules d'eau chaude aux pieds et des compresses froides sur le ventre, renouvelées toutes les demi-heures. On donne au malade de l'eau fraîche comme boisson autant qu'il en désire. Si, après trois heures, il ne s'est pas produit de transpiration, on recommence les frictions froides. Au contraire si la transpiration survient peu après la première friction, on procède à une seconde six heures après, en ne la faisant durer que cinq minutes à la température de 18 degrés. Pendant que le malade est au lit, on renouvelle fréquemment l'air de la chambre.

Enfin on a essayé les bains chauds à 35 degrés suivis d'une douche d'eau glacée. Romberg a traité 20 malades par cette méthode et n'a eu que 55 o/o de mortalité. Malgré ce résultat, qui peut être considéré comme appréciable, cette méthode, de même que la précédente, ne paraît pas susceptible d'être recommandée dans une maladie où l'algidité est si marquée.

En même temps qu'on donnera des bains au malade, on lui fera prendre des boissons chaudes qui sont plus facilement absorbées que les boissons froides. Elles se composeront d'infusions légères de thé ou de café avec ou sans addition de cognac et le malade en prendra autant qu'il en pourra absorber. Elles calmeront la soif et contribueront au réchauffement du malade.

Pendant la période asphyxique, il est nécessaire de surveiller attentivement le pouls. Il devient petit et son amplitude est souvent extrêmement faible, en même temps que les bruits du cœur s'assourdissent et que le deuxième bruit disparaît fréquemment. Lorsque ces accidents se produisent avec une certaine intensité, on ne parvient que rarement à rétablir la circulation par le moyen de bains chauds et des boissons chaudes administrées par la bouche. L'emploi de médicaments tels que l'huile camphrée, l'éther, la caféine, la strychnine, en injections hypodermiques, ou les excitants diffusibles comme l'acétate d'ammoniaque, la liqueur d'Hoffmann, etc., ne donne pas souvent de résultats appréciables, et il est nécessaire de recourir à un procédé qui a donné des succès dans la plupart des cas où il a été employé : les injections de sérum artificiel soit sous la peau, soit dans la veine.

Injections intra-veineuses. — Le liquide à injecter est, selon la formule d'Hayem, une solution aqueuse de chlorure de sodium à 5 pour 1000 à laquelle on ajoute 10 grammes de sulfate de soude pur par litre. On peut employer aussi une solution contenant, d'après la formule de Manson, 3 gr. 50 de sel de cuisine et 3 gr. 50 de carbonate de soude pour 1 litre d'eau.

Quelle que soit la formule adoptée, on stérilisera le liquide à injecter à l'autoclave, ou, à son défaut, par une ébullition de 20 minutes. L'appareil choisi sera le plus simple possible : bock laveur ou flacon à deux tubulures, tube de caoutchouc et aiguille ; le tout sera soigneusement stérilisé.

Pour l'injection, le liquide doit être tiède à 38 ou 40 degrés. On en injectera 1 litre et demi à 2 litres dans les cas d'injection intraveineuse. La vitesse de l'injection doit être de 15 minutes environ par litre. Certains auteurs recommandent une lenteur plus grande, mais il ne semble pas qu'il y ait avantage à prolonger la durée de l'injection.

Quant au choix de la veine qui doit recevoir le liquide, il est à peu près indifférent. Toute veine apparente et d'accès facile pourra être choisie ; cependant il est préférable de s'adresser à une des veines superficielles des membres inférieurs, la saphène en particulier.

Le plus souvent l'effet de l'injection intra-veineuse ne tarde pas à se manifester de la manière la plus frappante. A peine a-t-on injecté trois quarts de litre ou un litre que le pouls, qui jusqu'à ce moment était imperceptible, commence à se faire sentir et à s'élever, que la respiration prend de l'amplitude, le coma disparaît, la peau précédemment cyanosée prend une teinte rosée. Le malade, jusque-là presque inanimé, indifférent à ce qui se passe autour de lui, ouvre les yeux et demande à boire. En somme, c'est en quelque sorte à une véritable résurrection que l'on assiste.

Mais il faut dire cependant que ce résultat si heureux n'est pas obtenu dans tous les cas, et d'autre part, même lorsqu'il est atteint, il ne se prolonge pas toujours au-delà d'une heure ou deux, après quoi le malade retombe dans son état précédent. Dans ce cas, on peut renouveler l'injection et en faire jusqu'à six dans les 24 heures. Lesage a même pratiqué des injections intra-veineuses en série jusqu'à 8, 10 et même 12. Il ne semble pas qu'il y ait avantage à multiplier ainsi cette injection, lorsqu'au bout de six le résultat désiré n'a pas été atteint.

Quant au moment de son application, Hayem, qui a vulgarisé cette méthode en France, recommandait d'abord, en 1884, de ne la réserver qu'aux cas désespérés; mais à la fin de cette épidémie il pensait qu'on pourrait l'employer sans inconvénients à tous les cas et le plus tôt possible. La plupart des auteurs sont d'accord pour considérer l'injection intra-veineuse comme une méthode régulière de traitement.

Entre les mains de Lesage elle a donné 40 pour cent de guérisons. En Allemagne, elle a été un peu moins favorable, n'ayant amené la guérison que dans 21 o/o des cas chez les adultes des deux sexes et dans 30 o/o des cas chez les enfants.

Injections sous-cutanées. — A côté de l'injection intra-veineuse, dans les cas moyens, et surtout en dehors de l'hôpital où la transfusion veineuse reste la méthode de [choix, on pourra faire des injections sous-cutanées de 300 à 500 cmc. de la même solution qui sert aux injections intra-veineuses, avec les précautions aseptiques d'usage. Ces injections se pratiquent soit sous la peau de l'abdomen, soit sous celle des cuisses. Le liquide est introduit lentement, et à la température de 38 à 40 degrés centigrades. Cette méthode, employée à la suite de Samuel, par Michaël à Hambourg et Cantani à Naples, a sur celle des injections intra-veineuses l'avantage de ne diluer le sang que lentement et non d'une manière massive. D'après les auteurs qui ont pu comparer les deux méthodes, l'effet des injections sous-cutanées, sans être aussi rapide, serait plus durable que celui de la transfusion veineuse.

Enfin, on ne négligera pas la voie rectale, et les lavages de Cantani à l'acide tannique, déjà indiqués pendant la période de diarrhée, trouveront leur application pour combattre le refroidissement et contribuer à l'élimination des vibrions et de leurs toxines. Ils seront donnés à la température de 38 à 40° et à la dose de 2 litres sous une faible pression, le bock servant à l'irrigation ne dépassant pas 40 à 50 centimètres au-dessus du plan du lit du malade.

L'effet salutaire qu'amènent ces injections sous-cutanées ou intra-veineuses et les lavages intestinaux avec des solutions salines peut être dû soit à leur température relativement élevée, soit à la restitution au sang épaissi du sérum et des sels qu'il a perdus et dont la diminution paraît être en raison directe de la gravité de la maladie. Dans les cas graves surtout, la proportion des chlorures du sang reste assez basse et peut même tomber bien au-dessous de la normale. Cette dernière constatation a fait rechercher si des solutions hypertoniques injectées dans le système veineux n'amèneraient pas des effets plus salutaires et plus durables que les solutions isotoniques. A Calcutta, les médecins anglais ont essayé, dans la période de 1908 à 1909, comme méthode de traitement les injections intra-veineuses d'une solution hypertonique contenant 7 gr. 20 de chlorure de sodium, 0,36 centigrammes de chlorure de potassium et 0,24 centigr. de chlorure de calcium pour 500 cc. d'eau stérilisée. Sur 294 cholériques traités par cette méthode, on n'eut que 96 morts, ce qui représente une mortalité de 32,6 o/o. Si l'on considère qu'à Calcutta, pendant la période de 1895 à 1905, lorsque les lavements et les injections de solutions isotoniques étaient seuls employés, la mortalité était de 59 o/o et de 61 o/o avec les injections intra-veineuses, pour remonter l'année suivante à 59,5 o/o avec l'abandon de ces injections, on doit reconnaître que les solutions hypertoniques introduites dans le système veineux sont de nature à diminuer sensiblement la mortalité et sont à recommander de préférence aux solutions isotoniques, utilisées dans les précédentes épidémies.

Ces médications n'ont aucune prétention à combattre la spécificité du vibrion cholérique. D'autres méthodes sont basées sur la propriété microbicide de certaines substances, et au nombre de celles-ci, il est nécessaire de citer surtout le permanganate de potasse.

Ce médicament a été expérimenté par le médecin militaire russe L. Kharitonov en 1903, par deux autres médecins militaires russes en 1909, G. Bauer et A. Dorochine, et par le médecin anglais Rogers.

L'emploi du permanganate de potasse se justifie, dans l'esprit des auteurs qui l'ont expérimenté, non seulement par ses propriétés antiseptiques, mais surtout par son pouvoir oxydant capable de neutraliser les toxines cholériques. Rogers a, dans des expériences de laboratoire, constaté que si l'on injecte sous la peau d'un pigeon un quart de tube de culture de vibrions cholériques tués, mais contenant des toxines intra-cellulaires, la mort de l'animal survient en 12 à 18 heures; mais que le mélange d'une culture avec 3 milligrammes de permanganate de potasse peut être injecté au pigeon à une dose triple sans entraîner la mort de l'animal.

Appliquant ces données au traitement du choléra chez l'homme, Rogers donne le permanganate de potasse en boisson et sous forme de pilules.

La boisson est constituée par une solution de permanganate, à dose croissante, de 0,05 à 0,35 centigrammes et plus, pour un demi-litre d'eau, que le malade absorbe dans la journée. Il est nécessaire de diluer assez fortement le médicament, en raison de son goût désagréable. Mais la plupart du temps la soif est si vive que les malades n'éprouvent généralement pas de difficultés à prendre cette boisson, qui ne semble pas augmenter les vomissements.

Le permanganate de potasse, fortement déliquescent, s'administre plus difficilement sous forme de pilules, et il est nécessaire d'user d'artifice. Rogers mélange 0,05 centigrammes de ce médicament avec un peu de kaolin pulvérisé et de vaseline. Il en fait une pilule aussi petite que possible qui est ensuite enrobée dans un mélange de salol (1 partie) pour 5 de vernis de sandaraque. La masse pilulaire est ensuite kératinisée pour qu'elle ne se dissolve que dans l'intestin. Rogers donne une pilule tous les quarts d'heure pendant les deux premières heures, puis une toutes les demi-heures, jusqu'à ce que les selles soient devenues moins abondantes et aient pris une coloration verdâtre. Ce résultat est obtenu généralement en douze heures. Le second jour, Rogers donne encore 8 pilules, et il renouvelle cette dose le troisième jour dans les cas graves.

Du mois d'août 1909 au mois de juillet 1910, ce traitement a été administré à 103 malades au « Calcutta Medical College Hospital ». Il n'y eut que 24 décès, ce qui représente une mortalité de 23,3 o/o au lieu de 32,6 o/o en 1907 et 1908, et de 59 o/o dans la période décennale de 1895 à 1905.

Le permanganate de potasse semble donc abaisser la mortalité du choléra dans des proportions très appréciables qui justifient son emploi et doivent être un encouragement à des essais plus nombreux. Ce médicament donne, d'après Rogers, des résultats d'autant plus marqués que l'évolution de la maladie est plus aiguë et que l'administration du permanganate est plus précoce. Cet auteur réserve les injections hypertoniques aux cas où la marche est plus lente et où la formation d'antitoxines dans l'organisme peut s'effectuer plus facilement.

A côté de ce procédé, on peut employer encore, comme le recommande Bakaleinik, de Kief, une solution d'acide salicylique et de naphtaline dans l'huile de ricin. Cet auteur se base, pour justifier l'emploi de ce médicament, sur le fait qu'une solution d'acide salicylique à 5 o/o tue in vitro le vibrion cholérique. Il prépare un mélange contenant 0,05 centg. d'acide salicylique, 0,25 centig. de naphtaline et 24 à 30 grammes d'huile de ricin. Ce mélange est trituré dans un mortier de porcelaine, puis est laissé au repos jusqu'à ce que les bulles d'air qu'il contient aient complètement disparu. Le résultat est un liquide transparent, sans dépôt, que l'on administre au malade après avoir préalablement fait cesser les vomissements par l'usage de la glace, de la teinture d'iode à la dose de V à VI gouttes dans un peu d'eau tiède, de bains chauds d'une durée de 2 à 3 minutes, de sinapisme au creux épigastrique ou enfin d'une piqûre de morphine.

Ce procédé aurait donné à Bakaleinik 9 guérisons sur dix cas traités en 1892 et 2 succès sur 2 autres cas en 1893. Il semble d'ailleurs que, malgré ce pourcentage si remarquable, il y ait des difficultés à faire absorber une semblable préparation à des malades dont les voies digestives sont particulièrement intolérantes.

Un autre procédé indiqué par le professeur Stumpf de Wurzbourg consiste à réaliser l'enrobement des microbes et la suppression de leur multiplication et de la production des toxines par l'emploi de l'argile finement pulvérisée. Cet auteur délaye de l'argile dans 5 fois son poids d'eau et fait absorber 70 à 100 grammes de ce mélange à un adulte, 30 grammes à un enfant et 10 à 15 grammes à un nourrisson. Il est nécessaire que le malade soit à jeun au moment de la prise du médicament, qui doit être faite dans l'espace de 20 à 30 minutes. Presque aussitôt après la première dose, les vomissements s'arrêtent, il y a de nombreuses éructations et tendance invincible au sommeil; la fièvre tombe en moins d'une demi-heure : en somme, disparition brusque de tous les symptômes.

Un point important est de ne donner au malade ni aliment, ni boisson alcoolisée pendant les 18 ou 24 heures qui suivent l'institution du traitement.

Enfin tout récemment, Le Dantec à Hanoï, Picard à Ninh-Binh et Barbezieux à Thaï-Binh, au Tonkin, ont essayé, avec quelque succès, les injections hypodermiques et intra-veineuses de collargol au cours d'une épidémie de choléra qui a sévi dans cette colonie en avril et mai 1910. Les injections étaient continuées pendant quatre ou cinq jours, quelquefois davantage, suivant les cas. Sur 107 cholériques traités par ce procédé, ces auteurs ont constaté que la diarrhée disparaissait dans les 24 heures, mais que les vomissements persistaient, cependant que la température se relevait, que le pouls reprenait de l'amplitude et que le malade recouvrait des forces et cessait d'avoir des crampes. Ils ont ainsi obtenu 55,1 p. 100 de guérisons, alors que cette proportion n'a été que de 52,6 pour 100 chez 95 cholériques traités, par comparaison, avec le sérum de Hayem en injections intra-veineuses et hypodermiques. Il y a donc eu une plus-value de 3 o/o en chiffres ronds en faveur du traitement par le collargol.

Il semble que ces diverses médications dirigées contre l'agent causal n'aient pas toutes la même valeur et que si des recherches sont encore à poursuivre pour établir l'efficacité des injections de collargol, on peut déjà dès maintenant recommander plus spécialement les injections hypertoniques et le traitement par le permanganate de potasse selon la méthode préconisée par Rogers.

4° Lorsque le choléra a traversé la période asphyxique et que survient la réaction, la conduite à tenir est différente selon que cette réaction est régulière, ou qu'elle est irrégulière, ou congestive et affecte l'allure typhoïdique.

En cas de réaction régulière, le malade arrive progressivement à la convalescence et à la guérison. La thérapeutique se borne à surveiller cette réaction, et à l'aider. On recommandera au malade des boissons fortifiantes et une alimentation lentement progressive avec la précaution indispensable de ne pas se hâter et de ne pas dépasser la mesure, en raison de la menace toujours à craindre du retour à l'algidité. Le malade sera maintenu au repos physique et moral le plus complet jusqu'au retour intégral des forces et de l'accomplissement des diverses fonctions.

Si la réaction est irrégulière, à chaque menace du retour des phénomènes algides, on devra reprendre la médication employée pendant la période asphyxique. Si les vomissements ont disparu, on pourra ajouter du vin de Bordeaux pour stimuler le malade.

Lorsque la réaction entraîne des complications congestives, les indications thérapeutiques doivent varier selon l'organe intéressé. On emploiera les moyens habituels pour traiter la congestion pulmonaire (ventouses, poudre de Dower, etc.), les accidents cérébraux (narcotiques, antispasmodiques, etc.) et les troubles intestinaux. S'il y a diarrhée, elle sera traitée comme celle du début ; si la constipation remplace le flux intestinal, on évitera autant que possible les purgatifs : seuls seront autorisés ceux dont l'action est légère, et on emploiera de préférence les lavages intestinaux à l'eau bouillie simple ou additionnée de laxatifs très légers. Si l'anurie persiste, on prescrira des cataplasmes chauds ou des ventouses sèches à la région lombaire, des grands bains chauds, et on évitera le plus possible les diurétiques dont l'action ne peut qu'être dangereuse sur des reins déjà trop congestionnés.

Contre la réaction typhoïde, on emploiera les moyens thérapeutiques utilisés dans la fièvre typhoïde : diète, bains, alcool, caféine, etc.

On surveillera le malade de façon à traiter les complications si fréquentes dans le choléra, dès que les premiers symptômes apparaîtront.

Le malade, enfin entré en convalescence, devra user de grandes précautions, surtout au point de vue du régime alimentaire, dont les écarts sont de nature à provoquer une rechute ou le retour des accidents dont l'issue, dans ce cas, est presque toujours mortelle. L'alimentation ne doit redevenir substantielle qu'avec lenteur et ménagements. Au début on se contentera de lait bouilli mélangé à de l'eau également bouillie, du bouillon léger et dégraissé, de poulet d'abord, et de bœuf ensuite; puis on pourra autoriser le jus de viande, les pâtes alimentaires et augmenter progressivement la qualité nutritive et la quantité des aliments. Les boissons seront constituées d'abord par de l'eau de riz ou d'orge, du thé léger, puis le vin sera permis.

Il est bien entendu que les malades guéris du choléra, dans les colonies, devront être dirigés sur la France pour y parfaire le rétablissement complet de leur santé.

B. Traitement sérothérapique. — La sérothérapie anticholérique est jusqu'à présent restée sur le terrain expérimental; mais bien qu'elle ne soit pas encore sortie du domaine du laboratoire, il est permis d'espérer que son application à l'homme est prochaine, en raison des progrès obtenus récemment.

Les recherches concernant la sérothérapie du choléra partent de cette constatation faite en 1893 par Lazarus, et confirmée depuis par Klemperer, Wasserman et Pfeiffer, Pfeiffer et Issaeff, Metchnikoff, que le sérum des individus guéris du choléra préserve le cobaye de la péritonite vibrionienne. Metchnikoff a constaté que le sérum de 20 cholériques vivants sur 22, de 5 cholériques morts sur 10, et celui de 14 cholériques guéris, sur 24, possède des propriétés immunisantes. D'après Pfeiffer et Issaeff, cette propriété est à son maximum de la quatrième à la septième semaine à dater du début de la maladie; elle baisse ensuite, pour disparaître à la fin du 3ᵉ mois.

Cette propriété immunisante d'ailleurs est de faible intensité, car, d'après Pfeiffer et Wassermann, une quantité de sérum aussi grande qu'on voudra est incapable de préserver, contre la péritonite vibrionienne, un cobaye qui a reçu plus d'une œse de culture de choléra pour 100 grammes de son poids.

De nombreux expérimentateurs ont recherché si, en partant d'une race de vibrions produisant un toxine très active, on pouvait immuniser des animaux et si le sérum de ces animaux immunisés possédait des propriétés préservatrices et curatives plus accentuées que celles du sérum de malades guéris du choléra.

Jusqu'à présent les recherches de Metchnikoff, Roux et Salimbeni, et celles de Brau et Denier sont les seules qui aient abouti à une toxine suffisamment active pour immuniser de grands animaux, et à un sérum antitoxique ayant des propriétés appréciables vis-à-vis des animaux de laboratoire.

Injecté préventivement, ou en même temps, ou, dans certaines limites, après une inoculation de vibrions, ce sérum est capable de prévenir et de guérir la septicémie vibrionienne du cobaye; mais, de plus, il neutralise l'action de la toxine cholérique soluble et possède des propriétés préventives et curatives à l'égard du choléra intestinal des jeunes lapins à la mamelle.

Cette action bienfaisante du sérum anticholérique chez le jeune lapin, vis-à-vis du choléra intestinal consécutif à l'ingestion de culture de vibrions, se traduit par un abaissement de la mortalité qui, de 76 p. 100 chez les animaux témoins, n'est plus que de 55 p. 100 chez ceux qui ont reçu le sérum au moment de l'ingestion de culture. Ce pourcentage est inférieur (44 p. 100 au lieu de 84 chez les témoins) si le sérum est injecté avant l'ingestion du virus.

Brau et Denier ont pu guérir des cobayes deux heures après l'inoculation toxique, en injectant de fortes doses de sérum dans le péritoine.

Le temps utile pour l'intervention sérothérapique est donc assez limité, et pour l'application à l'homme il serait nécessaire d'employer le sérum le plus tôt possible, dès le début même des accidents, pour avoir le plus de chance de succès.

A Saint-Pétersbourg, les résultats n'ont pas été absolument concluants, pendant la dernière épidémie; mais on est en droit d'espérer que la réussite n'est plus qu'une question de temps qu'abrégeront les recherches faites dans la plupart des laboratoires.

TRYPANOSOMIASE AFRICAINE
MALADIE DU SOMMEIL

PAR LES Drs GUSTAVE MARTIN ET LEBŒUF

DÉFINITION. — La trypanosomiase africaine est une maladie infectieuse chronique, caractérisée par de la fièvre vespérale, de l'amaigrissement, des éruptions cutanées spéciales, de la tachycardie, des troubles nerveux et mentaux et, chez les sujets arrivés à la dernière période de l'affection, par de la démence et une irrésistible tendance au sommeil. Elle est causée par la présence et la multiplication dans l'organisme d'un protozoaire microscopique le *Trypanosoma gambiense*, lequel est convoyé par une mouche hématophage la *Glossina palpalis*.

HISTORIQUE. — C'est en 1803 qu'il a été pour la première fois fait mention de la maladie par Winterbottom, qui avait étudié à Sierra-Leone chez des natifs africains une affection, qu'il nomma « lethargus », caractérisée par une forte tendance au sommeil. Trente-sept ans plus tard (1840) le missionnaire Clark l'observa également à Sierra-Leone, ainsi qu'à la Côte d'Ivoire, et l'appela « hydropisie narcotique ».

L'étude de la maladie ne fut reprise qu'en 1861 par le médecin de la marine Dangaix qui créa pour elle le nom « d'hypnosie ». Après lui, nombre de ses collègues apportèrent leur contribution à l'étude clinique de l'affection ; ce sont, Dutroulau (citant Gaigneron) (1861), Griffon du Bellay (1864), Chassaniol (1865), Santelli (1868), Guérin (1869), qui recueillit à la Martinique cent soixante-huit observations prises sur des nègres provenant de la Côte Occidentale d'Afrique, Le Roy de Méricourt (1871), Corre (1877), qui nous en a laissé une description magistrale pour l'époque, Nielly (1881), Mahé (1888), Le Dantec (1897).

Les grandes lignes du tableau clinique se trouvant dès lors esquissées, les auteurs, sous l'influence des résultats déjà obtenus par les recherches bactériologiques, auxquelles les travaux de Pasteur et de Koch venaient de donner un si prodigieux élan, se mirent de toutes parts à rechercher dans l'organisme des malades le microbe, cause de l'affection. Les travaux de Carvalho de

Figueiredo (1891), Cagigal et Lapierre (1899), Marchoux (1899), Broden (1901), Bettencourt (1901), Castellani (1903), jalonnent cette période, au cours de laquelle les micro-organismes les plus divers furent décrits ou incriminés : bacilles se rapprochant du microbe du choléra des poules ou du *bacillus fluorescens liquefaciens*, *bacilles porulei*, *pneumocoque*, etc. P. Manson (1903) accusa la *Microfilaria perstans*. Enfin (1903), la commission portugaise de l'Angola, dirigée par A. Bettencourt, crut avoir trouvé l'agent pathogène de la maladie dans un diplocoque isolé des méninges, qu'elle appela « hypnocoque ».

A la même époque (1903), Ziemann se fit l'apôtre de la théorie alimentaire ; il rapprocha l'affection de la pellagre et déclara qu'elle était produite par l'ingestion des produits toxiques renfermés dans la racine de manioc. Cette idée ne reposait sur aucune base sérieuse et Kermorgant fit justement remarquer qu'en Casamance, où les indigènes usaient fort peu du manioc, il y avait beaucoup de maladies du sommeil, alors qu'on n'en voyait que très rarement au Dahomey, où le manioc entrait pour une très grande part dans l'alimentation des natifs.

Entre temps (mai 1901), Forde avait examiné, à Bathurst, un Européen remplissant depuis six années, en Gambie, les fonctions de capitaine de steamer fluvial et qui semblait atteint de paludisme chronique : à l'examen microscopique du sang frais de ce malade il trouva des « vermicules » qu'il ne put identifier. En décembre de la même année, il put montrer son malade à Dutton, alors en mission ; celui-ci reconnut dans les « vermicules » des trypanosomes qu'il décrivit sous le nom de *Trypanosoma gambiense* (1902). Ces parasites furent retrouvés dans le sang de divers malades, présentant des états fébriles d'une nature assez spéciale et difficilement attribuables au paludisme, par Dutton (en Gambie), Manson (chez deux Européennes revenant du Congo), Brumpt (au Congo dans le sang d'un Européen employé sur les steamers fluviaux), Baker (chez trois nègres, dans l'Ouganda). Ces états fébriles furent classés sous l'étiquette « trypanosomiase humaine ».

Les choses étaient en l'état, quand Castellani (1903) annonça avoir observé des trypanosomes dans le culot de centrifugation du liquide céphalo-rachidien de nègres de l'Ouganda atteints de maladie du sommeil : il décrivit ce trypanosome sous le nom de *Trypanosoma ugandense*. Divers auteurs confirmèrent rapidement cette découverte (Bruce, Nabarro et Greig, Dutton, Todd et Christy, etc.).

Mais on se rendit bientôt compte qu'un certain nombre de sujets, atteints de maladie du sommeil nettement caractérisée, montraient également des trypanosomes dans leur sang, que ces trypanosomes présentaient les plus grandes ressemblances d'une part avec ceux que renfermaient les liquides céphalo-rachidiens des mêmes malades, et d'autre part avec ceux que l'on observait dans la « trypanosomiase humaine » en Gambie et ailleurs; l'on remarqua enfin que, dans les régions où n'existait pas la maladie du sommeil, il était impossible de déceler un de ces parasites dans le sang d'aucun individu. — Ces considérations conduisirent tout naturellement à la conception que la trypanosomiase humaine et la maladie du sommeil ne faisaient en réalité qu'une seule et même affection, la première étant le stade initial de la seconde.

L'expérimentation vint pleinement confirmer cette hypothèse déjà presque démontrée par les faits énumérés ci-dessus. En effet, les recherches entreprises dans les laboratoires d'Europe [H. W. Thomas et S. F. Linton, Laveran et Mesnil (1), etc.] sur des virus d'origines les plus diverses (comme contrées, comme malades et comme milieux organiques) montrèrent que les actions pathogènes restaient comparables pour chaque espèce animale inoculée.

Les relations unissant « la trypanosomiase humaine » à la maladie du sommeil furent démontrées de la façon la plus absolue par l'observation d'une malade de P. Manson qui, ayant eu d'abord une infection sanguine à trypanosomes, succomba après avoir présenté les symptômes les plus caractéristiques de la maladie du sommeil.

On constata en outre que des singes ayant acquis l'immunité contre *T. ugandense* se montraient également réfractaires à *T. gambiense*, et inversement. Les deux virus étaient par conséquent identiques. Dans ces conditions, suivant les règles de la nomenclature zoologique, on conserva, pour désigner l'agent infectieux, la dénomination la plus ancienne, celle de *T. gambiense* (Dutton).

En ce qui concerne la maladie, comme le symptôme « sommeil » ne se produisait qu'à la fin de l'affection, on avait proposé le terme (qui fut d'ailleurs assez bien accueilli) de « trypanosomiase humaine ». Mais la découverte récente dans l'Amérique du Sud d'un nouveau trypanosome humain doit faire dénoncer cette appellation; il convient, par suite, soit de reprendre l'ancien nom de « maladie du sommeil », soit, en raison de la localisation géographique de l'affection, d'adopter le terme de « Trypanosomiase africaine » en réservant le nom de « Trypanosomiase américaine » à l'affection causée par le *Schizotrypanum Cruzi*.

Bruce et Nabarro (1903) avaient montré que la maladie du sommeil était probablement convoyée par une mouche suceuse de sang,

(1) Laveran et Mesnil, Trypanosomes et Trypanosomiases, Paris, 1904.

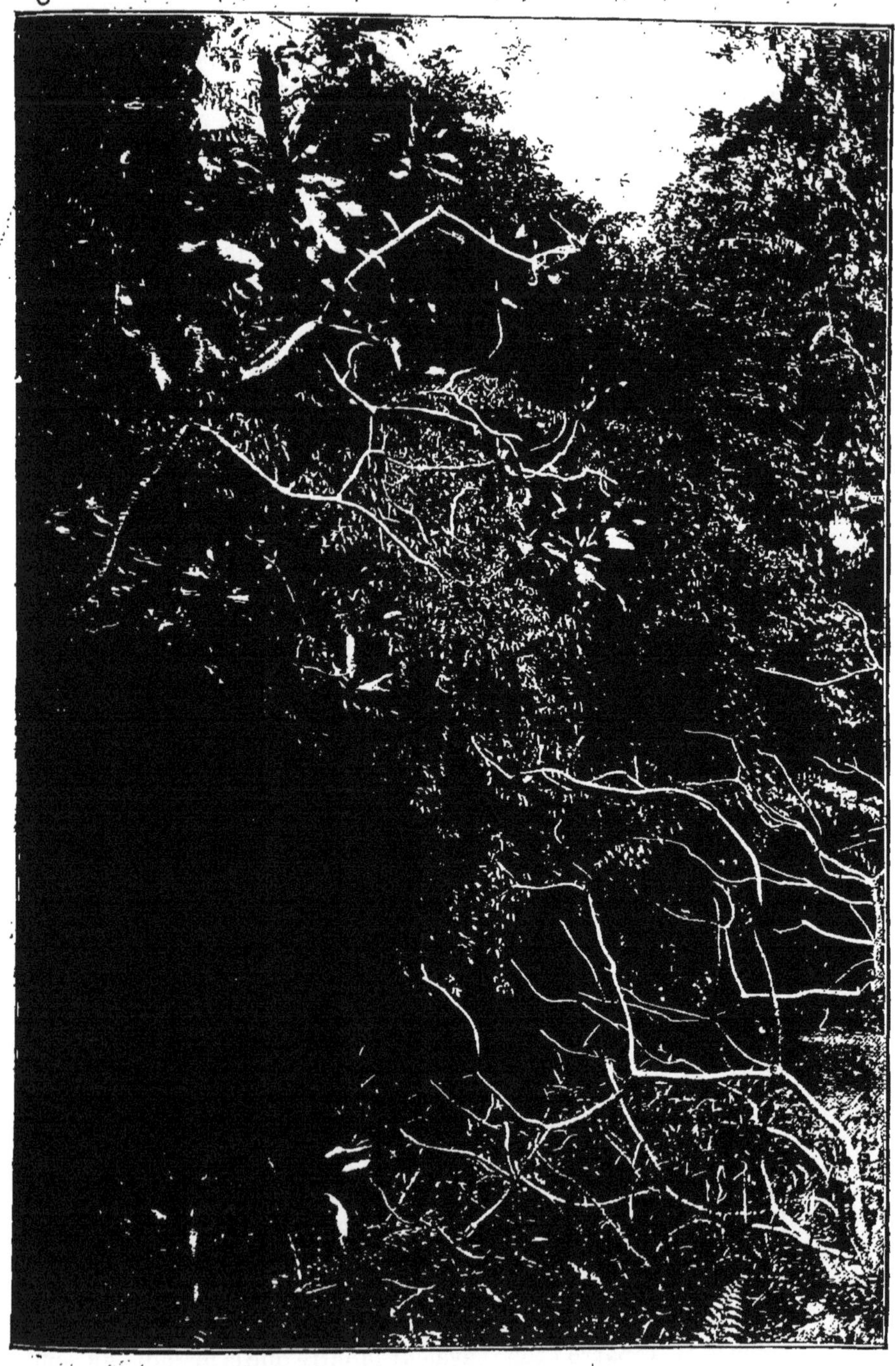

Fig. 20. — Gîte à tsétsés dans la zone marécageuse à *galerie forestière* des bords du Congo, à Brazzaville.

la *Glossina palpalis*. Depuis lors la question a suscité de très nombreux travaux cliniques, expérimentaux et épidémiologiques parmi lesquels nous citerons ceux de Brumpt, Dutton et Todd, Minchin, Greig, Gray, Tulloch, Koch, Kuhlmann, Kleine, Broden et Rodhain, G. Martin, Lebœuf, Roubaud, Ringenbach, Zupitza, Mendes, Mora, Monteiro, Bruto da Costa, Pittaluga, Kinghorn et Montgomery, Thiroux, Bouffard, Bouet, etc., sans compter les travaux expérimentaux effectués dans les laboratoires d'Europe (Institut Pasteur, Ecoles de médecine tropicale de Liverpool, de Hambourg, etc., Institut d'Ehrlich).

DISTRIBUTION GÉOGRAPHIQUE. — La maladie du sommeil est une affection qui, jusqu'à l'époque actuelle, n'a été observée à l'état endémique que sur le continent africain. On ne l'y rencontre d'ailleurs que dans les zones équatoriale et para-équatoriales; le Nord et le Sud du continent sont rigoureusement indemnes (1).

Il convient dès le début de faire remarquer que l'affection ne s'observe pas dans toute l'étendue des zones précitées. Elle y occupe seulement un certain nombre de points, mais elle gagne de proche en proche et son extension fait tous les jours de rapides progrès. Il y a seulement vingt ans, elle était infiniment moins répandue qu'aujourd'hui; elle était cantonnée en quelques régions bien nettement limitées, d'où elle ne sortait pas; les relations commerciales entre les peuplades indigènes étant réduites à leur minimum. Mais vinrent la conquête et l'occupation européennes; les grandes expéditions militaires, diplomatiques ou commerciales sillonnent les routes fluviales, traînant à leur suite parmi leur personnel indigène de nombreux malades qui disséminèrent l'affection partout où se trouvaient réunies les conditions nécessai-

(1) Pour la bibliographie de la distribution géographique de la maladie du sommeil et des tsétsés, consulter DUTTON et TODD, *Liv. Schol of trop. méd*. Mém. XVIII, mars 1906. le *Bulletin de l'Institut Pasteur* et le *Sleeping Sickness Bureau*. Pour les travaux en langue française : voir particulièrement, LAVERAN, Contribution à l'étude de la répartition des mouches tsétsés dans l'Ouest africain français et dans l'Etat indépendant du Congo *C. R. Acad. des Sciences*, 4 décembre 1905 — Nouvelle contribution à l'étude des mouches piquantes de l'Afrique intertropicale, (*C. R. Acad. des Sciences*, 11 mars 1907). — KERMORGANT, Relation d'une enquête relative à la maladie du sommeil dans le Gouvernement général de l'Afrique occidentale française (*Ann. d'hyg. et de méd. coloniale*, 1904, n° 2, p. 275). — Note sur la maladie du sommeil au Congo. Etat approximatif de sa diffusion au mois de juillet 1905 (*Ann. hyg. et méd. col.*, 1906, p. 126). — BRUMPT, Maladie du sommeil. Distribution géographique, étiologie, prophylaxie (*Arch. de Parasitologie*, t. IX, 9 janv. 1905). — THIROUX et D'ANFREVILLE, Géographie de la Trypanosomiase au Sénégal La Maladie du sommeil au Sénégal, Paris, Baillière, 1911. — GOUZIEN, Répartition topographique de la maladie du sommeil dans l'Afrique tropicale française (*Ass. scient. internationale d'agronomie coloniale*, 1908). — La Maladie du sommeil dans le Haut Sénégal et Niger (*Ann. d'hyg. et de méd. col.* 1908, n° 1). — BOUET et ROUBAUD. BOUFFARD, KERANDEL, HECKENROTH, OUZILLEAU, AUBERT, GUSTAVE MARTIN, RINGENBACH passim in *Bull. Soc. path. exot. et Ann. hyg. et méd. col.* — BRODEN ET RODHAIN (*Soc. belge d'études coloniales*. Travaux du laboratoire de Léopoldville, 1900-1905, 1907-1908). Cartes de distribution de la maladie du sommeil par le ministère des Colonies de Belgique. — GUSTAVE MARTIN, LEBŒUF et ROUBAUD, Maladie du sommeil au Congo français. Rapport de la Mission française 1906-1908, suivi de carte en couleur.

res au maintien de l'endémicité. Et aujourd'hui encore, dès que certaines régions inexplorées jusqu'alors se trouvent ouvertes au commerce, la maladie du sommeil vient, par un processus analogue, y prendre ses quartiers.

Les contrées qui présentent des points contaminés plus ou moins étendus sont : le Sénégal, le Haut Sénégal et Niger, la Casamance, la Gambie, le Soudan, la Guinée française, la Sierra-Leone, le Liberia, la Côte d'Ivoire, le Togo, le Dahomey, la Nigeria, le Cameroun, le Congo français, le Congo belge, l'Angola, l'Ouganda, l'Afrique Orientale allemande. Enfin sur les trois îles du golfe de Guinée, Fernando-Po, l'île du Prince et San-Thomé, les deux premières sont contaminées, la dernière est restée indemne.

Dans la Rhodésia et le Nyassaland, des cas de maladie du sommeil ont été constatés (28 en une année, 1909-1910, dont six Européens). Ronald Ross et Thomson, Stephens et Fantham ont isolé et étudié un trypanosome regardé comme probablement différent de *Tryp. gambiense* et désigné sous le nom de *Trypanosoma rhodesiense*.

De tous les pays que nous venons d'énumérer, ceux où la maladie exerce le plus ses ravages sont le Congo français, le Congo belge, l'Angola et l'Ouganda.

En somme on peut dire que la maladie se rencontre :

1° Dans un rectangle ayant pour grand axe l'équateur et limité au Nord par le 6e degré de latitude Nord, au Sud, par le 10e degré de latitude Sud, à l'Est par le 34e degré de longitude Est, à l'Ouest par la côte occidentale d'Afrique (Angola, Congo belge, Congo français, Cameroun) ;

2° Dans une bande de largeur variable, longeant la côte occidentale, se raccordant au rectangle précédent au niveau du Cameroun et se prolongeant jusqu'à Saint-Louis (16e degré de latitude Nord) ; dans l'hinterland, au niveau du Soudan, la limite Nord de cette zone est moins élevée, elle remonte seulement jusqu'à 13° de latitude N.

Nous nous bornerons à ces données d'ensemble sur la distribution de la trypanosomiase africaine, estimant qu'un simple coup d'œil jeté par le lecteur sur une carte lui fera mieux saisir que de longues et fastidieuses énumérations la répartition dans les diverses régions infectées.

ETIOLOGIE. — Nous étudierons successivement, dans ce chapitre, l'agent pathogène : *Trypanosoma gambiense*, le vecteur endémique : *Glossina palpalis*, les rapports qui unissent le parasite à l'insecte transmetteur, et enfin certains modes spéciaux de contagion. Mais nous ne croyons pas sans intérêt de donner d'abord quelques notions générales sur les Trypanosomes, gâce auxquelles l'étude spéciale de *T. gambiense* sera facilitée.

Les Trypanosomes en général. — Les Trypanosomes sont des organismes microscopiques appartenant à l'embranchement des Protozoaires, classe des Flagellés ; ils vivent dans le plasma du sang des vertébrés et possèdent une mobilité propre.

Le premier connu de ces parasites a été découvert en 1841, par Valentin (de Berne), dans le sang de la truite (*Salmo fario*). En 1842 et 1843, Gluge (de Bruxelles), Mayer (de Bonn), et Gruby (de Paris) décrivirent le trypanosome de la grenouille : c'est à l'occasion de ces observations que Gruby créa le nom générique de *Trypanosoma* (de τρυπανον, tarière, et σωμα, corps). Gros en 1845, Chaussat en 1850 en aperçurent, le premier chez le mulot et la taupe, le deuxième chez le rat noir, mais c'est seulement de 1878, à la suite des recherches de Lewis, dans l'Inde, sur les parasites du sang des rats, que datent réellement nos premières connaissances sur les Trypanosomes des mammifères.

Tous ces travaux ne présentaient qu'un intérêt zoologique, quand Evans (1880), après avoir cru d'abord se trouver en présence d'un spirille, découvrit le premier Trypanosome pathogène (*Trypanosoma evansi*) dans le sang de chevaux et de chameaux de l'Inde atteints d'une affection chronique à laquelle les indigènes donnaient le nom de Surra. Quinze ans plus tard, Bruce faisait faire un pas considérable à la question en démontrant, au Zoulouland, le rôle étiologique d'un nouveau trypanosome (*T. brucei*) dans une autre trypanosomiase animale, le Nagana, et en trouvant le rôle joué par une mouche tsétsé (*Glossina morsitans*) dans la propagation du virus : ce fut le premier Trypanosome pathogène introduit dans les laboratoires européens.

Dans les années qui suivirent on signala d'autres trypanosomes pathogènes, et l'homme lui-même, qui semblait jusque-là hors des atteintes de ces parasites, vit son trypanosome découvert par Forde et Dutton (1901) dans les conditions que nous avons relatées plus haut.

Rabinowitsch et Kempner, Laveran et Mesnil abordèrent l'étude cytologique précise, les premiers du trypanosome des rats (*T. lewisi*), les deuxièmes des trypanosomes pathogènes. Enfin en 1903, Novy et Mac-Neal réalisaient dans l'eau de condensation d'un milieu sang-gélose la culture de *Trypanosoma lewisi*.

Recherche et coloration. — L'examen et la recherche des Trypanosomes à l'état frais se fait de la façon la plus simple, en déposant entre une lame et une lamelle rigoureusement propres une goutte de sang (prélevé au doigt chez l'homme, à l'oreille ou à la queue chez les mammifères, à la patte chez les batraciens, aux branchies chez les poissons). A un grossissement de 250 à 350 diamètres, ils se présentent sous l'aspect de petits vermicules transparents, frétillant avec vivacité au milieu des globules sanguins.

Les détails de structure ne peuvent s'observer que sur des spécimens colorés et en faisant usage d'un objectif à immersion homogène.

Pour cela on fait des frottis sur lames en suivant la même technique que pour le paludisme (1). Il faut simplement veiller à ne pas trop appuyer sur la lame avec le carton qui sert à faire l'étalement pour ne pas écraser et déformer les trypanosomes; il y a là un petit tour de main à acquérir, mais dont on se rend très facilement maître. Les frottis sont fixés un quart d'heure à l'alcool absolu, puis colorés par l'une des méthodes dérivées du Romanowsky (Laveran, Giemsa, Leishman, etc.).

Giemsa. — Mélanger 1 centimètre cube de la solution de Giemsa, de Grübler (précipité de bleu azur et d'éosine redissous dans l'alcool et la glycérine) avec 10 centimètres cubes d'eau distillée. Verser le mélange dans une boîte spéciale (dite de Laveran et Mesnil), ou dans une boîte de Petri (dans le fond de laquelle on a placé comme supports deux tiges de verre de 1 millimètre de diamètre) et disposer les lames face enduite en dessous : on les y laisse quinze à vingt minutes. Laver à l'eau courante, sécher.

Leishman.— Dissoudre 0 gr. 15 de poudre de Leishman (précipité de bleu azur II et d'éosine) dans 100 centimètres cubes d'alcool méthylique absolu. Cette solution sert à la fois comme fixateur et colorant : elle peut être employée, sans que les frottis aient été au préalable passés dans l'alcool absolu. On verse sur le frottis un nombre de gouttes de cette solution suffisant pour le recouvrir; on laisse agir trente secondes, puis on ajoute deux fois autant de gouttes d'eau distillée ; au bout de cinq minutes, rejeter le colorant et laver à l'eau courante.

La méthode des *frottis épais* consiste à étaler le sang en une couche épaisse dont on élimine ensuite l'hémoglobine : on peut opérer suivant le procédé de Ross-Ruge (fixation et élimination de l'hémoglobine en un seul temps par une solution de formol à 2 p. 100 additionnée à 1 p. 100 d'acide acétique), ou bien, comme l'ont recommandé Laveran et Mesnil, en fixant par l'alcool absolu et en dissolvant l'hémoglobine par une solution d'acide acétique à 1 p. 100 ; colorer comme pour les frottis minces. Ces frottis ne peuvent servir *qu'à la recherche* des trypanosomes, qui sont toujours un peu altérés au cours des manipulations précédentes.

(1) Voir GRALL et MARCHOUX, *Examen du sang Paludisme*, in Traité de pathologie exotique GRALL-CLARAC, tome I, pp. 84-91.

Ces procédés suffisent en pratique courante pour le diagnostic, mais si l'on veut étudier les détails de structure nucléaire, il convient de recourir aux colorations à l'hématoxyline ferrique d'après la technique suivante (Procédé de Rosenbuch) : 1° *Étalement*, étaler le sang en couche mince sur une *lamelle*, en maintenant le frottis constamment humide au moyen de l'haleine; 2° *Fixation*, fixer toujours à l'état humide en faisant flotter la lamelle, face enduite en dessous, sur le sublimé alcoolique de Schaudinn (sol. aqueuse concentrée de sublimé 2 parties — alcool absolu, 1 partie); laver à l'alcool à 50°, puis à l'eau; 3° *Mordançage*, maintenir 1 heure 1/2 au moins dans une solution d'alun de fer à 4 0/0; 4° *Colorer* 5 minutes au plus dans la solution suivante (mélange d'une solution d'hématoxyline à 1 0/0 dans l'alcool à 96°, avec une solution aqueuse de carbonate de lithine) jusqu'à teinte vineuse; les préparations deviennent alors complètement noires; décolorer

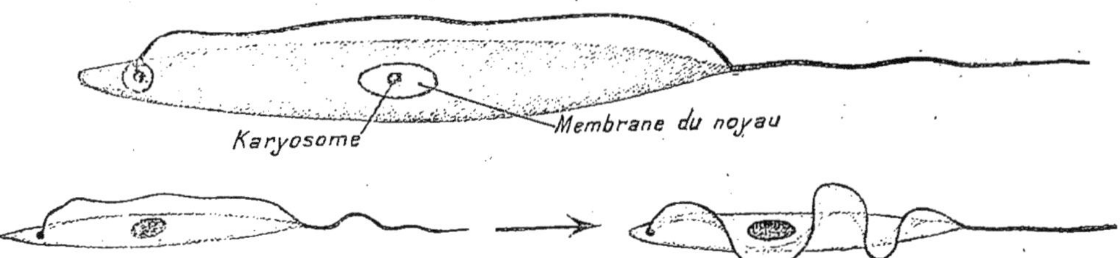

Fig. 21. — Trypanosomes (schématique).

progressivement sous le microscope, avec une solution aqueuse d'alun de fer à 1 0/0; laver à l'eau, passer à l'alcool absolu, au xylol, monter au baume. Recommandation importante : à aucun moment la lamelle ne doit se dessécher.

Structure. — Un trypanosome se compose essentiellement d'un *corps protoplasmique* dans lequel la chromatine est massé en deux points; le plus volumineux est le *noyau*, le plus petit le *centrosome;* le corps est pourvu sur l'un de ses côtés d'une membrane plissée, dite *membrane ondulante*, dont le bord épaissi et différencié se prolonge, dans la plupart des cas, sous la forme d'un filament libre, le *flagelle*.

Le corps protoplasmique affecte généralement la forme d'un fuseau aplati et allongé (chez certains trypanosomes, parasites des batraciens, cet aplatissement peut être porté à l'extrême; en même temps le corps devient presque aussi large que long, et affecte ainsi l'aspect d'une lentille convergente de grande distance focale). Il ne semble pas y avoir de cuticule ou de membrane nettement différenciée. Le protoplasma se colore généralement en bleu ou bleu violacé par les procédés dérivés du Romanowsky; il peut renfermer des granulations plus ou moins volumineuses; chez certaines espèces (parasites des oiseaux, batraciens ou poissons) on distingue une striation longitudinale plus ou moins prononcée et étendue.

Le noyau (appelé aussi *trophonucléus*), qui se teint en rouge plus ou moins violacé par le Romanowsky, paraît, dans cette coloration, dépourvu de membrane propre, formé par un amas arrondi ou ovalaire de corpuscules chromatiques de dimensions et de formes variables, noyés dans une substance unissante incolore, sans réseau. Il occupe en général la partie moyenne du corps.

La petite masse chromatique ou centrosome (appelée aussi blépharoplaste ou *kinétonucléus*) est généralement arrondie; elle se colore plus intensément que le noyau et on ne peut lui reconnaître aucune structure; elle est située au voisinage de l'extrémité du corps opposée à celle où se trouve le flagelle libre.

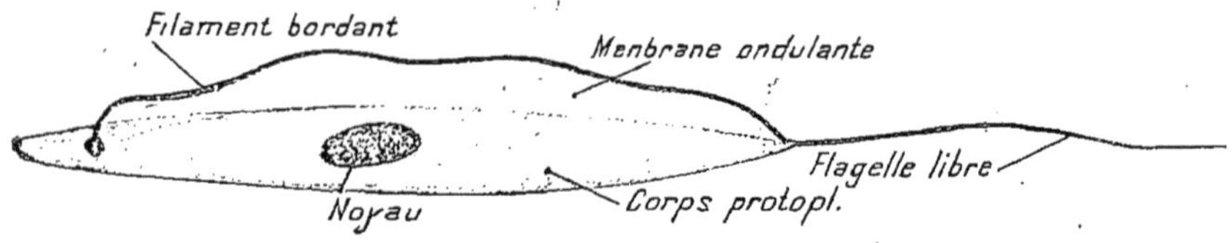

Fig. 22. — Structure d'un Trypanosome (schématique).

Les préparations colorées à l'hématoxyline ferrique révèlent d'intéressants détails de structure dans le noyau et le centrosome. On constate ainsi que le noyau possède une membrane constituée sans doute par de la chromatine, condensée, avec un grain central bien coloré ou karyosome; on reconnaît aussi que le centrosome présente en plus petit exactement la même structure : c'est un véritable noyau en miniature.

De la périphérie du centrosome part un filament (se colorant par le Giemsa de la même façon que les grains chromatiques du noyau) que l'on a divisé, pour la commodité de la description, en trois parties : 1° la *racine*, très courte, allant du centrosome à l'origine de la membrane ondulante; 2° une partie qui borde cette dernière dans toute sa longueur et dite, pour cette raison, *filament bordant*, et enfin, chez la plupart des trypanosomes; 3° une portion libre de toute adhérence protoplasmique, dite *flagelle libre*.

La membrane ondulante est un ruban plissé, adhérent par l'un de ses bords au corps protoplasmique, par l'autre au filament bordant; elle est fort mince, plus mince que le filament qui la limite; elle représente une expansion du protoplasma (ou, pour certains auteurs, de la partie périphérique du protoplasme) du

Trypanosome. Elle est plus ou moins longue, plus ou moins large et plus ou moins plissée, suivant les espèces.

Mobilité. — Les Trypanosomes, avons-nous dit, possèdent une mobilité propre dans le plasma sanguin ; elle est produite par les vibrations du flagelle et les ondulations de la membrane ; ces dernières commandent les mouvements sur place (contorsions), tandis que les vibrations du flagelle, qui se font latéralement de droite à gauche et inversement, déterminent la progression proprement dite. Pendant celle-ci, l'extrémité libre du flagelle précède en général le corps de l'animal. On est ainsi convenu de dire que le *flagelle représente l'extrémité antérieure* du parasite, tandis que le centrosome situé à l'autre extrémité du corps, et séparé du flagelle libre par le noyau, occupe, par conséquent, la partie postérieure du protozoaire.

La nature des mouvements varie suivant les espèces : tantôt le micro-organisme progresse rapidement en ligne droite à la manière d'une flèche (*T. lewisi*), tantôt, au contraire, il n'y a que de simples contorsions sur place (*T. congolense*, qui ne possède pas de flagelle libre) ; entre ces deux extrêmes, on observe tous les intermédiaires.

Nutrition. — Les Trypanosomes se nourrissent par osmose, par échanges de substances chimiques entre leur propre substance et le milieu qui les environne ; ils déplacent les globules rouges du sang, mais *ne les entament jamais*, sauf le cas du *Schyzotrypanum.*

Reproduction. — Ces protozoaires se reproduisent dans le sang des Vertébrés par scission longitudinale. Quand un individu va se diviser, son volume augmente, puis le centrosome commence à se segmenter en deux masses chromatiques de dimensions égales par un simple processus d'étirement. La division du noyau succède à celle du centrosome et s'opère aussi suivant un mode très simple : il n'y a pas de mitose ; il se fait un allongement de la masse, suivi de la répartition de la chromatine en deux groupes qui se séparent par étranglement. En même temps, l'on voit la racine du flagelle se scinder en deux parties, dont chacune se met en rapport avec un des centrosomes néoformés : la séparation s'étend le long du filament bordant, gagne le flagelle libre et finalement on a deux filaments chromatiques au lieu d'un. Il ne reste plus qu'à imaginer un plan de clivage, suivant la ligne $x\ y$, séparant longitudinalement le trypanosome en deux parties contenant chacune un noyau, un centrosome et un flagelle, et l'on se trouvera en présence de deux Trypanosomes parfaits qui, une fois séparés, vivront indépendamment l'un de l'autre et seront, au bout d'un certain temps, devenus aptes à se reproduire dans des conditions identiques.

Conservation et culture. — A la glacière, dans le sang mélangé à du sérum de cheval ou à de l'eau physiologique, les Trypanosomes pathogènes disparaissent rapidement (on ne peut les maintenir vivants que quelques jours), alors que les non patho-

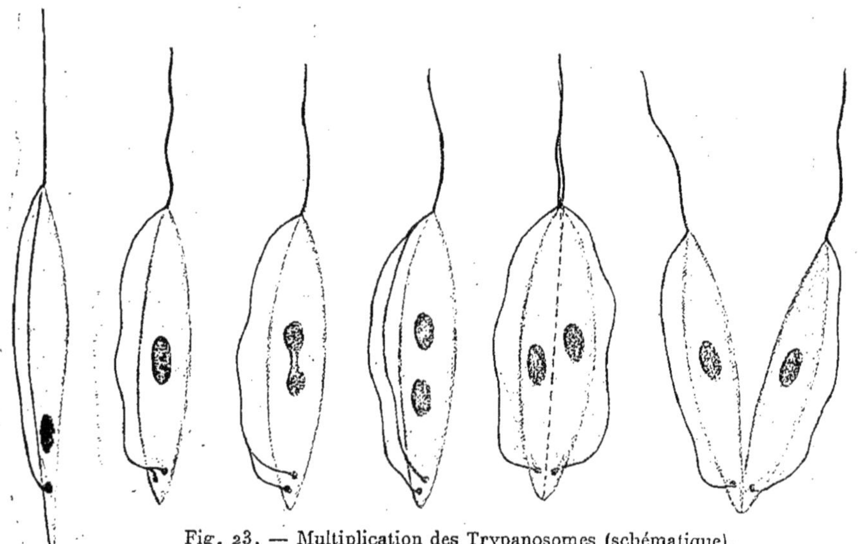

Fig. 23. — Multiplication des Trypanosomes (schématique).

gènes, comme *T. lewisi*, par ex., conservent beaucoup plus longtemps leur activité (un à deux mois).

La culture a été réalisée pour la première fois en 1903 par Novy et Mac Neal, avec *T. lewisi*, en ensemençant le sang infecté dans l'eau de condensation d'une gélose au sang obtenue en incorporant, à la température de 45°, un volume de sang de lapin à un volume de gélose ordinaire. Au bout de quelques jours on obtient des formes allongées, mobiles, dépourvues de membrane ondulante, dans lesquelles le centrosome et la totalité du flagelle se trouvent reportées en avant du noyau (formes *Crithidia*), les formes se disposent souvent en rosaces dans lesquelles les flagelles occupent le centre de la figure.

Les cultures, qui se font à 22° C, sont indéfiniment repiquables; Novy et Mac Neal ont pu avec elles infecter des rats neufs.

Les Trypanosomes non pathogènes des oiseaux et des batraciens cultivent admirablement par ce procédé.

En revanche on ne peut cultiver les Trypanosomes pathogènes; Novy et Mac Neal ont bien réussi, jusqu'à un certain point, à cultiver l'agent du Nagana, mais sous l'aspect d'un organisme malingre, souffreteux, conservant sa forme première et présentant un protoplasma très granuleux (signe de déchéance.) Avec les autres Trypanosomes pathogènes on peut dire que les résultats ont été négatifs.

Les Trypanosomes des mammifères peuvent être divisés en deux grandes catégories : les pathogènes et les non pathogènes.

Les *Trypanosomes non pathogènes* ne s'attaquent qu'*à une seule espèce animale*, laquelle ne succombe jamais à leurs atteintes (par ex.: le *T. lewisi* des rats). Ils présentent des caractères morphologiques généraux assez particuliers : l'extrémité postérieure est *très effilée*, et le centrosome, très volumineux, semblant parfois faire saillie à l'extérieur du corps, en est toujours relativement éloigné; le noyau est situé dans la partie postérieure du corps; la membrane ondulante est étroite et peu plissée; l'ensemble affecte un aspect rigide; il y a toujours un flagelle libre. Dans les délais ordinaires de coloration, ces parasites se teintent d'une façon très peu intense.

Les *Trypanosomes pathogènes*, outre les mammifères qu'ils parasitent à l'état naturel, sont toujours susceptibles d'infecter *plusieurs autres espèces animales*, chez lesquelles ils déterminent des affections plus ou moins graves. Leurs caractères généraux sont les suivants : l'extrémité postérieure présente des formes variables; le centrosome, de faibles dimensions, est toujours à son voisinage; le noyau occupe sensiblement le milieu du corps protoplasmique, la membrane ondulante est fort élégamment plissée; l'ensemble donne une réelle impression de souplesse; quelques espèces ne possèdent pas de flagelle libre. On obtient rapidement par le Romanowsky une coloration parfaite.

Etude spéciale de T. Gambiense. — *T. gambiense* (Dutton) appartient à ce dernier groupe. C'est un Trypanosome de 17 à 28 µ de long, sur 1 µ 40 à 2 µ de large (Laveran et Mesnil). Il présente généralement un flagelle libre dont la longueur mesure en moyenne le quart de la longueur totale. Toutefois il faut bien savoir qu'il existe des exemplaires chez lesquels le protoplasma se continue jusqu'à l'extrémité du flagelle ; ce sont des formes courtes et trapues que l'on rencontre quelquefois dans le sang des malades associées aux formes flagellées. Au Congo nous avons eu l'occasion d'examiner une femme, chez laquelle il ne nous a été possible de déceler que des formes sans flagelle libre.

Quoi qu'il en soit, dans l'immense majorité des cas, *T. gambiense* est un flagellé excessivement mince et délié, très élégant d'aspect. La membrane ondulante est relativement étroite, mais très ondulée; le noyau, de forme ovale, allongé suivant le grand axe du parasite, occupe la partie moyenne du corps ; le centrosome, très nettement visible, est toujours au voisinage presqu'immédiat de l'extrémité postérieure, dont la forme est assez variable, arrondie ou conique, suivant les modifications que les mouvements de l'animal peuvent lui apporter. On a parfois décrit sur les préparations au Romanowsky une vacuole tangente au centrosome ou même l'entourant complètement, mais il s'agit, en l'espèce, d'un artifice de préparation ; on ne peut jamais trouver cet aspect sur les préparations correctement fixées et colorées.

Dans le sang frais, entre lame et lamelle, le trypanosome est

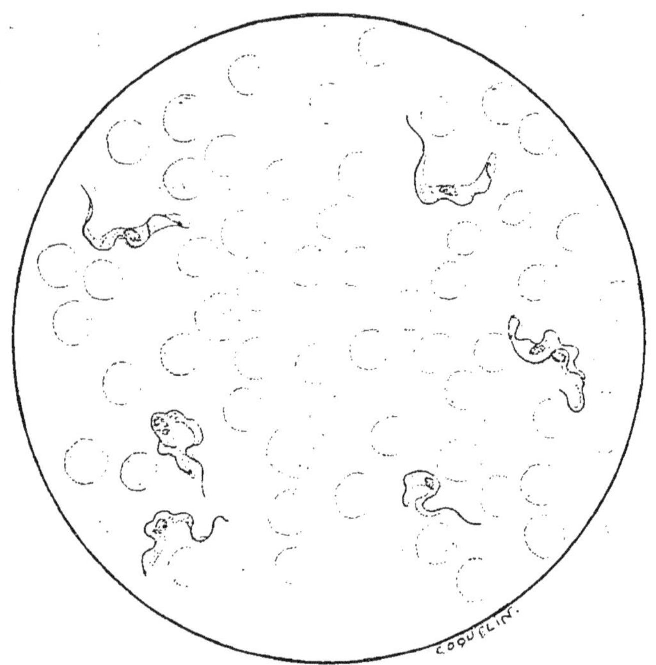

Fig. 24. — *Trypanosoma gambiense.*

excessivement vivace, progressant avec agilité, suivant une ligne sinueuse et toujours flagelle en avant, au milieu des hématies qu'il déprime et écarte violemment pour se frayer un passage.

La multiplication du parasite se fait par simple division suivant le mode que nous avons décrit ci-dessus.

Le Trypanosome peut rester vivant 5 à 6 jours à la température du laboratoire quand on mélange le sang qui le contient à de l'eau physiologique ou à du sérum de cheval (Laveran et Mesnil). La survie est plus longue dans l'eau de condensation des tubes de gélose-sang ; mais on n'a jamais pu repiquer ces pseudo-cultures.

Dans l'organisme des malades, le parasite se rencontre dans le sang, la lymphe ganglionnaire et le liquide céphalo-rachidien. Dans la nature on ne trouve le *T. gambiense* que chez l'homme (exceptionnellement on l'a rencontré chez quelques chiens vivant au voisinage immédiat de sujets infectés) : le réservoir de virus paraît être uniquement constitué par les malades du sommeil.

Cependant, Bruce, Hamerton et Baleman ont découvert que les *G. palpalis* des rives septentrionales du lac Victoria sont encore capables d'inoculer le *T. gambiense* aux mammifères sensibles, bien que l'homme ait complètement déserté ces rives depuis deux ans et ils ont rapporté un certain nombre de faits rendant fort probable la conservation du Trypanosome humain par les antilopes de ces régions.

L'étude expérimentale de l'action pathogène chez les animaux ne demande qu'une technique des plus simples : on pratique des inoculations directes du sang (pur ou très légèrement citraté) contenant le virus, soit à la pipette, soit à la seringue, sous la peau, dans le péritoine ou dans les veines.

De très nombreux mammifères sont réceptifs à *T. gambiense:* singes (certaines espèces), lémuriens, chien, chat, lapin, cobaye, rat, souris, hérisson, marmotte, cheval, âne, chèvre, mouton (Laveran et Mesnil). Parmi les singes, les Cynocéphales sont à peu près absolument réfractaires ; par contre les Macaques s'infectent avec la plus grande facilité. Selon Thiroux, le *Cercopithecus ruber* présenterait une réceptivité toute spéciale et serait le réactif de choix pour déceler la présence des parasites dans un liquide organique où l'examen direct ne peut les mettre en évidence. Les rats blancs sont aussi des animaux assez sensibles et d'un emploi commode, mais il est bon de pratiquer l'inoculation dans le péritoine, on est alors plus sûr du résultat.

La durée de la maladie ainsi produite dépend : 1° du virus employé, c'est-à-dire du malade sur lequel on l'a recueilli ; 2° du nombre de passages faits antérieurement sur la même espèce animale. En effet, après de nombreuses transmissions successives sur une espèce animale déterminée, on constate que le virus augmente peu à peu de virulence et arrive à tuer la dite espèce en un temps qui finit par devenir de plus en plus court : à un moment donné la maladie expérimentale dure un laps de temps à peu près toujours le même, on dit alors que l'on possède un « *virus fixe* » (cette donnée est applicable à tous les Trypanosomes pathogènes). Le laboratoire de M. Mesnil conserve une race de *T. gambiense* qui tue le rat blanc en 10 jours.

Le *T. rhodesiense*, rencontré chez un Européen ayant contracté sa maladie mortelle en Rhodesia, se présente, comme c'est souvent le cas pour *T. gambiense*, sous deux formes : une forme trapue et une forme mince. Parmi les premières on en trouve chez lesquelles le noyau est dans la partie postérieure du corps, parfois même en arrière du centrosome. Pareille particularité n'a pas été observée chez le *T. gambiense*.

Etude de Glossina palpalis. — Les Glossines sont des Diptères appartenant à la famille des *Muscidæ* : le genre *Glossina* fut créé en 1830 par Wiedemann pour l'espèce *G. longipalpis*. Ce sont des mouches de couleur terne, presque toutes foncées et *très faciles* à reconnaître aux caractères suivants : la trompe, entourée par les palpes, et dont la base très dilatée affecte la

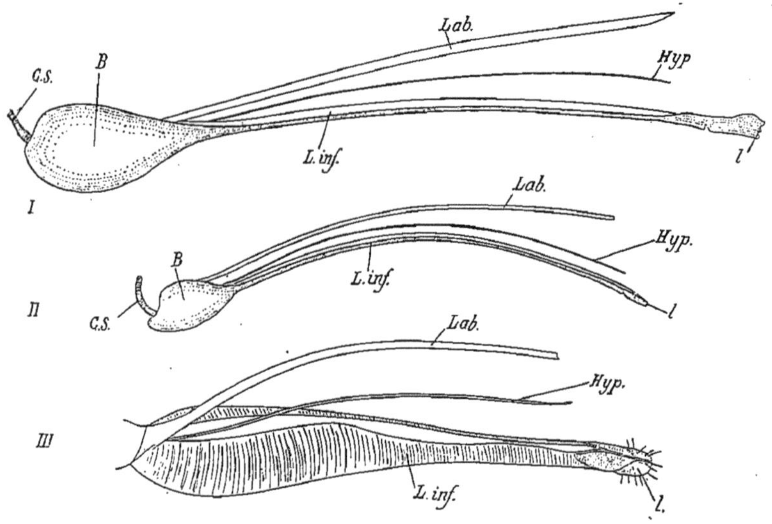

Fig. 25. — Morphologie comparée de la trompe chez les Glossines (I), les Mélophages (II) et les Stomoxes (III) Roubaud).

Lab. : Lèvre supérieure ; L. inf. : Lèvre inférieure ; Hyp. Hypopharynx ; Hyp. : Hypopharynx ; B. : Bulle de la trompe ; G.S. : Conduit commun des glandes salivaires : L. : Labelles. × 35.

forme d'un bulbe d'oignon ou plutôt d'une caisse de mandoline, émerge horizontalement de la tête dans le prolongement de l'axe du corps ; au repos les ailes dépassent l'extrémité postérieure de l'abdomen et se replient exactement l'une sur l'autre à la manière des lames d'une paire de ciseaux, leur nervation présente un caractère absolument spécial qui consiste en ce que la quatrième nervure longitudinale dessine un véritable accent circonflexe à son union avec la transversale antérieure ; chaque antenne porte un appendice, appelé *arista*, présentant sur son bord supérieur seulement des prolongements en barbes de plume ; les mâles portent à l'extrémité postérieure de l'abdomen, sur la face inférieure, un renflement arrondi, très caractéristique, présentant un sillon sur la ligne médiane : c'est *l'hypopygium* qui recouvre le pénis (1).

La *Glossina palpalis* (1830, Robineau-Desvoidy) présente les caractères spécifiques suivants : les pattes postérieures sont entièrement noires ; sur la face dorsale du deuxième segment abdo-

(1) Austen, Monographie des mouches tsétsés, 1903. The Distribution of Tsetse Flies (*Reports of the Sleeping Sickness Commission*, 1905).

minal existe une surface pâle, de forme triangulaire, à sommet dirigé en arrière et se prolongeant suivant une ligne médiane cendrée ; le troisième article des antennes est d'une teinte allant du brun foncé au noir cendré. La teinte générale est d'un gris brun très foncé, la longueur totale de 8 à 10 millimètres.

C'est une mouche qui vit exclusivement en Afrique. On l'y rencontre dans deux larges bandes (Roubaud) (1), une centrale et une côtière (occidentale). La bande centrale reconnaît comme limites au Nord, le 8° de latitude Nord, à l'Est le 36° de longitude Est,

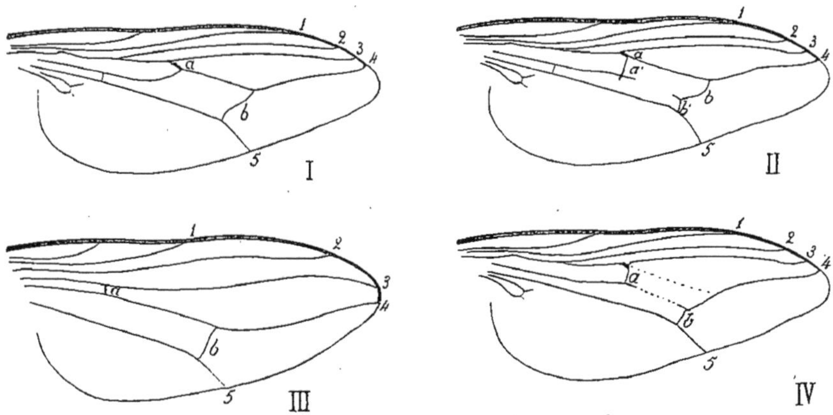

Fig. 26. — Disposition comparée des nervures de l'aile chez les Glossines et les Stomoxes (Roubaud).

I. Glossine normale. — II. Glossine soumise à l'état de pupe à la θ de 30-33° pendant 12 jours.—III. *Stomoxys calcitrans*. — IV. Reconstitution théorique de la nervation primitive : 1, 2, 3, 4, 5. Chiffres respectifs des longitudinales, la costale se termine en 4 ; *a*, transverse antérieure ; *b*, transverse postérieure.

au sud le 11° de latitude Sud. La bande côtière qui commence au Sud à la rivière Couanza, dans l'Angola (10° de latitude Sud), s'étend au Nord jusqu'au Cap Vert (15° de latitude Nord). Dans l'intérieur cette bande s'étend en latitude nord, jusqu'à 14° dans le Haut-Sénégal et Niger (Bouffard), à 13° au Dahomey (Hubert) et à 12°, en Guinée française (G. Martin).

Dans cette zone immense, *G. palpalis* se rencontre presque exclusivement le long des cordons boisés, des cours d'eau, connus sous le nom de « galeries forestières ». Elle exige un climat très égal avec une moyenne thermique annuelle voisine de 25° centigrades et un degré hygrométrique toujours très élevé. Elle aime l'ombre et la fraîcheur, ce qui explique sa prédilection pour les cours d'eau dont les berges bien accusées sont abritées par d'épais

(1) Roubaud, *in* Gustave Martin, Lebœuf et Roubaud, la Maladie du sommeil au Congo (Paris, 1909). Chapitres sur la Nutrition, la Reproduction, la Larve, la Pupe de la *Glossina palpalis*, sur son rôle étiologique. *Comptes rendus Ac. des Sciences*, 24 fév. 1908, 2 mars 1908. *Bulletin Société Path. exotique* (tome I, 1908).

ombrages. Cependant Bouet, en Côte d'Ivoire et au Dahomey, l'a rencontrée dans des endroits complètement dépourvus d'arbres et dont le sol, couvert d'herbes plus ou moins hautes, était souvent en partie inondé. De leur côté Kinghorn et Montgomery ont toujours trouvé la mouche dans les rochers qui bordent le pied des hautes falaises du lac Tanganyka, lesquelles présentent comme seule

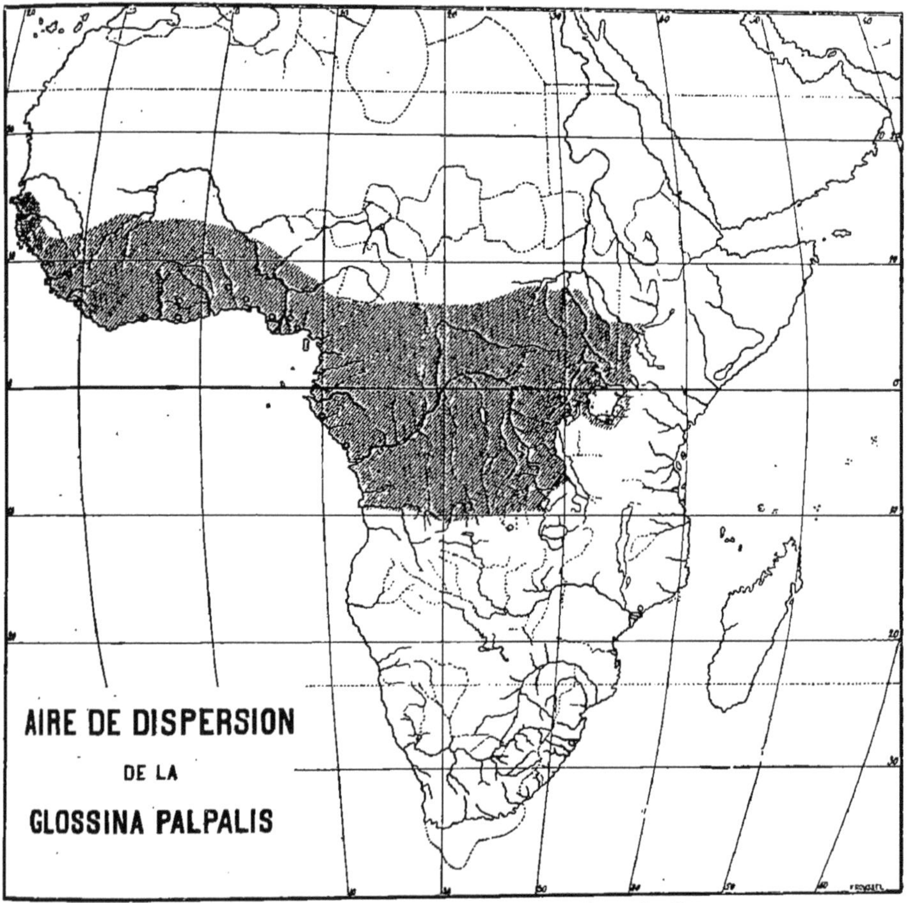

Fig. 27. — Aire de dispersion de la *Glossina palpalis*.

végétation de petites touffes de roseau (*Phragmites communis*); il s'agissait dans ce cas de la variété *welmani* (Austen) de *G. palpalis*, manifestement adaptée à de nouvelles conditions d'existence.

Dans toute l'étendue d'une même zone d'habitat, la mouche se localise de préférence en certains points déterminés (appelés *gîtes*, par Roubaud), et qui sont en rapport, soit avec la présence du gros gibier (animaux sauvages ou domestiques), soit avec celle de l'homme (gués, villages, etc.), car, en dépit des anciennes croyances, la *G. palpalis* est de toutes les Glossines celle dont les rapports avec l'homme sont les plus fréquents et aussi les plus exclusifs. Certains gîtes se maintiennent toute l'année, ce sont les gîtes *permanents*, déterminés par la persistance des conditions favorables (cours d'eau constants), d'autres sont *temporaires*, ce sont les gîtes où les conditions hydrographiques sont très instables, l'humidité y faisant défaut à certaines époques de l'année. Aux époques favorables, ces gîtes temporaires sont alimentés par les gîtes permanents qui constituent de véritables réservoirs de mouches.

Pendant la saison sèche (qui est aussi la saison fraîche des régions équatoriales), le nombre des *G. palpalis* diminue.

Selon Zupitza l'interruption de l'éclosion des nymphes due à l'abaissement de la température en serait la cause. Il faut plutôt croire, avec Roubaud, à une diminution sensible de l'activité reproductrice de l'insecte.

La puissance du vol de la mouche est assez considérable, elle fait couramment des incursions de 200 à 300 mètres en terrain découvert, et lorsqu'elle poursuit un homme ou un animal, elle le harcèle pendant des kilomètres.

Nutrition. — Quelques mots sur l'appareil digestif de *G. palpalis*. Le tube capillaire extrêmement fin qui constitue la trompe est formé par la réunion de trois pièces : le *labium* ou lèvre inférieure, le *labrum* ou lèvre supérieure, dont la réunion forme le canal de la trompe à l'intérieur duquel est un autre tube chitineux extrêmement ténu, l'*hypopharynx*, prolongement du canal commun des glandes salivaires et grâce auquel la trompe est remplie d'un liquide formé de salive pure. A la trompe font suite un pharynx, un œsophage, un proventricule, un intestin moyen très long, et un intestin postérieur très court où s'abouchent les tubes de Malpighi et se terminant par une ampoule rectale.

Les glandes salivaires sont deux longs tubes sinueux s'étendant jusqu'à la partie postérieure de l'abdomen : le remarquable développement abdominal de ces organes spécialise nettement les glossines.

Glossina palpalis se nourrit *exclusivement* du sang des vertébrés *pris sur l'animal*, elle ne peut absorber que le sang circulant des capillaires où sa trompe puise directement ; les deux sexes sont également hématophages. Au laboratoire, la mouche pique tous les vertébrés *sans exception ;* néanmoins il est facile de concevoir que, dans la nature, ses atteintes se limiteront aux êtres de grande taille et d'accès facile (de fait les glossines sont incontestablement plus abondantes au voisinage du gros gibier). Elle pique les varans et les crocodiles (Minchin, Gray et Tulloch, Koch, Feldmann, Roubaud), mais seulement quand elle n'a pas d'autres proies.

G. palpalis est un diptère diurne qui commence ses attaques au lever du jour et ne les cesse que lorsque le soleil est au-dessous de l'horizon. Elle préfère les couleurs foncées, pique plus volontiers les nègres que les européens et de préférence aux points situés dans l'ombre.

C'est une mouche d'une voracité singulière : pour piquer elle dégage sa trompe des palpes, la met en position verticale et l'enfonce dans les téguments de toute sa longueur jusqu'au bulbe.

Elle met une demi-minute à un quart d'heure pour se gorger. La succion achevée, l'abdomen est volumineux, distendu, laissant percevoir par transparence la coloration rouge du sang qu'il contient et qui peut atteindre plus du double du poids de l'insecte. Le vol, excessivement rapide quand la mouche est à jeun, est alors singulièrement lourd et ralenti; la *G. palpalis* une fois gorgée regagne aussitôt la broussaille pour y faire sa digestion, qui est en général complètement achevée au bout de quarante-huit heures.

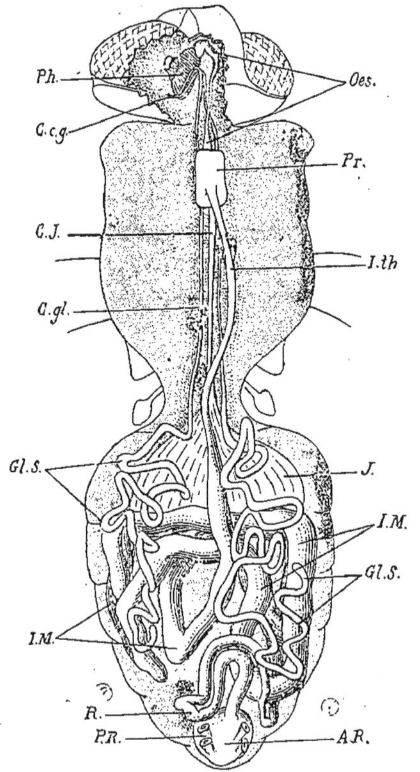

Fig. 28. — Organisation digestive de la *Glossina palpalis* (d'après Mirchin, légèrement modifié par Roubaud).

Ph., Pharynx; Œs., Œsophage; Pr., Proventricule; J., Jabot pédiculé; Gls., Glandes salivaires; Ith., Portion thoracique de l'Intestin moyen; IM., sa partie abdominale; R., Intestin postérieur (rectum); AR., Ampoule rectale; PR., Papilles rectales × 10.

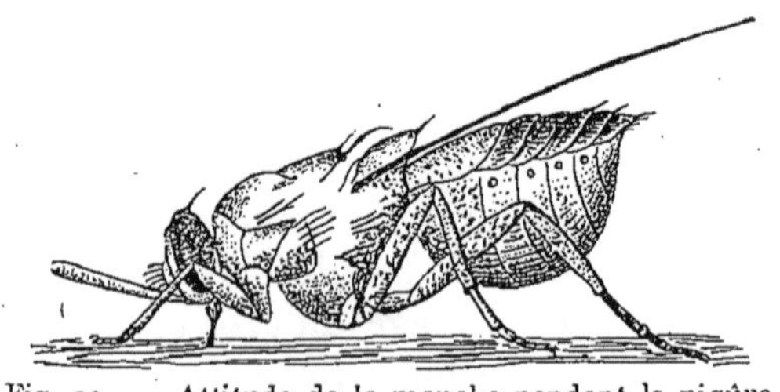

Fig. 29. — Attitude de la mouche pendant la piqûre (Roubaud).

Reproduction. — Les mâles sont plus nombreux que les femelles; leur ardeur reproductive est très grande; la copulation, toujours très longue, dure plusieurs heures, parfois même une demi-journée (Roubaud). Les femelles en état de gestation sont sédentaires et peu actives, ce qui explique que l'on n'en prenne que très rarement dans la nature. L'utérus est un sac extensible dont les dimensions varient énormément ; quand la larve est à terme, l'organe remplit presque complètement la cavité ventrale de l'abdomen ; dans la région dorsale de l'utérus on trouve des glandes nourricières dont le conduit excréteur commun débouche au sommet d'une papille conique, véritable tétine par où s'écoule un liquide blanc de lait, que la larve *tette* elle-même directement au fur et à mesure de ses besoins (Roubaud).

Cette dernière, au sortir de l'utérus maternel, est un ver annelé (le nombre des segments est de 13), cylindrique, de 7 à 8 mm. de

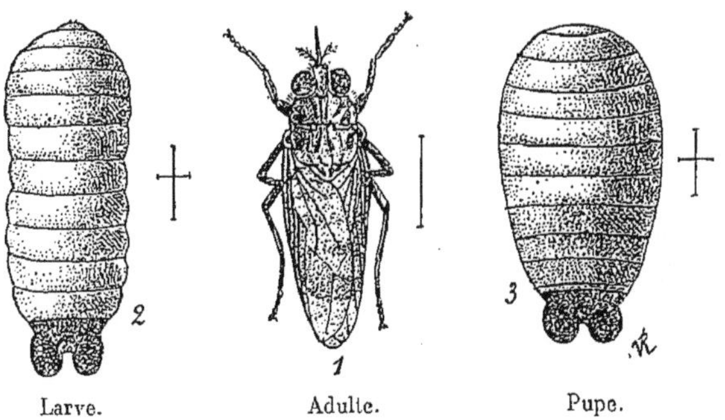

Fig. 30. — *Glossina palpalis.*

long, de coloration blanche très légèrement jaunâtre dont la partie postérieure présente deux tubérosités arrondies d'un noir de jais (caractéristiques des larves de Glossines). Elle est extrêmement vivace, ondule et se développe très rapidement.

La première ponte n'a lieu que de trois semaines à un mois après l'accouplement, mais ensuite, si les conditions extérieures sont favorables, les larves se succèdent dans les neuf ou dix jours, cela sans nouvel accouplement : le mâle, lors du premier contact, ayant complètement rempli les réceptacles séminaux. La durée moyenne de la vie d'une Glossine femelle est de trois mois environ (Roubaud), pendant lesquels elle donne huit à dix pontes successives. L'optimum thermique pour la reproduction de la mouche est voisin de 28°C : c'est la moyenne limite au-dessus de laquelle s'arrête l'activité génitale comme aussi celle de la nutrition générale de l'insecte (Roubaud).

La larve ne conserve ses caractères que pendant fort peu de temps après la ponte ; elle cherche à s'enfouir le plus rapidement possible dans le substratum où elle a été déposée (sable, détritus divers, écorces d'arbres, etc.), gonflant son extrémité céphalique et s'en servant à la manière d'un bélier pour se frayer un passage, tout en évitant soigneusement les points humides ; elle jaunit très vite, fonce de plus en plus et, au bout de trois à quatre heures en moyenne, elle s'est immobilisée, est devenue très dure, rigide et d'un noir mat : elle a achevé sa transformation en nymphe ou pupe. Elle affecte alors l'aspect d'un petit tonnelet de 6 mm. de long, sur 3 mm. de large, présentant à sa partie postérieure les deux tubérosités caudales de la larve, non modifiées. Normalement l'imago brise l'enveloppe nymphale au bout de 32 à 33 jours.

Un certain nombre de facteurs sont susceptibles d'exercer une action sur les pupes : l'immersion dans l'eau leur est funeste, le froid ne paraît pas leur être radicalement nuisible, mais, en revanche, elles se montrent extrêmement sensibles à une élévation

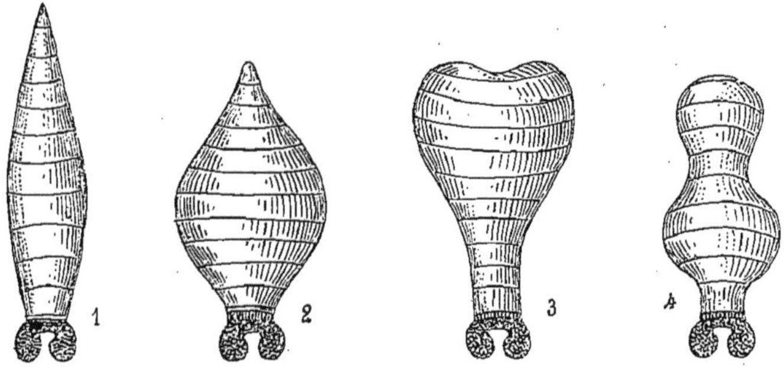

Fig. 31.— Aspects successifs offerts par une larve de glossine, pendant la reptation (Roubaud).

de température relativement assez faible. Si la moyenne de 25°-27° est dépassée, les nymphes ne tardent pas à souffrir ; l'action directe des rayons solaires leur est rapidement fatale ; la moyenne de 28°C est pour elles une température critique (Roubaud). En un mot la reproduction ne peut s'opérer qu'en des points très ombragés où les élévations de température de l'air pendant la journée ne se fassent que peu sentir.

La *G. palpalis* n'a que peu d'ennemis naturels ; à l'état de pupe, elle est presque inattaquable ; adulte elle peut devenir la proie de quelques arthropodes chasseurs (Hyménoptères de la tribu des *Bembex* ou du genre *Oxybelus ;* Araignées appartenant au genre *Dolomedes ;* certaines Fourmis, certains Coléoptères carnassiers comme les Cicindèles). On ne leur connaît aucun parasite pathogène végétal ou animal.

Rapports de T. Gambiense et de G. Palpalis. — Il y a fort longtemps que l'on a établi la possibilité d'un rapport entre la présence de certaines affections chez les animaux domestiques et celle des mouches tsétsés ; déjà, en 1857, Livingstone supposait l'existence d'une substance venimeuse située dans le bulbe de la trompe.

En 1894, Bruce (1), au Zoulouland, démontra que *Glossina morsitans* convoyait *Trypanosoma brucei*, agent du Nagana : des mouches nourries sur des animaux malades étaient capables d'infecter des animaux sains, et cela pendant 48 heures après le repas infectant. En 1903, Brumpt et Sambon, peu après la découverte de *T. gambiense*, émirent, chacun de leur côté, l'hypothèse que ce parasite était lui aussi convoyé par une Glossine. La même année, dans l'Ouganda, Bruce, Nabarro et Greig montrèrent que des *G. palpalis*, nourries sur des malades du sommeil, pouvaient ensuite pendant 48 heures infecter par leurs piqûres des singes réceptifs. Ces auteurs publiaient en même temps une carte où ils faisaient ressortir le parallélisme qui existait dans l'Ouganda entre la distribution de *G. palpalis* et celle de la maladie du sommeil (parallélisme aujourd'hui reconnu dans toute la zone d'endémicité).

On pouvait déduire de ces premières recherches que cette mouche jouait un rôle prépondérant dans la transmission de cette trypanosomiase. Dans les années qui suivirent, de nombreuses expériences mirent hors de doute le rôle particulier joué par les Glossines dans l'étiologie des trypanosomiases ; mais la véritable explication de ce rôle restait encore obscure ; on ignorait s'il y avait transmission mécanique ou développement du parasite chez la mouche, autrement dit si celle-ci se comportait comme un simple vecteur mécanique ou comme un second hôte.

Koch, en 1905, chercha à définir une différenciation sexuelle parmi les formes flagellées qu'il avait observées dans l'intestin de certaines Glossines, formes qu'il rapporta à *T. brucei* et à *T. gambiense* : il concluait à l'évolution du Trypanosome chez la mouche ; par contre, en 1906, Minchin, Gray et Tulloch estimèrent que les tsétsés n'agissaient pas comme hôtes intermédiaires, mais par inoculation directe. Stuhlmann (1907), continuant en Afrique orientale avec Kudicke les recherches de Koch, trouva ainsi que ce dernier l'avait antérieurement signalé, que certaines Glossines, capturées dans la nature, pouvaient montrer des Trypanosomes dans la cavité de la trompe ; les formes ainsi observées étaient très différentes de celles que l'on trouvait dans l'intestin des mou-

(1) Bruce, Further Report on Tsetse fly Disease or Nagana in Zululand. Londres, Harrison et sons, 1896. — Brumpt. Extraits des Lettres communiquées par Blanchard à l'Académie (*Bull. Acad. Méd.*, 17 mars 1903). — Maladie du sommeil et mouches tsétsés (*C. R. S. Biol.*, 27 juin 1903). — Du rôle des mouches tsétsés en path. exotique (*C. R Soc. Biol.*, 28 nov. 1903). — Sambon, *Journal of trop. méd.*, 1er juillet 1903, pp. 201-209. — Kleine, Lutte contre la maladie du sommeil en Afrique orientale allemande. Nouvelles observations scientifiques sur le développement des Trypanosomes, et nouvelles recherches sur l'étiologie de la maladie du sommeil (*Deutsch. med. Woch.*, 27 mai 1909, 22 juillet 1909). — Résultats d'infection positifs de *T. brucei* par *Glossina papalis* (*Deutsch. med. Woch.*, 18 mars 1909). — Koch, *Deutsch. med. Woch.*, 23 nov. 1905 ; 10 janv. 1907 ; 5 sept. 1907). — Minchin, Gray, Tulloch, *Proceedings of the Royal Society*, t. LXXVIII, 1906.

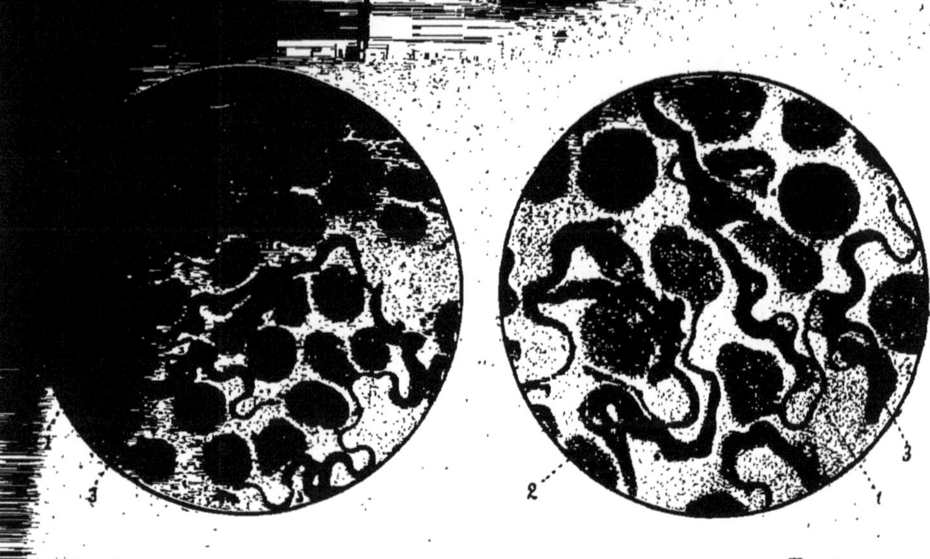

Fig. 1. *Fig. 2.*

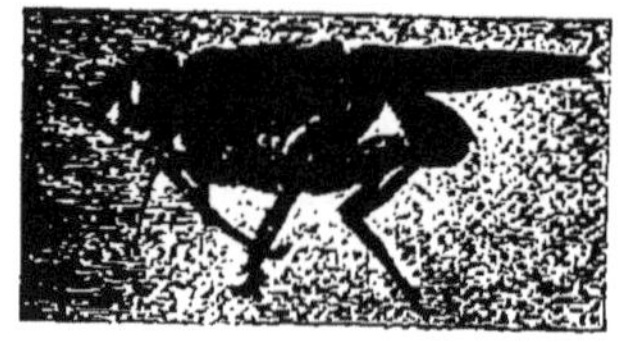

Fig. 4.

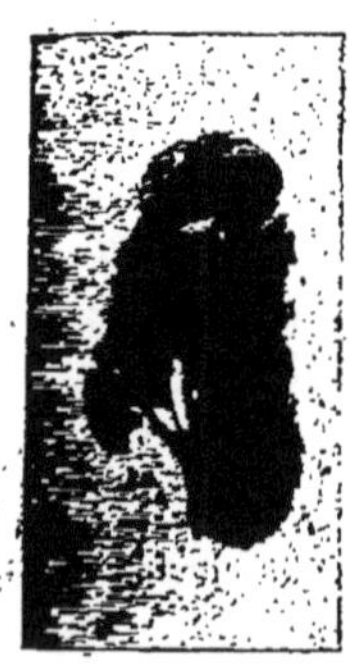

Fig. 3.

Fig. 5.

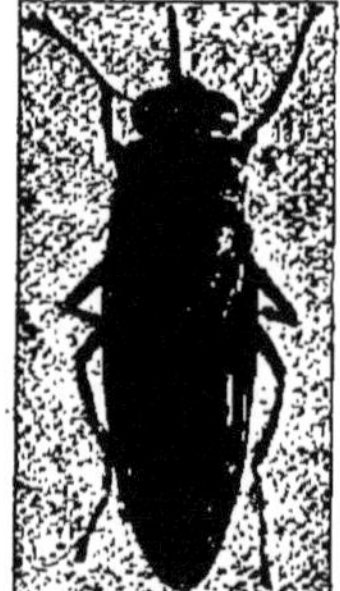

Fig. 6.

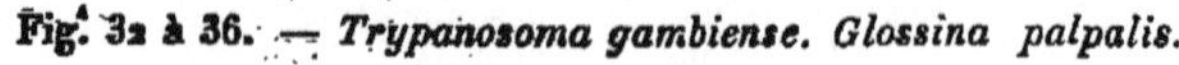

Fig. 32 à 36. — *Trypanosoma gambiense. Glossina palpalis.*

Fig. 1. — *Trypanosoma gambiense* dans le sang (1. forme normale ; 2. début de division ; 3. stade de division plus avancé). Grosseur fig. 1 : 900 ; fig. 2 : 1.450.
Fig. 3. — Jeune *Glossina palpalis* extraite de la pupe au moment de l'éclosion.
Fig. 4. — *Gl. palpalis* ♂ vue latéralement : palpes relevées et trompe rabattue vers le bas pour la piqûre.
Fig. 5. — *Gl. palpalis* vue dorsalement, les ailes au repos : × 1,5
Fig. 6. — Trypanosomes fixés dans la trompe. Portion du labre d'une glossine infectée vu par la face interne.

ches. En présence de ces faits ils pensèrent à une évolution spécifique du parasite débutant dans le tube digestif et se terminant dans la trompe, d'où les formes résultant du cycle évolutif étaient inoculées au moment des piqûres. Minchin, en 1908, conclut que, dans l'Ouganda, *T. gambiense* commençait bien un développement chez *G. palpalis*, mais sans le compléter, et que, en fin de compte, le mode de transmission par la mouche, dans cette région, était purement mécanique et direct.

Des études faites par lui au Congo, comme membre de la Mission française de la maladie du sommeil, Roubaud (1909) déduisit que trois séries de phénomènes pouvaient se produire après

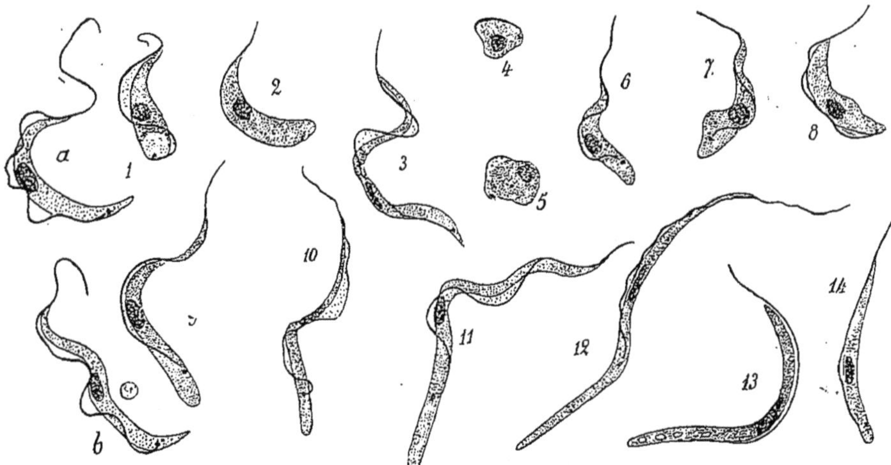

Fig. 37. — Formes de culture de *T. gambiense* dans l'intestin de *Gl. palpalis* × 1600 env. (Roubaud).

a. b. Formes normales du sang circulant : 1. Une demi-heure après l'ingestion ; 2. Forme courte et trapue (femelle) ; 3. Forme grêle et longue (mâle) ; 4. 5. Formes d'involution ; 6. 7. Formes de vingt-quatre heures ; 8. Forme courte de quarante-huit heures ; 9. 12. Formes longues de la même époque ; 13. Forme au cinquième jour ; 14. Septième jour.

l'introduction des Trypanosomes pathogènes dans l'organisme des Glossines :

1° Une *culture* banale dans l'intestin moyen, culture fugace, due simplement à la présence du sang ingéré, et disparaissant, la mouche étant soumise au jeûne ;

2° Un *développement* plus durable dans les liquides intestinaux propres de la mouche, pouvant amener une *infection totale* du tube digestif s'étendant à la trompe ;

3° Une *évolution* sur place, non durable, se produisant exclusivement à l'intérieur de la trompe, dans le milieu salivaire pur. Les parasites se fixent très rapidement aux parois de la trompe où ils adhèrent très fortement par leurs flagelles et se transforment en *Leptomonas;* il y a multiplication abondante pendant quelques heures, puis, après un laps de temps variable, on voit reparaître des formes de Trypanosomes typiques, que Roubaud considère comme étant probablement les formes propagatrices normales de l'infection chez le vertébré.

Cette *évolution* sur place n'avait été constatée par lui, qu'au laboratoire; dans la nature il n'avait pas vu d'autre mode d'infection de la trompe que celui qui répondait au type des infections *totales*. Il avait pensé que celles-ci pouvaient présenter un caractère durable et être ainsi la condition la plus sûre du maintien des Trypanosomes dans les gîtes à glossines.

Des expériences récentes de Kleine (1), dans l'Afrique orientale allemande (1909), sont venues montrer tout l'intérêt de ce processus évolutif. Pendant trois jours, cet auteur nourrit un lot de *G. palpalis* sur des animaux infectés de Nagana (?), puis il les fit piquer ensuite *chaque jour sur un nouvel animal sain*: les animaux piqués jusqu'au dix-huitième jour restèrent indemnes, mais *du dix-huitième au cinquantième jour, tous les animaux sans exception s'infectèrent.* Bruce (2) pour *T. gambiense* avec *G. palpalis*, Bouffard (3) pour *T. Cazalboui* (agent de la Souma) avec la même mouche, obtiennent des résultats concordants. *G. palpalis* possède donc un pouvoir infectieux durable, précédé d'une phase d'inertie, où l'action pathogène ne se manifeste pas encore.

Kleine (4), Bruce (5) pensent qu'il s'agit simplement d'une infection du tube digestif; mais Bouffard, à Bamako, et tout récemment Bouet et Roubaud (6), au Dahomey, ont obtenu avec *T. Cazalboui* et *G. palpalis* des infections de la trompe *aussi durables que le pouvoir infectant de la mouche.*

Il n'en est pas de même pour le *T. gambiense*. Bruce (7) n'a pas trouvé chez les mouches infectées de Trypanosomes dans la trompe. On en observe une fois sur deux dans le proventricule toujours dans les intestins antérieur, moyen et postérieur. C'est là où se produit le développement qui persiste sans doute jusqu'à la mort de l'intestin. A partir du vingt-cinquième jour, on observe dans les

(1) Kleine, Nouvelles observations sur les Tsétsés et les Trypanosomes (*Deutsch. méd. Woch.*, 11 nov. 1909).

(2) Bruce, *Bulletin of the Sleeping Sickness Bureau*, 7 mai 1909.

(3) Bouffard, *Glossina palpalis* et *Trypanosoma Cazalboui* (*Ann. Inst. Past.*, 25 avril 1910).

(4) Kleine et Taute, Trypanosomenstudien (*Arb. a. d. Kaiserl. Gesundheitsamte*, 2 fév. 1911).

(5) Bruce, Hamerton, Bateman, Mackie. The Development of Trypanosomes in Tsétsés-flies (*Proc. Roy. Soc. B.* 1910, pp. 368-388, t. LXXXII).

(6) Bouet et Roubaud, Expériences diverses de transmission des Trypanosomes par les Glossines, notes préliminaires (*Ann. Inst. Past.*, t. XXIV, août 1910; *Bull. Soc. Path. exot.*, nov.-déc. 1910).

(7) Bruce, Further Researches on the Development of *Trypanosoma gambiense* in *Glossina palpalis* (*Proc. Roy. Soc. B.*, 1911, pp. 513-527).

glandes salivaires des formes comme celles du sang et c'est à ce moment que la glossine est infectieuse. Les Trypanosomes salivaires paraissent bien être les formes de transmission des parasites, mais ils sont adaptés à certaines conditions de la salive qui varie suivant les influences physiques extérieures et suivant les conditions atmosphériques. Ce sont ces influences qui rendent ou non possible le développement d'un même virus chez une même espèce de glossine et limitent par suite son extension géographique (Roubaud) (1). Le débroussaillement est un moyen qui permet de réaliser ces modifications artificielles de la salive des mouches.

La *Glossina palpalis* est vis-à-vis du *Trypanosoma gambiense* un second hôte et la découverte de l'évolution à longue durée des trypanosomes chez les tsétsés a relégué au second plan la question du rôle joué par ces mouches dans le transport mécanique du virus, toujours possible quand les piqûres de l'animal infecté à l'animal sain ont lieu sans intervalle. Si la *palpalis* est l'agent sinon absolument spécifique, du moins principal, de propagation de la maladie du sommeil, Taute vient d'établir définitivement que la *Glossina morsitans* est capable également de convoyer le Trypanosome humain après qu'il y a accompli une évolution de longue durée. Des singes piqués du 22e au 53e jour après le repas infectant ont contracté l'affection. Les trypanosomes se trouvent dans la trompe, le proventricule, l'intestin moyen et les glandes salivaires de la mouche infectieuse. Les Européens atteints en Rhodesia ont contracté leur affection dans des zones indemnes de *G. palpalis*, mais où la *G. morsitans* et la *G. fusca* se rencontraient, les premières en grand nombre, les secondes plus rarement (2).

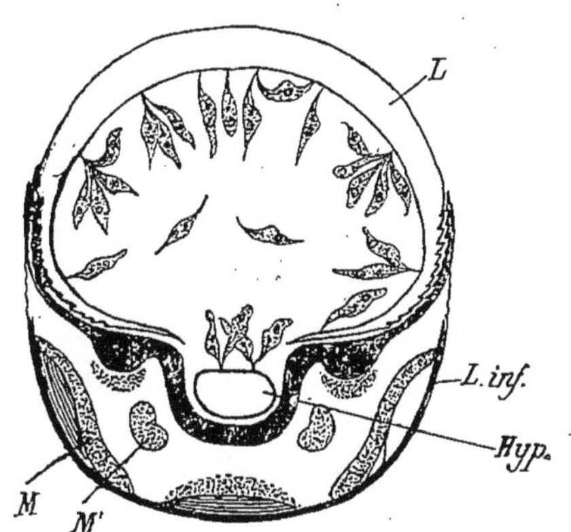

Fig. 38. — Coupe transversale d'une trompe de glossine infectée. La coupe montre la disposition et l'aspect de parasites fixés aux parois du Labre (L.) et de l'hypopharynx (Hyp.) semi-schématique (Roubaud). L. inf., Lèvre inférieure : M, M', Muscles.

La transmission par G. palpalis est-elle le seul mode de

(1) ROUBAUD, Précisions relatives aux phénomènes morphologiques du développement des Trypanosomes chez les Glossines (*C. R. Acad. Sciences*, 12 déc. 1910).

(2) ROUBAUD, Influence des réactions physiologiques des Glossines dans le développement salivaire et la virulence des Tryp. pathogènes (*C. R. Acad. Sciences*, 24 oct. 1910).

contagion? — Nous devons maintenant nous demander si la transmission indirecte de *G. palpalis* (plus exceptionnellement de *G. morsitans*), définitivement démontrée, est le seul procédé de transport du virus ; autrement dit, ne saurait-il y avoir, dans certains cas, transmission purement mécanique, transport immédiat du Trypanosome de l'être infecté à l'être sain? La possibilité du fait a été démontrée nettement par Bouffard (1908) pour la Souma, trypanosomiase à *T. Cazalboui*, dans laquelle les stomoxes (mouches hématophages) agissent comme vecteurs directs (1). Pour la maladie du sommeil il doit, dans les zones d'endémicité, en être fréquemment ainsi, et, notamment, nous sommes convaincus qu'au Congo français certains moustiques ont pu être les agents d'épidémies sérieuses.

En effet, s'il est certain qu'en cherchant bien on rencontre presque partout au Congo des gîtes à tsétsés, de nombreux observateurs ont été frappés, avec nous, de l'absence de parallélisme entre l'abondance de *G. palpalis* et la fréquence des cas de maladie du sommeil. En certaines régions, le nombre des individus atteints n'est pas plus considérable dans les villages situés aux bords de cours d'eau où les tsétsés abondent que dans ceux de la montagne, en dehors de tout cours d'eau et loin des Glossines.

En interrogeant minutieusement les indigènes, on se rend compte qu'il y a des sortes de contagions par famille habitant sous le même toit.

Dès 1905, au cours d'une mission en Guinée française (2), l'un de nous signalait des cas très nets de trypanosomiase chez des gens appartenant à la même famille. Une enquête très serrée, faite avec Roubaud, dans la région du Bas-Congo, nous a fait connaître la destruction, par la maladie, de villages situés au bord de marigots où les Glossines étaient rares, tandis qu'en d'autres localités, au bord de grandes rivières, où les mouches abondaient, les cas n'étaient que sporadiques ; l'affection n'y faisait que des apparitions isolées.

Les épidémies, éclatant sous le même toit, peuvent non seulement détruire des villages entiers, mais encore ravager tout un territoire, la maladie procédant par poussées épidémiques (Millous, Heckenroth et Ouzilleau dans la Sangha, Couvy à Loango).

Ces faits se trouvent corroborés par certaines observations de Koch (3). Dans un sultanat de la rive Est du lac Victoria, de nom-

(1) Bouffard, Du rôle comparé des glosssines et des stomoxes dans l'étiologie de la Souma (*Bull. Soc. Path. exot.*, juin 1908). — Le rôle enzootique de la *Glossina palpalis* dans la Souma (*Bull. Soc. Path. exot.*, décembre 1909).

(2) Gustave Martin, les Trypanosomiases en Guinée française (Paris, Maloine, 1906).

(3) Koch, Bericht über die Tatigheit der deutschen expedition zur erfoschung der Schlafkrankheit (*Deutsche medizinische Wochenschrift*, sept. 1907). Schlussbericht etc., 14 nov. 1907).

breux cas de maladie du sommeil furent constatés, non seulement chez les hommes, qui vont travailler dans des régions où malades et Glossines abondent, mais encore chez quinze femmes n'ayant jamais été dans une région à tsétsés. Comme ces femmes étaient toutes mariées à des individus eux-mêmes atteints, Koch pensa que la maladie avait été communiquée par rapports sexuels, ainsi que cela est la règle dans une trypanosomiase sévissant sur les chevaux, la Dourine. Plus récemment, Kudicke (1) a signalé dans la même région de nombreux faits de la même nature.

Cette conclusion ne saurait expliquer certains cas que nous avons observés. Nous avons vu que les épidémies ne se limitaient pas aux femmes mariées ; le plus souvent, en effet, ce sont de jeunes enfants qui se contaminent au contact de leur père ou de leur mère. D'autres fois, c'est un village où les épidémies de cases se produisent sur les femmes et les enfants, alors que le mari, vivant ailleurs, dans une case meilleure, protégé d'une moustiquaire, se trouve miraculeusement indemne.

Il semble bien dès lors que, dans ces cas, l'agent de contamination n'est autre qu'un insecte piqueur agissant la nuit lorsque tous les membres de la famille se trouvent réunis pour le repos nocturne, et qui, passant de l'un à l'autre, peut aller porter par ses piqûres réitérées le germe de la maladie partout dans l'entourage immédiat du malade. Ce sont les moustiques surtout qui paraissent jouer ce rôle, de préférence les *Stegomyia* et les *Mansonia*, si fréquents au Congo.

Fülleborn et Mayer (2) ont réalisé la transmission d'un animal infecté à un animal indemne par l'intermédiaire de *Stegomyia* élevés au laboratoire même. Ils ont reconnu que la transmission ne réussit qu'à condition que les deux piqûres se succèdent immédiatement, l'insecte s'étant seulement à demi gorgé de sang sur le premier animal. On conçoit que, dans la promiscuité des cases indigènes, de pareilles conditions puissent être réalisées ; d'autant qu'au Congo les Trypanosomes sont loin d'être toujours rares dans la circulation périphérique (sur 152 sujets montrant des Trypanosomes dans le sang, 30 présentaient des parasites au moins assez nombreux).

A Brazzaville, la sensibilité trop faible des animaux à *T. gambiense* nous a forcés à remplacer ce virus par un autre pour lequel les mêmes difficultés locales ne se présentaient pas. Nous avons fait usage de *T. brucei*, que nous avons pu transmettre de chat à chat en employant comme vecteurs des moustiques du genre *Mansonia*.

(1) KUDICKE, *Arch. für Sch. u. Trop. Hyg.*, t. XII, 1908.
(2) FÜLLEBORN et MAYER, *Arch. für Sch. u. Trop. Hyg.*, 1907, p. 535. — GUSTAVE MARTIN, LEBŒUF et ROUBAUD, *Soc. path. exot.*, 1908, p. 355.

Le Dr Couvy a signalé à Fort-Lamy un cas de contamination probable en dehors de la tsétsé (1).

Shuberg et Kuhn (2), en se servant de stomoxes, nés au laboratoire, ont eu une certaine proportion (environ la moitié) de résultats positifs dans la transmission du *T. gambiense* de souris à souris et de souris à rat, à la condition de ne laisser aucun intervalle entre la piqûre de l'animal infecté et de l'animal sain.

La *G. palpalis* n'en reste pas moins, malgré tout, l'agent primordial de l'affection. Sa présence est absolument nécessaire pour la propagation à distance de la maladie et pour le maintien de l'endémicité; mais à côté d'elle les moustiques et peut-être aussi d'autres insectes piqueurs (Kérandel, se basant sur ses observations dans la Haute-Sangha, soupçonne les Phlébotomes, les Punaises, les Taons ou les Hématopotes, mais sans pouvoir incriminer l'un plutôt que l'autre) peuvent être d'importants auxiliaires, ayant un rôle redoutable comme agents épidémiques, exerçant leur action à l'intérieur des cases dans les familles indigènes, parfois même dans la totalité des villages.

Nous avons pu également transmettre le *Tryp. gambiense* (G. Martin et Ringenbach) (3) par simple contact direct de sang virulent sur la peau d'un cobaye rasé de la veille et par contact du virus sur la paroi vaginale. Une muqueuse, une peau plus ou moins saine présentant quelques très légères solutions de continuité ou des éraillures laisseront facilement pénétrer le *T. gambiense* dans l'organisme. Il faudrait tenir compte sans doute de ce mode de contagion au Congo où dans de nombreux villages tous les habitants sont tatoués et se pratiquent réciproquement des scarifications au couteau. Or les cas sont nombreux où l'on rencontre le parasite dans le sang circulant.

ÉTUDE CLINIQUE

Il a été longtemps classique de distinguer deux périodes à la maladie du sommeil : la première, dont la durée peut être fort longue, correspondant au stade d'infection sanguine et lymphatique, et la deuxième, manifestation de l'infection méningée, terminale, marquée par les symptômes caractéristiques qui avaient fait donner à la trypanosomiase le nom de maladie du sommeil. En l'état actuel de nos connaissances, nous devons adopter une

(1) Dr Couvy, *Annales hyg. et méd. coloniale*, t. XII, 1909, pp. 148-157.

(2) Shuberg et Kuhn, Sur le transport des maladies par les insectes piqueurs indigènes (*Arb. a. d. Gesundheitsamte*, 2 fév. 1911).

(3) Gustave Martin et Ringenbach, Pénétration du *T. gambiense* à travers les téguments et les muqueuses intactes (*Bulletin Soc. path. exot.*, juillet 1910).

autre division plus rationnelle basée à la fois sur les données de la clinique pure et de l'examen microscopique.

Tout d'abord, il convient de distinguer une phase d'incubation s'étendant depuis l'instant où l'agent pathogène a été introduit dans l'organisme jusqu'au moment où il apparaît dans le sang et dans les ganglions. Cette phase est, en général, fort courte ; une dizaine de jours et même moins chez le blanc ; et son début (inoculation du trypanosome) s'accompagne souvent d'une série de phénomènes morbides, d'accidents inflammatoires divers, qui disparaissent par la suite, mais qu'il est facile de retrouver quand on interroge un malade intelligent pris au début de son affection.

La phase d'incubation est terminée ; le trypanosome a triomphé de la résistance de l'organisme ; il entre dans la circulation. C'est la phase d'invasion caractérisée par des accès de fièvres irréguliers, au cours desquels la température peut atteindre 41°, sur lesquels la quinine reste impuissante ; ils peuvent s'accompagner d'une excitation nerveuse intense avec insommie, suivie de prostration des forces et d'amaigrissement rapide.

Ces symptômes s'amendent considérablement et même finissent par disparaître complètement au début de la phase d'état qui comprend tous les phénomènes morbides qu'on observe dans le cours ultérieur de la maladie. Cette phase d'état se subdivise elle-même en trois périodes, que nous définissons de la façon suivante.

La première période (période de début) comprend le laps de temps qui s'écoule depuis le moment où les parasites ont fait leur apparition dans le sang ou dans la lymphe ganglionnaire jusqu'à celui où l'on peut déceler leur présence dans le liquide céphalo-rachidien. La durée de cette période est fort variable. Très courte chez les uns, elle peut être très longue chez les individus présentant une résistance exceptionnelle aux Trypanosomes et offrant un terrain défavorable à leur multiplication. Les observations de Guérin (1) faites sur des nègres transportés du Congo aux Antilles prouvent qu'elle peut atteindre parfois jusqu'à cinq ans. D'après Corre (2) les habitants de l'île de Gorée (Sénégal) qui avaient séjourné en Casamance ne se considéraient comme étant à l'abri de la maladie du sommeil que lorsqu'ils avaient quitté la région contaminée depuis au moins sept ans. Dès cette

(1) GUÉRIN, Thèse de Paris, 1869.
(2) CORRE, Traité clinique des pays chauds, p. 250. — *Gazette médicale de Paris*, 1876, n° 46. — Recherches sur la maladie du sommeil (*Arch. de méd. nav.*, 11 nov. 1877, et n° 47, 18 novembre).

période de début, la céphalée, l'insomnie, l'hypertrophie ganglionnaire, l'hyperthermie, la tachycardie, les érythèmes circinés, l'hypéresthésie profonde, les œdèmes, les troubles oculaires, les troubles digestifs accompagnent des symptômes psychiques de torpeur, d'obnubilation, de confusion. Le malade, l'Européen surtout, a des accès de tristesse et s'irrite facilement. Sans énergie, il accuse de l'inaptitude à tout travail sérieux. « Les noirs perdent la gaîté qui caractérise leur race tandis que s'accentue ce penchant à la rêverie, qui est aussi un de leurs stigmates ethniques » (Mense).

La deuxième période (période d'état) débute avec l'apparition des flagellés dans les espaces sous-arachnoïdiens. Elle est caractérisée essentiellement par les grands accidents nerveux. Cette période se distingue mieux de la première que de la troisième, car c'est à la clinique seule que nous aurons recours pour en préciser la terminaison. L'affaiblissement progressif de l'intelligence en est un des signes capitaux. Le facies du trypanosomé prend alors une expression d'hébétude prononcée et d'indifférence (1), ou de satisfaction béate et niaise, que l'on reconnaît toujours dès qu'on a pu le voir une première fois. Irritable, impulsif, le malade peut présenter des états expansifs ou dépressifs, du délire onirique, des idées de grandeur, des hallucinations s'accompagnant de tremblement fibrillaire de la langue et des mains, de troubles de l'équilibre et de la marche, de vertiges, de spasmes, de contractures, d'hémiplégie, de crises épileptiformes, de paraplégie, de faiblesse généralisée, d'amaigrissement, de somnolence. La deuxième période chez les individus non traités nous paraît avoir une durée moyenne de trois à six mois.

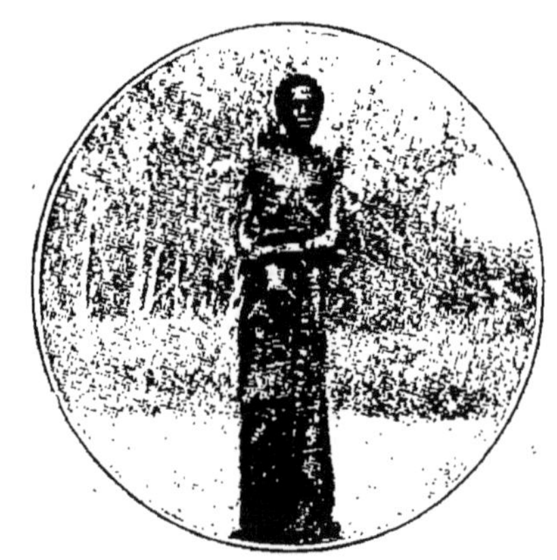

Fig. 39. — Période avancée de Trypanosomiase africaine (G. Martin-Ringenbach).

La troisième période (**Période terminale**) est caractérisée par le sommeil profond, les contractures, les tremblements intenses, l'abaissement de la tension artérielle, l'arythmie, la chute de la

(1) « D'après Dangaix, dans le premier degré de la maladie, le regard est morne et vague ; dans le second, l'intelligence est obscurcie, la vue est faible, l'ouïe dure ; dans le troisième la face offre l'expression de la stupidité ou plutôt de l'abrutissement. » (Dr Corre) Traité clinique de maladies des pays chauds, p. 250.

température, l'apparition des escharres, le gâtisme. Le sujet se dégrade de plus en plus et devient grabataire; le trypanosomé exprime la décrépitude la plus complète. L'issue fatale a lieu soit par le fait d'une complication ou à la suite d'une crise épileptiforme ou apoplectiforme, soit par les progrès mêmes de déchéance, en un temps très court (deux à trois mois).

Nous ne nous dissimulons pas tout ce que ces divisions précédentes ont forcément de schématique, car le tableau clinique de la Trypanosomiase humaine est excessivement variable. Elles facilitent la description. Les symptômes des diverses périodes empiètent en effet les uns sur les autres, et nous allons les passer en revue en cherchant à les classer suivant leur importance et l'ordre dans lequel ils apparaissent dans la moyenne des cas, mais nous ne saurions trop répéter qu'il n'y a rien d'absolu à ce sujet.

I. Phase d'incubation. Inflammations locales à la suite de piqûres de glossines infectées. — Le diagnostic précoce de la Trypanosomiase humaine, en permettant de reconnaître la maladie très tôt, mettra les personnes atteintes dans les meilleures conditions possibles pour bénéficier de la thérapeutique et il est indiqué de faire l'examen minutieux du sang de tous les Européens ayant vécu un certain temps dans les zones à tsétsés où la Trypanosomiase règne à l'état endémique (1) (Mesnil). Il n'est pas inutile d'insister sur la rapidité avec laquelle les Européens peuvent être pris au Congo.

Dès notre arrivée à Brazzaville, l'examen de nombreux indigènes nous avait amené à la conviction d'une incubation souvent très courte dans la maladie du sommeil, mais il était si difficile d'obtenir des renseignements précis des noirs que seules les observations des Européens avaient quelque valeur. Or, beaucoup de blancs trypanosomés et déjà à une période avancée de l'affection n'étaient qu'à leur premier séjour colonial. En étudiant de près leur cas, on pouvait remonter facilement à la date de leur infection. Celle-ci avait débuté deux à quatre mois après leur arrivée dans la colonie.

L'observation d'un capitaine d'infanterie coloniale débarqué pour la première fois au Congo le 20 mai, piqué le 8 juillet, examiné le 1er août (trypanosomes du sang et du suc ganglionnaire), nous permettait avec certitude d'accorder à la période d'incubation des limites assez étroites. Il semble que, dans la plupart des cas, elle ne doit pas dépasser une dizaine de jours (2).

(1) F. Mesnil, Rapport sur les premiers travaux de la mission française d'études de la maladie du sommeil, février 1908 (*Assoc. internat. d'agronomie coloniale*).

(2) Gustave Martin et Lebœuf, la Maladie du sommeil au Congo. Rapport de la mission d'Etudes, chap. IV, p. 303.

L'un de nos malades, européen, qui jouissait d'une excellente santé malgré des fatigues de toutes sortes avant sa piqûre du 6 mars, est atteint le 16 mars de violents accès de fièvres, s'accompagnant bientôt de taches érythémateuses, d'hyperesthésie profonde ; un autre, piqué le 5 mai, montre le 16 mai des trypanosomes dans le liquide de ponction ganglionnaire. Broden et Rodhain ont publié l'observation d'un agent du Congo belge chez lequel ils constatèrent le parasite vingt-sept jours après son arrivée dans la Colonie. Les premiers symptômes remontaient à la fin de la première semaine de son séjour.

Chez quelques-uns de nos malades, la date de la piqûre par une Glossine infectée qui a provoqué chez eux une inflammation plus ou moins considérable paraît pouvoir être bien précisée. Manson(1) avait déjà attiré l'attention des observateurs sur ces phénomènes d'irritation locale. Il en cite deux cas. Nous en avons rapporté quatre cas chez des Européens. Sans être constants ils ne nous apparaissent donc pas comme étant exceptionnels. Nous n'avons pas eu l'occasion de les signaler chez le noir : ce n'est peut-être pas tant à cause du défaut de réaction primitive à la piqûre infectée qu'à cause de la grande négligence et de l'insouciance de l'indigène à observer un accident qui, ordinairement indolent, est passé pour lui complètement inaperçu.

Les accidents d'inflammation initiale ont présenté chez nos individus trypanosomés soit l'aspect de pseudo-furoncles sans tête ou de petites tumeurs se résorbant lentement sans suppuration, soit de taches rouges violacées, surélevées, de dimensions variables d'une pièce de un franc à celle de cinq francs. Ils s'accompagnaient d'adénite et de fièvre, et d'une douleur légère n'existant souvent qu'à la pression.

Ces accidents revêtent parfois une intensité toute particulière; un de nos malades montra de l'œdème très marqué d'aspect phlegmoneux, de l'infiltration du tissu cellulaire profond du cou avec dysphagie, dyspnée intense, et imminence d'œdème de la glotte. La résolution survint sans suppuration et c'est pour nous la meilleure preuve que ces phénomènes n'étaient pas sous la dépendance d'une irritation causée par l'inoculation banale de streptocoques et de staphylocoques. Peut-être sont-ils dus à des propriétés spéciales du liquide de la trompe de la tsétsé, cette constitution particulière de la sécrétion étant d'ailleurs nécessaire au développement local du *Trypanosoma gambiense*. En tout cas, ils sont bien différents de la réaction déterminée ordinairement chez l'hôte par les piqûres des mouches. Nous avons été bien souvent piqués par des tsétsés : dans la majorité des cas, la douleur est à peu près nulle. La pénétration de son aiguillon est

(1) Manson, Maladies des pays chauds. Edition française, p. 153.

sensible et l'on est averti de la piqûre du dangereux insecte au dernier moment de la succion, à l'instant où il s'apprête à s'enfuir. A l'endroit lésé ne se produit le plus souvent qu'une légère tache rouge qui ne tarde pas à disparaître. D'autres fois, mais beaucoup plus rarement, une douleur vive se déclare dès que la trompe est enfoncée. Elle s'accompagne immédiatement d'un petit œdème local un peu plus accentué que celui déterminé par les piqûres de moustique. Le pseudo-furoncle au contraire apparaît quelques heures après l'inoculation virulente.

II. Première période (période de début). — Nous venons d'étudier les divers symptômes que l'on pouvait observer au début de la période d'incubation : l'irritation locale au point d'inoculation et les manifestations inflammatoires.

Les accès de fièvre, inaperçus chez les noirs, mais qui sont de règle pendant la phase d'invasion chez le blanc, ont pu déjà être notés. Cette période est signalée souvent chez ce dernier par un cortège de symptômes aigus forçant le plus souvent le malade à s'aliter : excitation nerveuse intense, insomnie, prostration des forces, inappétence, céphalée, éréthisme cardiaque.

Ces phénomènes s'amendent considérablement après sept à vingt jours et peuvent même finir par disparaître complètement au début de la première période. sauf les accès de fièvre, qui reviennent à intervalles plus ou moins réguliers en affectant le type vespéral. La défervescence peut aussi être minime, jamais complète et la température moyenne se maintient au-dessus de 37°. La *quinine*, même en injections sous-cutanées, se montre contre eux *inefficace*.

L'accélération du rythme des battements cardiaques doit attirer dès cette époque l'attention du médecin. Le pouls généralement plein, nettement frappé et rapide, dépasse fréquemment 120 pulsations par minute, et cela aussi bien au cours des poussées fébriles qu'en dehors des accès. C'est un symptôme presque constant. L'accélération du rythme respiratoire est beaucoup moins nette.

L'hypertrophie des ganglions des différents groupes : axillaires, inguinaux, et plus particulièrement celle des groupes cervicaux et de la chaîne trapezo-mastoïdienne est fréquente. C'est un symptôme d'une grosse valeur signalé par tous les auteurs, particulièrement par Dutton et Todd (1), Laveran et Mesnil (2). En Guinée la polyadénie est considérée par les indigènes comme le premier

(1) Dutton et Todd, in Mém., XVIII, *Liverpool Schol of tropical medicin*, 1906.
(2) Laveran et Mesnil, Trypanosomes et Trypanosomiases.

stade de la maladie du sommeil et ils n'hésitent pas à pratiquer systématiquement l'extirpation des ganglions dans l'espoir d'arrêter l'évolution de la maladie (1). Les ganglions sont faciles à délimiter, mobiles sur les plans voisins, généralement indolores; mais ils peuvent être douloureux à la pression ou même spontanément. Ils ne sont pas suppuratifs. Au début, leur consistance est molle et presque diffluente (Thiroux) (2), « ils sont mobiles et offrent la consistance d'une prune mûre » (Gray et Tulloch) (3).

Il ne faut pas oublier qu'il y a des malades chez lesquels on ne trouve pas de ganglions, ou des ganglions absolument insignifiants.

De très bonne heure apparaissent des symptômes nerveux très importants au point de vue du diagnostic et consistant essentiellement en troubles de la sensibilité, prouvant que, dès le début de l'infection, le système nerveux est touché. On constate de la céphalée, de l'insomnie, parfois déjà de légers tremblements des membres supérieurs, des douleurs le long du sciatique et surtout, phénomène très caractéristique, de l'hyperesthésie profonde. Ce signe peut être rencontré dès le deuxième mois. Il consiste en une douleur provoquée par le brusque contact d'une crête osseuse avec une surface dure. Cette douleur est vive. Elle est ressentie quelques secondes après le choc et diminue rapidement. Elle est occasionnée par le moindre heurt et elle est très disproportionnée avec la violence de celui-ci. Ce symptôme d'observation facile dénommé par Louis Martin (4) *signe de Kérandel*, du nom du médecin qui l'a décrit et observé sur lui-même, a une grande importance : sa notion doit être vulgarisée chez les Européens résidant en pays infecté. « J'étais arrivé, écrit le Dr Kérandel, à prendre des précautions exceptionnelles, pour ne pas toucher les angles des portes ou des meubles, le rebord de mon lit en me couchant, et les pieds de table près desquelles je m'asseyais. La crainte de me faire mal en me heurtant était devenue une véritable obsession. »

Cette sensibilité exagérée à la pression a été signalée également par les Drs Heckenroth et Ouzilleau, qui proposaient d'appeler ce symptôme « le signe de la clef », à cause de la douleur excessive que provoquait, dans le creux de la main de leurs malades, le simple fait de tourner une clef dans une serrure. Les jam-

(1) Gustave Martin, les Trypanosomiases de la Guinée française, 1906, pp. 90-91.

(2) Thiroux et d'Anfreville, la Maladie du sommeil et les Trypanosomiases animales au Sénégal, p. 3 (Baillière, 1911).

(3) Gray et Tulloch, Reports of the sleeping sickness Commission of the Royal Society, 1907, n° VIII.

(4) Louis Martin et Darré, Sur les symptômes nerveux du début de la maladie du Sommeil, p. 17 (*Bullet. soc. path. exot.*, janv. 1908).

bes, les avant-bras, les mains sont le plus souvent en cause. A Brazzaville, nous n'avons pas trouvé cette hyperesthésie particulière chez tous nos malades européens. Mais nous avons constaté qu'elle pouvait se manifester également à toutes les parties du corps, à la partie antérieure et supérieure du thorax, par exemple. Chez les noirs elle est très difficile à déceler.

Les crampes surtout des mollets, les *douleurs des pieds*, les fourmillements, les plaques d'anesthésie apparaissent aussi d'une manière précoce, sont persistantes, lentes à s'évanouir. « A la suite de nos premiers accès de fièvre, dit le Dr Kérandel (1), la moindre promenade à pied, de cent à deux cents mètres, par exemple, provoquait une fatigue extrême, et au niveau de la septième vertèbre cervicale, une douleur assez accusée qui a continué à se renouveler par la suite après une marche ou une station debout prolongée. Elle apparaissait donc dans des conditions déterminées et se distinguait en cela de certaines douleurs rhumatoïdales qui, à intervalles irréguliers, mais de préférence à l'occasion des poussées fébriles, se manifestaient dans diverses parties du corps et surtout aux épaules, au niveau des omoplates et le long de la colonne vertébrale. Les *crampes* ont été ressenties dès le deuxième mois. Elles siégeaient presque toujours aux jambes et très rarement aux bras et avant-bras. C'est de préférence le matin au réveil qu'elles se produisaient, lorsque nous avions le malheur de trop étendre la jambe et, pour éviter cet inconvénient, nous avions été amené à conserver au lit les membres inférieurs fléchis. Les *fourmillements* ont apparu au moins aussitôt que les crampes. Ils ont revêtu un caractère particulier et constitueraient un bon symptôme subjectif pour quiconque les aurait déjà éprouvés. Ils donnaient exactement l'impression d'un animalcule qui se serait promené à la partie superficielle du derme en un point rigoureusement limité, comme autour d'une extrémité nerveuse. En général, nous mettions fin à cette sensation agaçante par une légère friction ou le grattage. Ces fourmillements, très fréquents à certains moments, avaient pour sièges de prédilection la face et les parties latérales des doigts. »

La *céphalée* ordinairement est persistante, mais supportable. Plus rarement elle est pénible, extrêmement violente, atroce, intense, à siège frontal orbitaire et occipital, arrachant des cris et des gestes de souffrance aux malades.

L'*insomnie* est la règle, et elle est digne de remarque, cette réponse classique de nos indigènes trypanosomés chez lesquels le diagnostic précoce de la trypanosomiase était posé : « Je ne suis

(1) KERANDEL, Un cas de trypanosomiase chez un médecin (auto-observation) (*Bull. Soc. Path. exot.*, 9 nov. 1910).

pas atteint de la maladie du sommeil, moi; il n'y a pas moyen de dormir. »

« Ces diverses manifestations, que l'on peut grouper sous le nom de *petits accidents nerveux* de la trypanosomiase, présentent un très grand intérêt : elles montrent que, dès les premiers mois de l'infection, le système nerveux est touché; que, contrairement à ce qui a été admis pendant bien longtemps, le *Trypanosoma gambiense* peut envahir les méninges dès le début de la maladie; très souvent, en effet, si nous en jugeons par nos observations, on peut constater dès ce moment une légère lymphocytose du liquide céphalo-rachidien. Ces réactions nerveuses précoces sont très comparables à celles qui sont bien connues dans la période secondaire de la syphilis depuis les recherches de Widal, Babinski, et surtout de Ravaut » (L. Martin et Darré).

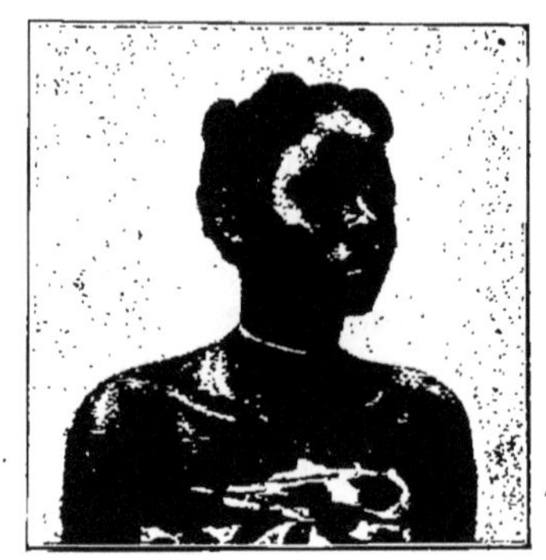

Fig. 40.— Trypanosomée atteinte de céphalée (G. Martin-Ringenbach).

On peut noter un certain degré d'*amaigrissement*, de *faiblesse* le plus souvent léger, parfois très accentué. Tout effort physique est pénible et l'Européen est obligé de réagir pour se lever le matin, pour ne pas rester des heures entières immobile, étendu sur sa chaise longue. La marche, la station debout prolongée peuvent provoquer une fatigue extrême et des douleurs plus ou moins localisées. L'*anémie* est presque constante et le nombre des globules rouges par millimètre cube tombe, dans la plupart des cas, au-dessous de la normale.

Le *sens génital* semble pouvoir être touché de fort bonne heure. Chez l'homme, les érections disparaissent ; chez la femme, les règles sont supprimées (1).

Du côté des voies digestives, on observe souvent des vomissements, des coliques, de la diarrhée sanguinolente, des *crises dysentériformes*, exceptionnellement de la constipation. Chez de nombreux individus les phénomènes qu'ils présentent du côté de l'intestin peuvent attirer seuls l'attention. Même la présence d'amibes ou d'œufs d'ankylostomes ne doit pas faire rejeter l'idée de trypanosomiase évoluant parallèlement à une dysenterie

(1) Thiroux, De la conception et de la grossesse au cours de la Trypanosomiase humaine (*Bull. Soc. Path. exot.* p. 477, oct. 1909). — Lebœuf, id. Discussion *Bull. Soc. Path. exot.*, p. 479 (oct. 1909). — Gustave Martin, A propos d'une accusation d'avortement chez une femme trypanosomée (*Bulletin de la Société de médecine légale*, 9 octobre 1911).

amibienne. On doit rechercher le flagellé, dont la présence viendra confirmer le diagnostic.

Les *troubles oculaires* sont à signaler. Les noirs trypanosomés se plaignent souvent de photophobie. Ils éprouvent une sensation de brouillard plus ou moins épais. Quelquefois apparaissent des signes d'iritis, de cyclites ordinairement bénignes, mais récidivant facilement. Morax a étudié les localisations oculaires chez les animaux infectés expérimentalement et a démontré la présence des trypanosomes dans les lésions iriennes et ciliaires. Il a signalé chez un malade des poussées d'irido-choroïdite, puis des lésions chorio-rétiniennes (taches blanches et taches pigmentaires) entraînant une diminution temporaire de la vision centrale (1).

La rate est presque toujours augmentée de volume, parfois d'une façon considérable. Il y a aussi très souvent hypertrophie hépatique, mais il ne faut pas oublier que les trypanosomés sont très souvent aussi des paludéens.

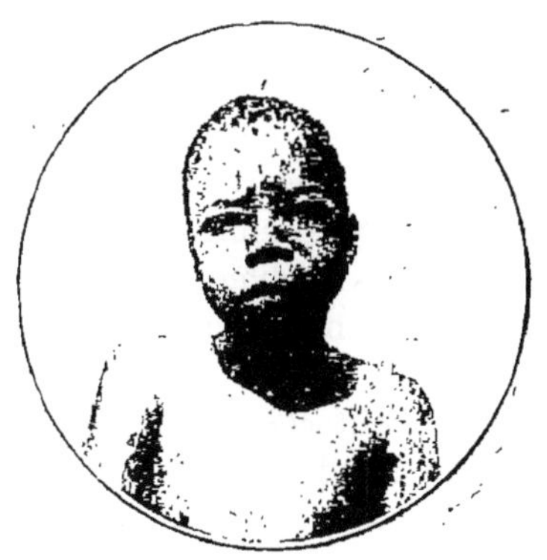

Fig. 41. — Trypanosomé avec œdème (G. Martin-Ringenbach).

L'albuminurie est rare et les fonctions rénales s'accomplissent normalement.

Les *œdèmes* peuvent se montrer d'une façon précoce, mais non constante. Ils sont d'ailleurs fugaces au début de la maladie et variables. Ils siègent surtout à la face interne de la jambe, à la région présternale, au bras.

Dans plus des deux tiers des cas, nous avons vu apparaître, chez l'Européen, des *érythèmes* qui peuvent affecter l'aspect soit de marbrures soit de taches nettement annulaires. Ces éruptions, variant du rose au rouge violacé et vineux, forment de larges et vastes placards à contours polycycliques ou irréguliers. Chez un de nos malades elles prenaient la forme de stries, de bandes larges de un à quatre centimètres, qui présentaient des croissants, des arcs de cercle, des arabesques tranchant vivement sur le fond pâle et anémié de la peau. Celle-ci était elle-même sujette à des modifications très brusques de couleur : exsangue, elle devenait rouge et prenait parfois une teinte violette asphyxique, qui disparaissait d'ailleurs très vite.

(1) Morax, les Affections oculaires dans les Trypanosomiases (*Ann. d'oculistique*, décembre 1906). — Manifestations oculaires au cours des Trypanosomiases, janv. 1907. Kérandel et Morax, Un cas de cyclite dans la Trypanosomiase humaine (*Bull. Soc. Path. exot.*, 1908, p. 398). — Morax, *Bull. Soc. Path. exot.*, t. II, mai 1909).

Ces taches, réparties sans ordre sur toute la surface du tronc, sur le dos principalement, sur la poitrine et sur le ventre, sont ordinairement permanentes et peuvent même s'accroître progressivement, mais elles peuvent aussi être fugaces et récidivantes. On peut les voir par poussées successives, s'effacer et reparaître plusieurs mois après, soit avec les mêmes caractères soit avec des caractères plus apparents, plus localisés, plus nettement circonscrits, d'*érythème circiné*. Celui-ci est constitué par des cercles plus ou moins complets, plus ou moins confluents, par des anneaux plus ou moins fermés, de dimensions variables depuis celles d'une pièce de cinquante centimes à celles d'une pièce de cinq francs. Un seul élément peut même occuper tout un côté au dos. Parfois une marbrure occupe la zone centrale. Nattan-Larrier a vu dans un cas deux cercles concentriques donnant l'aspect d'une « double collerette » (1).

Géry (2) a décrit dans sa thèse sur les phénomènes cutanés au cours de la trypanosomiase humaine (1910), à côté de ces érythèmes papuleux rentrant dans la définition des roséoles, de type maculeux circiné ou serpigineux, des érythèmes noueux qui avaient été déjà signalés sans que jamais le diagnostic n'eût été porté formellement. La rougeur, le gonflement, la douleur à la pression, l'aspect ecchymotique contusiforme, ou pseudo-inflammatoire, les poussées répétées caractérisent ces manifestations.

Sans saillie, s'effaçant à la pression du doigt, ne provoquant pas de prurit, de coloration parfois très pâle, les érythèmes, assez souvent sont frustres et demandent à être recherchés avec soin. Ils passent alors facilement inaperçus des malades. L'exposition à l'air, au froid les rendra plus apparents. Nous n'avons rien vu d'analogue chez les indigènes. Thiroux n'en a jamais constaté non plus et rapproche ce fait de la constatation signalée par Jeanselme, à savoir que la roséole ne se montre guère chez les indigènes syphilitiques (3).

Un de nos malades, européen, eut lui-même son attention attirée par les nombreuses taches couvrant les bras et le tronc et affectant la forme d'anneaux. Le jour de l'examen, les faces antérieure, postérieure et latérales du tronc, les bras et les avant-bras étaient littéralement marbrés de taches érythéma-

(1) NATTAN-LARRIER, Trypanosomiase à forme exanthématique chez le blanc (*Soc. méd. des hôpitaux*, 1906, 19 octobre). — Diagnostic de la Trypanosomiase dans la race blanche (*Presse médicale*, 1906, n° 83). — NATTAN-LARRIER et TANON, Valeur des exanthèmes dans la fièvre trypanosomiasique (*Société de Biologie*, 23 juin 1906).

(2) Dr LOUIS GÉRY, les Phénomènes cutanés au cours de la Trypanosomiase humaine, en particulier dans la race blanche (Thèse de Paris 1910) (5 planches en couleur). — LOUIS MARTIN et DARRÉ, Trypanosomiase chez les blancs (*Bull. Soc. Path. exot.*, 1 planche en couleur d'érythème circiné, (1908, p. 571, n° 9). DARRÉ, les Symptômes cutanés de la Trypanosomiase humaine (*Annales de dermatologie et de syphiligraphie*, décembre 1908).

(3) THIROUX, les Lésions cutanées dans la Trypanosomiase humaine (*Bull. Soc. Path. exot.*, 1909, n° 9).

teuses affectant un aspect circiné des plus nets et fort rapprochées les uns des autres. Elles étaient de coloration rose violacé léger et ne faisaient aucune saillie à la surface des téguments. Leurs dimensions étaient variables depuis celles d'une pièce de cinquante centimes à celles d'une pièce de cinq francs. Ce malade avait été pris en même temps, dans la Sangha, de violents accès fébriles qui le tinrent au lit pendant trois semaines environ. Amaigri, anémié, les paupières et les chevilles légèrement œdématiées, les glandes cervicales hypertrophiées, il souffrait de violentes douleurs à la nuque.

Rapprochons de ce cas celui de Pierre C..., qui, en cours de route pour Bangui, à bord du bateau à vapeur, où il se trouvait, est piqué par de nombreuses mouches. Au niveau des piqûres se forme une tache arrondie, couleur violet-rouge, donnant au malade la sensation d'un furoncle naissant. Dix jours après, éclate une fièvre violente de 39 à 40°, qui dure une semaine. De nombreuses taches rougeâtres semblables à des plaques de roséole se constatent sur la face du thorax et sur l'abdomen quarante-huit heures après le début de cette période fébrile. La sensibilité profonde est exagérée. Des chocs qui seraient passés inaperçus dans les conditions ordinaires lui causent de vives douleurs. Les taches, après avoir affecté une disposition annulaire caractéristique, diminuent progressivement d'intensité et la peau se desquame au niveau de l'emplacement qu'elles occupaient.

Les Trypanosomés sont très souvent tourmentés par de violents *prurits* s'accompagnant le plus souvent d'éruptions prurigineuses, mais pour que ces prurits aient une réelle valeur symptomatique il est de toute nécessité que les téguments des individus atteints ne soient le siège d'aucune lésion qui puisse être rapportée à une autre cause que la Trypanosomiase. Thiroux a décrit chez les trypanosomés sénégalais des lésions à petites papules, des lésions papuleuses en placards, des lésions papulo-ulcéreuses, des lésions pigmentaires et des lésions, vésiculeuses, des éruptions miliaires, zostériformes, varicelliformes, dont les caractères se rapprochent des syphilides. Ces lésions, que nous avons désignées sous le nom de *trypanides*, et que nous avons remarquées bien souvent au Congo, semblent bien appartenir à la Trypanosomiase, mais on doit se demander avec Géry si elles ne sont pas d'origine syphilitique.

On peut observer chez l'Européen du dermographisme, chez l'indigène de la rudesse et de la sécheresse de la peau, qui perd son luisant, mais cette particularité chez le noir est loin d'être constante (Castellani et Chalmers (1), (Laveran et Mesnil).

(1) CASTELLANI et CHALMERS, *Trypanosomiasis*, in Manual of tropical medicine. Londres, 1910.

Symptômes psychiques. — Dès le début de la maladie du sommeil on peut constater chez l'Européen un ralentissement des opérations psychiques. Tout effort cérébral est pénible. Le malade a de la difficulté à fixer l'attention, à soutenir un travail sérieux. Triste, déprimé, sans énergie, il se rend compte de sa situation et en reste très préoccupé. Il devient facilement irritable. Le noir, plus optimiste, présente comme le blanc des modifications de caractère soit dans le sens de l'énervement et de l'excitabilité,

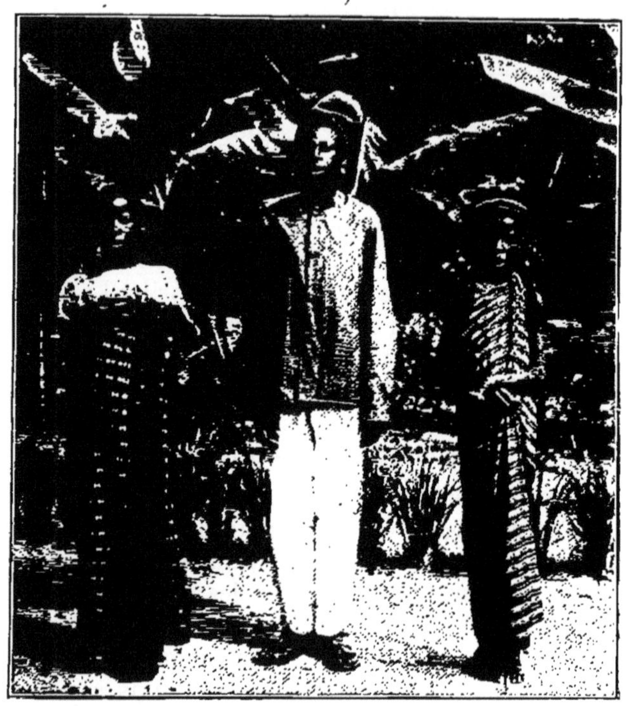

Fig. 42. — Trypanosomés atteints de confusion mentale (G. Martin et Ringenbach).

soit dans le sens de l'apathie et de l'indifférence. L'excitation ou la dépression peuvent prédominer. Caractéristiques du premier de ces états bien souvent nous avons observé, chez les noirs, cette satisfaction, cette euphorie, ce contentement de soi-même, se traduisant par un flux de paroles, une loquacité intarissable, une exubérance extraordinaire, par le port de décorations, d'emblèmes. On peut même chez eux constater, comparativement à ce qui a été décrit dans la paralysie générale, une sorte de dynamie fonctionnelle, amenant chez certains sujets une métamorphose heureuse de leurs facultés, qui les fait paraître plus intelligents, et plus brillants par surfonctionnement des processus intellectuels et actifs. Le plus souvent, d'ailleurs, cette suractivité mentale est insolite, désordonnée, inutile, sans but.

Les trypanosomés sont « brouillon ». Ils crient, ils ont le verbe haut, ils réclament à tort et à travers. Jamais contents, jamais satisfaits, ils perdent le respect particulier dû à un supérieur, la crainte du chef. Ils se livrent à des dépenses inutiles, à des gaspillages, au jeu; ils peuvent accomplir des actes extravagants et obscènes, des vols naïfs et niais auxquels la maladie imprime déjà son cachet spécial (*Période médico-légale*) (Granjux, G. Martin et Ringenbach). J... avait reçu une parfaite éducation et une solide instruction et les renseignements recueillis sur lui étaient excellents. Il était intelligent, il remplissait parfaitement les fonctions de comptable lorsque, peu après son arrivée à Brazzaville, ses patrons remarquent qu'il fait des erreurs dans les écritures et dans les comptes. Ces erreurs augmentèrent et se renouvelèrent progressivement, très rapidement. Il finit par se tromper dans les plus petits calculs. Lui qui connaissait parfaitement l'orthographe fait des fautes grossières. Le premier livre de comptabilité qu'on lui mit entre les mains fut tenu sans ordre et fut immédiatement couvert de taches, de tant de mots rayés nuls, qu'il fut impossible de s'en servir au moment de l'inventaire. Devant ces faits, on mit J... à la factorerie pour débiter la marchandise, mais il se trompait de prix; il voyait bien les étiquettes indiquant le chiffre d'achat et celui de vente, mais il n'y prêtait aucune attention. Il vendait des étoffes soit à des prix dérisoires de bon marché, soit à des taux très élevés. Les clients étaient étonnés des différences de valeur d'un même objet à quelques jours d'intervalle.

Dans des cas d'allure opposée, on rencontre, chez l'Européen principalement, un ensemble symptomatique analogue au tableau *neurasthénique* de la période prodromique de la paralysie générale bien mis en valeur et étudié par Ballet. Le malade est triste, préoccupé, hypocondriaque, d'humeur sombre. Il tombe dans la dépression mélancolique, il accuse des sensations spéciales et indéfinissables de « dysphorie » de malaises bizarres « inconnus de la sémeiologie, pourtant si florissante de la neurasthénie ». « Il nous semblait, dit le Dr Kérandel, dans son auto-observation, que tout notre organisme était transformé. Nous avions l'impression de vivre dans un monde qui n'était pas le nôtre. »

Ces troubles peuvent être ressentis pendant toute la durée de la maladie. Ils apparaissent d'une façon précoce.

Apathique, égoïste, indifférent à l'égard de ses amis, de sa famille et de ses enfants, obnubilé, confus, plongé dans la torpeur, le noir finit bien vite par ne s'étonner de rien de ce qui se passe autour de lui et il n'a d'autre souci que celui de sa nourriture.

L'*automatisme psychique* est conservé un certain temps chez les trypanosomés, et cette apparence d'activité cérébrale leur permet d'arriver à la période d'état en continuant à vivre dans leur milieu, en exerçant même des fonctions délicates, comme celles de mécanicien à bord des bateaux, de chauffeurs sur des locomotives.

III. Deuxième période (période d'état). — Tandis que les symptômes de la première période traduisaient l'expression d'une affection générale, les symptômes de la deuxième période sont caractéristiques d'une infection portant sur les centres nerveux. Tout d'abord nous retrouvons ceux de la première, mais précisés, accentués ; la *céphalée* s'affirme, devient plus violente, plus tenace et certainement c'est un des phénomènes douloureux dont les malades se plaignent le plus souvent.

Les *périodes fébriles* sont plus fréquentes, plus prolongées et finalement on observe de la fièvre quotidienne à type vespéral, légère au début, plus élevée dans la suite. Ces accès quotidiens finissent par attirer l'attention des malades indigènes, et il n'est pas rare de les entendre dire spontanément qu'ils ont de la fièvre alors qu'ils prétendent ne ressentir le moindre malaise lors des accès espacés de la première période. Kérandel penche à croire qu'il peut y avoir dans la trypanosomiase humaine une périodicité naturelle de la fièvre, pas aussi régulière que dans le paludisme, mais bien évidente. Il a rarement observé une période d'apyrexie complète supérieure à 8 ou 9 jours, et d'autre part les accès n'avaient aucune tendance à se rapprochr à moins de 5 jours. Peut-être cette périodicité est-elle un résultat du traitement arsenical, mais le Dr Kérandel fait remarquer que, dans son cas, elle n'est pas en rapport avec les injections d'atoxyl.

L'hypertrophie ganglionnaire, les érythèmes, les troubles intestinaux, les troubles oculaires ont toujours la même valeur. Mole (1) a, comme Thiroux, Wurtz et Teppaz (2), signalé la sclérose fréquente des ganglions à la deuxième période de la maladie du sommeil.

On peut observer aussi des *troubles auditifs* (bourdonnements d'oreille, surdité), de la sécheresse et de la *décoloration des cheveux*.

La *teinte terreuse* de ceux-ci chez les indigènes doit attirer l'attention de l'observateur. Les calvities partielles du cuir chevelu ne sont pas rares (Corre) (3). Nous avons même noté la

(1) *Liverpool School of trop. med.*, 1906, mémoire XXI, p. 69.

(2) Thiroux, Wurtz et Teppaz, Maladie du sommeil et Trypanosomiases animales à la Petite-Côte et dans la région des Niayes, au Sénégal. (*C. R. Soc. Path. exot.*, 13 mai 1908, p. 271) (*Annales Inst. Past.*, juillet 1908, p. 566).

(3) Corre, Traité des maladies exotiques, p. 252.

chute des poils et de la barbe chez un Européen (Martin et Ringenbach) (1).

Les *œdèmes* sont plus fréquents. Cependant, leur présence est loin d'être constante. Le plus souvent ils sont blancs, mous, dépressibles, indolents, et le doigt y laisse son empreinte. Parfois ils sont durs, bien limités. Ils peuvent être aussi rouges, inflammatoires et douloureux, et ils disparaissent après un certain temps sans suppuration. Ils siègent surtout à la face, et aux malléoles, Manson les a décrits également au niveau du sternum, au dos de la main et des doigts. « Si l'œdème peut s'étendre à la base du nez, à la lèvre supérieure, aux paupières, au pourtour orbitaire, le plus souvent c'est à la région sous-orbitaire externe que nous l'avons vu siéger. Aussi le facies du malade prend-il alors un aspect caractéristique. La fente palpébrale paraît rétrécie et l'angle externe de l'œil est tiré en haut, ce qui donne à la partie supérieure du visage un ensemble rappelant un peu les traits du japonais » (Dr Heckenroth) (2). Les œdèmes latents peuvent se rencontrer à toutes les périodes de la maladie. Les œdèmes généralisés sont plus tardifs. Ils peuvent donner lieu à une fausse apparence de santé. Généralement, en effet, la faiblesse et l'amaigrissement suivent une marche progressive : on a pu voir certains sujets qui arrivent à la période ultime de la maladie avec un embonpoint exceptionnel qui contraste avec l'état squelettique de leurs voisins. Christy (3) a décrit une forme bouffie (bloated type) de la maladie.

Peu à peu, à mesure que l'affection fait du progrès, on observe des *grands accidents nerveux* généralement précédés de troubles moteurs (tremblements des mains, de la langue; incoordination motrice rendant la démarche anormale, tabéto-cérébelleuse; léger affaiblissement musculaire). Lorsqu'ils apparaissent précocement, ils sont généralement durables et ils permettent de prévoir des manifestations plus graves.

Les tremblements fibrillaires de la langue sont rarement assez accentués à cette période pour gêner la parole : nous l'avons cependant constaté exceptionnellement. Les membres supérieurs sont agités de tremblements visibles, surtout quand on place les bras en extension bien qu'on puisse les observer quelquefois sans recourir à cet artifice. Rarement ils s'exagèrent quand le malade

(1) G. MARTIN et RINGENBACH, Un nouveau cas de Trypanosomiase chez un Européen. (*Bull. Soc. Path. exot.*, p. 480, oct. 1909).

(2) HECKENROTH, les Symptômes de la Trypanosomiase humaine (*Bull. Soc. Path. exot.*, 12 mai 1909).

(3) CHRISTY, Royal Society Reports of the Sleeping sickness Commission, 1903, n° 3 nov. *Clinical-observations*, pp. 27-32.

veut exécuter un acte quelconque, mais ils peuvent cependant revêtir le caractère intentionnel du tremblement de la sclérose en plaques.

Les oscillations latérales des globes oculaires sont excessivement rares, *on n'observe jamais d'inégalité pupillaire ni le signe d'Argyl-Robertson.*

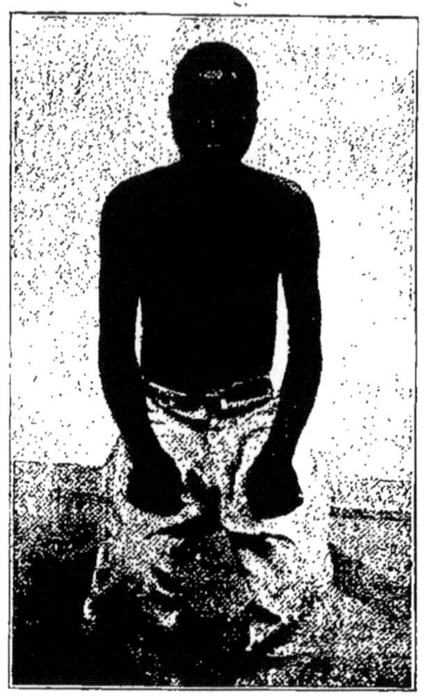

Fig. 43. — Trypanosomiase avec œdème.

On peut constater chez certains malades des zones d'anesthésie ou d'hyperesthésie, des phénomènes parétiques avec impotence fonctionnelle, avec amyotrophie, avec paraplégie. Les réflexes sont parfois exagérés. On note de l'incoordination des mouvements, des troubles de l'équilibre à divers degrés. Le signe de Romberg peut exister même d'une façon précoce. Le malade est pris quelquefois de vertiges rendant la démarche hésitante et pouvant même déterminer la chute en pleine marche.

Les contractures musculaires ressemblent à celles que l'on voit dans les méningites aiguës; les crises convulsives épileptoïdes sont observées fréquemment. Ces dernières sont comparables en tous points à celles de l'épilepsie jacksonienne et siègent presque constamment au niveau des membres inférieurs.

En étudiant les différents symptômes qui précèdent, on voit qu'on peut reconnaître à cette période plusieurs formes principales de la maladie : *des formes cérébelleuses, des formes médullaires* (1) (Louis Martin et Guillain, Nattan-Larrier et Sézary, *des*

(1) Louis Martin et Guillain, la Forme médullaire de la maladie du sommeil (*Bull. Soc. méd. des hôpitaux de Paris*, 31 janv. 1908). — Nattan-Larrier et Sézary, Maladie du sommeil à forme médullaire. Troubles mentaux et paraplégie guéris par l'atoxyl (*Bulletin et Mém. Soc. des hôpitaux*, 3 juillet 1908). — Louis Martin et Darré. (*Bulletin Soc. Path. exot.*, nov. 1901, n° 9). — Forme cérébrale de la maladie du sommeil (*Bulletin Soc. méd. des hôpitaux*, 20 mars 1909). — Sicard et Moutier, Maladie du sommeil chez un blanc (*Soc. méd. des hôpitaux*, 1905, 30 juin et 8 décembre). — Louis Martin et Girard. *Bull. médical*, 1905, n° 33.

formes cérébrales (Louis Martin et Darré) (1) très variables, au point de vue clinique et de beaucoup les plus communes.

Les *formes cérébelleuses* se traduisent par des troubles de l'équilibre surtout prononcés dans la station debout, par de l'incoordination des mouvements des membres supérieurs, par de l'asynergie, par de l'exagération des réflexes tendineux. La céphalalgie siège à la région occipitale, s'irradiant vers le cou et les tempes. La démarche est titubante, ébrieuse. Les mouvements volontaires sont exécutés avec hésitation, avec lenteur, sont décomposés en mouvements accessoires et se terminent brusquement. La succession rapide d'un même mouvement est impossible. Dans ces formes il n'y a pas parallélisme entre les troubles de l'équilibre et des mouvements, d'une part, et la diminution de la sensibilité et de la force musculaire, d'autre part, qui peuvent revêtir une apparente intégrité.

Dans la *forme médullaire* caractérisée par des symptômes de méningomyélite la perception des attitudes segmentaires est troublée. L'hyperesthésie profonde s'accompagne ou d'hyperesthésie cutanée ou de dissociation de la sensibilité au tact, à la chaleur, à la douleur ou d'hyperesthésie ou d'insensibilité aux sensations thermiques; les muscles s'atrophient. L'asthénie musculaire est considérable, la marche devient difficile; bientôt le malade est dans l'impossibilité de se tenir debout et l'impotence fonctionnelle devient absolue. La paraplégie peut être complète avec amyotrophie, exagération des réflexes, troubles sphinctériens et signe de Babinski (extension du gros orteil). Les muscles des membres supérieurs peuvent aussi s'amaigrir, surtout ceux des éminences thénar et hypothénar. A l'examen électrique on peut constater de la diminution de l'excitabilité galvanique et faradique pouvant aller jusqu'à la réaction de dégénérescence.

Un de nos malades présentait, dans toute la moitié du corps, une exagération de la sensibilité à gauche, devant et derrière, avec conservation de la sensibilité tactile. A droite la sensibilité tactile était très diminuée et la sensibilité à la douleur avait disparu à tel point que, les doigts de pied ne sentant pas la semelle des souliers, une pointe a traversé celle-ci, est rentrée dans le pied du malade qui a saigné, mais qui n'a rien senti. Il existe une impotence fonctionnelle du bras droit. La main droite n'a aucune force pour serrer un objet. L'opposition du pouce aux autres doigts est impossible et le sujet ne peut boutonner son veston qu'avec une extrême difficulté. La jambe droite traîne, et la démarche a lieu les jambes écartées, le pied droit heurtant le pied gau-

(1) Louis Martin et Darré, la Maladie du sommeil. Etude clinique et thérapeutique de la trypanasomiase humaine dans la race blanche (*Journal médical français*, 15 février 1911).

che. Au genou, on constate pour le membre inférieur droit une dissociation entre la puissance motrice des muscles fléchisseurs et des muscles extenseurs. Lorsque la jambe est fléchie sur la cuisse et qu'on veut la placer en extension, le malade résiste beaucoup mieux que, si la jambe étant étendue, on veut l'amener à la flexion : on arrive à produire ce dernier mouvement très facilement. Au niveau de l'articulation coxo-fémorale, la puissance des muscles fléchisseurs et extenseurs est très diminuée. Si la cuisse est soulevée on peut l'abaisser même si le malade résiste. On peut également la soulever avec facilité si la jambe est placée sur le plan du lit. Il n'existe pas d'impotence fonctionnelle de la jambe gauche, mais en extension les trajets nerveux sont douloureux. Les réflexes rotuliens seuls sont exagérés. Des douleurs spontanées existent dans les membres inférieurs. La nuit, surviennent des crampes très douloureuses à cinq ou six reprises différentes et durant parfois une vingtaine de minutes.

Les *formes cérébrales* sont beaucoup plus fréquentes et dès notre arrivée au Congo elles avaient attiré notre attention. Brumpt, Emily les ont signalées. Le D Allain et le Dr Trautmann chez leurs malades de l'hôpital de Brazzaville, les Dr Heckenroth et Ouzilleau dans la Sangha, le Dr Millous dans la région de Madingou ont également observé des crises de pseudo-épilepsie, d'hémiplégie avec aphasie chez leurs malades. Thiroux (1) a rapporté aussi au Sénégal des cas de méningite aiguë. L'un de ses petits malades présenta la veille de la mort des spasmes du pharynx et des contractions musculaires spasmodiques. Il avait eu auparavant une attaque épileptoïde grave.

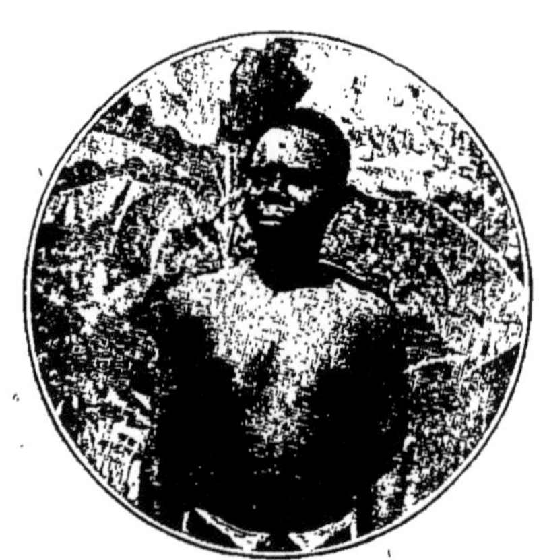

Fig. 44.—Malade atteint de Trypanosomiase à forme cérébrale (G. Martin-Ringenbach).

Louis Martin et Darré (2) décrivent au point de vue clinique des formes diffuses et des formes circonscrites. Les *formes diffuses* se traduisent soit par un syndrome mental à évolution chronique, soit par un syndrome méningé à évolution suraiguë. Elles se caractérisent par un ensemble symptomatique rappelant le

(1) Thiroux et Pelletier, De la méningite aiguë dans le Trypanosomiase humaine (*Bulletin Soc. path. exot.*, 21 juillet 1909).— Thiroux et d'Anfreville, la Maladie du sommeil au Sénégal, Baillière, 1911, p. 17.

(2) Louis Martin et Darré, Troubles cérébraux dans la maladie du sommeil (*Soc. méd. des hôp.*, 26 mars 1909).

tableau des tumeurs cérébrales à leur période initiale : céphalée, vomissements, constipation, troubles oculaires avec œdème de la papille et légère névrite optique. Les formes *circonscrites* se traduisent le plus souvent par le syndrome cortical rolandique (crises d'épilepsie Bravais-Jacksonienne), auquel s'associent des symptômes moteurs (myoclonie, hémichorée, mouvements choréiformes) et des troubles mentaux. Dans certains cas les formes motrices amènent des paralysies (monoplégies et hémiplégies avec aphasie).

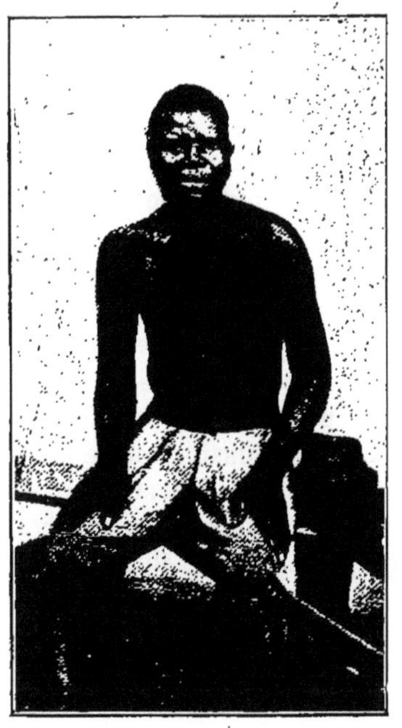

Fig. 45. — Trypanosomiase avec œdème.

Le symptôme caractéristique de la période d'état est la tendance à l'assoupissement avec *accès de sommeil* survenant par crises irrégulières. Celles-ci peuvent apparaître brusquement. Au début, elles se manifestent seulement quand le sujet reste quelque temps assis sans rien faire, puis survient une somnolence dont on peut tirer facilement le malade en l'appelant par son nom. Il se réveille et reprend ses occupations, mais progressivement des accès invincibles le surprennent, surtout après les repas, puis au cours des actes les plus nécessaires de la vie. On peut le voir s'endormir, au moment où on lui donne à manger, le morceau dans la bouche sans l'avaler. Pour le sortir de sa torpeur, il faut alors le secouer vigoureusement. Cependant, parfois, la trypanosomiase évolue sans présenter nettement ce symptôme caractéristique qui peut être plus ou moins atténué, et nous avons suivi des sujets chez lesquels les crises de sommeil étaient remplacées plus ou moins régulièrement par des crises de colère et d'excitation, et réciproquement. Christy, au Congo belge, a également signalé des cas où la tendance au sommeil manquait tout à fait, et où existait un état d'hébétude et d'apathie s'accompagnant d'accès délirants.

Symptômes psychiques. — L'effondrement de l'activité psychique caractérise la période d'état pendant laquelle, sur un fond d'affaiblissement intellectuel généralisé, rapidement progressif et constant, on voit se greffer des états délirants, transitoires et variables. Toutes les modalités fonctionnelles du cerveau : intellectuelles, affectives, morales et volontaires, sont atteintes à des degrés divers.

La synthèse psychique ne s'opère plus et la multiplicité, la mobilité, l'incohérence, l'absurdité, la contradiction des idées, du langage et des actes des malades sont les caractères typiques de cette psychologie démentielle. L'*amnésie* porte sur toute la mémoire, à la fois, *rétrograde* par destruction des souvenirs, *antérograde* par défaut de fixation. « Ainsi J..., européen, n'a pas de goût à l'ouvrage et ne peut se livrer à aucun travail manuel ou intellectuel. La moindre lecture le fatigue, notre interrogatoire lui est pénible. Il n'a plus, dit-il, de mémoire, il oublie les commissions dont il est chargé. En cours de route, il se trompe de chemin, il ne sait plus ce qu'il doit faire, ni où il doit se rendre. Il est obligé d'inscrire sur un carnet les ordres verbaux qu'on lui donne. Cette amnésie est caractéristique. Ainsi, il se rappelle bien être venu la veille nous voir au laboratoire, mais il ne sait plus ce qu'il a fait ensuite, dans l'après-midi, ni dans la soirée, ni même s'il a mangé. Il y a chez lui amnésie de fixation. Il y a aussi amnésie lacunaire. En effet, le premier jour où il est examiné et interrogé par nous, nous lui déclarons, avec les ménagements d'usage, avoir trouvé des trypanosomes dans son liquide céphalo-rachidien. Nous lui demandons s'il peut nous donner des renseignements sur la façon dont il croit avoir été contaminé, s'il se souvient avoir été piqué par des tsés-tsés. Il nous raconte qu'il a vécu très longtemps à San Thomé, où il se livrait à des travaux agricoles, surveillant les noirs dans les plantations de caféiers et de cacaoyers, qu'il a vu plusieurs cas de maladie du sommeil parmi les manœuvres recrutés aux environs de Saint-Paul-de-Loanda et placés sous ses ordres. Il n'oublie qu'une chose, c'est de nous dire qu'il a été infirmier pendant trois ans et demi à l'île du Prince et que là, en 1907, on a trouvé chez lui des trypanosomes à l'examen direct du sang recueilli par piqûre du doigt. Le lendemain, seulement, nous apprenons de lui qu'il a eu à cette époque de la céphalée, de la faiblesse généralisée et qu'il a reçu sept injections d'atoxyl. »

Le sens moral disparaît et le malade reste indifférent (1) devant sa déchéance évidente.

L'activité volontaire et consciente diminue et le trypanosomé devient un apathique ou un impulsif. Dans le premier cas, on peut constater une véritable stupeur : la conscience semble absente et toute manifestation extérieure est supprimée. Dans cet état, il y a tendance aux *attitudes catatoniques*.

Ainsi un de nos miliciens garde de son éducation militaire

(1) « Le facies exprime l'apathie, le regard est triste et indifférent ; d'autres fois, l'œil est morne et dépourvu de toute expression » (Corre).

une attitude raide, les yeux fixés à quelques mètres devant lui, les mains dans le rang, le petit doigt sur la couture de son pantalon. Il répond sèchement avec un timbre très net, très spécial, très articulé, s'élevant d'un ton à la fin des phrases. Il exécute tous les mouvements qu'on lui commande et reste figé, impassible, les bras en avant, les jambes écartées, dans l'attitude qui lui a été indiquée. Si l'on se place devant lui et si l'on fait un geste un peu spécial, celui de se gratter le nez, celui de boutonner ou de déboutonner son veston, par exemple, notre malade sans avoir reçu aucun ordre verbal, a un moment d'hésitation, puis, tel un hypnotisé, imite l'acte accompli, il se gratte le nez à son tour, il boutonne ou déboutonne sa veste, etc. (*échomimie*).

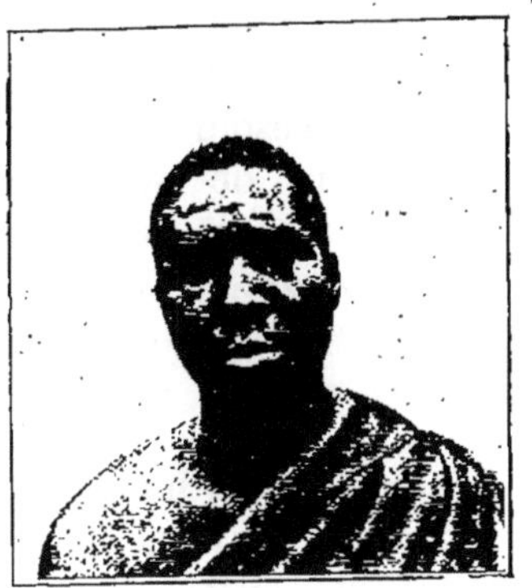

Fig. 46. — Trypanosomé attein de confusion mentale (G. Martin-Ringenbach).

D'autres répètent les paroles qu'ils entendent (*écholalie*) ou restent accroupis dans des positions anormales et fatigantes. L'un s'avance le corps penché en avant, incliné sur le côté droit, les deux mains placées sur les hanches, gardant indéfiniment cette attitude quand il marche (*stéréotypie*).

Certains font des réponses à côté (*vorbereiden*) (1) ou des réponses absurdes. Ils entendent et comprennent les questions posées mais n'en répondent pas moins d'une manière approximative ou équivoque. Ce symptôme constitue une sorte de manifestation de *négativisme* (1).

Le mutisme peut être absolu.

Les actes volontaires s'accompagnent parfois d'*apraxie* sous sa forme surtout idéatoire difficile à séparer de l'agnosie (1). L'un de nos trypanosomés effectue des actes subjectivement logiques, c'est-à-dire que, prenant par exemple de la terre pour du tabac, il la met dans le creux de sa main et la porte à son nez. Il ramasse des tas de cailloux, des morceaux de briques, des débris et des détritus de toutes sortes, se figurant que c'est du bois avec lequel il pourra préparer du feu. Les couvercles des boîtes de conserves sont des plats dont il se servira pour sa cuisine, les vieilles paires de chaussettes, les lambeaux d'étoffes usagés, les chiffons déchirés qui traînent dans la poussière, sont pour lui de magnifiques vêtements qu'il amasse précieusement au fond

(1) V. Régis, Précis de psychiatrie, 4e édition, pp. 131, 356, 359.

d'un panier troué. Et, en effet, tandis qu'il déchire le pantalon à peu près convenable qu'on lui donne et qu'il vit complètement nu, il met autour du cou un haillon lamentable.

Les impulsions à la fugue sont excessivement fréquentes chez les trypanosomés. Ils éprouvent un besoin perpétuel et impérieux de se déplacer incessamment et de marcher (*dromomanie*). Leurs promenades, tout au moins au début de leur affection, se produisent avec une conscience et une lucidité plus ou moins grandes, mais elles peuvent aussi s'accomplir très souvent d'une façon automatique brusque, instantanée et violente, dont le malade ne garde aucun souvenir. Il marche au hasard, se livrant inconsciemment sur sa route à des extravagances, à des actes criminels.

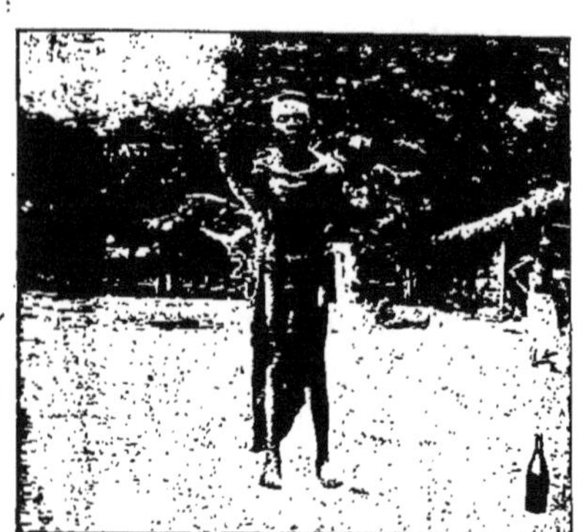

Fig. 47. — Trypanosomé atteint de démence (G. Martin-Ringenbach).

Les crises de colère, d'excitation furieuse sont fréquentes : à la moindre discussion, ils frappent leurs camarades ou leurs voisins. Il n'est pas inutile d'insister sur cette irritabilité de leur caractère, et cette irritation spéciale porte le malade à parler avec une véhémence extraordinaire, avec une vivacité et un flux de paroles absolument caractéristiques. Ces actes violents se retrouvent à toutes les périodes de la maladie.

Les impulsions au vol ont été maintes fois constatées. Parfois le vol est absurde, niais, accompli sans précaution, avec la candeur de l'inconscience. Il ressemble à ceux des déments et des paralytiques généraux. Ainsi, un de nos sujets indigènes, dans une factorerie pleine d'acheteurs et où se trouvaient deux ou trois Européens, s'empare aux yeux de tous, sans se cacher, d'une pièce d'étoffe qu'il emporte tranquillement. Un autre accumule dans un

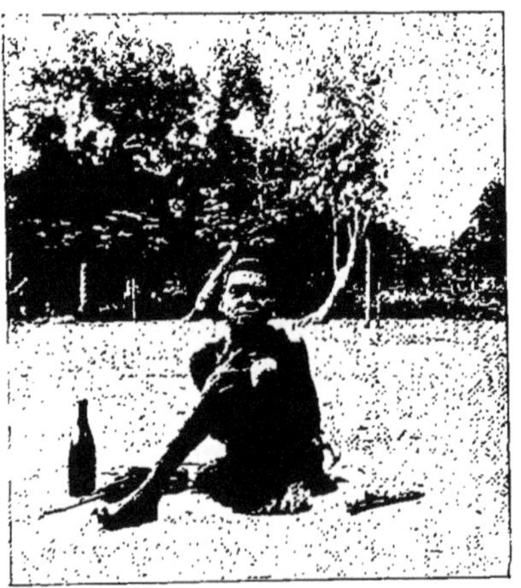

Fig. 48. — Stéréotypie dans la Trypanosomiase (G. Martin-Ringenbach).

coin les vieux débris et les détritus de toutes sortes, les ustensiles hors d'usage, les boîtes de conserves vides, les bouteilles. Il prend tout ce qu'il rencontre sur sa route, mais de même qu'il amasse des chiffons sans valeur, des lambeaux d'étoffes, des imprimés déchirés, il accapare des couvertures, des couverts, etc. Il vient à la visite vêtu d'un corsage qu'une femme avait mis à sécher au soleil devant sa case. Dès qu'il voit la porte d'une maison ouverte, il y pénètre et prend tout ce qui frappe son regard; le plus souvent, d'ailleurs, il abandonne dans un coin l'objet volé quelques instants auparavant.

Les impulsions au suicide sont plus rares. Les impulsions peuvent revêtir exceptionnellement un caractère particulier (vampirisme, nécrophilie).

Sur le fond de démence, se rencontrent avec toutes les formes de la confusion mentale des conceptions délirantes accessoires et inconstantes, qui peuvent s'associer, exister simultanément et disparaître une ou plusieurs fois. On peut décrire (G. Martin et Ringenbach) (1) :

1° Des états oniriques. Le délire est un délire de rêve. Il naît et évolue dans le sommeil, mais à son degré élevé, il continue au matin et dans la journée tel que, comme un véritable rêve prolongé, (Régis) (2). Chez une petite fille, l'accès de délire commença par une altération de son sommeil, qui fut peuplé de cauchemars et devint pénible. Son rêve, comparable à celui des alcooliques, était un rêve d'action dans lequel les hallucinations de la vue jouaient le principal rôle. Elle voyait, tout à coup, dans la nuit, un homme de son village qui s'approchait d'elle pour l'enlever. Parfois, il voulait la tuer ou l'empoisonner. Elle poussait de grands cris, puis pleurait. Ce rêve continuait pendant le jour. Elle qui, avant sa crise, était triste, timide, vivait plutôt à l'écart de ses compagnes, en restant dans un coin, devint très excitée, parlait avec une grande volubilité, en son langage batéké, car elle prétendait avoir oublié le français. Son délire éveillé était le même que son délire dormant. Elle continuait les idées écloses pendant son rêve et ses hallucinations visuelles revêtaient un caractère terrifiant consistant surtout en visions d'assassins, d'hommes de son village qui voulaient sa mort. Elle pénétrait partout, ouvrait les chambres, les tiroirs, cherchant un coin, pour échapper à ses persécuteurs.

2° Des états maniaques et mégalomaniaques s'accompagnant d'expansion, d'exagération, de délire mystique et surtout de délire

(1) Gustave MARTIN et RINGENBACH, les Troubles psychiques dans la maladie du sommeil (*l'Encéphale*, nos 6 et 8 juin-août 1910). — Gustave MARTIN, la Maladie du sommeil et ses troubles mentaux. Démence trypanosomasique et démence paralytique (*Ann. Institut Pasteur*, juin 1911).

(2) RÉGIS, Précis de psychiatrie, 4e édition, pp. 184, 315, 318, 1032.

ambitieux. Le trypanosomé est fort, vigoureux, il est intelligent, il est riche, il est puissant. La mentalité puérile des indigènes imprime à leurs idées délirantes une note enfantine qui leur donne un caractère particulier très différent de celui des Européens trypanosomés. « C'est qu'il existe un rapport étroit entre la valeur intellectuelle et imaginative du délire et la qualité de l'esprit et le degré de culture antérieure du malade » (Dupré). Les noirs délirent « avec les modestes éléments de leur cérébration passée » (1) et on ne trouve rien chez eux de comparable à l' « ampleur grandiose et de riche couleur » des délires de certains paralytiques généraux. Ils arrivent parfois à la visite, couverts d'oripeaux, la tête ornée de bonnets à plumes, entourée de fleurs et de feuillages, le corps caché sous la verdure. L'un d'eux interpelle notre infirmier en lui disant : « O toi, roi des Loangos, viens, nous allons visiter le docteur dans sa grande maison. Je mettrai un beau veston de velours. Lui il a beaucoup de galons. Tiens voilà cent francs, ne touche pas à mon eau de Cologne. Chez moi, j'ai une belle table comme le blanc, avec une armoire et des fourchettes. Je suis riche. J'ai une malle avec trois vestons et six pantalons. Je suis plus beau que tous, plus propre que tous; mon père était un grand chef. J'ai des esclaves, je les tuerai. Je ne suis pas un cochon de nègre, etc. »

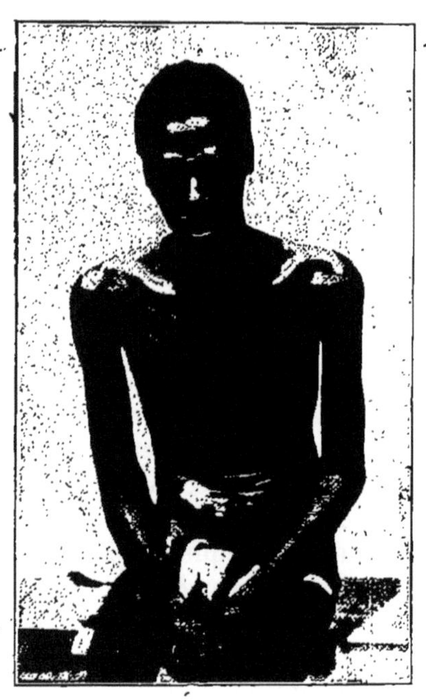

Fig. 49. — Trypanosomé à la période avancée de la maladie.

3° Des états mélancoliques s'accompagnant de délire triste, de délire hypocondriaque. Ils peuvent succéder d'un instant à l'autre au délire des grandeurs irrégulièrement ou d'une façon rapide. Ils peuvent aussi s'associer et se combiner avec lui pour former un délire mégalo-mélancolique. « Il y a cent mille ans que ma femme m'a quitté, je suis deux cents, trois cent quatre-vingt-cinq fois trop malheureux. »

(1) Dupré, la Paralysie générale. Traité de pathologie mentale, de G. Ballet.

4° Des états mélancolico-maniaques, se succédant d'une façon lente et assez régulière donnant lieu à une sorte de psychose cyclique ou circulaire.

5° Des hallucinations auditives, visuelles, olfactives et gustatives.

Les idées de persécution ne sont pas rares, mais elles sont vagues et mal systématisées.

IV. Troisième période (période terminale). — A la période avancée de la maladie du sommeil, l'automatisme mental règne en maître. Négligé, malpropre, indifférent à tout ce que l'on peut dire, mais cependant encore capable d'une impulsion, d'une crise furieuse, le trypanosomé est réduit à un état de décrépitude plus ou moins complet. Versant des larmes, ou éclatant d'un rire spasmodique, il raconte des récits incohérents, amasse des chiffons ou des vieux bouts de papier, mange de la terre, avale des débris de nourriture souillés de poussière. Squelettique, toujours prêt à tomber, se tenant à peine debout, atteint de contractures ou de tremblements intenses s'étendant des membres supérieurs au tronc et au corps tout entier, le malade — dont la tension artérielle est abaissée, dont les mouvements du cœur, toujours précipités, s'assourdissent, dont le pouls, petit, misérable, est arythmique — s'achemine rapidement vers la période terminale qui est l'état gâteux, caractérisé, avec l'hébétude la plus complète de la physionomie, par un sommeil invincible, de l'incontinence des matières fécales et des urines. Les lèvres tuméfiées, bavant sa salive, incapable de parler, de marcher, ni de se tenir debout, porteur d'eschares du décubitus au sacrum, au trochanter et aux genoux, le trypanosomé tombe dans la déchéance la plus profonde et la plus misérable, puis dans le coma. Le malade est enlevé soit par les suites d'une affection intercurrente (pneumonie, dysenterie), soit par le fait d'une méningite aiguë (signe de Kernig, raideur de la nuque et du rachis) ou d'un ictus cérébral apoplectiforme ou épileptiforme, ou bien la mort survient par cachexie en hypothermie. La température axillaire tombe au-dessous de la normale,

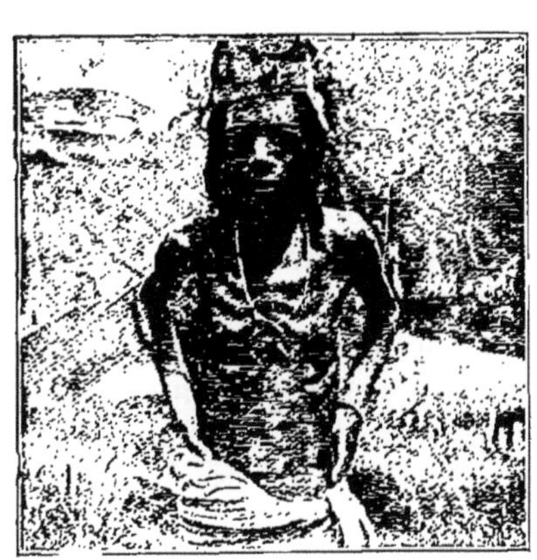

Fig. 50. — Trypanosomée à la période terminale de la maladie (G. Martin et Ringenbach).

Béranger-Féraud a observé des températures de 35°-34°2. Elle peut même descendre à 33°.

Il est un signe dont nous n'avons pas parlé dans l'exposé des symptômes propres à chaque période parce qu'il affecte en quelque sorte un caractère négatif : c'est la conservation de l'appétit. En effet le noir trypanosomé est doué d'un appétit presque vorace surtout dans la première période. Sa portion ordinaire ne lui suffit pas. Il réclame toujours une ration supplémentaire. Les exceptions à cette règle sont peu nombreuses. Les malades s'alimentent avec le plus grand plaisir jusqu'à la fin de la dernière période. Ils cessent alors même de manger, mais le plus souvent parce que les muscles masticateurs leur refusent tout service.

FORMES ET ÉVOLUTION. — De tous les symptômes qui précèdent, le plus caractéristique et le plus frappant est certainement le sommeil, puisqu'il a servi à tous les indigènes pour désigner la maladie elle-même. Si la forme maladie du sommeil est la plus communément observée, nous ne saurions trop insister sur les modalités évolutives différentes que peut présenter l'affection et qui se combinent ou se succèdent chez un même sujet. On a décrit des formes cérébrales (formes motrices, des auteurs allemands, formes paralytiques, formes convulsives, forme épileptoïdes), des formes cérébelleuses et des formes médullaires, des formes démentielles (formes de démence précoce ou de paralysie générale). Leur importance est en raison des rapprochements qu'elles permettent d'établir entre la Trypanosomiase africaine et certaines encéphalopathies. C'est avec la paralysie générale que la maladie du sommeil offre les plus grandes analogies. Nous avons eu l'occasion, avec le Dr Ringenbach, d'insister sur l'affaiblissement intellectuel progressif, sur les épisodes hallucinatoires et confusionnels que l'on rencontre dans la Trypanosomiase africaine. On peut y retrouver tous les traits des délires de rêves des infections ou des intoxications dont Régis a magistralement établi la nature et la synthèse clinique. Nous avons observé, se greffant sur un fond démentiel tout à fait comparable à celui de la paralysie générale, les mêmes états délirants expansifs, dépressifs, mélancolico-maniaques, les mêmes conceptions absurdes, mobiles, incohérentes et niaises signalées dans la maladie de Bayle.

La Trypanosomiase africaine est une affection aux diverses manifestations essentiellement variables et ce polymorphisme la rapproche de la syphilis avec laquelle elle offre de nombreux points de ressemblance sur lesquels tous les auteurs ont, avec juste raison, insisté (Mott, Spielmeyer, Régis).

Très capricieuse dans ses manifestations, la maladie du sommeil l'est aussi dans son évolution. Procédant tantôt en une seule poussée, tantôt en poussées successives, elle ne jalonne pas toujours ses étapes des symptômes morbides caractéristiques. A côtés de formes brusques et foudroyantes, de formes graves aboutissant rapidement à la mort, on peut observer des formes frustes s'atténuant spontanément et des formes légères, qui sont très souvent méconnues. Certains auteurs estiment que l'affection peut, dans une certaine proportion des cas, se terminer à la période d'infection sanguine, sans arriver à celle de l'infection méningée et que le parasite pourrait être détruit par l'organisme; mais de si longues périodes de latence et de rémission ont été relatées dans cette maladie, des améliorations très nettes et persistant un certain temps ont été si souvent suivies de rechute qu'il faut encore à l'heure actuelle se montrer très réservé sur la guérison apparente et sur le pronostic de la maladie. Il n'est pas rare d'observer trois ou quatre rechutes, chez des individus traités, et suivies de rémissions plus ou moins longues, mais dans ces cas la terminaison fatale est la règle.

Dans les cas favorables, il s'établit comme une sorte d'équilibre entre l'action plus ou moins nocive des parasites et l'action défensive de l'organisme renforcée par la médication, équilibre très instable que la moindre cause accidentelle peut rompre parfois immédiatement. Des phénomènes méningitiques intenses enlèvent brusquement des individus en état apparent de bonne santé et nous avons observé des cas de mort subite avec convulsions chez certains malades paraissant guéris. De nombreuses affections intercurrentes, des infections secondaires, surtout la broncho-pneumonie et la dysenterie, viennent interrompre le cours de la maladie.

PRONOSTIC. — Le polymorphisme d'allure des formes évolutives de la maladie du sommeil peut trouver une explication si l'on veut bien tenir compte des deux facteurs : germe et terrain. Tous les trypanosomes ne sont pas également virulents et l'inoculation à Brazzaville de virus humains provenant de sources différentes, à une même série d'animaux d'expérience, nous ont montré qu'au Congo français il devait exister différentes races de *Trypanosoma gambiense*. L'idiosyncrasie du sujet infecté joue également un rôle considérable difficile à apprécier. Il est certain que le blanc résiste mieux que le noir. Parmi les Européens, les individus anémiés, surmenés, fatigués par un long séjour colonial ou par une atteinte antérieure de paludisme, de fièvre bilieuse, offrent plus de prise à l'infection. Parmi les indigènes, les malades au service des blancs (boys, cuisiniers, interprètes, etc.), les travailleurs, les porteurs, recevant une ration d'entretien convenable, sont plus résistants que les noirs miséreux, sans famille, sans amis, abandonnés à eux-mêmes. Toutes choses égales d'ailleurs, un malade dont l'alimentation est surveillée résiste beaucoup plus longtemps qu'un sujet insuffisamment alimenté.

L'évolution de la maladie étant très différente suivant l'individu atteint, suivant la virulence du germe infectieux, sur quels symptômes le clinicien devra-t-il se baser pour juger s'il a affaire à une forme légère ou à une forme grave?

Il ne faut pas attacher une trop grande valeur à la gravité des premiers phénomènes du début. Leur intensité n'est pas forcément corollaire d'une infection profonde. Le symptôme sommeil, lui-même, n'est pas toujours d'un pronostic fatal. « C'est ici surtout qu'apparaît nettement la distinction capitale que nous avons faite entre les formes nerveuses précoces et les formes nerveuses tardives. Lorsque les accidents de somnolence apparaissent d'une façon précoce, dès les premiers mois de la maladie, ils peuvent guérir sous l'influence du traitement et souvent avec une rapidité étonnante. Au contraire, lorsqu'ils se manifestent tardivement, un an ou plusieurs années après le début de la Trypanosomiase, ils comportent un pronostic fatal et annoncent l'étape ultime » (L. Martin et Darré) (1).

Le grand nombre des trypanosomes trouvés dans le sang, ou dans la lymphe, leur présence même dans le liquide céphalo-rachidien ne sont pas non plus toujours d'une grosse importance, car nous avons suivi des indigènes ayant laissé voir des parasites dans le liquide cérébro-spinal qui se sont améliorés à la suite du traitement et qui se sont probablement guéris. D'autre part, la rareté des trypanosomes rencontrés aux examens microscopiques du sang et du liquide ganglionnaire, leur absence du liquide céphalo-rachidien n'impliquent pas forcément un pronostic bénin. La constatation d'une lymphocytose légère est au contraire une indication plus précieuse qui vient apporter une assez grande présomption en faveur de l'amélioration possible du malade, tandis qu'une abondante leucocytose accompagnée de mononucléaires et de cellules vacuolaires devra assombrir le pronostic : il sera sage de faire toutes ses réserves lorsque le culot de centrifugation sera très apparent et que l'examen microscopique décélera ces nombreux éléments, même si l'on ne trouve pas de parasites.

Louis Martin et Darré ont insisté avec juste raison sur le pronostic extrêmement sérieux à porter lorsque, après une période d'amélioration plus ou moins longue, on voit survenir une rechute légère.

Chez les malades traités à la première période, la première

(1) Louis Martin et Darré, Remarques sur l'évolution et le pronostic de la trypanosomiase chez les blancs (*Bull. Soc. Path. exot.*, p. 381, 8 juin 1910).

rechute est ordinairement une rechute sanguine, mais il peut aussi arriver que les trypanosomes apparaissent insidieusement dans le liquide céphalo-rachidien tout en respectant le sang et les ganglions. Chez les sujets dont le liquide céphalorachidien était infecté au début du traitement, les flagellés reparaissent d'abord dans ce liquide, puis dans le sang.

Le pronostic est très grave, même fatal, lorsque, malgré le traitement, apparaissent des accidents cérébraux, des hémiplégies, des crises convulsives et épileptiformes, des troubles mentaux; car, même si le traitement agit avec une certaine efficacité, la guérison n'est jamais complète et l'affaiblissement de l'intelligence persiste. Ces accidents « tardifs » démentiels doivent être distingués des accidents cérébraux « précoces » confusionnels. Ceux-ci, comme les formes médullaires méningo-myélitiques de la maladie du sommeil, appartiennent aux formes susceptibles d'amélioration. C'est sur l'examen du liquide céphalo-rachidien que, dans ces cas, on se guidera pour le pronostic. Il rendra les plus grands services (1).

PATHOGÉNIE. — Sans pousser trop loin les analogies entre la syphilis et la trypanosomiase, on ne saurait nier cependant les nombreux points de ressemblance qui existent entre les deux maladies au point de vue évolutif. Dans la trypanosomiase africaine, le pseudo-furoncle accident primitif, les érythèmes, les trypanides, puis les symptômes successifs des différentes périodes correspondant à la prolifération du parasite dans le système lymphatique, dans la circulation générale, dans le système nerveux central, évoquent tout naturellement les trois périodes primaire, secondaire et tertiaire de la syphilis. Cela n'a rien d'ailleurs qui puisse nous étonner. Depuis les découvertes de Schaudinn, on admet une parenté étroite entre le *Treponema pallidum* et le *trypanosome;* les deux agents peuvent donc déterminer, par leur action sur l'organisme, une symptomatologie clinique assez semblable. La parenté des virus amène une parenté de symptômes qui rattache entre elles toutes les maladies à protozoaires. La syphilis se trouve reliée ainsi par la trypanosomiase africaine à la Dourine et aux autres trypanosomiases animales. Dans la Dourine, on peut, en effet, retrouver, comme dans la maladie du sommeil, toute une série de manifestations analogues (ulcère primitif avec œdème, éruptions de plaques cutanées, lésions médullaires graves accompagnant la paraplégie), qui marquent les différentes étapes de la « maladie du coït » ou « syphilis des chevaux » causée par le *Trypanosoma rougeti* (*Trypanosoma equiperdum*).

(1) V. BRODEN et RODHAIN, le Liquide cérébro-spinal dans la Trypanosomiase humaine (*Bull. Soc. Path. exot.*, 1908, p. 496).

Les diverses manifestations du processus infectieux sont liées à la présence du *Trypanosoma gambiense* pouvant agir soit directement, soit par la sécrétion de ses toxines. Si, sous l'influence de troubles circulatoires causés par une poussée de multiplication active de parasites, se produisent des lésions congestives, inflammatoires, si quelques-uns des symptômes observés peuvent être envisagés comme l'expression d'une réaction défensive de l'organisme contre le parasite, l'évolution de la maladie du sommeil nous autorise à la considérer comme une maladie toxique généralisée, avec action élective du poison sur les centres nerveux.

L'intoxication produite par le *Trypanosoma gambiense* nous semble bien être au début l'élément pathogénique principal des diverses manifestations observées : la céphalée, l'insomnie, les érythèmes, la torpeur sont des symptômes très nets d'infection (1). Mais nés tout d'abord de l'action du poison sur l'économie, les phénomènes trypanosomiasiques sont ultérieurement conséquence de l'altération définitive des cellules. Les accidents cérébraux et médullaires sont alors liés intimement à des lésions plastiques et profondes. Les troubles psychiques aboutissent rapidement à un affaiblissement intellectuel progressif, à la démence.

La maladie du sommeil nous apparaît, dès lors, comme une méningo-encéphalite diffuse, comme une sorte de paralysie générale qui suivrait rapidement et sans transition les symptômes délirants et confusionnels de la phase de saturation toxinienne en s'accompagnant d'une narcolepsie caractéristique (Régis) (2).

DIAGNOSTIC. — Si la maladie du sommeil a été confondue longtemps, surtout chez l'Européen, avec beaucoup d'autres affections, plus souvent encore, elle peut très facilement passer inaperçue chez des sujets présentant toutes les apparences de la santé : méconnue, elle évolue, franchissant les étapes initiales, pour éclater brusquement en pleine période d'état.

Quels sont donc les premiers indices qui doivent attirer l'attention du clinicien ?

Chez le blanc, la notion d'un séjour dans une région où la maladie est endémique ; un accident primitif, exceptionnel, mais possible, à la suite d'une piqûre de tsétsé infectée ; l'hypertrophie généralisée des ganglions, du triangle cervical en particu-

(1) Gustave MARTIN, Démence trypanosomiasique et démence paralytique (*Ann. Inst. Past.*, juin 1911).

(2) RÉGIS, dès 1898, publiant un cas de GAIDE, qui réalisait de la façon la plus nette « le tableau des maladies toxi-infectieuses graves terminées par méningo-encéphalite », concluait ainsi son étude : « Il y a tout lieu de supposer que l'hypnose n'est autre chose qu'une toxi-infection » (RÉGIS et GAIDE, Rapports entre la Maladie du Sommeil et le Myxœdème, *Presse médicale*, n° 81, 1er oct. 1898). — RÉGIS, Préface des Troubles psychiques de la Maladie du Sommeil (G. MARTIN et RINGENBACH) et Congrès de Berlin, IVe Congrès international pour l'assistance des aliénés (oct. 1910).

lier ; l'hyperesthésie profonde (signe de Kérandel); la présence d'érythèmes sur le tronc; la fièvre résistant à la quinine ; l'asthénie ; la céphalée; les troubles psychiques seront autant d'indications très précieuses. Ces signes peuvent manquer chez l'Européen. Chez l'Indigène, ils sont encore beaucoup plus délicats à chercher et à trouver.

Tous les auteurs, avec Dutton, sont d'accord sur la grosse valeur de l'hypertrophie ganglionnaire chez les noirs en pays contaminé. Sa réelle importance doit préoccuper non seulement le médecin, mais tout individu qualifié s'intéressant à la prophylaxie de la maladie du sommeil. Cependant, il ne faut pas considérer comme dangereux tout individu simplement porteur de gros ganglions. En certaines régions indemnes de maladie du sommeil, on peut rencontrer des Indigènes présentant de l'engorgement ganglionnaire que n'explique ni syphilis, ni pian, ni tuberculose. On peut également examiner de nombreux noirs qui, malgré la présence de flagellés dans leur sang, ne présentent pas d'hypertrophie ganglionnaire appréciable. Ce symptôme crée une très forte présomption en faveur de la trypanosomiase; il doit faire inciter à la recherche du parasite.

Le diagnostic différentiel se posera au début de la maladie avec le paludisme, la filariose, la spirillose, l'abcès du foie et même chez l'Européen avec le début de toutes les maladies infectieuses, car on peut observer, avec de la fièvre, des vomissements et de la diarrhée. Quelquefois celle-ci prend un caractère dysentériforme et peut en imposer pour la dysenterie.

Au cours de la phase d'état, on ne confondra pas la trypanosomiase avec la syphilis, les polynévrites toxiques, la sciatique. La fièvre plaidera en faveur de la trypanosomiase.

Les poussées fébriles symptomatiques de la maladie du sommeil durent le plus ordinairement plusieurs jours et sont séparées par des périodes apyrétiques. Elles se produisent à intervalles irréguliers, mais alors même que ces poussées revêtent un certain caractère de périodicité, l'inefficacité de la quinine permet d'écarter le diagnostic de paludisme. Le frisson est rare. Les sueurs sont peu abondantes. Les paroxysmes ont lieu le soir.

La présence d'hématozoaires du paludisme ou de microfilaires dans le sang, d'amibes ou d'œufs d'ankylostomes dans les selles, ne doit pas faire écarter le diagnostic de trypanosomiase, car cette maladie est souvent associée chez un même sujet à la filariose ou au paludisme, à l'ankylostomiase, à la dysenterie amibienne. Nous avons observé au moyen-Congo des indigènes chez lesquels se trouvaient réunies toutes ces affections.

Les crises violentes d'excitation et de fureur, les impulsions

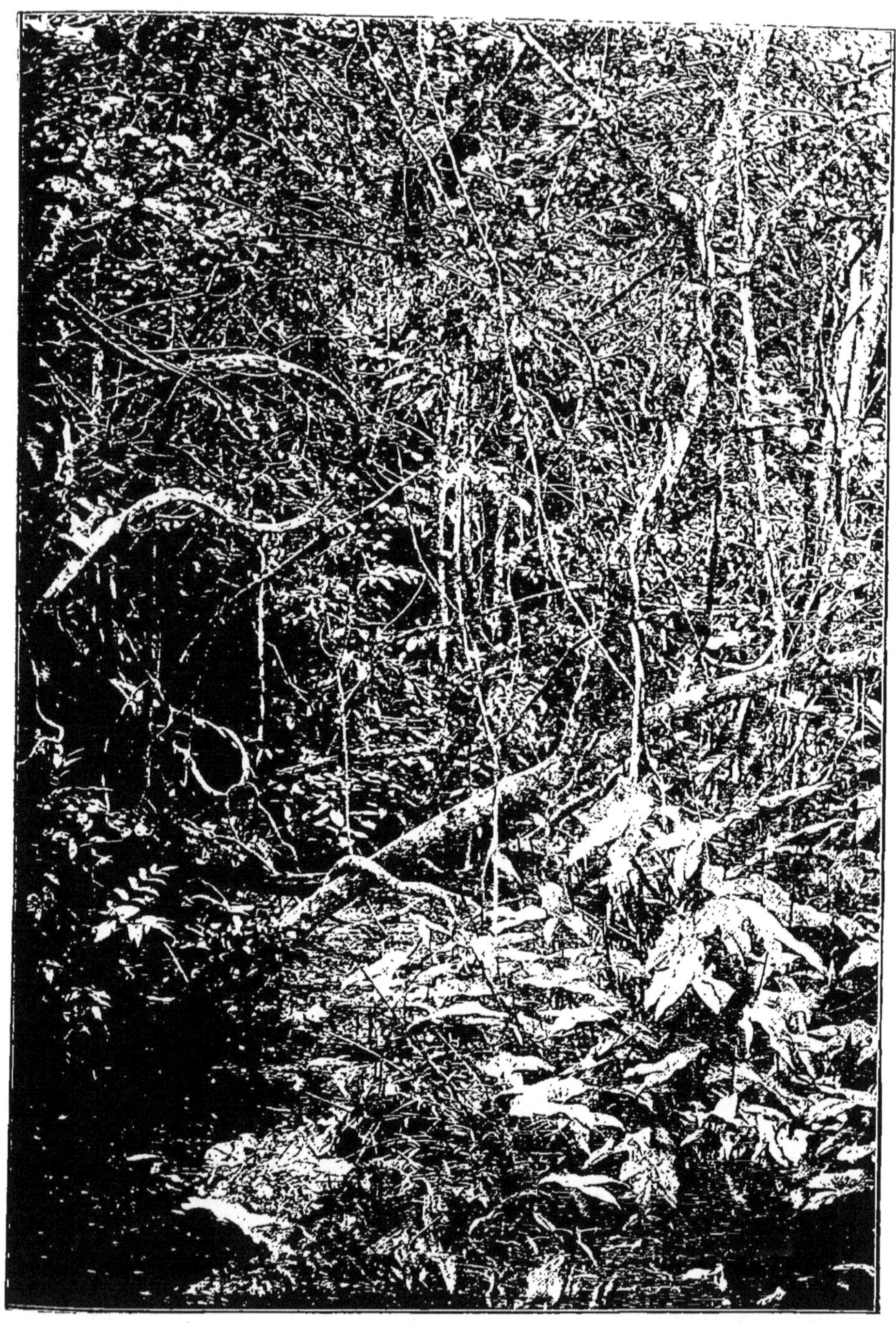

Fig. 51. — Gîte à *Glossina palpalis*. Conditions de végétation au moyen Congo.

aux coups, aux fugues, au vol, à l'homicide, survenant brusquement chez des individus en état apparent de bonne santé, devront faire songer à la maladie du sommeil.

En pays noir, les indigènes classent volontiers sous l'étiquette de maladie du sommeil toutes les maladies chroniques à lente évolution entraînant à leur suite un amaigrissement et une perte de forces assez considérable pour empêcher tout effort et tout travail sérieux. Le malade en état de moindre résistance, fatigué et nonchalant, reste alors de longues heures étendu dans sa case, dans un repos absolu, plongé dans une somnolence qui peut revêtir les apparences de la narcolepsie caractéristique de la Trypanosomiase. Certaines maladies de cœur, certains états paludéens, syphilitiques, lépreux, ou béribériques, devront donc dans ces conditions tout d'abord être écartés. Au cours d'une épidémie on songera à la méningite cérébro-spinale.

Le diagnostic du béribéri, tout particulièrement chez l'Européen, peut être très délicat. La présence de troubles cardiaques, l'absence de l'hypertrophie ganglionnaire seront autant de signes appartenant au béribéri; cette affection ne s'accompagne ordinairement pas de fièvre ni de splénomégalie.

Les formes cérébrales et médullaires de la trypanosomiase nécessiteront toute la sagacité de l'observateur. Bien souvent, celui-ci hésiterait entre la paralysie générale *malgré l'absence du signe d'Argyll-Robertson dans la maladie du sommeil*, entre les tumeurs cérébrales, la sclérose amyotrophique, la myélite diffuse, la syphilis cérébro-spinale, etc., si la présence du trypanosome constatée au microscope ne venait lever tous les doutes.

La recherche du flagellé s'impose donc toujours. L'examen microscopique permettra d'ailleurs également de constater l'auto-agglutination des hématies, d'étudier la formule leucocytaire et les éléments figurés du liquide céphalo-rachidien.

Recherche du Trypanosome et examen microscopique. — Dans bien des cas, avons-nous dit, l'examen clinique le plus minutieux est impuissant à faire soupçonner une infection et souvent seul le microscope nous a permis de porter le diagnostic. Celui-ci ne doit donc être posé d'une manière certaine et ferme que lorsque la présence du Trypanosome, agent de l'infection, a été révélée dans l'organisme.

On peut rechercher le parasite dans le sang, dans le liquide cérébro-spinal, dans le liquide de ponction ganglionnaire. Scientifiquement, on doit définir un individu atteint de trypanosomiase, celui chez lequel par au moins l'une de ces méthodes le flagellé spécifique a été reconnu à l'examen microscopique (Mesnil).

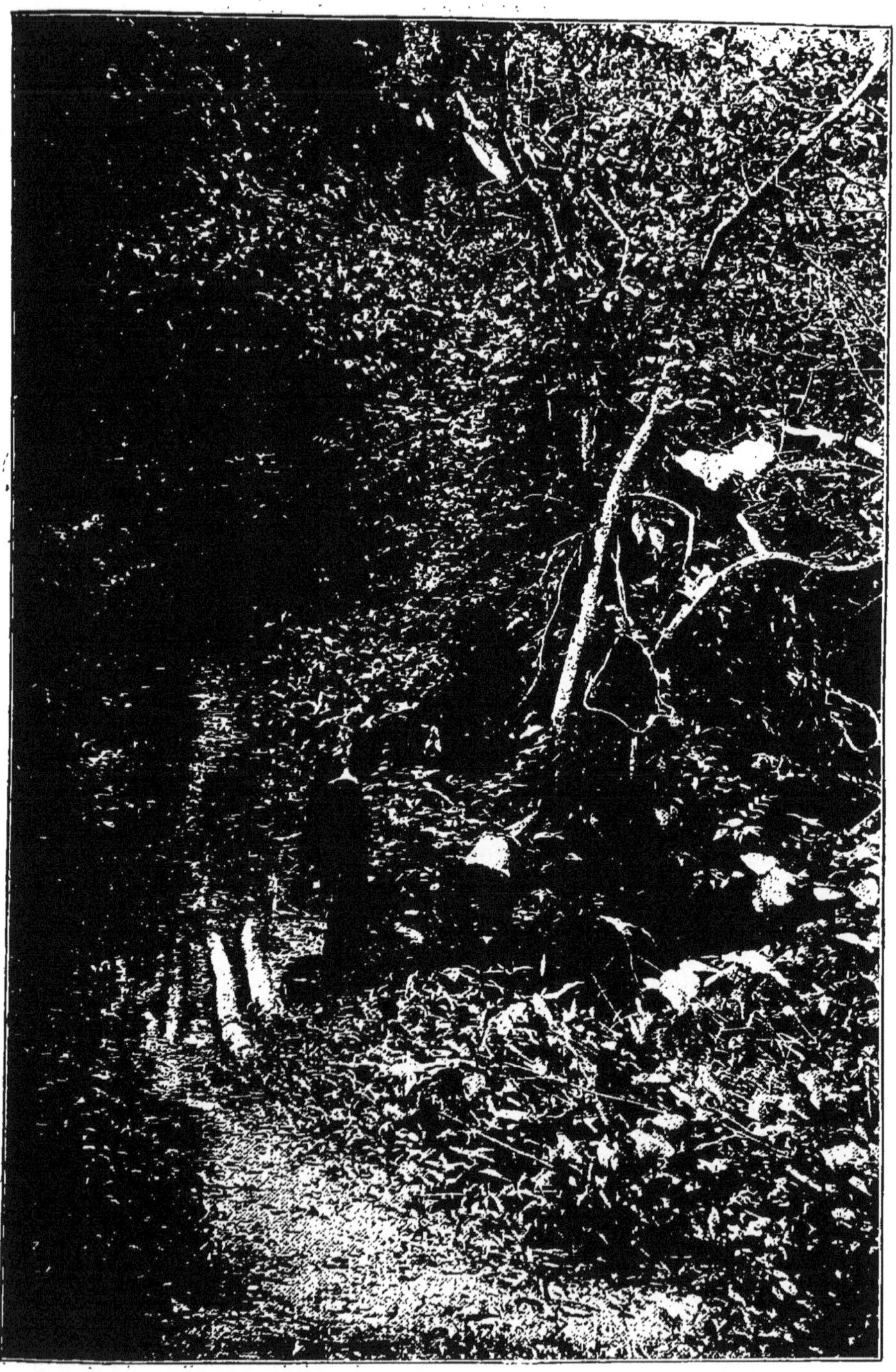

Fig. 52. — Gîte au voisinage de l'homme au pays bacongo.

1° Examen du sang à l'état frais et à l'état sec. — Dans le sang périphérique on peut chercher les parasites par le simple examen entre lame et lamelle, mais il faut parcourir avec soin la préparation, à l'aide d'une platine mobile graduée, pendant au moins dix minutes. Nous avons ainsi trouvé des trypanosomes dans 37,78 pour 100 de nos cas. Sur quinze Européens le simple examen du sang périphérique a permis de déceler neuf fois la présence de l'agent pathogène. Si l'on examine deux gouttes de sang, il est indiqué de les prélever l'une à un doigt de la main droite, l'autre à un doigt de la main gauche. Dans ces conditions, on peut obtenir un résultat positif alors que l'examen d'un seul doigt a été négatif.

Pittaluga, de la Commission Portugaise, sur 13 indigènes trypanosomés, a trouvé 12 fois des trypanosomes dans leur sang.

Heckenroth, chez ses malades de la Sangha, arrive aux résultats de 32 p. 100. Dans une série de douze individus pour lesquels il examina une à deux lames pendant un temps assez long (20 à 40 minutes), il rencontra six fois le parasite à l'examen direct, soit 50 p. 100.

Le Trypanosome sera recherché dans le sang tout particulièrement pendant les accès fébriles. Nattan-Larrier et Tanon ont constaté qu'il pouvait y avoir prédominance des parasites au niveau des éléments roséoliques éruptifs.

Les Trypanosomes peuvent être rencontrés à toutes les périodes de la maladie et même quelques semaines ou quelques jours avant la mort, mais ils sont souvent fort peu mobiles et ils passent inaperçus à une inspection rapide, pressés et cachés qu'ils sont par les globules qui s'auto-agglutinent.

Cette *auto-agglutination* des hématies signalée depuis 1904 par Christy a une grande importance diagnostique. Ce phénomène se rencontre dans d'autres états morbides (ictère hémolytique), il est peut-être dû plutôt à la dilution du sang consécutive à l'anémie qu'à la trypanosomiase, mais il n'en garde pas moins toute sa valeur. Il est d'ailleurs très facile et très simple à constater. Même à l'œil nu une légère goutte de sang placée entre lame et lamelle présente un aspect granuleux spécial. Le microscope permet de voir, au lieu de globules sanguins empilés comme des pièces de monnaie, enchevêtrés en petites colonnes (état normal), des globules réunis en amas, en paquets formant des îlots au milieu du plasma.

A l'état sec on recherche les parasites comme des hématozoaires du paludisme sur de simples frottis de sang fixés et colorés (1) ; ou sur de grosses gouttes de sang colorés au Giemsa sans fixa-

(1) V. Technique de l'Examen du sang, même article, paragraphe « Recherche et coloration », page 309.

tion préalable après simple dessiccation à l'air libre. Dans ces conditions un premier examen a permis à Beck (Mission allemande), en faisant deux préparations chez presque tous les sujets, de trouver des Trypanosomes dans 50 p. 100 des cas.

L'examen du sang à l'état sec permettra également la numération des leucocytes et l'établissement de la formule leucocytaire. Il y a mononucléose très nette, portant surtout sur les lymphocytes.

Polynucléaires..............	30.31	à 49.04	pour cent
Lymphocytes..............	55.24	37.60	—
Grands mononucléaires..	6.49	6.36	—
Eosinophiles...............	7.50	6.23	—
Formes de transition.........	0.46	0.76	—
	100.00	100.00	—

L'éosinophilie peut se montrer plus accentuée, mais sans doute est-elle sous la dépendance de la filariose.

Nattan-Larrier et Allain arrivent à une moyenne assez analogue à la nôtre.

Polynucléaires.....	40, 5	0/0
Mononucléaires....	46	—
Eosinophiles..	11, 8	—

Faisons remarquer, avec Beck, que d'une part cet examen du sang est l'unique moyen de contrôler l'action des substances médicamenteuses (le traitement faisant disparaître les Trypanosomes de la lymphe ganglionnaire le plus souvent d'une façon définitive) et que d'autre part, lorsque les ganglions ne sont pas hypertrophiés, l'examen du sang permet seul de poser un diagnostic précis.

Aussi n'est-il pas inutile d'insister sur le procédé de l'examen par centrifugation qui nous a permis d'obtenir 92 résultats positifs sur cent, en opérant de la façon suivante : 10 cc. de sang sont prélevés à une veine du pli du coude; ce prélèvement constitue d'ailleurs une opération des plus simples, des plus bénignes et des plus rapides. Comme matériel, une bande de coton de 2 ou 3 mètres de long sur 4 à 5 centimètres de largeur, une aiguille en platine iridié de 5 centimètres de long et de 65,5 o/o de millimètre de diamètre intérieur, un tube à sédimentation d'une propreté parfaite, une solution de citrate de soude à 20 o/o dans l'eau distillée physiologique.

On place un petit bandage compressif sur un bras (le droit de préférence, les veines y étant en général plus apparentes que du côté gauche) à quelques centimètres au-dessus du pli du coude que l'on aseptise soigneusement. L'aiguille de platine, que l'on stérilise au moment de l'usage, en la passant au rouge dans la flamme d'une lampe à alcool, est tenue de la main droite et enfoncée directement dans la veine la plus saillante; le pouce et l'index de la main gauche tendent la peau sur le vaisseau à ponctionner : l'axe de l'aiguille doit faire un angle aussi faible que possible avec la surface cutanée. Le sang qui s'écoule par la canule de l'aiguille est recueilli directement dans le tube à sédimentation que l'on a préalablement garni de 1 cmc. de la solution citratée.

On prélève de la sorte 10 cc. de sang, qui sont alors soumis à trois centrifugations successives.

α) La première, qui constitue le temps délicat de l'opération, car c'est d'elle que dépend le succès de l'examen final, doit être surveillée de fort près : elle a pour but d'établir une séparation entre la plus grande partie des globules rouges et le plasma renfermant, avec les globules blancs, les hématoblastes, les trypanosomes et les filaires. Cette centrifugation, suivant le nombre d'hématies contenues par millimètre cube, a une durée variable de 8 à 12 minutes environ : elle n'est plus longue que très exceptionnellement. A partir de la 7e minute au plus tard, il faut vérifier l'état du tube toutes les 60 secondes et arrêter la centrifugation dès que la séparation en deux couches à peu près distinctes est faite. On obtient les meilleurs résultats quand il flotte encore dans le plasma quelques très légers nuages de globules rouges. Cette centrifugation est opérée avec le centrifugeur Krauss à deux vitesses marchant à 1.500 tours par minute, soit 65 tours de la manivelle placée sur l'axe « urine ».

β) On décante avec soin au moyen d'une pipette à boule toute la couche supérieure que l'on recueille dans un deuxième tube à sédimentation rigoureusement nettoyé et l'on centrifuge pendant dix minutes à la même vitesse que pour la 1re centrifugation. On obtient ainsi un sédiment dans lequel se trouvent contenus, avec la majorité des globules blancs, une certaine quantité d'hématies, la plus grande partie des filaires, ou même toutes les filaires, des hématoblastes et parfois déjà de rares trypanosomes (ce fait se produit toujours quand les parasites sont très nombreux dans le troisième sédiment).

γ) Tout le liquide provenant de cette deuxième centrifugation est décanté et recueilli dans un nouveau tube à sédimentation, puis centrifugé, toujours à 1.500 tours, pendant vingt minutes. Le sédiment, fort peu volumineux, renferme quelques leucocytes, de rares hématies, tous les hématoblastes et les trypanosomes restés en suspension dans le plasma après la deuxième centrifugation, enfin quelques filaires lorsqu'elles sont particulièrement abondantes dans le deuxième sédiment.

Nous insistons tout particulièrement sur la nécessité de ne faire usage, au cours de ces différentes opérations, que de tubes à sédimentation d'une propreté absolue. Nous ne faisons en général qu'un examen entre lame et lamelle avec le sédiment provenant de la troisième centrifugation. Dans 10 cas seulement sur 75 (ces 10 cas correspondent aux trypanosomes « très rares » de notre pourcentage), nous avons regardé deux lamelles. Jamais nous n'avons procédé à un plus grand nombre d'examens, jugeant assez satisfaisants les résultats obtenus et voulant avant tout conserver à notre méthode son caractère pratique.

Dans le service de M. Louis Martin, on recueille 5 cmc. par ponction veineuse dans un volume égal ou un peu supérieur d'eau salée physiologique contenant un faible taux (au plus 1 p. o/o) d'oxalate de potassium et l'on centrifuge énergiquement. On obtient ainsi, au-dessus des globules rouges sédimentés, une couche mince mais toujours appréciable formée de globules blancs et dans laquelle se trouvent les trypanosomes. Il est facile, à l'aide d'une pipette effilée, de recueillir cette couche sans agiter le liquide. Cette technique est suffisamment sûre pour permettre pratiquement de se passer du procédé des sédimentations successives de Nabarro, qui est long et plus délicat (Géry).

C'est chez les malades en état apparent de bonne santé que les parasites sont le plus facilement décelables dans le sang circulant. Notons que la proportion des cas de filariose observés chez les trypanosomiasiques a été de 47,97 o/o à l'examen direct et chez les individus dont le sang a été soumis à la centrifugation cette proportion est montée à 87,66 o/o.

Examen du suc ganglionnaire. — La ponction ganglionnaire est bénigne et très facile. Le ganglion à ponctionner étant choisi, on le fixe entre le pouce et l'index d'une main; après lavage à l'alcool ou léger badigeonnage à la teinture d'iode, on y enfonce de l'autre main l'*aiguille de Pravaz seule* et stérilisée à la flamme. On comprime légèrement le ganglion. La lymphe monte par capillarité; il suffit de retirer l'aiguille, de refouler sur une lame de verre avec le corps de pompe d'une seringue bien sèche s'adaptant à l'aiguille le suc ganglionnaire, qui est examiné à l'état frais. Les parasites y sont souvent rares : leur nombre varie du jour au lendemain. Ils peuvent même parfois apparaître ou disparaître sans raison nettement déterminée. Aussi est-il de toute nécessité de pratiquer un examen approfondi des divers groupes ganglionnaires (cervicaux, axillaires, inguinaux, épitrochléens, sous-maxillaires) ponctionnables en renouvelant et en répétant les ponctions pour chaque groupe avant de conclure à la négative. Nous avons obtenu ainsi 91 o/o de succès. Ce chiffre est tombé à 88 o/o lorsque nous avons eu à examiner un certain nombre de cas très avancés chez lesquels nous n'avons pu faire le diagnostic que par l'examen du sang et du liquide céphalo-rachidien. C'est dans les cervicaux que se rencontrent le plus fréquemment les trypanosomes.

Examen du liquide céphalo-rachidien. — La ponction lombaire, très difficilement acceptée des noirs, est la méthode la plus rapide, mais chez les sujets en bon état apparent, qui sont précisément les plus intéressants au point de vue du diagnostic à poser, on trouve rarement le parasite. Celui-ci peut faire défaut également chez des malades arrivés à la dernière période (dans 16,67 p. 100 de nos cas). Bien qu'il y ait souvent un sédiment abondant, on peut parfaitement ne rencontrer que de très rares parasites chez des individus très avancés ou même arrivés au terme ultime de leur affection, alors que l'on observe de nombreux flagellés dans le liquide cérébro-spinal de sujets simplement suspects chez lesquels il est impossible de poser un diagnostic certain. Il est vrai, cependant, qu'en général ils sont plus abondants dans le liquide céphalorachidien des malades avancés.

Les cas cliniques nous ont donné 85,18 o/o de succès, les cas suspects 57,5 o/o et les cas en bon état 26, 31 o/o (1).

La ponction lombaire permettra de recueillir 10 cc. de liquide, qui seront centrifugés pendant dix minutes. L'examen à l'état frais doit être fait immédiatement après la centrifugation. On versera le contenu du tube qui sera tenu vertical tandis qu'on recueille avec une pipette fine le dépôt. Celui-ci, placé entre lame et lamelle, permettra soit de trouver des parasites soit de constater à côté d'une lymphocytose très nette une forte proportion de grands mononucléaires, et d'éléments cellulaires vacuolés d'aspect mûriforme. A la période ultime, on peut rencontrer des éléments myélocytes éosinophiles et des cellules à larges vacuoles claires.

En principe, il y a progression constante du nombre des éléments figurés dans le liquide céphalo-rachidien, du commencement à la fin de la maladie, et le plus ordinairement à la toute dernière période le liquide limpide du début de l'affection devient quelque peu opalescent, voire même légèrement louche.

Souvent, cependant, chez un grand nombre de malades très avancés, le liquide cérébro-spinal reste clair comme de l'eau de roche et ne contient que très peu d'éléments figurés. Ajoutons également qu'il n'y a pas en général de parallélisme entre le nom-

(1) Lors de nos recherches sur la valeur comparée des divers procédés de diagnostic microscopique, tout indigène soupçonné de trypanosomiase était interrogé, examiné d'une façon générale, et classé dans une des trois catégories : *bon état, suspect, cliniquement atteint*, suivant les différents symptômes qu'il présentait et suivant que le diagnostic s'imposait plus ou moins nettement.

L'examen direct du sang nous a donné 39,41 o/o de succès dans les cas cliniques ; 30,70 o/o dans les cas suspects ; 36,66 o/o dans les cas en bon état. La centrifugation respectivement 96,03 o/o ; 85,71 o/o ; 100 o/o. L'examen ganglionnaire a donné 84,93 o/o (cas cliniques) ; 90,90 o/o (suspects) ; 91,46 o/o (cas en bon état).

bre des trypanosomes et celui des lymphocytes du liquide céphalo-rachidien. Certains liquides louches laissent voir de rares parasites, tandis que les liquides limpides contiennent de nombreux parasites.

Inoculation aux animaux. — L'inoculation de sang, de liquide céphalo-rachidien, des individus suspects de Trypanosomiase aux animaux sensibles pourra permettre également de déceler la présence du trypanosome et Laveran (1) depuis longtemps a insisté sur cette méthode de diagnostic.

Le *T. gambiense*, en effet, est inoculable aux singes (sauf les cynocéphales), aux chiens, aux chats, aux cobayes, aux rats. L'infection est plus ou moins facile, l'évolution plus ou moins lente, la maladie plus ou moins grave, suivant la quantité de trypanosomes inoculés suivant leur virulence et suivant l'état de réceptivité de l'animal inoculé. On aura tout particulièrement recours au *cercopithecus ruber* ou patas. En injectant 10 cc. de liquide céphalo-rachidien ou 20 cc. de sang, Thiroux et d'Anfreville (2) ont obtenu des résultats positifs (incubation 7 à 24 jours) avec des liquides chez lesquels ils n'avaient pas observé de trypanosomes, même après centrifugation.

Examen des propriétés du sérum. — Les divers procédés dont nous venons d'indiquer la technique ne permettent de poser un diagnostic que par la découverte du parasite pathogène, mais il est des cas où il est absolument impossible, malgré les examens les plus minutieux, de le rencontrer. MM. Levaditi et Muttermilch ont recherché pour ces cas délicats une méthode de diagnostic rapide. Ils ont donné, en 1909, un procédé qui peut être désigné sous le nom de « réaction trypolytique » et ils ont communiqué à l'Académie des sciences, le 24 juillet 1911, un procédé encore plus précis et qu'ils avaient déjà signalé en 1910, « le phénomène de l'attachement ».

Voici pratiquement, et sans entrer dans les considérations théoriques, en quoi consistent ces deux méthodes :

a) La première est basée sur la propriété trypanolytique des sérums des animaux trypanosomés : le sérum d'un animal infecté par une espèce donnée de trypanosomes, mis dans certaines conditions de technique au contact de trypanosomes de la même espèce, manifeste à leur égard une action destructrice, une action

(1) Laveran, art. *Trypanosomiase*. Traité de médecine et de thérapeutique de Brouardel et Gilbert. Paris, Baillière, 1905. — Art. Trypanosomiase. Nouveau traité de médecine et de thérapeutique de Gilbert et Thoinot, fasc. V, Paris, 1912, Baillière. — Diagnostic de la Trypanosomiase humaine (*Congr. intern. d'Hygiène*, Berlin, 1907).

(2) Thiroux et d'Anfreville, De l'emploi du *cercopithecus ruber* ou *patas* comme animal témoin dans la maladie du sommeil (*Bull. Soc. Path. exot.*, mars 1909).

trypanolytique. Mais cette réaction n'est pas rigoureusement spécifique, c'est-à-dire que le sérum d'un animal trypanosomé peut agir sur plusieurs espèces de trypanosomes voisines de celles qui a causé l'infection de cet animal (Léger et Ringenbach). Elle permet cependant, en présence d'un sujet suspect, de reconnaître si son infection est trypanosomiasique.

b) Le phénomène de l'attachement est beaucoup plus spécifique : des trypanosomes d'une espèce donnée mis en présence d'un sérum trypanocide spécifique acquièrent la propriété de *s'attacher* aux globules blancs prélevés chez des animaux sains (lapin ou cobaye).

MM. Levaditi et Muttermilch ont donné à l'Académie des sciences toute une série d'expériences qu'ils ont faites sur des échantillons de sérums de plusieurs malades trypanosomés. La maladie datait d'un an, un an et six mois, deux, trois et quatre ans. Chez deux d'entre eux, il y avait prédominance des troubles nerveux et tous avaient été traités. La réaction a été positive dans tous les cas, mais l'intensité de l'attachement a varié. Très forte chez trois sujets, elle fut moyenne ou faible chez les autres sans qu'on ait pu établir quelque relation entre la durée ou la gravité de la maladie d'une part et l'intensité de l'accolement d'autre part. L'examen d'un plus grand nombre de cas permettra d'apprécier à sa juste valeur ce procédé qui, étant donnée la simplicité de la technique, pourrait être appelé à rendre sans doute de réels services pour le diagnostic.

Conclusions. — Le simple examen clinique est bien souvent insuffisant pour poser d'une façon certaine le diagnostic de la maladie du sommeil. Celle-ci peut être confondue avec d'autres affections; plus souvent encore elle reste longtemps méconnue et elle évolue chez des individus en état apparent de bonne santé. On doit donc rechercher le trypanosome systématiquement chez les sujets ayant vécu en pays contaminé. Successivement et par ordre de préférence on pratiquera :

1° *a*) L'examen direct du sang à l'état frais et à l'état coloré. On constatera la présence ou non du phénomène de l'autoagglutination. On étalera sur lames des gouttes de sang (provenant de la pulpe de deux doigts différents, l'un de la main droite, l'autre de la main gauche) qui seront fixées puis colorées et qui serviront à la recherche ultérieure du trypanosome et à l'établissement de la formule leucocytaire;

b) L'examen du suc lymphatique de différents groupes ganglionnaires, en choisissant tout d'abord les cervicaux. Si ces derniers n'existent pas où sont trop petits on ponctionnera les sous-maxillaires, les inguinaux et les axillaires;

2° L'examen du sang après centrifugation;
3° L'examen du liquide céphalo-rachidien;
4° L'inoculation aux animaux;
5° L'examen des propriétés du sérum, réaction trypanolytique et phénomène de l'attachement.

ANATOMIE PATHOLOGIQUE. — Les cadavres des sujets qui ont succombé à la trypanosomiase africaine sont ordinairement amaigris, porteurs d'eschares et de lésions cutanées. A l'ouverture du tronc, souvent on ne constate rien d'anormal, mais on peut rencontrer de l'hypertrophie des ganglions bronchiques et mésentériques, des foyers de pneumonie et de bronchopneumonie, des lésions d'endocardite. Le cœur est mou, décoloré. Parfois le foie est un peu gros, les intestins sont tuméfiés, hyperémiés, montrant de petits ulcères dysentériques. La rate est augmentée de volume. Les reins sont normaux.

C'est au niveau des centres nerveux que se rencontrent les altérations les plus caractéristiques. A l'ouverture du crâne, on peut noter une forte congestion des méninges et des lésions diffuses de pachyméningite, ainsi que quelques adhérences. Les sinus de la dure-mère sont parfois dilatés, plus ou moins gorgés de sang ou remplis de caillots fibrineux. Le cerveau est infiltré de sérosité. L'arachnoïde présente un aspect trouble et laiteux. L'espace sous-arachnoïdien contient un exsudat louche et jaunâtre.

Les lésions méningées et l'augmentation quantitative de liquide cérébro-spinal ont été signalées depuis longtemps par les anciens auteurs : Clark, Dangaix, Griffon du Bellay, Guérin, Corre. Les travaux plus récents de Mott (1), d'Annibal Bettencourt (2), d'Ayres Kopke, Gomez de Rezen et de Correa Mendes, de Sarmento et França (3), França et Mark Athias, de Spielmeyer (4), de Sicard et Moutier, de Marchoux, de Broden, ont défini les altérations de méningo-encéphalite, de méningo-myélite diffuses qui ont été reproduites expérimentalement chez le singe (Harvey).

Dans tous les cas, comme l'a montré Mott le premier, la lésion essentielle et constante à l'examen microscopique est une

(1) Mott, *British medical journal*, 1899; *Proc. Roy. Soc. Biol.*, séries juin 1905-juillet 1906; *Sleeping Sickness Comm. of the Roy. Soc. Report*, n° 7, décembre 1906, *Arch. of neurol.*, t. III, 1907.

(2) Bettencourt, Ayres Kopke, Gomez de Rezende, Correa Mendes, Rapport présenté au ministre de la marine et des colonies par la mission envoyée en Afrique occidentale portugaise, Lisbonne, 1903.

(3) Franca, *Comptes-rendus de la Soc. de Biologie*, 1902. Franca et Mark Athias, *Arch. Hyg. path. exot.*, Lisbonne, décembre 1906; *Arch. d. réal Instituto Camara Pestana*, t. I, 1907.

(4) Spielmeyer, *Münch med. Woch.*, 1907, n° 22. — Die Trypanosomenkrankheiten und ihre Beziehungen su den syphilogenen Nervenkrankheiten, Iéna, Fischre, 1908.

infiltration, plus ou moins prononcée suivant les régions, du tissu lymphatique périvasculaire par des leucocytes. Cette infiltration cellulaire est ordinairement plus intense dans le cerveau que dans le cervelet, autour des vaisseaux piemériens plus qu'autour des vaisseaux de la substance nerveuse : ils paraissent engaînés, entourés d'un manchon formé de petits leucocytes mononucléaires et de *plasmazellen* reconnaissables à leur noyau excentrique. Celui-ci peut être plus ou moins altéré, plus ou moins

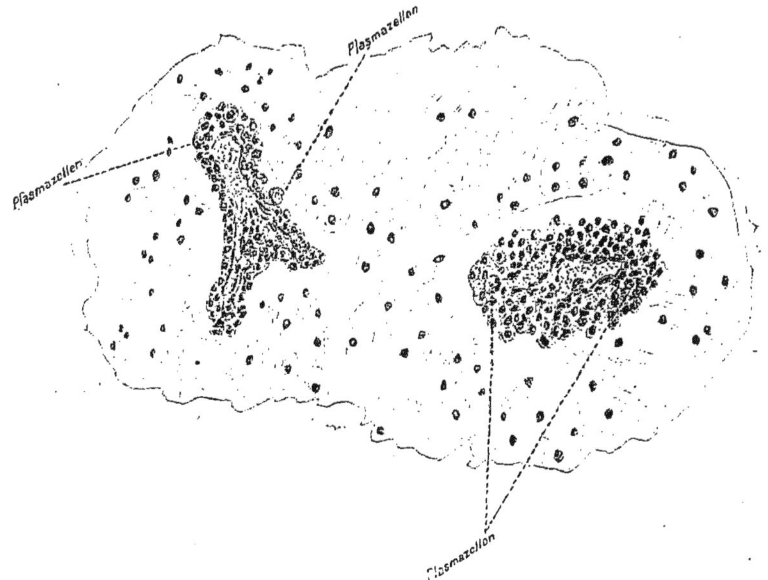

Fig. 53. — Infiltration périvasculaire chez un malade trypanosomé atteint de confusion mentale avec excitation (Troubles psychiques dans la maladie du sommeil. G. Martin et Ringenbach).

fragmenté. On peut y constater la présence de pigment jaune; et dans le cytoplasme quelques vacuoles.

Au sein de la substance nerveuse on rencontre des foyers d'infiltration diffuse formés de *plasmazellen* isolés et qui sont pour Spielmeyer une marque caractéristique de la trypanosomiase.

La paroi adventice des vaisseaux peut présenter une prolifération ou une augmentation de volume des cellules endothéliales qui amène un rétrécissement de la lumière des vaisseaux. De longues cellules fusiformes au fin prolongement uni ou bipolaire (*Stæbchenzellen*), de grandes cellules au protoplasma ressemblant à une fine mosaïque (*Gitterzellen*) ont été décrites par Spielmeyer dans les parois des vaisseaux altérés et retrouvées par Brochard (1).

(1) Brochard, Un cas de diagnostic rétrospectif de la maladie du sommeil (*Bull. Soc. Path. exot.*, 1909, t. II, 1901, p. 404).

La plupart des cellules nerveuses ont des lésions diffuses; les unes sont chromatolysées, le noyau est excentré; dans beaucoup on n'aperçoit plus que les nucléoles; d'autres montrent une achromatose généralisée du protoplasma et du noyau. Les cellules de Purkinje dans le cervelet sont aussi en chromatolyse diffuse. Ces altérations sont moins accusées dans la moelle et se réduisent souvent à un très léger épaississement de la piemère avec infiltration périvasculaire de ses vaisseaux. Le canal épendymaire est souvent le siège d'une prolifération. Les fibres nerveuses périphériques ne montrent ordinairement aucune altération.

Les lésions anatomo-pathologiques de méningo-encéphalite diffuse que nous venons de décrire ont été retrouvées chez un malade atteint de démence trypanosomiasique (G. Martin et Ringenbach). Nous devons faire remarquer, avec Mott, França et Mark Anthias, Spielmeyer, qu'elles figurent au nombre des lésions histo-pathologiques trouvées dans la paralysie générale. Ce fait corrobore les profondes analogies qui existent entre la trypanosomiase africaine et les affections métasyphilitiques.

Nous avons insisté suffisamment, au chapitre du diagnostic, sur la formule leucocytaire, sur les caractères particuliers de la lymphocytose du liquide céphalo-rachidien pour ne pas y revenir ici. Ajoutons cependant que l'anémie, sans atteindre des degrés extrêmes, paraît bien faire partie du tableau clinique de la Trypanosomiase africaine. Le chiffre de 1.735.000 hématies par mmc. trouvé chez un de nos malades à Brazzaville est l'un des plus bas signalés (2.300.000 Willem). D'autre part, un de nos malades donnait le chiffre de 5.100.000 la veille de sa mort. Une leucocytose modérée est la règle. Notre chiffre moyen a été de 3.000.000 d'hématies et de 10.500 leucocytes par mm. cube.

PROPHYLAXIE. — Tous les individus, indigènes et européens, sans distinction de race, d'âge ni de sexe, peuvent être frappés, mais les sujets sédentaires habitant les centres généralement salubres sont moins exposés que les gens appelés à courir la brousse, à camper en villages infectés, à traverser des marigots où pullulent les tsétsés infectées. Une de nos statistiques (1) comprend, sur 329 indigènes trypanosomés, 22 noirs sans profession.

36 Boys cuisiniers tailleurs
60 Tirailleurs miliciens ou douaniers
91 Hommes d'équipages, ou coupeurs de bois
120 Manœuvres, traitants, chasseurs.

(1) Gustave Martin, Lebœuf et Ringenbach, le Mouvement des malades trypanosomés à Brazzaville (*Bull. Soc. Path. exot.*, n° 9, nov. 1910).

Quand la maladie s'implante dans une région neuve, elle est généralement plus meurtrière que dans les pays où elle existe depuis longtemps déjà et elle affecte des allures de redoutables épidémies. Nous devons donc protéger les contrées équatoriales encore indemnes.

La maladie du sommeil suit au Congo, depuis quelques années, une marche de plus en plus envahissante et parallèle aux progrès de la pénétration et de la colonisation. Autrefois elle était moins répandue : la population était morcelée. L'état social entraînait l'isolement. Aujourd'hui, bénéficiant de notre protection, l'indigène peut se déplacer sans courir de risques. Cependant il voyage peu relativement, de son propre mouvement, et l'Européen demeure le principal agent de propagation du fléau par les transports d'indigènes qu'il ne cesse d'effectuer pour ses divers besoins : guerre, police, exploration, exploitation commerciale, main-d'œuvre (1). La maladie s'est d'abord disséminée le long des fleuves et des grandes routes des caravanes, d'où elle a rayonné.

La Glossine (*G. palpalis*) étant le principal vecteur de la trypanosomiase africaine, le moyen le plus pratique d'arriver le plus rapidement et le plus sûrement à combattre les progrès du fléau serait certes de détruire la mouche soit à l'état de pupe, soit à l'état adulte. Les recherches de Roubaud ont démontré scientifiquement que nous avions dans le débroussaillement une arme de grande valeur.

Il suffit de rappeler en effet qu'un degré élevé d'humidité et une température moyenne relativement basse (25°) sont nécessaires à la vie de la mouche et de ses pupes. Le débroussaillement permettant la pénétration des rayons solaires au sein des gîtes détermine une élévation de température qui est nuisible à la mouche et devient même rapidement mortelle aux environs de 30°.

L'intérêt n'est pas de débroussailler de grandes étendues : ce serait une tâche trop considérable et trop ardue, d'ailleurs souvent impossible ; mais on peut pratiquement se limiter aux endroits fréquentés par les indigènes, à proximité des agglomérations humaines, là où les mouches ont leur habitation et se cantonnent. On préconisera le débroussaillement aux environs immédiats des villages, et aussi sur les routes au passage des gués, aux endroits, choisis loin des rives, pour le campement des caravanes. En certaines régions du Congo français, les équipes, qui sous la direction d'Européens, nettoient la forêt (« aménagement de la forêt ») pour favoriser le développement des essences à caoutchouc

(1) Kérandel, Note sur la prophylaxie de la maladie du sommeil au Congo (Haute-Sangha et Logone). (*Bull. Soc. Path. exot.*, t. I, n° 5, 1908). — G. Martin, Lebœuf et Roubaud, Rapport de la mission d'Etudes, p. 648.

font œuvre utile et éminemment pratique à tous points de vue.

Non seulement il faut instruire l'Européen (conférences, distribution de brochures, notices au *Journal officiel*, etc.), mais il faut aussi faire connaître au noir son ennemi qu'il ignore. Il faut lui donner largement des conseils sur l'habitation, l'hygiène, le vêtement, sur l'usage de la moustiquaire, sur les moyens de se défendre et de se protéger. Il est de toute nécessité de le pousser à améliorer son genre d'existence (1) et de le forcer à développer ses conditions de bien-être. Il faut permettre à tous de connaître les premiers symptômes de la maladie, de poser un diagnostic précoce, et de suivre le plus tôt possible un traitement.

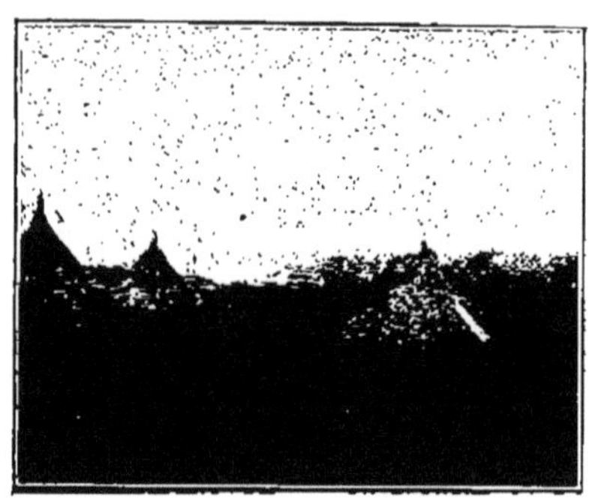

Fig. 54. — Camp des Trypanosomés dans la Sangha (Ouzilleau).

Thiroux (2), au Sénégal, a insisté également sur les avantages que l'on peut retirer de la *prophylaxie individuelle* et de l'*éducation des indigènes* au point de vue de la connaissance de la maladie du sommeil et de sa prophylaxie.

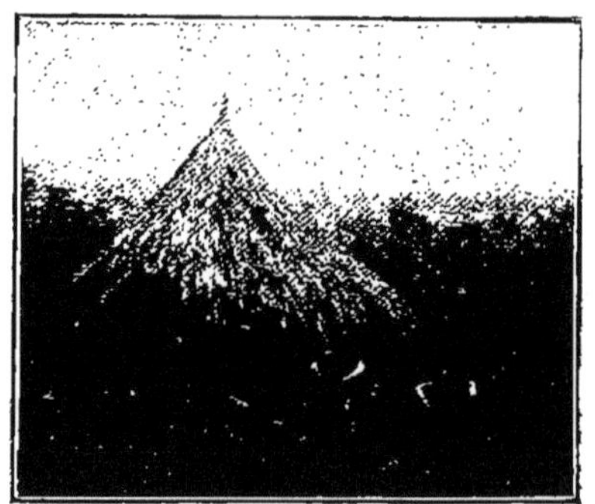

Fig. 55 — Camp des Trypanosomés dans la Sangha (Ouzilleau).

L'hygiène générale des villages noirs, les corvées de propreté, le service de voirie et de débroussaillement, la création des camps de ségrégation et de traitement, l'établissement de postes d'observation (examens sanitaires) et d'arrêt, la délivrance de passeports médicaux sont d'excellentes mesures qui s'imposent.

La dissémination du virus est occasionnée par la pénétration européenne et par la civilisation; nous devons empêcher les malades du sommeil d'entrer dans les régions indemnes, et nous ne

(1) Ouzilleau, la Maladie du sommeil dans la Haute-Sangha (*Ann. d'Hyg. et de méd. colon.*, n° 2, 1911, p. 348. *Bull. Soc. Path. exot.*, mars 1911, p. 147).

(2) Thiroux, l'Éducation des colons et des indigènes et la prophylaxie individuelle dans la maladie du sommeil (*Bull. Soc. Pat. exot*, n° 9, 1910). — Gustave Martin, id. Proposition des vœux à émettre (*Bull. Soc. Pat. exot.*, 1910, n° 9, nov.).

devons pas tolérer le recrutement des travailleurs ou des miliciens en pays contaminés; notre devoir est de surveiller les déplacements des individus à grande distance.

Les malades transportés en pays indemne seront protégés con-

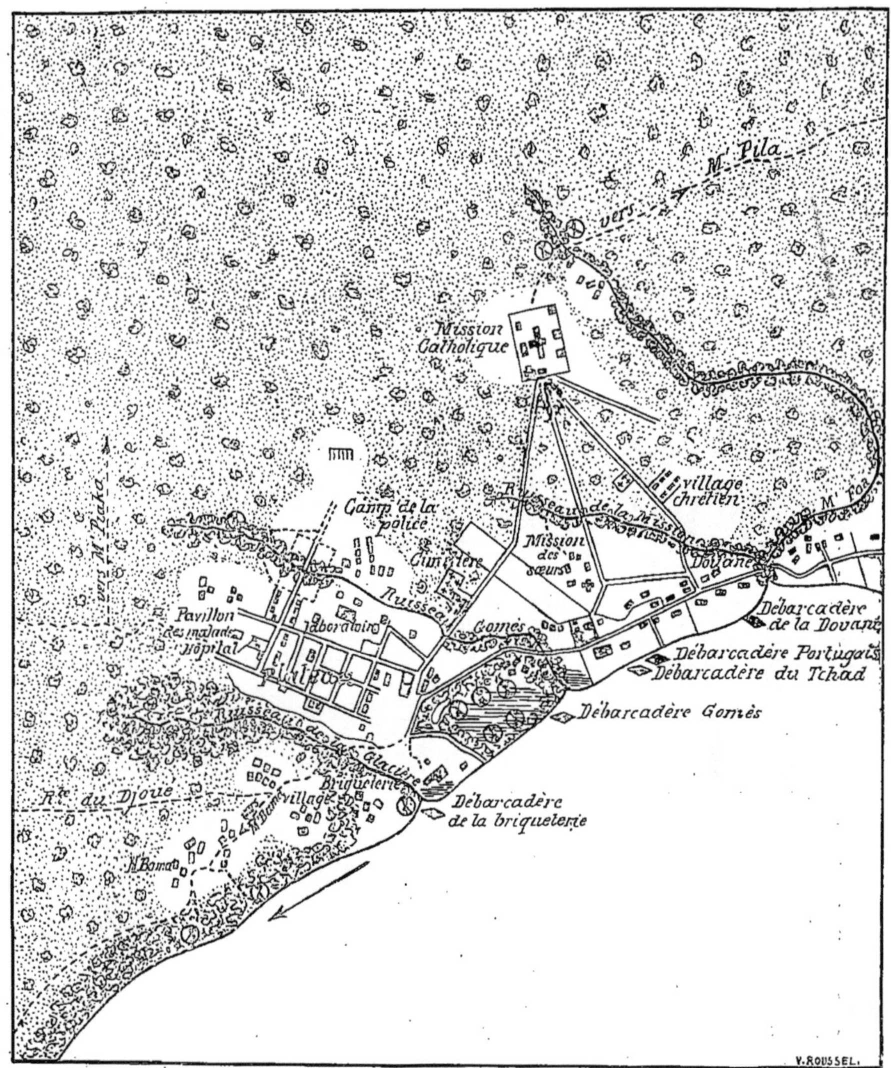

Fig. 56. — Plan de gîtes de Brazzaville. Les zones fréquentées par les glossines sont marquées par un cercle à secteurs noirs, les sentiers par une ligne pointillée; les galeries forestières par les hachures plus foncées bordant les cours d'eau (Roubaud).

tre la piqûre des tsétsés et des insectes. On administrera des pilules d'orpiment, ou on instituera tout traitement prophylactique qui, faisant disparaître les trypanosomes de la grande circulation, rendra les plus grands services.

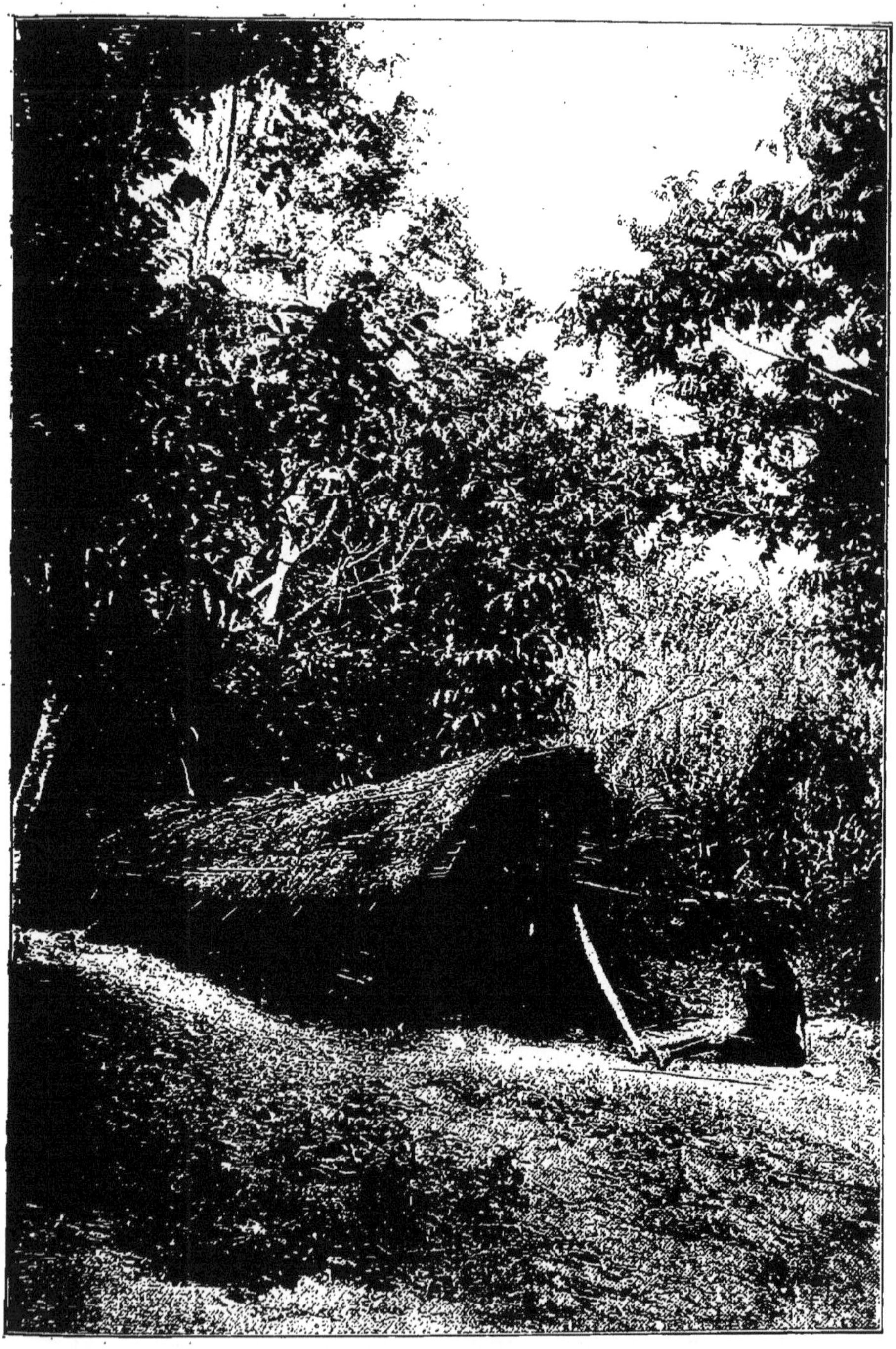

Fig. 57. — Malade atteinte de maladie du sommeil isolée dans une case aux environs d'un village du moyen Congo.

La misère et la famine favorisent l'éclosion et le développement des maladies. Les sujets vigoureux et bien nourris résistent mieux à la Trypanosomiase. La question de l'alimentation joue donc un rôle primordial et l'on doit préconiser l'extension des « cultures vivrières » destinées à améliorer le bien-être de l'indigène.

Dans les centres, les mesures à prendre pour mettre les habitants à l'abri de tout danger de contamination sont :

1° La destruction des gîtes à tsétsés, à la charge du service de la voirie sous la direction du service d'hygiène ;

2° L'éloignement de la ville européenne, non seulement du village indigène, mais encore du camp des tirailleurs, de celui des miliciens, de celui des agents de police ;

3° Les inspections médicales systématiques des divers corps organisés et des indigènes employés à un titre quelconque par les services publics tant civils que militaires ;

4° La délivrance régulière de certificats de visite à tous les serviteurs (boys, cuisiniers, etc.) Trop souvent un familier, une concubine, en état apparent de bonne santé, sont en puissance d'infection et restent un danger perpétuel pour l'Européen vivant dans son voisinage ;

5° L'établissement de camps de traitement, où les malades seront dirigés. Les trypanosomés justifiant d'une certaine situation pourront rentrer en ville à la condition de venir fidèlement suivre le traitement qui leur aura été indiqué ;

6° L'examen des Européens et de tous les indigènes suspects appelés à élire domicile dans la localité. Les noirs provenant d'une zone contaminée seront l'objet d'une surveillance spéciale ;

7° La délivrance de passeports sanitaires aux indigènes qui se déplacent ;

8° L'usage de la moustiquaire dans la population indigène, et la protection des maisons européennes par les toiles métalliques.

A Brazzaville (1), le service de prophylaxie de la maladie du sommeil fonctionne d'après ces principes. Chaque malade, traité au camp ou en ville, a son dossier, et des fiches de signalement (fig. 57) facilitent la recherche des sujets négligents ou récalcitrants par la police.

Dans les postes militaires ou administratifs, on s'inspirera des mêmes idées : les factoreries seront situées à une certaine hauteur, éloignées des cours d'eau. Le débroussaillement sera pratiqué largement autour de la maison principale, sur la berge, le

(1) Gustave Martin et Ringenbach, Prophylaxie de la maladie du sommeil à Brazzaville et au Congo français pendant l'année 1909 (*Bull. Soc. Pat. exot.*, n° 8, octobre 1910). — Gustave Martin. *Bull. Soc. Path. exot.*, n° 9, 1910.

long du fleuve là où se font l'embarquement et le débarquement des marchandises, autour des cases des porteurs et des travailleurs dont les habitations seront pourvues de moustiquaires,

INSTITUT PASTEUR
DE
BRAZZAVILLE

Ob. n° 178

RÉPUBLIQUE FRANÇAISE
LIBERTÉ—ÉGALITÉ—FRATERNITÉ

SERVICE DE PROPHYLAXIE
DE LA MALADIE DU SOMMEIL

Traitée en ville

OBSERVATION N° 178

Nom et sexe : Soulila femme batetila
Age et origine : originaire de Boumami (Rive du Kassaï)
Taille et signalement : 1 m 57
Lieu d'habitation : Village bacongo Brazzaville
Date de l'examen : 27 juin 1908
Résultat de l'examen : Tryp dans les ganglions
Etat apparent de bonne santé

Continue à être Traitée en ville

Vient à peu près régulièrement au laboratoire.

Brazzaville, le 1er Avril 1909
Le Directeur de l'Institut Pasteur

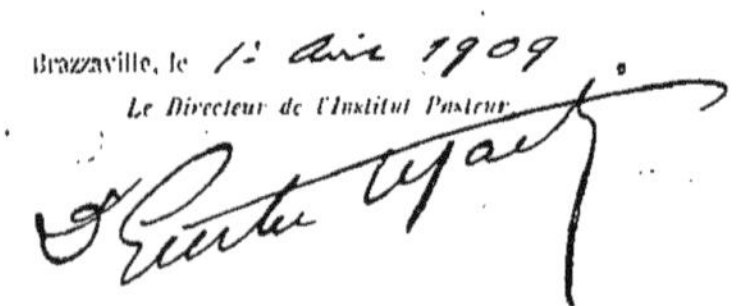

Fig. 58. — Fiche de renseignement employée en 1909 à l'Institut Pasteur de Brazzaville.

confortablement construites, faciles à nettoyer et éloignées de la factorerie. Des cases d'isolement seront prévues pour les malades. Des aménagements spéciaux seront prévus en dehors du camp des travailleurs et seront spécialement réservés aux caravanes de passage.

En voyage, l'Européen se protégera, à l'aide d'une moustiquaire de tête s'adaptant au casque colonial, au moyen de gants et guêtres ; il adoptera le vêtement blanc, car la tsétsé se pose de préférence sur les tissus sombres. Dans les endroits où les mouches abondent, il est indiqué de voyager la nuit. Les vapeurs devraient avoir le pont supérieur grillagé.

Tous les principes précédents ont été depuis longtemps exposés par Laveran et Mesnil. Ils ont été repris par la Société de Pathologie exotique qui les a étudiés dans un rapport de MM. Laveran et Kermorgant (10 juin 1908) (1).

La maladie du sommeil a été ajoutée à la liste des maladies dont la déclaration est obligatoire aux colonies (art. 1 de l'arrêté ministériel du 7 fév. 1911). Différentes mesures ont été prises par les Gouverneurs de l'A. O. F. et de l'A. E. F., qui ont fait paraître au *Journal officiel* de leurs colonies des notices et des instructions concernant la prophylaxie de la Trypanosomiase humaine. (Arrêté du 23 juin 1909 (2) de M. le gouverneur général Merlin, instituant dans les centres de la colonie du Congo où il existe une formation sanitaire régulière, un service de surveillance de la maladie du sommeil. — Circulaire relative à l'hygiène générale des escales indigènes (15 juin 1909). — Circulaire relative à la maladie du sommeil (15 juin 1909) (*Journal officiel du Congo français*) et M. le Gouverneur général de l'A. O. F. Ponty vient de prendre un arrêté relatif à l'examen médical, au passeport sanitaire, et aux mesures à prendre pour empêcher les indigènes atteints de trypanosomiase venant du Congo de propager la maladie dans nos autres possessions africaines (*J. off. du Haut Sénégal, Niger*, 1er septembre 1911) (3).

Des camps de ségrégation fonctionnent du Sénégal au Congo français, comme au Congo belge.

TRAITEMENT. — Le traitement de la trypanosomiase africaine doit être envisagé au point de vue curatif et au point de vue prophylactique.

La prophylaxie comprend, en effet, une prophylaxie chimique destinée à faire disparaître les parasites de la circulation périphérique et à rendre ainsi les individus porteurs de germes, inoffensifs pour le voisinage. Nous aurons en vue ici tout particulièrement le traitement curatif, mais nous indiquerons également les produits qui ont donné en prophylaxie chimique les meilleurs espoirs.

(1) La prophylaxie de la maladie du sommeil, LAVERAN et KERMORGANT, rapporteurs, au nom d'une commission composée de MM. BOUVIER, GIARD, MARTIN Gustave, MESNIL, ROUX (*Bull. Soc. Path. exot.*, 10 juin 1908) (Rapport de la mission d'Etudes, p. 655).

(2) *Bull. Soc. Pat. exot.*, n° 8 (oct. 1910), page 566.

(3) *Bull. Soc. Pat. exot.*, n° 8 (oct. 1911), page 507.

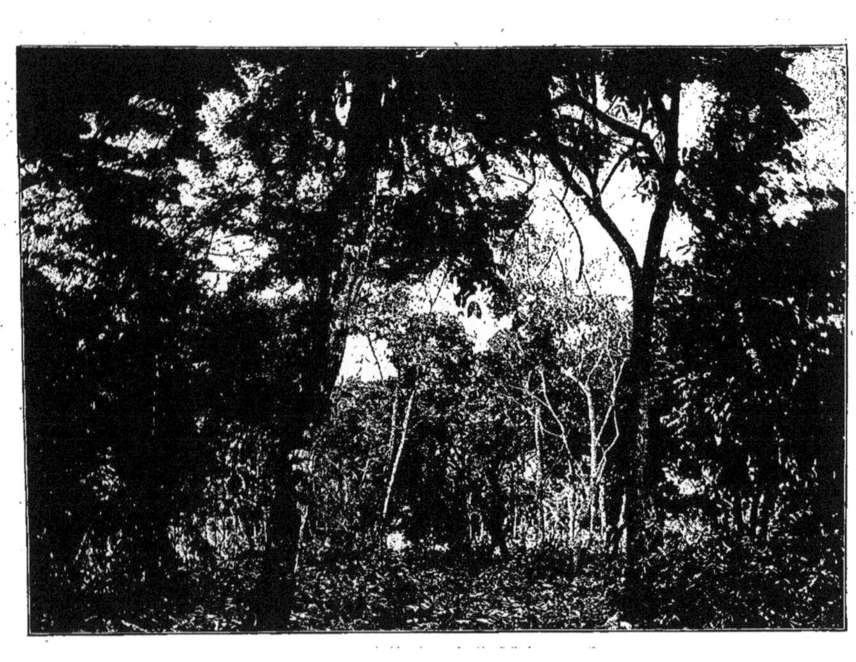

Les résultats encourageants acquis pour quelques trypanosomes chez certains animaux, dans le but d'obtenir un sérum immunisant et curatif, ont échoué chez l'homme, et il ne semble pas qu'il y ait beaucoup à espérer de la sérothérapie et de la vaccination dans la trypanosomiase humaine.

C'est vers la thérapeutique chimique que tous les efforts ont porté et nous allons passer en revue les principaux agents trypanocides. Le but à atteindre est d'arriver à stériliser l'organisme, en employant soit des doses successives (et l'administration de l'atoxyl dans ces conditions rappelle celle du mercure dans la syphilis), soit des doses massives (*therapia magna sterilisans*) données en un ou deux jours : c'est la méthode préconisée par Ehrlich (1) avec l'arsénophénylglycine. On arriverait ainsi à pouvoir guérir d'emblée, mais les doses énormes qu'il faut employer ne sont pas sans être nocives pour un certain nombre d'individus. D'un autre côté, il faut éviter la formation de races de trypanosomes résistantes aux médicaments, et ne pas perdre le bénéfice de la médication par une prudence inopportune en administrant des doses trop faibles. Ce principe doit dominer tout le traitement. Une des premières indications consiste aussi à dépister la trypanosomiase le plus près possible du début de la maladie, car à cette époque le traitement présente son maximum d'action. Si les sujets sont traités irrégulièrement ou trop tardivement, la guérison est impossible.

Les préparations arsenicales sous toutes les formes, prises en injections hypodermiques ou par la bouche, sont depuis longtemps reconnues comme produisant des améliorations très nettes chez les indigènes trypanosomés, et Laveran (2) le premier a recommandé le traitement précoce de la trypanosomiase humaine par des doses fortes et espacées d'acide arsénieux.

Le Dr Thomas (3), de l'Ecole de médecine tropicale de Liverpool, en 1905, expérimenta avec succès chez les animaux l'atoxyl (anilarsinate de soude), qui contient 37,6 pour 100 d'arsenic et est environ quarante fois moins toxique que l'acide arsénieux. Vers la même époque Mesnil, Nicolle et Aubert (4), étudiant son

(1) EHRLICH, Beitrage zur experimentelle Pathologie und Chimotherapie, Leipzig, *Librairie Académique*, 1909, 1 vol. Chimotherapie von infectionskrankheiten (*Zeitschr. f. arztl. Fortbildung*, 6e année, 1er décembre 1909).

(2 LAVERAN. Action du sérum humain sur quelques trypanosomes pathogènes. Action de l'acide arsénieux sur *Tryp. gambiense* (*C. R. Acad. Sc.*, 2 fév. 1904). — Traitement mixte par l'acide arsénieux et le trypanosome des infections dues au *Tryp. gambiense* *C. R. Acad. Sc.*, 17 avr. 1905). — V. aussi *C. R. Acad. Sc.*, 4 juillet 1904, 10 juillet 1905, 26 février 1907. —

(3) THOMAS, Some Experiments in the Treatment of Trypanosomiasis, 1905 (*British méd. journal*, 27 mai). — Voir aussi THOMAS et BREINL, *Liverpool. School. of. trop. med.* Mém. XVI, oct. 1905. — THOMAS, *Proc. Roy. Society*, 9 nov. 1905.

(4) NICOLLE et MESNIL, Traitement des Trypanosomiases par les couleurs de benzidine. Etudes chimiques (*Ann. Inst. Past.*, juin 1906). — MESNIL et NICOLLE, id., 2e partie. Etude expérimentale (*Ann. Inst. Past.*, juillet 1906). — MESNIL, NICOLLE et AUBERT,

action sur le *Trypanosoma gambiense* comparativement avec les couleurs de benzidine, concluaient à la supériorité de l'atoxyl employé seul ou en association avec l'une de leurs couleurs : l'afridol violet.

L'atoxyl reste encore le médicament fondamental du traitement antitrypanosomiasique, et nous allons insister sur les différents modes de son emploi.

L'administration de l'atoxyl par la bouche n'a pas donné des résultats très favorables. C'est en injections sous-cutanées qu'il faut l'employer, mais les injections intra-veineuses sont également à recommander. On se servira de solutions fraîches au 1/10e, préparées en dissolvant directement, au moment de l'emploi, le sel arsenical dans de l'eau filtrée stérilisée à l'autoclave. La solution est injectée tiède dans le tissu cellulaire sous-cutané des hypocondres, après avoir passé une légère couche de teinture d'iode, sur les téguments.

La mission allemande (1) préconise les doses de 0 gr. 50 d'atoxyl données tous les dix ou onze jours. Louis Martin et Darré (2) conseillent d'administrer 0 gr. 50 tous les cinq jours.

Les membres de la mission portugaise n'ont obtenu de résultats appréciables qu'avec les doses de 0 gr. 50 à 0 gr. 60. Le traitement le plus intensif consistait à donner tous les dix jours une double injection de 0 gr. 60, à 48 heures d'intervalle. Ils n'observèrent ainsi aucune intoxication.

Les doses de 0 gr. 50 d'atoxyl suffisent ordinairement pour amener la disparition momentanée des trypanosomes, de la circulation périphérique. Plus la dose est forte, plus les trypanosomes mettent de temps à réapparaître. Les doses de 1 gramme amènent leur disparition rapide en six à dix heures. Dans des cas heureux, nous avons constaté leur disparition du liquide céphalo-rachidien.

Au moment où les trypanosomes se modifient et disparaissent du sang et des ganglions, c'est-à-dire six à sept heures après l'injection, se produit une réaction fébrile assez violente. On peut la considérer, avec Louis Martin, comme une réaction de l'organisme pour se libérer des parasites. On peut aussi y voir les effets d'une substance toxique mise en circulation lors de la disparition des flagellés.

Recherches sur le traitement des infections expérimentales à *Tryp. gambiense* (*Ann. Inst. Past.*, janv. 1907). — MESNIL et NICOLLE, Résultats tardif (*Ann. Inst. Past.*, 25 décembre 1907).

(1) KOCH, Ueber den bisherigen Verlauf der deutschen Expedition zur Erforschung der Schlafkrankheit in Ost. Afrika (Sonderbeilage zu, n° 51 der *Deutschen medizinischen Wochenschrift*, 20 décembre 1906).

(2) Louis MARTIN, Cinq nouveaux cas de trypanosomiase chez les blancs. Essais de traitement (*Ann. Inst. Past.*; mai 1907). — Louis MARTIN et DARRÉ, la Maladie du sommeil. Etude clinique et thérapeutique (*Journal médical français*, 15 fév. 1911).

L'atoxyl agit très probablement en se transformant en une substance trypanocide, le trypanotoxyl, sous l'influence de l'action réductrice des organes, en particulier du foie (Levaditi). La substance active est une toxalbumine arséniée composée par de l'arsenic combiné à un noyau protéique spécifique pour chaque espèce animale.

Quelques malades paraissent avoir une certaine insensibilité vis-à-vis de l'atoxyl, et Kopke (1) a donné l'observation d'un cas, dans lequel les trypanosomes se sont montrés d'emblée réfractaires au médicament. Lorsque celui-ci est employé à doses trop fractionnées, les parasites résistent à son action, qui devient bien vite inefficace. Une race atoxyl-résistante s'est créée. Aussi faut-il donner directement les doses aussi élevées et aussi rapprochées que possible, du moins dans les premiers temps du traitement, capables de détruire tous les parasites en un minimum de temps : 0 gr. 75 chez les individus de 35 à 40 kgs.; 1 gr. chez les sujets de 40 à 50 kg. et au delà; 0 gr. 50 chez les sujets de 25 à 30 kg. . A Brazzaville, nous avons employé sans accident les doses de 1 gr. d'atoxyl tous les onze jours, de 0 gr. 75 tous les neuf à dix jours.

Sur le conseil de Louis Martin, nous avons essayé, également avec succès, au début du traitement, une série de trois injections à jour passé et consistant en une injection de 0,50 le premier jour, de 0,75 à 1 gr. le troisième, de 1 gr. à 1 gr. 50 le cinquième. On arrive ainsi à la limite d'intoxication et on doit surveiller son malade.

Il faut, avec un maximum d'action thérapeutique, obtenir un minimum d'action nocive et éviter en effet des accidents dont les principaux sont la néphrite et des *phénomènes toxiques*, tels que constriction épigastrique, ralentissement du pouls, refroidissement des extrémités, diarrhée, vomissements. Une injection de morphine de 1 cgr. amendera rapidement ces phénomènes. L'accident le plus grave, au cours d'un traitement atoxylique trop intensif, est l'atrophie du nerf optique. Après un temps variable, il se déclare des troubles du côté des yeux, aboutissant à une cécité complète généralement incurable. Ces accidents semblent apparaître chez des individus prédisposés, ayant déjà accusé, avant tout traitement, des troubles visuels plus ou moins nets.

L'atoxyl, malgré ses inconvénients, reste toujours le médicament le meilleur et le plus commode à manier. On doit rapprocher de lui au point de vue de leur composition chimique l'arsacétine, la soamine, l'arsénophénylglycine.

(1) Ayres Kopke, Traitement de la maladie du sommeil. Rapport au Congrès d'Hyg. de Berlin, sept. 1907. — Medicina contemporanea, 1909.

La soamine (atoxyl avec une molécule d'eau en plus) ne serait nullement toxique à la dose de 1 gr. et R. Van Someren considère ce médicament comme supérieur à l'atoxyl. On a signalé cependant quelques cas de cécité chez des sujets soumis à cette médication.

L'arsacétine, d'après Broden, serait équivalent comme activité à l'atoxyl, aurait sur lui l'avantage de son prix d'achat inférieur, mais il serait plus toxique (0,75 chez les adultes en bon état, 0,60 chez les femmes). Des cas de cécité ont été également relatés par Marshall et Eckard par l'emploi de ce médicament.

L'arsénophénylglycine, qui a une action préventive énergique (Mesnil et Kérandel) (1), possède une action thérapeutique moins satisfaisante. Cependant une dose simple d'arsénophénylglycine exerce sur les parasites une action plus durable qu'une dose simple d'atoxyl ou d'arsacétine. Il améliore des malades sur lesquels l'atoxyl n'agit plus, et il détruit les parasites devenus réfractaires à ce médicament. A Brazzaville, nos malades, traités par l'arsénophénylglycine, n'ont plus laissé voir de parasites dans le sang ni dans les ganglions. Ce produit possède une action stérilisante énergique et prolongée ; sa toxicité est inférieure à celle des autres médicaments employés jusqu'à ce jour, mais il est mal supporté par les malades avancés et ne doit être conseillé que chez des individus présentant l'aspect d'une bonne santé.

Von Raven a relevé des cas d'intoxication parmi ses malades traités à l'arsénophénylglycine. Des symptômes manifestes d'empoisonnement se montrèrent chez des individus qui reçurent des doses de 50 à 60 mmgr. par kgr.

Hodges est d'avis que l'arsénophénylglycine ne peut avoir quelque valeur thérapeutique qu'en présence des cas récents et Van Someren conseille de donner d'emblée une dose de 5 grammes. Aubert et Heckenroth administrent deux injections à doses limites (3 gr. 50 en moyenne par injection) et aussi rapprochées que possible (8 à 10 jours). Pour éviter la douleur et la réaction inflammatoire, ils ont donné également ce médicament en injections intra-veineuses (jusqu'à 3 gr. en solution au 1/10 ou au 1/20 dans l'eau physiologique) sans inconvénient.

Il peut être regardé comme un prophylactique puissant, mais il n'a pas empêché, chez nos sujets à la période d'état, l'évolution fatale de la maladie. Eckard a même cité des malades ayant reçu 4 gr. 10 en douze jours, chez lesquels les trypanosomes reparurent en deux mois et demi.

Administré par doubles injections de 0,50 à 0,75 tous les qua-

(1) Mesnil et Kérandel, Sur l'action préventive et curative de l'arsénophénylglycine dans les Trypanosomiases expérimentales et en particulier dans les infections *à T. gambiense* (*Path. exot.*, 21 juillet 1909).

torze jours, le médicament est bien supporté, et ce traitement doit être continué pendant des mois. L'injection de la solution à 10/100 à 10/200 détermine de violents élancements que l'on peut éviter en ajoutant à la solution, de la novococaïne. Il se produit souvent une inflammation locale.

Fischer et Hoppe ont recherché la rapidité d'excrétion des divers arsenicaux. Dans l'urine, c'est l'excrétion de l'arsénophenilglycine qui dure le plus longtemps. Tendron (1) arrive à des conclusions du même ordre : l'élimination de l'arsenophenylglycine commence beaucoup moins rapidement que celle de l'atoxyl et dure beaucoup plus longtemps. Ce fait est en rapport avec le pouvoir préventif manifeste du médicament, au contraire des autres arsenicaux.

L'orpiment chimiquement pur (trisulfure d'arsenic), préconisé par Laveran et Thiroux (2), a donné quelques résultats dans le traitement prophylactique. On doit administrer 3 gr. en trois jours pour faire disparaître temporairement les trypanosomes du sang et des ganglions, puis deux doses de 1 gr. par semaine (Gustave Martin, Lebœuf et Ringenbach). Pour éviter la diarrhée, Thiroux et D'Anfreville conseillent d'associer un peu d'extrait d'opium (orpiment 0,50; extrait d'opium 0,01).

Au point de vue prophylactique, on emploiera également la solution de Lœffler et Rühs (3), à la dose de deux centimètres cubes pendant trois jours de la solution au 10/1000e (1 cmc. de cette solution contient 1 gr. d'acide arsénieux), puis de un centimètre cube les jours suivants (G. Martin et Ringenbach). Ce traitement peut être suivi sans inconvénient pendant un mois. Il fait disparaître les trypanosomes de la circulation générale. La solution se prépare en dissolvant 1 gr. d'acide arsénieux dans 10 cmc. de soude caustique normal. On neutralise cette solution au moyen de 10 d'acide chlorhydrique normal, en employant comme indicateur la phénophtaléine, puis on ajoute de l'eau distillée en quantité suffisante pour obtenir une solution au 1/100e, au 1/1000e, au 10/1000e.

Mesnil et Brimont (4), concurremment avec Plimmer et Thom-

(1) TENDRON, Recherches sur l'élimination de l'arsenic (*Bull. Soc. Pathol. exot.*, 1909, n° 3).

(2) LAVERAN et THIROUX, Contribution à la thérapeutique des trypanosomiases. (*C. R. Acad. des Sciences*, 4 nov. 1907). — Recherches sur le traitement des Trypanosomiases (*Ann. Inst. Pasteur*, 25 fév. 1908).

(3) LŒFFLER et RÜHS (Inst. Hyg. Univ. Griefswald). La guérison du Nagana expérimental (*Deutsche mediz. Woch.*, août 1907).

(4) MESNIL et BRIMONT, Sur l'action de l'émétique dans les Trypanosomiases. Note

son (1) (1908), ont établi l'action efficace de l'émétique dans les trypanosomiases animales. A Léopoldville Broden et Rodhain (2), à Paris, Louis Martin et Darré à Brazzaville nous-mêmes avons poursuivi dans la maladie du sommeil la valeur de cette médication. Administré par la bouche l'émétique détermine un état nauséeux. Injecté sous la peau, il provoque des abcès. C'est aux injections intra-veineuses qu'il faut avoir recours.

Une seule injection de 0,05 centigr. d'émétique fait disparaître les trypanosomes avec une extrême rapidité du sang circulant et des ganglions (en cinq à dix minutes, en quatre minutes même dans certains cas). Cette dose n'est pas toujours suffisante. Pratiquement on injectera 0,10 centigr. Nous avons employé l'émétique de potasse en solution à 1/100. Thiroux (3) et D'Anfreville emploient des solutions plus étendues, Louis Martin et Darré des solutions à 1/1000. Comme matériel on se servira à la rigueur de la seringue, mais on fera mieux d'utiliser un appareil à soufflerie analogue à celui dont on se sert en général pour injecter de grandes quantités de liquide. Nous insisterons sur l'intérêt qu'il y a à rechercher la veine, l'aiguille étant séparée de l'appareil : ce n'est que lorsque le sang s'écoule franchement par la culasse de l'aiguille que l'on doit lui adapter l'ajustage du tube adducteur de la solution d'émétique. Aucune introduction d'air ne se produira si l'on opère avec un appareil bien purgé. Dans ces conditions, l'on n'aura à redouter aucune infiltration d'émétique dans la gaîne périvasculaire, sauf dans des circonstances tout à fait rares. Les phénomènes de réaction locale (œdèmes) disparaissent vite d'ailleurs sous l'influence de pansements humides. Il convient également de s'adresser de préférence aux veines du pli du coude, qui sont plus volumineuses que celles de la main ou de l'avant-bras.

On peut observer de très légères douleurs sur le trajet des veines, de la toux, des vomissements alimentaires, et parfois exceptionnellement un état syncopal avec sueurs froides. Louis Martin et Darré ont signalé chez les Européens des douleurs deltoïdiennes. On évitera facilement ces accidents en introduisant très lentement la solution dans la veine, en donnant 10 cmc. de solution (soit

préliminaire (*Bull. Soc. Path. exot.*, janv. 1908, p. 44). — Sur la valeur curative de l'émétique dans les diverses trypanosomiases (*Bull. Soc. Path. exot.*, avril 1908, p. 212.). Essai de prévention contre les infections à *Tryp. gambiense* (*Soc. Path. exot.*, 8 av. 1908). — Sur les propriétés des races de Trypanosomes résistantes à l'atoxyl et au sérum. Sur une race de Trypanosomes résistante à l'émétique et sur l'évaluation « in vitro » de sa résistance (*C. R. Soc. Biologie*, 11 avril et 9 mai 1908). — Sur les propriétés des races de Trypanosomes résistantes aux médicaments (*Ann. Inst. Pasteur*, 25 nov. 1908).

(1) Note présentée à la Roy. Soc. le 7 nov. 1907.

(2) Broden et Rodhain, Traitement de la Trypanosomiase humaine (*Arch. für Schff. und Tropen. Hyg.*, juillet 1908).

(3) Thiroux et d'Anfreville, la Thérapeutique dans la Trypanosomiase humaine. La maladie du sommeil au Sénégal. Baillière, 1911, pp. 48-73.

10 centigr. de substance active) chez les individus d'un poids supérieur à 50 ou 55 kilogr. Au-dessous de cette limite il sera sage de retrancher 1 centigr. ou 1 centigr. 1/2 d'émétique par 5 kilogr. Pour empêcher la toux et les syncopes, Thiroux conseille d'injecter 0 gr. 20 de caféïne sous la peau avant de donner l'émétique. Ce modus faciendi a l'inconvénient de déterminer une vasoconstriction assez marquée.

Par le seul emploi de l'émétique en injections intra-veineuses, nous n'avons pas obtenu la disparition des trypanosomes du liquide céphalo-rachidien non plus que Broden et Rodhain et que Kopke. Le tartre stibié à lui seul n'amène pas de guérisons définitives, surtout chez les malades avancés, mais en lui associant l'atoxyl on obtient une action supérieure à l'action séparée des deux médicaments.

L'émétique d'aniline (Laveran) (1), préparée par Yvon, nous a donné, ainsi qu'à Thiroux, les mêmes résultats que l'émétique de potasse ; il aurait l'avantage d'être moins toxique.

Les sels de mercure ont été très recommandés par l'Ecole de Liverpool, mais ils sont difficilement applicables chez les individus de race noire, en raison des violentes stomatites qui en sont la conséquence.

Différentes couleurs de benzidines ont été employées avec plus ou moins de succès. Paroxaniline, parafuchsine, tryparosane, rosaniline, trypanroth. C'est l'afridol violet de Mesnil et Nicolle qui nous a donné les meilleurs résultats, mais les injections doivent être fortes (4 à 5 gr. en solution à 2 0/0 filtrée entre deux stérilisations à l'autoclave). Elles sont un peu douloureuses et mal supportées des indigènes.

Dans le double but de renforcer leur action, et d'éviter la formation de races de trypanosomes résistantes, tous les médicaments que nous venons de passer en revue ont été combinés et associés entre eux. On arrive ainsi à des résultats certainement supérieurs. C'est l'atoxyl qui sert de base à ces méthodes mixtes. Elles sont trop nombreuses pour que nous puissions ici les discuter toutes, car l'atoxyl, dans bien des cas sans doute, cache l'inactivité du produit auquel on l'associe.

Parmi les méthodes qui ont paru donner certains bons résul-

(1) Laveran, l'Émétique d'aniline dans le traitement des Trypanosomiases (*C. R. Ac. Sciences*, 27 sept. 1909). — Id., *C. R. Acad. Sciences*, 21 sept. 1908. De l'emploi de l'émétique dans le traitement des trypanosomiases (*C. R. Acad. des Sciences*, 27 sept. 1909).

tats, citons cependant les associations atoxyl-mercure, soamine-mercure, atoxyl-acide arsénieux, atoxyl-orpiment, atoxyl-afridol, atoxyl-strychnine, atoxyl-acide picrique, atoxyl-huile camphrée, atoxyl-phosphure de zinc et tout particulièrement association atoxyl émétique.

L'association atoxyl-émétique a une incontestable supériorité. Elle est certainement la plus puissante de toutes celles qui ont été expérimentées. Véritablement, à l'heure actuelle, elle est une méthode de choix et de réelle valeur dans le traitement de la trypanosomiase africaine, mais répétons qu'il faut d'abord éviter la formation de races résistantes et ne pas perdre le bénéfice de la médication par une prudence inopportune.

Broden et Rodhain (1) conseillent de donner deux doses de 0,10 d'émétique de potasse en huit à dix jours avec une dose active d'atoxyl, c'est-à-dire 0 gr. 75 à 1 gr. en une fois, ou deux fois 0 gr. 50.

A Brazzaville, nous avons eu recours aux séries de 10 injections, la quantité d'émétique variant suivant le poids du malade, ainsi que nous l'avons indiqué plus haut, mais ne dépassant pas 0 gr. 10 cgr. en solution de 1 p. 100. Nous laissions un mois d'intervalle entre les séries. Il ne faut pas craindre de les renouveler suivant l'état du pouls. Les doses d'atoxyl doivent être plus espacées que dans le traitement à l'atoxyl seul, car dans ces conditions le médicament semble devenir plus toxique. Il sera administré soit par injections isolées de 0 gr. 75 à 1 gramme, soit par séries de trois injections (0,50; 0,65; 1 gr. ou 0,50; 1 gr.; 1 gr. 50 suivant les sujets) à jours passés, avant chaque série d'émétique.

Louis Martin et Darré emploient des séries intra-veineuses de piqûres quotidiennes de 0 gr. 10 d'émétique en solution à 1/000, soit 100 cmc. durant quinze jours en séparant chaque série de la suivante par un intervalle de repos de trois semaines. L'atoxyl est donné aux doses de 0 gr. 50 tous les cinq à six jours.

Kérandel a reçu en une première série dix-sept doses quotidiennes de 0 gr. 10 d'émétique sans aucun inconvénient, deux autres séries de quinze, et huit doses dans une quatrième série. Ces dernières ont été accompagnées d'une réaction fébrile probablement d'ordre anaphylactique. Kérandel pense avec raison qu'il y a intérêt à augmenter le plus possible le nombre des injections dans la première série. Un autre malade européen a supporté vingt et une injections quotidiennes et consécutives.

(1) Broden et Rodhain, *Arch. f. Sch. u. Tropenh.*, juillet 1908.

Quelle durée assigner au traitement? — En l'état actuel de nos connaissances, il est bien difficile de se prononcer, et il y a lieu de le continuer le plus longtemps possible. Le jour où tout symptôme morbide a disparu, où le poids reste stationnaire, *où l'autoagglutination disparaît* où le pouls et la température sont revenus à la normale et présentent une régularité parfaite, il y a tout intérêt cependant à cesser toute médication pendant un certain temps et à laisser reposer le malade. On renforcera son organisme par une bonne hygiène, des toniques et une excellente alimentation. On ne cessera de le surveiller et on reprendra le traitement quelques semaines après. Il faut éviter les rechutes. Elles sont fréquentes, plus graves à mesure qu'elles se produisent. Malgré la disparition des trypanosomes, malgré l'absence de tout symptôme, il n'y a pas de critérium absolu de guérison. On se basera surtout sur les modifications du sang et du liquide céphalo-rachidien au cours du traitement. Lorsque l'auto-agglutination des hématies ne se montre plus à des examens répétés de sang, lorsque la diminution du nombre des éléments cellulaires du liquide cérébro-spinal (Broden et Rodhain) marche de pair avec l'amélioration générale du sujet, avec la régularité du pouls de la température et du poids, le malade a les plus grandes chances d'une guérison complète. Si les cellules vacuolaires et les grands mononucléaires persistent dans le liquide rachidien, même avec diminution générale des éléments cellulaires, l'amélioration est certainement de peu de durée. Leur présence, s'accompagnant d'un taux élevé d'albumine, est en général un signe de l'inefficacité du traitement.

MÉDECINE LÉGALE. — Dans de nombreux cas, par délégation de l'autorité judiciaire, le médecin sera chargé d'expertises médico-légales; il aura à examiner dans quelles conditions ont été commis des crimes, des délits, reprochés à des individus reconnus trypanosomés. Il aura à étudier la mesure dans laquelle ils sont coupables. Or, la trypanosomiase, comme tous les états pathologiques, comporte des degrés différents et variables allant de l'irresponsabilité absolue à une responsabilité plus ou moins atténuée. Louis Martin et Darré, Granjux ont également attiré l'attention sur la nécessité de rechercher de parti pris tous les symptômes de cette affection avant de conclure à la responsabilité de l'individu soumis à l'examen lorsque celui-ci aura séjourné dans les régions tropicales.

Nous n'avons pas l'intention ici de passer en revue tous les cas qui pourront se présenter, mais il ressort évidemment de diverses observations que nous avons résumées au cours de cette étude qu'on ne peut rendre responsables de menaces proférées, d'actes délictueux commis (erreurs de comptabilité, vente à vil prix, coups, blessures, vols, etc...), souvent accompagnés de mensonges, des malades trypanosomés chez lesquels on trouve des stigmates très nets de confusion mentale, de démence.

Un point plus délicat est celui où un individu, accusé de vol ou de tentative d'homicide par exemple, est conduit au médecin dans un état apparent d'excellente santé, où fort, vigoureux et le regard vif, il ne présente d'autres symptômes de maladie du sommeil qu'une hypertrophie des ganglions dont la lymphe examinée au microscope renferme des trypanosomes. L'inculpé aura besoin, dans ces conditions, d'être suivi très sérieusement et de très près, car de ce qu'on a découvert chez un indigène des parasites, on ne doit pas cependant forcément en conclure par l'absolution de tous ses crimes ni en déduire sa non-culpabilité. Il appartient précisément au médecin de s'entourer de toutes les garanties nécessaires pour pousser son enquête, demander des renseignements, sur le genre de vie, les habitudes de l'individu incriminé; il doit multiplier ses interrogations et ses examens, pratiquer la ponction lombaire, avec cette ligne de conduite, dont il n'aura cependant jamais à se départir, à savoir qu'il a devant lui un malade à examiner, et non un coupable.

Le trypanosomé entre souvent dans la maladie par une phase d'excitation maniaque et il est des cas où rien ne trahit la nature morbide de l'acte incriminé. L'appréciation médico-légale de certains faits est, pour ces motifs, difficile à établir (1).

BIBLIOGRAPHIE. — Toute la bibliographie relative à la maladie du sommeil existe dans le bulletin publié par le *Sleeping Sikness bureau* (Royal Society Burlington House W). Sous le titre de *Bibliography of Trypanosomiasis*, on aura toutes les indications depuis 1902 jusqu'à 1910. Le lecteur trouvera également dans le *Bulletin de l'Institut Pasteur* toutes les analyses des travaux parus en France et à l'étranger, sur la bactériologie, l'étiologie, la chimiothérapie, et la thérapeutique de la Trypanosomiase humaine.

(1) Gustave Martin et Ringenbach, les Troubles psychiques dans la maladie du sommeil. Chap. IX. Crimes et délits dans la Trypanosomiase. Responsabilité. Expertise médico-légale, pp. 63-67.

TRYPANOSOMIASE AMÉRICAINE

PAR LE Dr GUSTAVE MARTIN

Dans les coins sombres des cases pauvres de l'Etat du Minas au Brésil, vivent en grande abondance des Hémiptères réduvides appartenant au genre *Conorhinus* et qui se nourrissent du sang des animaux domestiques et de l'homme. Ils l'attaquent la nuit, le piquent plus spécialement au visage, d'où leur nom de barbiers. Leur voracité est très grande et leur piqûre très douloureuse. Ils sont redoutés des habitants dont le sommeil est troublé, comme un véritable fléau, et ils ne disparaissent des habitations que lorsqu'elles sont abandonnées.

En examinant la cavité générale de ces insectes, Carlos Chagas (1) fut frappé du nombre considérable de flagellés du type *crithidia* que renfermait la partie postérieure de leur tube digestif. O. Cruz conseilla de faire piquer un ouistiti par ces réduves : vingt jours plus tard le singe avait de nombreux trypanosomes dans le sang. L'inoculation de ce sang, la piqûre des réduves donnait aux animaux de laboratoire une maladie quelquefois mortelle. Leur sang renfermait toujours le même trypanosome appelé par Chagas tout d'abord *Trypanosoma Cruzi* puis *Schizotrypanum Cruzi*. Les infections des animaux, tels que le cobaye par exemple, par les piqûres des réduves nées et infectées au laboratoire, réussissaient souvent après des intervalles de dix, vingt, vingt-cinq jours, ce qui prouvait manifestement que les Conorrhinies n'avaient pas un simple rôle mécanique. Chagas se demanda quel pouvait être l'hôte habituel de ce trypanosome. Une enquête dans l'Etat de Minas l'amena à le rechercher dans le sang d'enfants chétifs, atrophiés, profondément anémiés, atteints d'une affection assez spéciale qui frappe aussi les adultes et désignée sous le nom d'opilaçao, confondue par les cliniciens avec l'ankylostomiase. Il réussit, au moment d'un accès de fièvre, à découvrir à l'examen direct, les parasites chez un enfant de deux ans et à infecter des animaux avec le sang de deux autres malades.

Ce nouvel hématozoaire possède tous les caractères des Trypanosomes (2), mais tandis que le polymorphisme des formes de ces

(1) Nouvelle espèce de trypanosomiase humaine, CARLOS CHAGAS, *Bulletin Soc. Path. exotique*, n° 6, 1909, p. 305. Travail du laboratoire d'*O. Cruz* à Manquinhos (Rio de Janeiro).

(2) CARLOS CHAGAS, Nova tripanozomiaze humana. Estudos sobre a morpholojia e

derniers est discutable, le *Trypanosoma Cruzi* présente un dimorphisme très net. Dans le sang on distingue en effet deux formes sexuées : une forme mâle et une forme femelle, et ces caractères sont assez distinctifs pour constituer un nouveau genre : *Schizotrypanum* (genre Trypanosomes à sexes séparés. σχίζω, je sépare).

Le *schizotrypanum* évolue dans une première phase à l'inté-

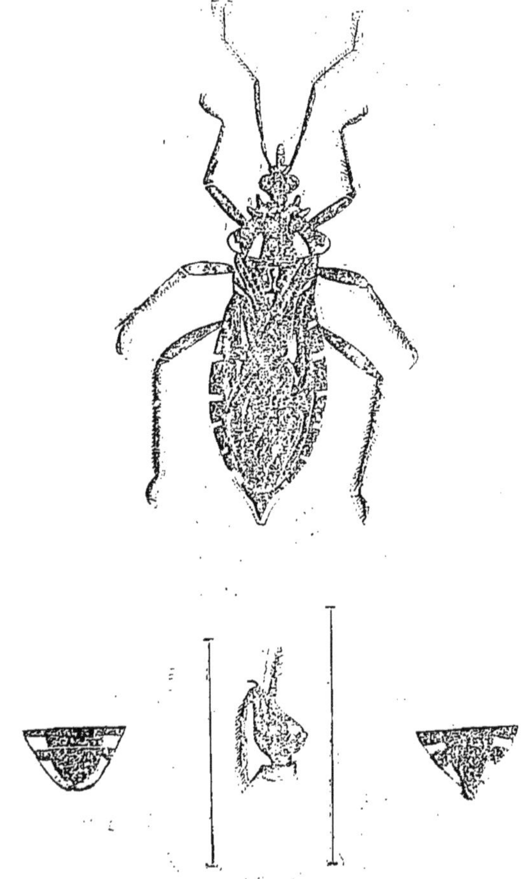

Fig. 60. — *Conorhinus megistus* (d'après Chagas).

rieur du globule rouge. Au début de l'infection, il est endoglobulaire, puis progressivement il arrive à un certain degré de développement et il sort du globule en dégageant d'abord son flagelle.

L'inclusion du trypanosome dans le globule est rarement

o ciclo evolutivo do Schipotrypanum Cruzi, n. gen., n. sp., ajente étiolojico de nova entitade morbida do homen (*Mem. do Inst. Oswaldo Cruz*, t. II, fasc. 2, décembre 1909, pp. 159, 218 (texte portugais et allemand), 5 planches).

totale : tantôt une de ses parties est libre, tantôt il le traverse de part en part, ou bien il n'y adhère que par son blépharoplaste.

La dualité d'aspect morphologique du parasite dans le sang de l'homme est très facile à constater : Sur les préparations colorées au Giemsa on voit des formes rétrécies, à long noyau en flammèche, avec un gros blépharoplaste présentant en avant de lui une masse chromatique secondaire : ce sont les formes mâles. Les formes femelles sont plus larges, ont un noyau ovale très différent du premier. Le blépharoplaste est terminal ou subterminal.

On ne trouve pas de formes de multiplication dans le sang circulant, mais dans le poumon on observe une phase de schizo-

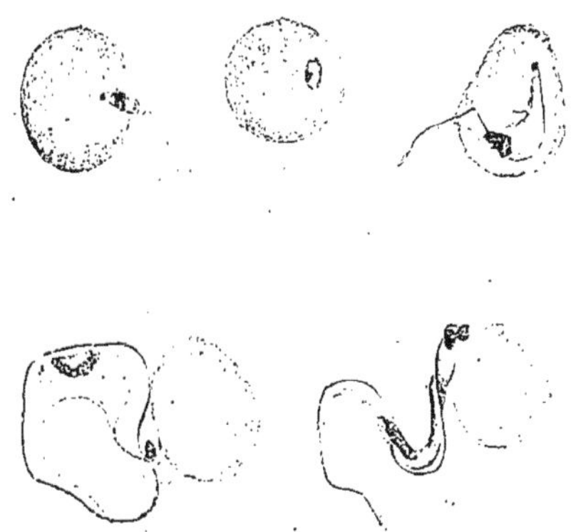

Fig. 61. — *Schizotrypanum Cruzi* dans le sang (d'après Chagas).

gonie qui se fait au début de l'infection et quelquefois aussi, sans doute par crises, d'une façon plus ou moins périodique. Le parasite perd sa membrane ondulante, élimine son flagelle et son blépharoplaste, et se courbe en arc. Les extrémités se rejoignent. Il se forme une boule dans laquelle il y a multiplication de la chromatine qui se divise en huit noyaux secondaires formant plus tard huit mérozoïtes. Chaque mérozoïte parasite un nouveau globule rouge et évolue peu à peu en trypanosome. Dans un autre cas, le flagelle se met en boule, mais conserve le blépharoplaste; il se divise en corps se distinguant nettement des premiers par leur structure, leur quantité de chromatine, leur blépharoplaste distinct du noyau principal.

Le cycle évolutif des parasites, observé dans le poumon, n'est pas unique, et dans le système nerveux central, dans le cœur, et dans les muscles striés se constituent des agglomérations énormes de parasites intracellulaires qui se multiplient aussi avec une grande activité. Cette division dans les tissus est considérée par Chagas (1) comme une multiplication asexuée qui détermine l'aug-

(1) Carlos Chagas, *Bull. Société de Pathologie exotique*, juillet 1911.

mentation du nombre des flagellés dans la circulation de l'animal infecté, tandis que la phase de schizogonie pulmonaire qui se produit suivant les deux modalités différentes précédemment décrites serait l'expression de la multiplication sexuée. La dualité des sexes, si fréquente dans le sang de l'homme (formes rétrécies à long noyau en flammèche et formes larges à noyau ovale), se rencontre rarement chez le cobaye infecté expérimentalement. Or, tandis que les Conorrhinies qui ont piqué un homme malade deviennent infectants pour de nouveaux vertébrés, ceux qui se nourrissent sur des cobayes très infectés sont rarement infectants, bien que dans l'intestin de l'insecte transmetteur les formes crithidiennes (multiplication asexuée) soient abondantes et c'est une nouvelle preuve qu'il existe bien dans le sang de l'homme des formes sexuées absentes dans le sang du cobaye.

L'infection des nymphes et adultes conorrhinies n'est pas héré-

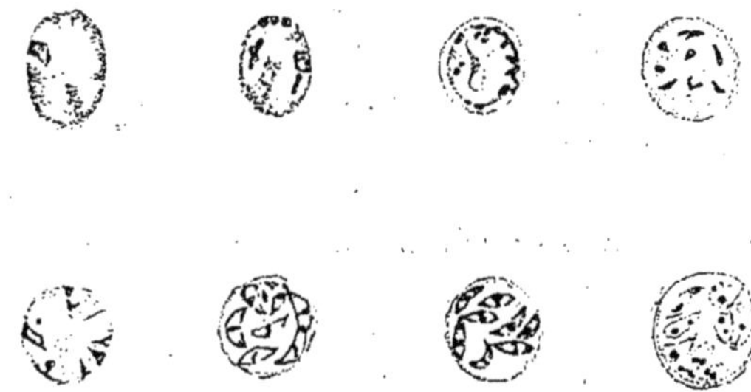

Fig. 62. — *Schizotrypanum Cruzi*. Formes schizogoniques dans le poumon (d'après Chagas).

ditaire, et Chagas, par ses expériences, a recouru aux jeunes larves nées au laboratoire. Dans l'intestin moyen de ces insectes, on voit la membrane ondulante du parasite disparaître, puis celui-ci s'arrondit, se multiplie. Sur les formes de division, le flagelle naît du blépharoplaste et on peut observer des phases où les noyaux-fils sont reliés par un mince filament. Dans la partie postérieure, on trouve de nombreuses formes crithidiennes. Elles sont flagellées. Chagas a rencontré deux fois des formes trypanosomes dans la cavité du corps des conorrhinies. Les mêmes se rencontrent dans les glandes salivaires ; ce sont sans doute celles qui sont inoculées. D'après les diverses formes étudiées chez les conorrhinies, on distingue donc deux sortes de développement : l'une est une simple culture du parasite, l'autre est une évolution aboutissant aux formes rencontrées dans les glandes salivaires qui déterminent l'infection chez le vertébré.

La Trypanosomiase américaine évolue avec des manifestations cliniques prouvant une infection généralisée qui montre une affinité spéciale pour le système nerveux, mais elle présente aussi des symptômes particuliers dus à la localisation du parasite dans le muscle cardiaque, dans les muscles striés, dans l'encéphale et dans la moëlle. Nous avons dit en effet que le schizotrypanum se loge dans la cellule musculaire et s'y multiplie avec une telle activité que la substance de la cellule cardiaque peut être complètement détruite. On observe parfois de véritables kystes. Des foyers de parasites peuvent se constituer aussi dans le système nerveux central, dans le cortex, dans les noyaux centraux et dans quelques territoires de la substance blanche, mais c'est principalement dans les muscles striés des différentes parties du corps que les amas de flagellés se rencontrent en abondance. Leur multiplication s'accompagne d'un processus de réaction plus ou moins intense et détermine tout un cortège symptomatique très polymorphe, qui reste encore à bien étudier et à préciser.

Les malades présentent de la fièvre, de l'anémie profonde qui touche tous les organes et entraîne une déchéance physique très prononcée. Les enfants frappés subissent un arrêt de développement (infantilisme). On constate une hypertrophie splénique et parfois hépatique, de l'engorgement généralisé des ganglions (cervicaux, cruraux, inguinaux), un œdème plus ou moins généralisé (épanchement des séreuses, hydropisie) ou limité à certaines zones (œdème sous-palpébral), une perturbation des fonctions diverses de l'organisme et particulièrement des fonctions nerveuses. Les convulsions sont fréquentes. On a noté des troubles mentaux. Le retard de l'intelligence chez les enfants allant jusqu'à l'imbécillité n'est pas rare.

On peut décrire des formes chroniques, des formes aiguës et des formes légères de la maladie. Celle-ci est parfois mortelle, mais elle est aussi susceptible de guérir spontanément. Elle frappe l'homme à tout âge, mais elle sévit surtout chez les enfants. Chagas, se basant sur l'existence du goître dans les zones à *Schizotrypanum*, émet sous toutes réserves l'opinion que ce serait un des symptômes de la Trypanosomiase brésilienne. Il a rencontré l'association des symptômes de la maladie et du goître chez des enfants à la mamelle (1).

A cause de l'anémie présentée par les malades, l'affection a été jusqu'ici confondue avec l'ankylostomiase, mais la présence du *Schizotrypanum* constatée au microscope, soit à l'examen direct du sang, soit après inoculation de sang ou de liquide céphalorachidien du sujet suspect au cobaye, permettra de poser un diagnostic certain. On a souvent quelque peine à trouver le parasite dans le sang des malades, car l'homme paraît plus résistant que les animaux de laboratoire et la présence du parasite

(1) CHAGAS, Sobre a etiologia do bocio endemio no Estado de Minas Geraes (*Rev. méd. de Sao Paulo*, n° 9, 1910, pp. 164-165).

dans son sang est toujours transitoire (15 à 30 jours dans les formes aiguës). Dans la majorité des cas, le nombre des parasites est moindre que dans l'organisme des animaux de laboratoire. Pour établir le diagnostic, il est donc nécessaire de procéder à une inoculation de sang à un animal sensible. Le *Schizotrypanum Cruzi* est inoculable au callithrix (singe ouistiti) et au cobaye. Inoculé dans la cavité péritonéale, le virus donne lieu à une atteinte plus grave que s'il est inoculé sous la peau. La virulence est variable, diminue par passage sur la même espèce d'animal et il faut savoir qu'il y a des périodes où l'on rencontre beaucoup de parasites dans le sang périphérique. On peut aussi les voir disparaître comme dans les crises de spirilloses. Souvent les animaux meurent avec de nombreuses formes schizogoniques dans les poumons et peu ou pas de parasites dans le sang. Ils présentent de la fièvre, de l'amaigrissement, de l'anémie, de l'hypertrophie ganglionnaire, des affections oculaires, en particulier de la kératite, qui rend le ouistiti aveugle. La mort est fréquemment précédée de convulsions.

D'après de récentes statistiques, dans 11,81 pour 100 des cas où le diagnostic de la trypanosomiase américaine a été posé microscopiquement, les parasites ont été observés directement dans le sang; dans 47,31 o/o des cas ils ont été rencontrés chez des cobayes inoculés avec du sang d'enfants atteints de la maladie chronique, et dans 39,87 o/o des cas chez des cobayes inoculés avec du sang d'adultes chroniques. L'inoculation au cobaye du liquide céphalo-rachidien d'un malade a été une fois positive.

Le *Schizotrypanum* se cultive facilement en milieu Novy. On trouve dans la culture des formes rondes, ovales st crithidiennes, mais pas de formes en trypanosome. Les cultures sont généralement virulentes pour le cobaye.

Le diagnostic rétrospectif pourra être fait à l'autopsie par examen histopathologique des tissus. Le parasite y a été rencontré alors que le malade n'a pas présenté de flagellé pendant la vie.

TABLE DES MATIÈRES

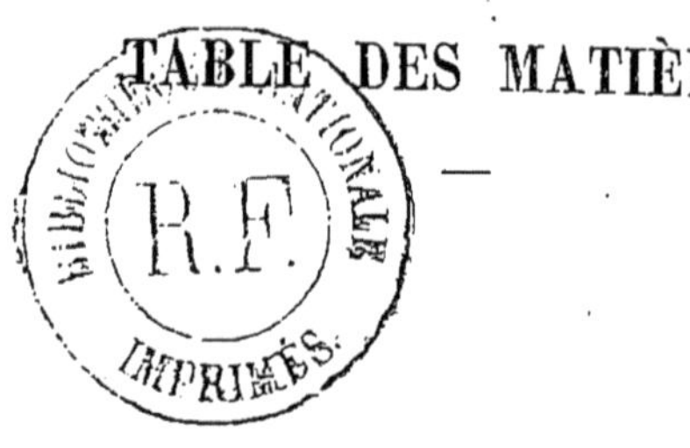

Poitiers. — Imprimerie Blais et Roy, 7, rue Victor-Hugo.

HYGIÈNE COLONIALE

Par GUSTAVE REYNAUD

Médecin en chef des Colonies, professeur d'hygiène à l'Institut colonial de Marseille

Préface de M. A. KERMORGANT

Inspecteur général du Service de santé des Colonies

2 vol. in-18 de 818 pages, avec 17 planches hors texte et 96 figures intercalées dans le texte cartonnés .... 10 »

— Hygiène des Établissements coloniaux. 1903, 1 vol. in-18, avec 10 photogravures e 44 figures .... 5 fr

II. — Hygiène des colons. 1903, 1 vol. in-18, avec 7 photogravures et 52 figures .... 5 fr.

HYGIÈNE DE L'INDO-CHINE

Par le Dr Ch. GRALL

Médecin inspecteur du corps de santé des troupes coloniales

1908, 1 vol. gr. in-8 de 483 pages, avec 4 planches et 73 figures .... 12 »

Guide pratique pour la désinfection

Par les Drs J. ROSENAU, F.-J. ALLAN, J. VIDAL

1905, 1 vol. in-18 de 394 pages, avec 108 figures, cartonné .... 5 »

Prophylaxie Internationale et Nationale

Par le Dr Paul FAIVRE

Inspecteur général adjoint des services administratifs du Ministère de l'Intérieur

1908, 1 vol. gr. in-8 de 196 pages, avec 18 figures .... 5 »

MOUCHES ET CHOLÉRA

Par CHANTEMESSE

Professeur à la Faculté de médecine de Paris, inspecteur général des services sanitaires

et BOREL

1906, 1 vol. in-16 de 96 pages, cartonné 1 50

MOUSTIQUES ET FIÈVRE JAUNE

Par CHANTEMESSE et BOREL

1906, 1 vol. in-16 de 96 pages, avec figures, cartonné 1 50

PRÉCIS D'HYGIÈNE

Par le Dr MACAIGNE

Professeur agrégé à la Faculté de médecine de Paris

1911, 1 vol. in-8 de 428 pages, avec 125 figures, cartonné .... 10 »

Nouveaux Éléments d'Hygiène

Par le Dr J. ARNOULD

Professeur à la Faculté de médecine de Lille

et le Dr E. ARNOULD

Médecin-Major de l'armée

5e édition. 1907, 1 vol. gr. in-8° de 1048 pages, avec 252 figures, cartonné .... 20 »

Traité d'Hygiène pratique

MÉTHODES DE RECHERCHES

Par le Docteur Fr. SCHOOFS

1908, 1 vol. in-8 de 640 pages, avec 216 figures .... 12 »

Poitiers. — Imp. BLAIS et ROY, 7, rue Victor-Hugo, 7.

www.ingramcontent.com/pod-product-compliance
Ingram Content Group UK Ltd.
Pitfield, Milton Keynes, MK11 3LW, UK
UKHW022324190726
13856UKWH00001B/196